上海卫生健康政策研究年度报告
(2019)

ANNUAL REPORT OF SHANGHAI HEALTH POLICY RESEARCH (2019)

上海市卫生健康委员会
上海市医药卫生发展基金会 组编
上海市卫生和健康发展研究中心
(上海市医学科学技术情报研究所)

科学出版社
北京

内 容 简 介

本书是《上海卫生健康政策研究年度报告》(简称《绿皮书》)系列的第八辑，由上海市卫生健康委员会、上海市医药卫生发展基金会、上海市卫生和健康发展研究中心(上海市医学科学技术情报研究所)联合组织编写，自2012年起每年出版一辑，定位于打造上海卫生健康政策信息发布的“制高点”、医药卫生体制改革成效评价的“权威版”和卫生健康政策导向的“风向标”。本书结合上海市卫生健康委员会2019年度工作重点和卫生健康政策研究成果，共设置了战略与规划、综合医改、医疗服务、公共卫生、基层卫生、科技与人才、中医药发展、家庭发展、行业治理、筹资与保障、他山之石11章，以及《2019年度上海市主要卫生健康统计数据》《2019年度国家主要卫生健康政策文件一览表》和《2019年度上海市主要卫生健康政策文件一览表》3个附录，是2019年度上海卫生健康政策研究成果和重要数据文献的集中展示。

本书可为上海市及其他地区从事卫生管理与改革相关工作的各级领导同志提供有价值的参考信息，能够帮助基层卫生管理人员理解、把握卫生健康政策及其走势，也可作为卫生健康政策研究人员的参阅读物。

图书在版编目(CIP)数据

上海卫生健康政策研究年度报告. 2019 / 上海市卫生健康委员会等组编. —北京：科学出版社，2020.3
ISBN 978-7-03-064360-5

Ⅰ. ①上… Ⅱ. ①上… Ⅲ. ①卫生工作—方针政策—研究报告—上海—2019 Ⅳ. ①R-012

中国版本图书馆CIP数据核字(2020)第007728号

责任编辑：闵 捷 / 责任校对：谭宏宇
责任印制：黄晓鸣 / 封面设计：殷 靓

科学出版社 出版
北京东黄城根北街16号
邮政编码：100717
http://www.sciencep.com
南京展望文化发展有限公司排版
苏州市越洋印刷有限公司印刷
科学出版社发行 各地新华书店经销

*

2020年3月第 一 版 开本：787×1092 1/16
2020年3月第一次印刷 印张：36 3/4
字数：891 000

定价：300.00元

(如有印装质量问题，我社负责调换)

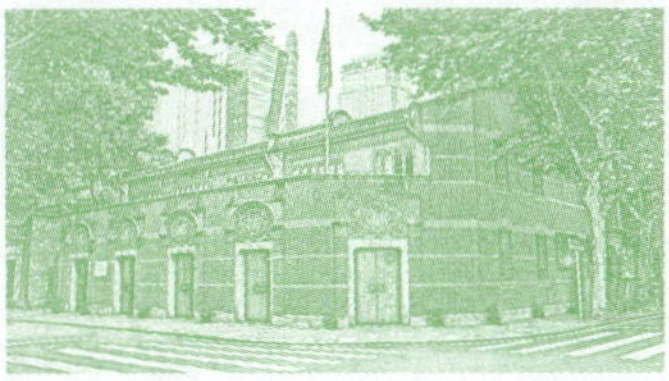

编委会名单

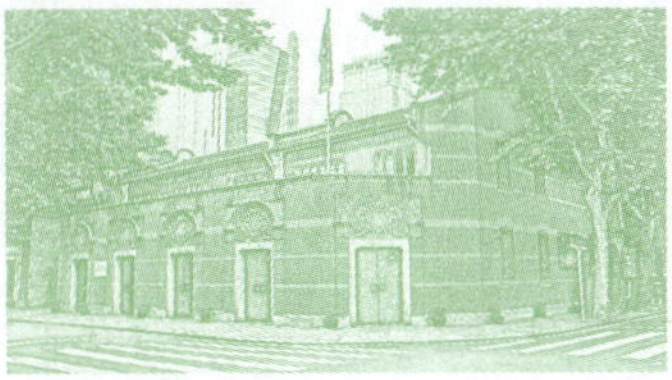

序

岁序常易，华章日新。站在21世纪第三个十年的起点，我们迎来了新的《上海卫生健康政策研究年度报告》(简称《绿皮书》)。

过去的十年是上海医药卫生体制改革从研究探索、推进实施突破到制度完善的十年。《绿皮书》应运而生，与上海医改相伴而行，为科学决策提供了循证依据，也见证了上海卫生健康行业管理水平的持续提升。八年来，《绿皮书》始终坚持把握上海卫生健康政策信息发布的“制高点”、医药卫生体制改革成效评价的“权威版”和卫生健康政策导向的“风向标”的定位，紧跟宏观大局，结合上海特色，从实践立场、学术视角集中展示上海卫生健康政策研究成果。正是基于这种不懈的坚持，《绿皮书》成了深受上海乃至全国卫生健康政策研究和行业管理人员好评的工具书。

《上海卫生健康政策研究年度报告(2019)》秉持紧扣时代脉搏、贴近工作实际的思路，充分反映了2019年上海在实施“健康上海”行动、推动长三角卫生健康一体化、加快亚洲医学中心城市建设、强化卫生健康行业治理等过程中一系列科学决策过程，充分反映了上海对“十四五”卫生健康的亮点和突破点、国际健康旅游、公立医院党的建设、学科人才建设等方面热点问题的思考，并对医改十年做了回顾。此外，2019年度《绿皮书》还收集了一些学者在医疗机构间信息互联、互通、互认，互联网医疗，公共卫生服务供给侧改革，新型流感疫情应对，职业健康管理等方面的研究成果。

2020年是“十三五”收官之年，是全面建成小康社会，实现第一个百年奋斗目标的一年，具有重要的里程碑意义。上海将在完成好“十三五”发展目标指标的基础上，精心谋划“十四五”规划，不断提高卫生健康治理能力和治理水平，加强政策的精准性和可操作性，推进卫生健康事业高质量发展，更好地为改革发展大局服务，为市民高品质生活提供健康支撑，实现建成全覆盖、可持续的基本医疗卫生制度和基本建成亚洲医学中心城市的目标。

凡事过往，皆为序章！让我们只争朝夕，不负韶华，用汗水浇灌收获，以实干笃定前行，共同谱写上海卫生健康事业的新篇章。衷心祝愿上海卫生健康政策研究在新的十年继续收获丰硕成果！

邬惊雷

2020年1月

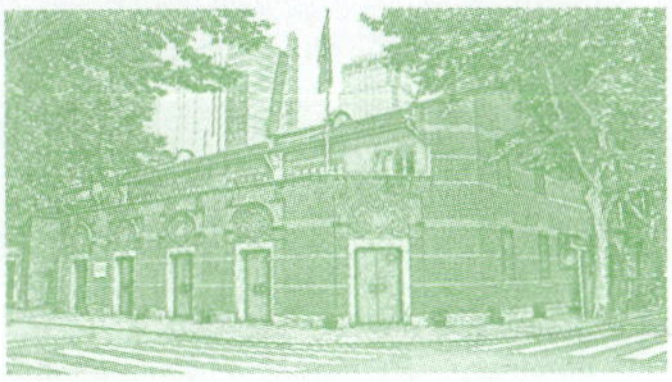

主编寄语

“庚子福鼠已至，新春安定祥和”。习近平总书记在2020年新春来临之际，对新型冠状病毒感染防控工作做出重要指示：“要把人民群众生命安全和身体健康放在第一位”。这与医疗卫生改革要以“人民的健康为中心”的思想是一脉相传的。

2019年是不平凡的一年，我国医药卫生体制改革经历了第十个年头，也是“十四五”规划的准备阶段，需要贯彻落实全国人大通过的《中华人民共和国基本医疗卫生与健康促进法》和“健康中国”行动。

2020年1月《上海卫生健康政策研究年度报告(2019)》(以下简称《绿皮书》)编委会全体会议召开，《绿皮书》编委会主任、顾问及编委等多位领导和专家共同听取了此次《绿皮书》的组织、编辑工作汇报。2019年度的《绿皮书》共收到投稿文章80余篇，经讨论，最后正式收录正文文章65篇，分为以下版块，共11章：战略与规划、综合医改、医疗服务、公共卫生、基层卫生、科技与人才、中医药发展、家庭发展、行业治理、筹资与保障、他山之石。

贯彻落实《长江三角洲区域一体化发展规划纲要》，其重要意义在于加速相关要素的流动，优化资源配置、深化分工、加强城市间的联系。第一章“战略与规划”中，邬惊雷等作者的《长三角卫生健康一体化发展研究》提出了上海市与江苏、浙江、安徽三省积极推行卫生健康协同发展的合作目标、原则和重点领域。此外，本章还对《“健康上海2030”规划纲要》的实施情况开展了初步评估，确保预期目标的完成。《〈健康上海行动2019—2030年〉编制思路、主要内容和实施思考》，以及《上海市国际健康旅游发展策略研究》等研究论文均有很高的参考价值。

在第二章“综合医改”中，黄红等作者的《上海市加强公立医院党的建设现状与对策思考》强调了公立医院党的建设的重要性与意义，赵丹丹等作者梳理了上海市综合医改试点实施进展及展望情况，胡善联作者从宏观角度分析了我国新医改十年成果与发展策略。此外，本章还囊括了健康公平改善、药品集中采购与使用试点的上海实践、公立医院绩效评价、公私医疗机构建立医疗联合体的实例研究等内容。

第三章“医疗服务”是深化医改的重要内容之一。按照中央部署，2020年将要基本建立中国特色的基本医疗卫生制度，坚持强保障、抓改革、提效率，让老百姓有获得感，推动医院高质量发展，更好地为群众看病服务。上海市在推进医疗机构间信息互联、互通、互认，开展住院一站式服务、药学门诊服务、互联网诊疗服务，以及信访大数据收集和公立医院电子票据应用等方面均做出了一定的成绩。

2019年上海市发布了《关于加强上海市疾病预防控制体系建设的指导意见》，建成了市疾病预防控制中心、16家区级疾病预防控制中心和全市社区卫生服务中心为主干的上海市疾病预防控制工作网络，开展了公共卫生服务供给侧的改革。第四章“公共卫生”，具体介绍了具体工作情况，包括新型流感疫情应对策略、社区居民大肠癌筛查、2型糖尿病高危人群筛查、职业健康管理、社区口腔健康服务、卫生行政监督执法预防和预警机制等内容。

2019年，全国基层卫生健康重大改革取得阶段性进展，“三加强、三提升”优化基层服务体系。第五章“基层卫生”梳理了上海市几年来在社区卫生服务综合评价中，在功能任务与资源配置、基本医疗、基本公共卫生、业务管理、综合管理和满意度六个方面取得的显著成绩。此外，社区卫生服务中心基本服务项目标化工作量研究、落实家庭医生签约服务费政策及安宁疗护(临终关怀)服务的开展，均具有上海的特色。

第六章“科技与人才”是创新的关键。2020年1月上海市卫生健康委员会等九部门联合印发《关于加强本市医疗卫生机构临床研究支持生物医药产业发展的实施方案》，上海将着力推进研究型医院建设，制订研究型医院建设标准，强化临床研究能力、临床诊治能力、成果转化能力的评价。2019年全国有39项研究入选年度医学重大进展，创新是评价的重点。上海市在完善临床研究体系和评价标准、加强医疗机构临床研究能力建设方面进行了有益探索，强调医学科技成果转化激励政策、发展不同级别医院的科研竞争力。此外，倪艳华等作者对上海市卫生人力政策及发展状况做了全面的分析研究。

第七章为“中医药发展”。2019年，上海市积极贯彻落实《中共中央 国务院关于促进中医药传承创新发展的意见》，在中医药发展中取得了很大的进展。本章介绍了上海中医医师准入和执业管理、社区中医适宜技术使用、家庭医生开展中医药服务工作、开展中医药继续教育、中医药健康文化知识普及和中医药法规建设等方面的相关分析和研究。

第八章为“家庭发展”。在原有计划生育的基础上扩展到健康家庭建设，是“健康中国”

战略的一个重要组成部分，“健康家庭行动”是全民健康的有效载体。“全面二孩”政策有利于家庭建设和妇女发展、有利于社会人口再生产，家庭支持越高的女性越倾向于生育二孩。

行业治理中要以综合监管为抓手，助推医疗卫生行业治理体系和治理能力现代化，有效保障人民群众健康权益。第九章“行业治理”主要内容包括上海市在深化卫生健康领域“放管服”改革中的策略和绩效评估，通过卫生标准化、食品安全企业标准备案、《医疗纠纷预防和处理条例》等法律手段达到界定医患双方的权利和义务、转变政府职能、激发市场活力和政府治理的目的。

第十章为“筹资与保障”。金春林等作者展示了2018年上海市卫生总费用（来源法）的核算研究结果，结果显示，上海市2018年卫生总费用为2 301.6亿元，占GDP比例已突破7.04％，人均卫生总费用为9 495.89元。社会卫生支出、政府卫生支出及个人卫生支出分别占卫生总费用的57.63％、22.07％及20.30％。卫生总费用（机构法）计算结果医院占比69.15％，社区卫生服务中心占13.19％，公共卫生机构仅占3.69％费用，分配欠合理。丁汉升等作者介绍了上海市老年照护统一需求评估标准(2.0)的研制情况。此外，本章还介绍了上海市医疗服务价格动态调整的经验，以及医疗卫生服务购买策略的研究，值得一读。

最后一章为“他山之石”。《世界卫生组织基本药物目录(2019)》有很多新的特点，如生物仿制药的广泛采用，扩大14种药品自愿专利许可证，发挥集中采购和招标的作用，各国可以在国家一级进行价格谈判、制定不同的定价政策等。《世界卫生组织基本药物目录(2019)》加入一些新的生物仿制药物后，对支付方将会产生重大的预算影响。但如果同时加入几种可用的、治疗等效性的生物仿制药也会导致更大的市场竞争。药物经济学评价在制定基本药物目录中发挥了重要作用。

《绿皮书》尽管在每篇文章前均有导读，但只是一个简单的摘要。文章的精髓还需要通读全文才能体会。我衷心希望每一位读者能够仔细阅读几篇对你有参考价值的文章，并对《绿皮书》的内容提出批评意见，不吝指正。

胡善联

复旦大学公共卫生学院教授

2020年2月

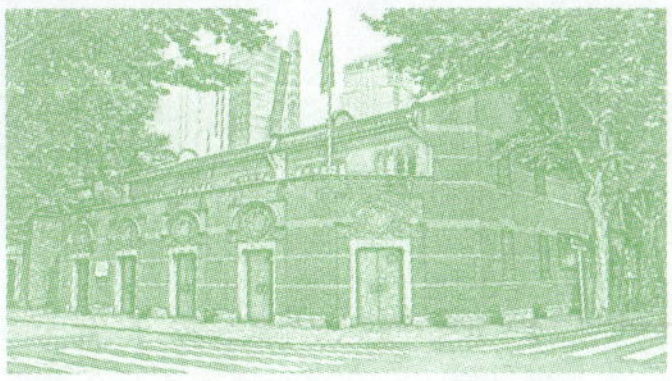

目录

第三章 医疗服务

第五章　基层卫生

第六章　科技与人才

第九章　行业治理

第十章　筹资与保障

第十一章　他山之石

附　录

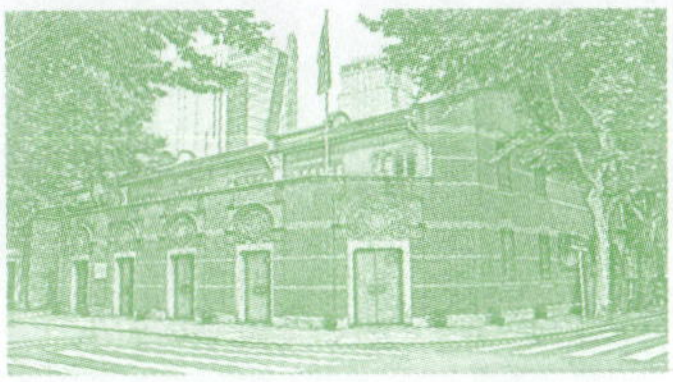

第一章 战略与规划

2019年，上海全市上下正全力实施“三大任务、一大平台”国家战略，深入推进“五个中心”“四大品牌”建设，各部门也都启动了“十四五”前期重大问题研究。本章从服务长江三角洲区域一体化发展重大战略、服务健康上海城市建设、服务“十四五”规划编制等三个方面，收录了十篇文章。《长三角卫生健康一体化发展研究》《长三角地区卫生发展效率研究》《长三角节点城市医疗卫生协同发展思路研究——以“嘉昆太”为例》介绍了服务长江三角洲区域一体化发展重大战略方面的研究成果；《〈“健康上海2030”规划纲要〉进展情况评估》《〈健康上海行动(2019—2030年)〉编制思路、主要内容和实施思考》《上海市国际健康旅游发展策略研究》介绍了促进“健康上海”建设方面的研究成果；《上海市卫生健康事业发展“十四五”规划思路的建议》《上海市“十四五”卫生健康发展的亮点和突破点》《“十四五”上海人口发展趋势研究》对上海“十四五”期间卫生健康领域的重大问题进行了深入研究，提出了下一步改革发展的基本思路。

长三角卫生健康一体化发展研究

邬惊雷　赵丹丹　徐崇勇　许明飞　徐胜前　康　琦

【导读】 近年来，上海市与江苏、浙江、安徽三省积极推进卫生健康协同发展，为长三角地区保障了公共卫生安全，提升了医疗服务水平，增加了民众健康福祉。文章从长三角卫生健康合作现状出发，走访调研了沪苏浙皖四地的卫生健康行政部门，提出了长三角地区卫生健康一体化合作的目标、原则和重点领域。

一、长三角卫生健康一体化合作的基础

目前，上海市与江苏、浙江、安徽三省的卫生健康合作主要有两类情况。

（一）在部分领域建立了政府合作机制

主要在公共卫生、医疗管理和医药卫生体制改革（以下简称“医改”）领域探索建立合作机制。

1. 推进公共卫生合作机制建设

2009年，苏浙沪三地签署“传染病联防联控工作协议”。2016年，沪苏浙皖四地达成了《长三角区域疾病预防控制工作可持续发展合作协议》，并举办了沪苏浙皖四地疾病预防控制中心联防协作会议，推进长三角地区传染病联防联控。同年，在长江三角洲传染病医院协作中心基础上，四地建立了长江三角洲公共卫生临床协会，促进了长三角地区公共卫生的合作交流。此外，四地在卫生应急救援方面也有很好的合作，协同做好长三角地区重大会议、赛事的卫生应急保障工作。

2. 开展医疗管理合作

2013年，长三角地区建立了医疗质量管理沟通机制，每年轮流举办长三角地区医疗质量控制论坛。此外，在总结上海世博会、杭州G20峰会、南京青奥会血液保障经验的基础上，四地建立了长三角地区省（市）际血液应急保障机制，提升了血液安全和质量水平。

3. 建立医改协同机制

2016年，沪苏浙皖闽五地建立了综合医改联席会议制度，并由上海市牵头召开了第一次联席会议。

第一作者：邬惊雷，男，上海市卫生健康委员会主任。
作者单位：上海市卫生健康委员会（邬惊雷、赵丹丹、徐崇勇、许明飞），上海交通大学医学院附属新华医院（徐胜前），上海市卫生和健康发展研究中心（上海市医学科学技术情报研究所）（康琦）。

（二）开展多样化的医疗合作

据不完全统计，截至2019年2月，上海市与苏浙皖三省开展了345个医疗合作项目，其中，与苏浙皖的合作项目分别为146项、182项和37项，涉及沪苏浙皖医疗机构分别为35家、103家、117家、28家。主要合作形式有以下两类。

1. 合作办院或开设分院

这类医疗合作主要由政府推动。例如，在2017年沪苏浙皖闽四省一市综合医改联席会上，上海交通大学医学院附属仁济医院与宁波市第二医院、宁波市杭州湾医院签署了合作办院协议，复旦大学附属中山医院、上海交通大学医学院附属瑞金医院与淮安市第一人民医院签署了医疗技术合作协议，加强上海市优质医疗资源对长三角地区医疗事业发展的辐射和支持。此外，上海市还输出了一些知名医院到长三角地区开设分院，如上海交通大学医学院附属瑞金医院在桐庐、无锡等地开设了瑞金分院。

2. 建立医疗联盟、集团和联合体

这类医疗合作主要是医疗机构间的合作或由办医主体推动。2016年，上海市第一人民医院与江苏省人民医院、浙江省人民医院、安徽省立医院发起成立了“长三角城市医院协同发展战略联盟”，成员医院覆盖三省一市30多座城市、112家三甲医院。南通市的海门市人民医院、浙江省金华文荣医院等医院也加入了上海市第十人民医院医疗集团。目前，上海市与长三角地区部分医疗机构在肿瘤专科、胸科、肺科、精神专科、中医、骨科、妇产科、儿科、皮肤科、不孕不育专科、感染专科、血液病专科、脉管病专科等方面，建立了十多个专科医联体，在开放进修培训通道，开展多中心临床研究与多学科合作，远程会诊，建立转诊、会诊绿色通道，医院管理培训，学科联盟活动等方面开展了富有成效的合作。

（三）推进健康信息互联互通

2018年，上海市与南通市开展了长三角地区一体化医疗健康信息共享的模式与方法的探索，本着“先走通、再扩展”的原则，以点对点网络、数据互通的方式，实现两地人口健康信息平台的对接，并以南通市到上海市的转诊患者为切入点，形成了面向重点人群的跨域远程会诊及预约转诊模式，初步形成了两地健康信息的互联互通。

此外，长三角地区卫生健康部门还开展了医疗人才培养合作。2012～2016年，安徽医科大学各附属医院选派住院医师委托上海市培养，每年50人，累计250人。长三角地区卫生健康部门还配合医保部门推进异地就医医保直接结算工作，方便长三角地区患者异地就医。

二、长三角卫生健康一体化合作的总体思路

（一）合作原则

1. 省（市）际统筹，项目推进

建立卫生健康省（市）际协作平台和协作机制，通过协作平台实现合作需求对接，统筹推进长三角卫生健康一体化发展。

2. 远近结合，先易后难

把长远发展目标和近期工作目标结合起来，先行推进人民群众有需求、合作有基础的项目，让人民群众有获得感。

3. 优势互补，合作共赢

根据沪苏浙皖四地卫生健康发展的目标和定位，推进四地卫生健康合作，实现优势互补。

4. 示范先行，以点带面

发挥长三角卫生健康一体化发展示范区的作用，把示范区建设为贯彻卫生健康发展新理念的样板间、一体化发展体制机制的试验田。

5. 政府主导，社会参与

充分调动社会力量和市场主体参与长三角地区卫生健康合作，形成多层次、多样化、生动活泼的一体化发展格局。

（二）合作目标

通过四地共同努力，逐步实现以下目标。

一是建立更加有效的卫生健康联动发展体制机制，努力引领我国卫生健康高质量发展，使四地成为贯彻卫生健康发展新理念的引领示范区、全球卫生健康资源配置的亚太门户。

二是打造标准规范统一、信息互联互通、服务便利有序、医学科技发达的健康长三角，区域卫生健康发展指标继续走在全国前列，率先实现健康领域基本公共服务均等化，非基本卫生健康服务供给能力和质量全面提升，基本满足人民群众的高品质健康服务需求。

三、长三角卫生健康一体化合作的重点领域

（一）促进医疗服务均质发展

推动大中城市高端优质医疗卫生资源统筹布局，加强优势医疗资源和品牌输出。推进长三角地区专科联盟建设，开展医疗、教育、科研合作，探索实践高层次医疗卫生人才柔性流动机制，实现疾病诊断标准、治疗方案、质量控制、数据归集和疗效分析“五个统一”。以常见病、多发病为切入点，制定统一的医疗质控标准，推进医疗质控同质化。深化省（市）际血液应急联动调拨机制，推进血液管理系统互联互通。推进健康老龄化，加强康养资源共享和服务联动，共同应对人口老龄化。

（二）推进公共卫生一体化

深化公共卫生联防联控机制，加强重大传染病疫情信息通报和卫生应急联动，建立严重精神障碍重点患者信息交换机制，完善跨省（市）食品安全事故流行病学调查协作机制。加强重特大突发公共卫生事件应急联动，推进区域医疗急救体系建设，加强水上、航空救援合作，推进院前、院内急救信息和资源共享。

（三）深化中医药创新合作

在中医流派传承、医疗、教育等领域建立协作机制，共同挖掘、整理、传承地方特色学术流派，

建设中医专科联盟和区域中医专科平台，共建由国家中医临床研究中心、重点实验室、中医临床研究大数据库组成的科研协作网络，探索长三角地区中医人才培养、共享新机制。

（四）协同推进健康科技创新

加快医学科技创新协作，协同打造国家或国际领先的优势学科群。推进科研基础设施共享，建设长三角地区罕见病实验诊断协作中心，加强数据共享。联合推进重大疾病科研项目攻关，开展新药、新诊疗方案临床试验，促进创新药物和临床技术的开发应用，推动成果资源共享，加强联合研发转化，在创新政策、伦理诚信、实验室生物安全等方面加强协作，研究推动政策一体化管理。

（五）推进健康信息互联互通

建立居民电子健康档案交换机制，推进居民电子健康档案、电子病历的互联互通。开展长三角地区公共卫生数据共享联动试点，实现数据实时共享、互通交换，推动跨地区卫生应急准备和联防联控协作。

（六）建立综合执法监督联动协调机制

联合开展卫生健康执法监督队伍演练和培训，共同研究制定执法裁量基准，互相支持和配合调查取证、线索共享，联合查处跨省（市）重大违法违规案件，交流侦查经验，互通违法违规案件查处情况。

四、长三角卫生健康一体化合作的保障支撑

1. 建立省（市）际协作平台

成立长三角卫生健康一体化发展领导小组及其办公室，承担卫生健康省（市）级协作平台功能，并建立定期会商机制。原则上，领导小组每季度会商一次，研究解决合作中的问题和事项，季度会议由四地轮流主办。同时，根据年度项目要求，建立项目推进小组，负责落实推进合作事宜，并通过简报定期通报项目进展情况。

2. 加强政策研究储备

充分依托四地研究机构和高等院校，开展长三角卫生健康一体化发展政策研究，加强系统谋划，丰富政策储备。共同建设长三角卫生健康一体化发展研究专家库，为一体化发展提供人才智力支持。

3. 推进舆论宣传引导

加强对长三角卫生健康一体化发展的宣传，及时总结推广好的经验和做法。合理引导社会舆论，积极回应社会关切，提升社会各方的认同感和参与度，形成共治共享的良好氛围。

《“健康上海 2030”规划纲要》进展情况评估

赵丹丹　王玉梅　冷熙亮　赵益民　崔元起
刘元凤　姜综敏　孙　洁　于　宁

【导读】 上海市卫生健康委员会(以下简称“上海市卫生健康委”)联合上海社会科学院对《“健康上海 2030”规划纲要》发布以来,截至 2018 年底的实施情况开展了评估。评估发现,《“健康上海 2030”规划纲要》发布以来,“健康上海”建设有序推进,取得明显进展。健康生活方式日益普及,健康服务能力稳步提高,健康保障体系更加健全,健康环境持续改善,健康产业进一步发展。同时,“健康上海”建设也面临不少问题和困难,机遇和挑战并存,需要进一步加强统筹协调,推进落实《“健康上海 2030”规划纲要》明确的各项任务,确保预期目标顺利完成。

作为“健康上海”建设的纲领性文件,《“健康上海 2030”规划纲要》(以下简称《纲要》)于 2017 年发布。为了客观评价《纲要》发布以来的推进情况,上海市卫生健康委联合上海社会科学院,对“健康上海”建设情况开展了评估。评估发现,“健康上海”建设有序推进,取得明显进展。同时,“健康上海”建设也面临不少问题和困难,机遇和挑战并存,需要进一步加强统筹协调,切实推进落实《纲要》明确的各项任务。

一、《“健康上海 2030”规划纲要》重点任务完成情况

(一) 健康生活日益普及,健康行为塑造深入人心,全民健身活动广泛开展

1. 全民健康教育广泛开展

健康教育体系更加完善,教育基地建设稳步推进,教育工作网络的管理逐步走向制度化、系统化、常态化。截至 2018 年底,全市共完成 6 个国家健康促进区试点建设,建立 4 518 个社区健康咨询服务点,基本覆盖全市各社区。学校健康教育扎实推进。分年龄段开展健康行为与生活方式、疾病预防、心理健康、生长发育与青春期保健、生殖健康、安全应急与避险等健康教育。

第一作者:赵丹丹,男,上海市卫生健康委员会副主任。
作者单位:上海市卫生健康委员会(赵丹丹、冷熙亮、赵益民、崔元起、刘元凤、姜综敏),上海社会科学院健康经济与城市发展研究中心(王玉梅、孙洁、于宁)。

2. 健康行为塑造深入人心

无烟环境的社会共治取得成效，全市法定禁烟区域的无烟状况进一步趋好，场所内吸烟发生率进一步降低，“对吸烟行为劝阻或执法”的比例提高。健康自我管理小组建设更加规范有序，截至2018年底，全市累计健康自我管理小组3.05万个，市民总体健康素养水平为28.38%，较2015年水平提高6.44%，是全国平均水平的近3倍。

3. 全民健身风气逐步形成

健身设施基本实现城乡社区全覆盖，推进以社区为重点的体育设施建设，“体绿结合”推进嵌入式体育设施获得市民高度认同。2018年全市共新增绿道224 km，新建、改建市民健身步道89条、市民球场72个、市民益智健身苑点342个。全民健身赛事活动蓬勃开展，成功举办第十六届上海市运动会，上海城市业余联赛共举办赛事6 186场，青少年体育活动促进计划在学校、社会、家庭“三位一体”的运作模式下得以积极推动。建设职工体育示范基地，促进农民体育事业发展，丰富老年人和残疾人体育文化生活。

（二）健康服务能力有效提升，公共卫生服务能力加强，全人群健康管理体系进一步健全，医疗服务供给提质增效，中医药服务能力持续提高

1. 公共卫生服务能力进一步加强

加强慢性病防治体系建设，建立了脑卒中、糖尿病预防治疗服务体系，建成“市—区—社区”三级规范救治和预防控制网络，高血压病、糖尿病患者家庭医生“1+1+1”医疗机构组合签约率超过84%。推进肿瘤早期发现和早诊早治，大肠癌诊断早期比例提高至52.7%。传染病监测报告体系进一步完善，水痘疫苗纳入全市免疫规划，甲乙类传染病发病率达到历史最低水平。2018年，全市户籍人口重大慢性病过早死亡率为9.19%，比2015年降低0.88%，常见恶性肿瘤诊断时处于早期的比例达到38%。

2. 全人群健康管理服务体系不断健全

整合型老年健康服务体系逐步形成。增加老年护理服务资源供给，社会护理站数量大幅增加。长期护理保险（以下简称“长护险”）试点工作稳步推进。推进“医养结合”，设置医疗机构的养老机构达到40.26%，社区卫生服务中心与养老机构签约达到全覆盖。社区卫生服务中心六大类141项基本服务项目中，69项的主要服务对象是老年人群。母婴安全保障引领全国。加强出生缺陷防治，新生儿先天性心脏病筛查经验得以在全国推广。推进罕见病诊治工作。2018年，上海市累计抢救危重孕产妇657例、危重新生儿4 352例，抢救成功率分别为99.7%和87.4%。加强残疾人康复和托养设施建设，完善参加残疾儿童信息通报系统，建立教育、卫生、残疾人联合会等部门合作的医教结合管理机制。

3. 医疗服务供给不断提质增效

医疗资源布局更趋合理，积极推进区域医疗中心建设，打造整合型医疗卫生服务体系。推进“新华—崇明”紧密型区域医疗联合体试点。短缺医疗资源建设不断加强，全市提供儿科诊疗服务的医疗机构增加到234家。积极发展社会办医，在浦东新区试点开展6项“证照分离”改革。分级诊疗秩序逐步形成，继续推进家庭医生“1+1+1”签约服务，截至2018年底，全市签约居民共666万人，常住居民签约率为30.26%。医疗服务质量稳步提升，完成部分“限制临床应用”医

疗技术(国家10项、上海市5项)临床质控监管指标研究和医疗机构抽查评估试点，完善医疗技术临床应用备案管理制度和事中、事后监管政策，完成医疗质量安全事件上报标杆点建设项目。

4. 中医药服务能力全面提升

以郊区为重点的中医药服务网络建设持续推进，推进上海中医药大学附属龙华医院浦东分院、上海市中医医院嘉定分院建设，崇明、闵行2区中西医结合医院(筹)转型工作取得新进展。2018年全市共受理备案中医诊所90余家。强化内涵建设，打造了一批具优势特色的专病专科。有关中医进行肿瘤诊疗等方面的9个国家区域中医(专科)诊疗中心建设单位落户上海，上海交通大学医学院附属瑞金医院有再生障碍性贫血诊疗等7个项目被列为国家重大疑难疾病中西医临床协作试点建设项目。上海中医药大学附属龙华医院、上海中医药大学附属曙光医院完成国家中医临床研究基地建设，上海中医药大学附属岳阳中西医结合医院入选第二批基地建设单位。

(三) 健康保障体系更加完善，医疗保障制度更加健全，商业健康保险稳中有进，药品供应保障能力提升

1. 医疗保障制度更加健全

基本医疗保险实现应保尽保，由基本医疗保险、大病保险、医疗救助、商业健康保险等组成的多层次医疗保障体系进一步完善。全市长护险的试点平稳推进，长护险制度试点在护理需求评估、服务供给模式和服务队伍建设等关键环节上取得了新进展。跨省异地就医住院费用直接结算顺利实施。截至2018年底，外省市备案到上海市人员共78.6万人，住院费用直接结算26.3万人次。上海市率先启动长三角地区一体化门诊费用直接结算试点。

2. 商业健康保险的发展稳中有进

职工医疗保险个人账户自愿购买商业健康保险试点工作顺利推进。截至2018年底，“住院保险”“重大疾病保险”两款商业健康保险产品累计承保20.6万份保单。上海市健康保险交易中心正式成立，并基于本土疾病谱、发病人群、人口老龄化等情况，加快商业健康保险产品本土化设计创新，满足市民多层次医疗健康服务需求。

3. 药品供应保障体系更加完善

由上海市牵头组织4个直辖市和7个较大城市，开展部分药品集中带量采购招投标工作，与试点城市2017年同种药品最低采购价相比，25个中选价平均降幅52%，最高降幅96%。在已试点开展的前两批药品带量采购基础上，组织完成第三轮29个品种带量采购药品招标工作，26个药品中标，平均降幅54%。基本医疗保险药品支付范围持续扩大，上海市将国家新版医疗保险药品目录新增药品和36个国家谈判药品全部纳入基本医疗保险报销范围，开展抗癌药品专项集中采购。

(四) 健康环境持续改善，爱国卫生运动成效显著，健康环境问题得到有效治理，食品药品安全更有保障，公共安全体系进一步完善

1. 爱国卫生运动成效显著

城乡整洁行动取得实效。持续推进美丽乡村建设，人居环境状况有较大改善，行政村全部通达等级公路。农村生活垃圾收集率和无害化处理率均为100%。全面推进国家卫生区(镇)创建

工作。完成国家卫生区(镇)复审任务。启动崇明区和15个国家卫生区(镇)创建工作。

2. 健康环境问题得到有效治理

推进重点行业结构调整,严控能源消费总量,空气质量有所改善,2018年,全市环境空气质量指数(air quality index, AQI)优良率达到81.1%,比2015年上升10.4%。水污染防治行动全面实施,全市河道劣Ⅴ类水体占比由38.7%下降至18.0%。2018年重要水功能区水质达标率79.2%,与2015年相比,上升25.9%。城市垃圾综合治理成效瞩目,初步形成垃圾全程分类系统,垃圾分类的基础能力不断增强。实施医疗废物源头管控和全过程监管,组织开展全市医疗机构医疗废物大排查。

3. 食品药品安全更有保障

食品安全城市建设获得较高的市民满意度,食源性疾病监测扩大至全市开展食源性疾病诊疗的所有医疗机构,全面实现全市"地沟油"收、运、处、调、用的闭环管理,实现食品安全信息追溯覆盖率和上传率两个100%。药品、医疗器械安全现代治理体系不断完善,启动药品医疗器械审评审批制度改革,药品上市许可持有人制度拓展至长三角地区,上海自贸区医疗器械注册人制度试点复制推广到全市。

4. 公共安全体系进一步完善

职业健康工作持续推进,实施重点行业用人单位尘毒危害专项监测,强化"两类企业"(汽车制造和铅蓄电池生产)职业病危害专项治理。加强本市海关、农业、食品药品监督管理、工商、商务等部门的联防联控工作机制。完成长三角地区流感(禽流感)综合监测信息平台和长三角联防联控协同业务平台的构建。院前急救服务能级和保障能力全面提升。2018年新增7个急救分站,急救平均反应时间为13.8分钟,急救站点平均服务半径为3.5 km。

(五) 健康产业进一步发展,健康服务业呈现高端化、特色化,健身休闲运动产业前景广阔,生物医药产业创新成果涌现

1. 健康服务业呈现高端化、特色化

高端医疗品牌建设持续发力,制定《上海市人民政府关于推进健康服务业高质量发展、加快建设一流医学中心城市的若干意见》(沪府发〔2018〕25号)(以下简称《上海市"健康服务业50条"》),新虹桥国际医学中心加快推进国家健康旅游示范基地建设,全市已评选出62家星级品牌社会办医机构。合理布局"5+X"健康医疗服务集聚区,编制健康服务业产业地图,上海(南翔)精准医学产业园、安亭国际医疗产业园正式开园,实现"抗癌登月"精准医学大数据云计算服务平台等一批项目落户产业园。推动浦东新区、徐汇区中医药健康旅游示范区建设,加强中医治未病服务,打造"海派中医"医疗服务品牌,不断推进海外中医药中心建设,服务国家"一带一路"倡议。

2. 生物医药产业创新成果涌现

在新药领域,全市有3个新药获得国家新药证书,1个创新药完成三期临床并递交新药上市申请,有望打破老年失智领域无药可用局面;医疗器械领域,全市首个国产心脏起搏器、首个国产血流导向装置获准上市,"火鹰支架"成为《柳叶刀》创刊以来首次报道的中国医疗器械产品,国产质子放疗申报已完成主体安装进入调试阶段。生物医药产业技术功能型平台建设取得进展,张江药物实验室启动建设,转化医学国家重大科技基础设施(上海)项目稳步推进。制定促进生物

医药产业高质量发展行动方案，加大健康服务领域资金支持，落实普惠性财税支持政策，成立上海生物医药产业股权投资基金，生物医药产业成为上海市产业发展的一个亮点。

（六）健康上海的支撑与保障措施更加完善，医药卫生体制改革全面深化，学科人才建设全方位推进，健康信息化建设持续推进，健康法治环境更加优化

1. 医药卫生体制改革全面深化

现代医院管理制度加快建立。上海市开展制定医院章程试点工作，有 6 家医院入选全国建立健全现代医院管理制度试点医院名单。医疗总费用控制更加科学，完善以病种组合指数为基础的医疗服务评价体系和管理机制，实施公立医院绩效考核评价办法，加大对医疗费用的监控力度。综合医改试点工作稳步推进，嘉定区被评为全国公立医院综合改革真抓实干成效明显地区。医疗服务价格有序调整，对 497 个医疗服务项目价格进行调整，绝大部分项目纳入医疗保险支付范围。

2. 学科人才建设全方位推进

亚洲医学中心城市建设加快推进，实施临床重点专科建设“腾飞计划”，遴选 158 个项目成为上海市临床重点专科，打造上海医疗服务品牌。高端医学人才培养和集聚力度加大，2018 年上海市卫生系统有 19 人入选上海领军人才培养计划，10 项成果获得 2018 年度国家科学技术奖励，占上海市获奖总数的 50%。住院/专科医师规范化培训工作持续推进，2018 年通过住院医师规范化培训合格的全科医师有 300 人，其中 231 人到本市基层就业，基层全科医师队伍实力增强。

3. 健康信息化建设持续推进

“健康云”平台建设加速，“上海健康云”整合基本公共卫生服务、医疗服务、家庭医生服务、社区健康管理等服务，实现对疾病的全程健康管理。上海市加快建设医疗保险智能信息化系统，将医师对患者的诊断以及开具处方过程纳入医疗保险监管范围，减少重复就诊、开药和检查。医联信息系统建设继续深化，建立以患者为核心的智能化临床数据中心，深化医疗信息跨机构、跨区域、跨专业的互认共享。长三角地区卫生信息一体化试点顺利推进，上海市与江苏省南通市完成两地互联网诊疗、基于双向转诊的有序就诊和两地电子健康档案的互联互通。

4. 健康法治环境更加优化

加强健康重点领域立法，出台《上海市传染病防治管理办法》，完善卫生健康标准体系，发布 7 项地方标准。在全市复制推广浦东新区“证照分离”改革试点经验，实施营利性医疗机构的医疗机构设置审批与登记两证合一、床位数由投资主体自主决定，医疗机构配置乙类大型设备取消审批改为备案。上海市卫生健康委行政审批事项均已接入“中国上海”的“一网通办”平台。

二、存在的主要问题及原因

《纲要》实施一年多以来，“健康上海”建设在初步取得进展与成绩的同时，仍显示出一些问题和不足，需要着力加以改进和完善。

（一）健康教育服务体系尚不健全，缺乏全市层面统一协调，全民健身设施短缺，管理水平待提升

健康教育网络有待健全。管理体制不顺，条线繁杂，健康教育资源整合力度不够，针对不同受众群体，实现精准传播的能力有待提高。健康行为塑造需要长效坚持。控烟长效机制需进一步完善。全市人均体育场地面积距离 2020 年目标尚有差距，区域布局不均衡，管理和服务水平有待提升，公共体育场馆和学校体育设施向社会开放还有较大提升空间。

（二）健康服务能级与卓越的全球城市定位还不够匹配，医防融合不够紧密，全人群健康服务体系有待完善

公共卫生和医疗机构的功能融合与全方位、全周期保障人民健康的目标要求还有差距，亟须进一步加强。本市高品质健康服务需求已进入大幅增长期，高品质医疗健康服务和老年健康服务供需矛盾比较突出。急救、儿科、妇幼、全科等资源供需矛盾比较突出；区级和基层卫生资源配置相对薄弱，三级医院门诊和住院量占比偏高；优质卫生资源主要集中在中心城区，城郊结合地区、郊区卫生资源相对不足；社会办医实力弱。

（三）与分级诊疗制度相衔接的基本医疗保险支付方式有待完善，商业健康保险仍需进一步发展，自费药品和耗材使用较多

基本医疗保险支付方式改革推进缓慢。医疗联合体建设和分级诊疗制度的推进，需要基本医疗保险支付方式的配套改革。药价虚高现象仍然存在。国家组织药品集中采购和本市药品带量采购，还处于试点阶段，规模有限，切实降低药价需要进一步扩大试点范围。自费药品和耗材使用较多，一定程度上造成了基本医疗保障水平高和个人实际自付比例高并存现象，加剧了患者负担。

（四）作为特大型城市，资源环境承载力制约增强，生产和运行安全保障能力还相对薄弱，健康环境问题治理难度大

生态环境质量与全球城市定位和市民期盼仍有较大差距。尽管空气质量持续好转，但与国际同类城市比较，仍有较大差距，空气质量优良率与市民期望不匹配，臭氧污染问题逐步凸显。建成区绿化覆盖率与 2020 年目标尚有差距，城市增绿空间有限。水污染联防联控机制仍待完善。长江流域上下游水环境功能区和水质目标存在不协调。本市城镇排水系统标准偏低，防汛安全存在薄弱环节。安全生产长期性、复杂性、反复性、突发性特征客观存在。本市人口密度高，要素流动性强，基础设施体量庞大，城市生产安全和运行安全保障能力相对薄弱，客观存在安全事故的诱因。

（五）健康服务业发展处于起步阶段，健身休闲产业还相对薄弱，生物医药产业技术成果外流问题严重

健康服务新业态在融合过程中存在诸多矛盾，医养结合涉及多个部门，政策统筹难度大，社

会资本参与积极性不高。如何平衡用于开展高端医疗和公共医疗的医疗资源，避免社会争议，需要统筹考虑。生物医药成果转化短板明显，商务、生活成本高致使上海市的政策支持优势不显，成本相对敏感的企业将新增投资外迁。高校院所在科技成果转化路径等方面还处在探索阶段，市场化、专业化服务机构的建设仍在起步阶段。

三、进一步推进“健康上海”建设的相关建议

“健康上海”建设应坚持对标顶级、打造一流，建立与上海市经济社会发展水平相适应、与城市功能定位相匹配、以市民健康为中心的整合型医疗卫生服务体系，全方位、全周期维护和保障市民健康。

（一）面向全体市民普及健康生活

实施健康知识普及行动，培育健康行为，推进健康生活设施建设和有效利用。

（二）发展高品质国际化健康服务

提高公共卫生服务体系能级，加强面向全民、覆盖全生命周期的健康管理服务，打造优质、高效、整合型医疗卫生服务体系等。

（三）健全多层次、覆盖全生命周期的健康保障体系

完善基本医疗保障体系，发展商业健康保险，加强药品供应保障。

（四）建设绿色安全的健康环境

加强健康城区和健康村镇建设，加强大气、水、土壤污染防治，强化环境风险防范，构建安全的食品药品环境，完善公共安全体系。

（五）推进健康产业高质量发展

加快推进《上海市“健康服务业 50 条”》落地，促进生物医药产业发展，发展中医药健康服务产业，积极发展体育休闲产业。

《健康上海行动(2019—2030年)》编制思路、主要内容和实施思考

吴　凡　王　彤　崔元起　乐之春　姜综敏　武晓宇

【导读】 按照"健康优先、预防为主、共建共享、促进公平"的编制原则,上海市出台了全国首个省级中长期健康行动方案——《健康上海行动(2019—2030年)》。行动内容按照"基于国家要求,突出上海引领"的原则,形成6大领域、18个重大专项行动、100条举措、40项考核指标,凸显上海的优势和特色。坚持"加强领导、宣传引导、分步实施、科学监测"的工作策略,全面实施《健康上海行动(2019—2030年)》。

一、编制思路

(一) 最高标准、最好水平

《健康上海行动(2019—2030年)》(以下简称《健康上海行动》)巩固健康城市建设成果,提升"健康上海"能级,对标最高标准、最好水平,着眼民生健康福祉,到2030年,居民主要健康指标达到世界发达国家和地区前沿水平,率先实现可持续健康发展目标,使上海成为具有全球影响力的健康科技创新中心和全球健康城市的典范。

(二) 总体规划、分步推进

《健康上海行动》是"健康上海"建设的任务书、时间表和路线图,内容框架上包括普及健康生活、优化健康服务、完善健康保障、建设健康环境、发展健康产业和提升健康能级六大领域。在行动目标和任务设置上,按照《健康中国行动(2019—2030年)》(以下简称《健康中国行动》)的要求,重点突出2022年和2030年两个国家规定的时间节点,分步推进实施。

(三) 落实任务、体现特色

《健康上海行动》全面吸收落实《健康中国行动》中的15个行动任务,同时结合"健康上海"建设实际,并按照中央对上海市的战略定位和要求,增加了健康服务体系优化和长三角地区卫生健

第一作者:吴凡,女,复旦大学上海医学院副院长。
作者单位:复旦大学上海医学院(吴凡),上海市卫生健康委员会(王彤、崔元起、乐之春、姜综敏、武晓宇)。

康一体化、健康信息化、健康国际化等内容，最终形成 18 个重大专项行动、100 条举措、40 项考核指标，体现上海市的特色和亮点。

（四）部门合作、共建共治

《健康上海行动》由市委、市政府 40 多个部门共同编制，形成“大健康”格局。推进健康融入所有政策，坚持多部门合作、全社会参与，强调社区、企事业单位、社会组织、家庭、个人共同的健康责任和义务，充分征集吸收各委办局和社会各界有关“健康上海”的工作内容，突出“健康上海”建设的共建共治。

（五）全方位干预、全周期保障

《健康上海行动》立足提高全人群和全生命周期健康服务水平，对影响居民健康的主要危险因素（饮食、运动、烟酒、心理等）实施综合干预，并对妇幼、中小学、职业人群、老年人、残疾人等开展专项行动，实现全人群、全生命周期健康保障。

二、行动内容

（一）普及健康生活

1. 健康知识普及

建立全社会参与的健康教育与促进工作机制，建设市级健康科普专家库和资料库，完善全媒体健康科普知识发布和传播审核机制；培育辐射长三角地区、具有全国影响力的健康科普品牌。强化医疗机构和医务人员的健康教育与促进职能，建立激励机制，把健康科普纳入医疗卫生机构绩效考核和相关医务人员职称评定。推动“互联网＋精准健康科普”，准确对接不同人群的健康需求。推进全民健康生活方式行动，开展各类健康促进场所（学校、企业、社区）建设，覆盖全人群健康促进与教育。继续向所有常住居民家庭发放健康知识读本和实用工具。将生命教育纳入幼儿园和中小学教育课程，从小树立科学的生命观。推进健康促进医院建设，强化以健康为中心的理念，加强医务人员人文教育，大力弘扬“敬佑生命、救死扶伤、甘于奉献、大爱无疆”的崇高职业精神。倡导“每个人是自己健康第一责任人”的理念，提升居民健康意识、健康素养与自我管理能力。2030 年，居民健康素养水平达到 40％，参与居民健康自我管理小组的人数达到 120 万人。

2. 合理膳食

开展上海市居民营养与健康状况监测，发现影响人群健康的营养问题。实施减盐、减油、减糖、限酒等营养干预措施，开展“健康食堂”“健康餐厅”“营养支持型社区”建设，明显减缓居民超重、肥胖和慢性病发病的增长速度。

3. 全民健身

加大体育设施建设力度，扩大学校运动场馆的开放和利用，加强“体绿结合”，鼓励新建工作场所建设适当的健身活动场地。2030 年人均体育场地面积达到 2.8 m^2。建立针对不同人群、不同环境、不同身体状况的运动促进健康指导方法，推动形成“体医结合”的健康服务模式。弘扬群众身边的健身文化，普及体育健身知识，增强个体健身意识。健全青少年体育公共服务体系，广泛开展青少年体育技能培训、青少年体育赛事活动，养成终生锻炼的体育习惯。强化对高校学生体质健康水平的监测和评估干预，把高校学生体质健康水平纳入对高校的考核评价。2030 年经常参加体育锻炼的人数比例达到 46%。城乡居民达到《国民体质测定标准》合格以上人数比例达到 96.5%。

4. 控烟

加大《上海市公共场所控制吸烟条例》宣传力度，开展无烟示范场所建设。鼓励领导干部、医务人员和教师发挥控烟引领作用。开展烟草危害科普宣传，以青少年为重点开展控烟宣传教育。加大公共场所控烟监督执法力度，完善戒烟服务网络，2030 年成人吸烟率下降到 18%及以下，二手烟暴露率下降到 36%以下，11～18 岁青少年吸烟率低于 4%。

5. 心理健康

推进心理应急干预体系建设。针对失眠、抑郁和焦虑等常见心理障碍，对青少年、职业人群、老年人、妇女等重点人群普及心理健康知识和心理急救技能，提高心理健康水平。

（二）优化健康服务

1. 人群健康促进

关注妇幼人群，进一步完善危重孕产妇、新生儿“7+6”会诊抢救网络，建成 50 个综合医院标准化示范儿科门急诊，建设 18 个儿童早期发展基地，组织开发儿童早期发展服务包。关注中小学生，开展健康学校建设，加强生命教育，把学生体质健康状况纳入对学校的绩效考核，构建健康教育课程体系。实施儿童青少年近视综合防治行动，实施儿童口腔健康服务与管理，推广学校营养午餐食谱，推动中小学校校内禁售含糖饮料。至 2022 年，儿童青少年总体近视率在 2018 年的基础上力争每年降低 0.5 到 1 个百分点以上；至 2030 年，学生体质健康标准优良率达到 60%及以上。

关注职业人群，完善职业病防治技术支撑体系和职业健康管理体系，落实职业健康检查、女职工“两病”筛查。开展健康企业建设，加强职工的健康管理，推进功能社区和职业人群的健康促进。积极推动将工作压力、肌肉骨骼疾病等新职业病危害纳入保护范围。关注老年人群，健全老年健康服务体系，完善居家和社区养老政策，推进医养结合，加快推进长护险制度，打造老年宜居环境，实现健康老龄化。至 2030 年，65 岁及以上老年人健康管理率达到 80%及以上；二级以上综合性医院设老年医学科比例达到 90%及以上；三级中医医院设置康复科比例达到 90%。关注残障人士，合理配置残疾人康复资源，建设适应多元需求、上下联动、衔接互补的残疾人康复服务体系，把残疾人康复纳入基本公共服务。

2. 强化公共卫生服务

针对一系列给市民健康和社会经济发展造成重大负担的慢性非传染性疾病，开展防治行动。推进癌症的早筛查、早诊断、早治疗，2030 年常见癌症诊断时早期比例不低于 40%。针对心脑血管疾病、糖尿病、慢性呼吸系统疾病，向居民提供风险评估、健康教育、疾病及其并发症筛查、随访管理、分级诊疗、综合干预等服务。至 2030 年，心脑血管疾病死亡率下降到 160/10 万及以下；糖尿病治疗控制率达到 45%；70 岁及以下人群慢性呼吸系统疾病死亡率稳定在 6.2/10 万及以下。

关注骨骼、视觉和口腔健康。建设上海市视觉健康中心，健全视觉健康规范诊治和预防干预服务管理体系，完善口腔病防治三级网络体系，实施全人群全生命周期视觉和口腔健康服务管理。关注青少年、老年人和更年期女性等重点人群的筛查和干预，构建"医防融合"的骨科常见病综合管理服务模式。

加强传染病防控，建立与特大型城市功能定位相匹配的预防接种服务管理体系。完善艾滋病、结核病和病毒性肝炎等慢性传染病患者的社区规范管理。优化传染病监测报告和预警分析，巩固完善传染病救治体系，保持国际一流的传染病救治能力。

强化疾病控制、精神卫生、卫生监督、卫生应急、健康促进等专业机构和能力建设。推进航空医疗救援体系建设，开展航空医疗救援基地医院建设。推进饮用水卫生和医疗废物安全智能化监管。实施卫生监督执法机构规范化建设，组织开展队伍执法能力提升工程和重大活动公共卫生监督保障能力建设工程，建设公共卫生监督技术服务质控平台。

3. 提供优质高效的医疗服务

推进现代医院管理制度建设。加强区域医疗中心建设。实施"腾飞计划"，加强临床重点专科建设。建设医学协同创新集群，推进研究型医院建设。建设开放、共享的临床研究平台，促进临床科研和生物医药产业进一步融合。发展实验室自建检测方法(laboratory developed test, LDT)。完善以家庭医生制度为基础的分级诊疗体系。实现社区健康服务"六个一"：一张社区健康服务清单，一个人人拥有的健康账户，一套多层次的社区健康宣教体系，一套多元参与的供给机制，一个统一的社区健康智慧平台，一套社区健康评估监测机制。2030 年实现每位市民都拥有自己的家庭医生。

4. 加强中医药传承和创新

提升各级医疗卫生机构中医药服务能力，建设覆盖城乡、分工明确、功能互补、密切协作的中医医疗服务网络，促进中医药资源均衡布局。进一步强化中医内涵建设，深化中医药特色技术方法在常见病、多发病和慢性病防治以及重点人群中的推广应用，推进中医临床专科(专病)高质量发展和重大疾病中西医临床协同攻关。继续实施海派中医流派传承工程，全方位打造海派中医服务品牌。大力发展"互联网＋中医药"，打造智慧中医。

(三) 完善健康保障

深化医疗保险支付方式改革，全面推行以按病种付费为主的多元复合式医疗保险支付方式，鼓励完善按人头、按床日等多种付费方式，开展住院费用按大数据病组分值付费、按疾病诊断相关分组(diagnosis related groups, DRGs)付费试点。积极落实国家基本药物目录，持续优化医疗机构药品供应保障和监管目录。不断调整完善本市医疗保险药品目录。完善药品价格形成机制，发挥带量采购、阳光平台采购等政策协同联动"放大"效应。开展仿制药质量和疗效一致性评价。推进健康保险交易平台建设。

(四) 建设健康环境

推进健康城市、健康村镇、健康细胞工程建设，实现国家卫生区(镇)全覆盖。推进大气、水、土壤污染防治，2022 年环境空气质量优良天数比例达到 80％及以上；2030 年重要水功能区水质达标率达95%及以上。推进垃圾综合治理，实现生活垃圾分类全覆盖；新建绿地、绿道，推进“口袋公园”建设，2030年绿化覆盖率达42%。加强环境污染对人群健康影响监测与评价。聚焦重点场所和产品，建设健康风险管控平台。构建安全的食品环境，完善食品安全现代治理体系，实施全过程、全覆盖监管。2030年主要食品安全总体监测合格率达97%及以上。完善城市慢行交通设施，保障慢行交通通行空间和通行安全。培养道路交通安全意识，践行正确使用安全带、合理使用安全座椅、电动自行车佩戴头盔等行为，提升驾乘人员交通出行安全防护水平，2030年道路交通万车死亡率下降30%。聚焦重点消费品，建设伤害监测网络和健康风险管控平台。建立消费品质量安全事故的强制报告制度，强化重点领域质量安全监管。宣传和普及环境与健康基本理念、知识和基本技能。2030年居民环境与健康素养水平达到25%及以上。

（五）发展健康产业

推进“5＋X”健康服务业集聚区建设。培育社会办医品牌，有序发展前沿医疗服务。发展中医药健康服务业。加快生物医药科技研发及成果转化应用。至2030年，建成亚太地区生物医药产业高端产品研发中心、制造中心、研发外包与服务中心，健康服务业增加值占全市生产总值比例达到7.5%左右，建成具有全球影响力的健康科技创新中心。

（六）提升健康能级

1. 健康信息化

实现医疗卫生机构健康服务信息互联、互通、互认，促进健康医疗大数据深度挖掘、广泛应用，更好服务社会。完善“上海健康云”平台，依托“健康云”，为市民提供一站式、精准化的健康教育、健康管理和健康服务。推进“互联网＋”模式下的个性化健康惠民便捷服务模式。研发医学人工智能技术，支撑智慧医疗发展。

2. 长三角地区卫生健康一体化和健康国际化

推动长三角地区高端优质医疗卫生资源统筹布局，打造标准规范互认、信息互联互通、服务便利有序、医学科技发达的健康长三角。

推进落实《上海服务国家“一带一路”建设发挥桥头堡作用行动方案》，围绕国家打造“健康丝绸之路”部署及上海市卫生健康领域重点工作，加强与“一带一路”国家在卫生健康领域的交流合作。深化国际科技创新合作，建设有竞争力的国际健康旅游目的地，发展中医药服务贸易，推进世界卫生组织（World Health Organization, WHO）健康城市合作中心建设（该中心设在上海市卫生健康委），创新健康领域对外合作交流机制，提升上海市在全球卫生健康治理领域内的影响力。

三、实施思考

（一）加强领导、完善保障

上海市政府文件明确，由上海市健康促进委员会统筹推进《健康上海行动》，负责组织实施《健康上海行动》，协调相关部门、社会和个人共同参与，指导各区编制行动方案，明确年度工作重点并组织落实。各区、各部门也建立健全党委统一领导、党政齐抓共管的工作格局，将贯彻落实

《健康上海行动》纳入各级党委、政府重点工作，切实予以落实和推进。各区、各部门围绕《健康上海行动》，提出本地区、本部门实施的具体方案和措施，坚持问题导向，分步骤地组织实施。

上海市已成立《健康上海行动》专家咨询委员会，为行动实施提供智力和技术支撑，并建立18个专项行动组，负责全市行动的协调组织实施。各区也明确推进行动实施的议事协调机构，完善相关的技术支撑体系。同时，要进一步加强健康促进队伍建设，强化支持引导，不断夯实“健康上海”建设基础。将健康融入所有政策，建立重大项目、重要政策健康影响评价机制。加大政府投入力度，强化支持引导，确保行动落实到位。把“健康上海建设”作为各级领导干部贯彻习近平新时代中国特色社会主义思想的重要载体，将“健康融入所有政策”纳入领导干部专题培训班和相关课程。

（二）宣传引导、各方参与

《健康上海行动》是一项系统工程，需要政府、社会、家庭、个人共同努力，共同推进。通过大力宣传建设“健康上海”的重大意义和目标任务，提高全社会对“健康上海”建设的认识，鼓励个人和家庭积极参与，让“大健康”理念深入人心，形成“健康上海、人人行动、人人受益”的社会共识。引导各单位充分挖掘和利用自身资源，积极开展健康细胞工程建设，创造健康支持性环境。鼓励社会捐资，依托社会力量成立“健康上海行动”相关基金。同时，充分发挥相关行业学会、协会和群团组织以及其他社会组织的作用，鼓励各方力量共同参与，创新健康治理模式。

（三）明确重点、分步实施

《健康上海行动》在行动目标和任务设置上，突出了2022年和2030年两个时间节点，强调分步推进实施。在任务落实上，根据上海市领导要求，上海市健康促进委员会面向全市各行各业，结合各部门重点工作，细化对接群众健康需求，按照“面向社会（市民）、受益面广、宣传展示效果好”原则，遴选推出年内启动实施的首批《健康上海行动》重点项目，推进《健康上海行动》落地落实。《健康上海行动》首批启动的40个项目，内容涉及健康知识普及、人群健康促进、健康服务体系提升、健康环境促进、健康信息化、长三角地区卫生健康一体化等多个方面。

（四）科学监测、督导考核

《健康上海行动》内容丰富，涉及40项考核指标和137个监测指标，全市开展监测评估和考核评价，完善考核机制和问责制度，创新考核办法，充分利用大数据和信息化手段，减轻基层负担，把《健康上海行动》执行情况纳入各级党委和政府考核内容。各地区各部门也按照责任分工，细化配套措施，加强分类指导。通过建立常态化、经常化的督查考核机制，研究制定《健康上海行动》评估验收方法，确保行动目标任务有序推进。

上海市国际健康旅游发展策略研究

徐崇勇　许明飞　康　琦　顾静文　李　薇

【导读】 近年来，国内外健康旅游发展迅速，已成为健康服务业发展的重要业态之一。发展国际健康旅游是上海市推进亚洲医学中心城市和世界著名旅游城市建设、服务国家"一带一路"倡议的重要举措，对提升城市软实力和国际竞争力具有重要的意义。文章梳理了国内外健康旅游发展概况、分析了上海市发展国际健康旅游的基础和问题，有针对性地提出了其发展国际健康旅游的对策和建议。

一、国内外健康旅游发展概况

相较于健康旅游，国际上更多地使用"医疗旅游"的概念。世界旅游组织定义医疗旅游(medical tourism)是以医疗护理、疾病与健康、康复与休养为主题的旅游服务。2017 年，国家卫生和计划生育委员会(以下简称"国家卫生计生委")印发《关于促进健康旅游发展的指导意见》(国卫规划发〔2017〕30 号)，将健康旅游主要分为高端医疗服务、康复疗养服务以及休闲养生服务[1]。国际健康旅游是健康服务和国际旅游融合发展的新业态。随着世界经济增长、全球化加速以及人们健康意识的增强，国际健康旅游蓬勃发展。据统计，全球医疗旅游产业从 2000 年的不到 100 亿美元，飙升到 2017 年的 7 000 亿美元，年均增速 20%(数据源于博鳌亚洲论坛 2018 年年会)，已经成为全球增长最快的一个新兴产业。亚洲医疗旅游人数由 2012 年的 430 万人次，增长到 2015 年的 680 万人次，年均增长约 17%。新加坡医疗旅游人数由 2005 年 37.4 万人次，增加到 2012 年近 100 万人次。韩国医疗旅游人数由 2008 年的 2.7 万人次，增长到 2016 年的 36.4 万人次[2]。

目前，国际健康旅游服务和产品大致分为三类：一是利用医疗技术优势吸引国际患者，如美国、新加坡的癌症及重症治疗；二是利用优质特色服务吸引国际游客，如瑞士羊胎素使用、日本早期癌症筛查、韩国美容；三是利用高性价比产品吸引国际患者，如印度心脏手术、泰国试管婴儿、匈牙利牙科诊疗等，并促进健康旅游目的地从发达国家向发展中国家转移。通常来说，性价比高、特色鲜明、旅游资源丰富、语言交流能力强等是健康旅游业发达的共性条件[3]。

第一作者：徐崇勇，男，上海市卫生健康委员会规划发展处(研究室)处长。
作者单位：上海市卫生健康委员会(徐崇勇、许明飞)，上海市卫生和健康发展中心(上海市医学科学技术情报研究所)(康琦)，复旦大学附属华山医院(顾静文、李薇)。

纵观全球这些医疗旅游强国，除了拥有先进的医疗技术和成熟的市场体系外，一个最大的特点就是都有来自政府强有力的支持。如泰国，由卫生行政部门牵头，从2004年起以五年规划的形式推进本国的医疗旅游；日本在2010年颁布“新成长战略——活力日本复苏计划”，将医疗旅游定位为国家支柱产业；印度成立了国家医疗旅游委员会和医疗旅游协会，制定了推行医疗旅游的法规、政策、战略与计划。此外，各国政府还在行业准入、医疗签证、税务优惠、商业保险等方面出台了一系列扶持和优惠政策。

我国健康旅游发展尚处于起步阶段。2013年，经国务院批复，海南博鳌乐城成为我国第一个健康旅游先行先试区，被赋予特许医疗、特许研究、特许经营和特许国际医疗交流等9项医药卫生优惠政策。2015～2016年，江苏常州和江西上饶也先后成为国务院特批的健康旅游先行先试区。2017年，国家卫生计生委与中医药管理局先后确定了13个国家健康旅游示范区基地及15个中医药健康旅游示范区。2018年底，海南省《关于印发〈海南省健康医疗旅游实施方案〉的通知》(琼卫体改〔2018〕27号)成为全国首个省级健康旅游发展规划。

二、上海市发展国际健康旅游的基础和问题

(一) 发展基础

上海作为亚洲医学中心城市和世界著名旅游城市，上海拥有丰富的优质医疗资源、先进的医学技术和多彩的文化旅游资源，在发展健康旅游方面具有得天独厚的优势。过去5年，全市卫生系统共获得国家科技奖38项，占全国的28.3%，建立了一批国内领先、具有国际影响力的临床专科，临床医学等11个学科在教育部学科评估排名位于全国前列；血液病学、内分泌与代谢病学、心血管病学等16个优势学科在全国处于领先地位；肿瘤免疫与癌基因组学等领域达到国际先进水平。2017年，新虹桥国际医学中心和浦东新区分别入选国家健康旅游示范基地和中医药健康旅游示范区。可以说，上海市具备成为国际健康旅游目的地的基础。目前总体情况有以下两个特点。

1. 境外人士在上海就医人数逐步上升

2016～2018年，境外人士在沪住院人次数年均增长率为6.67%，2018年达4 969人次。其中，外籍住院患者占比为84%，排名前五位的分别是美国、日本、澳大利亚、加拿大、法国；中国香港特别行政区、中国澳门特别行政区、中国台湾地区住院患者中，中国台湾地区患者最多。

2. 服务机构相对集中但服务量较少

近三年来，上海市共有189家医疗机构为境外患者提供住院诊疗服务。其中，仅有13家机构年收治患者数超过100人次(公立医院8家，中外合资医疗机构5家)。收治外籍住院患者数排名前三的依次为复旦大学附属华山医院国际医疗中心(上海华顺医院)、上海新瑞医疗中心、上海市第一人民医院。收治中国香港特别行政区、中国澳门特别行政区、中国台湾地区住院患者数最多的为上海禾新医院。

(二) 上海市国际健康旅游面临的问题

上海市国际健康旅游业发展不够充分，相关政策、法规和制度尚不完善，国际健康旅游服务

的具体模式还不成熟。对标国际最高标准、高水平，在行业管理、能力提升以及保障支撑等方面面临诸多问题：

1. 行业管理方面

（1）缺乏总体规划：尽管上海市拥有新虹桥国际医学中心健康旅游示范基地和浦东新区中医药示范区2个国家试点，但缺乏对国际健康旅游体系的整体发展定位和空间规划。相比而言，同为拥有国家健康旅游示范点的海南省已编制了健康旅游发展规划，将围绕医学治疗、医学美容、康复疗养、养生保健四大医疗旅游关键领域，打造"一心、五区"医疗旅游布局体系，用10年时间将海南省建成世界一流的健康医疗旅游目的地和世界医疗旅游主要客源地，实现健康医疗旅游总收入400亿元[4]。

（2）行业准入和服务标准不完善：上海市尚未形成规范的国际健康旅游服务体系，目前健康旅游地方标准只有《健康旅游服务基地建设运营管理规范》（DB31/T 1135—2019），亟须建立行业评审和认证制度、人员准入要求、服务质量标准等一系列行业标准。

（3）缺乏专业的管理机构：按照国际经验，发展国际健康旅游需要政府支持及多方合作，需要设立一个具有宣传、咨询、预订、投诉等功能的综合性管理机构来推动行业发展，并开展行业监管。比如，新加坡成立了新加坡国际医疗旅游官方机构，德国政府扶助成立了国际医疗旅游机构并建立官方医疗旅游网站，但上海缺乏类似的管理机构。

2. 能力提升方面

（1）尚未形成品牌和特色产品：目前上海尚未成为国际健康旅游目的地，上海市的特色专科及中医药诊疗优势尚未在国际市场形成品牌影响力。上海市收治的外籍住院患者就诊专科病种主要集中在妇产科、呼吸科、儿科等常见病，在上海的外籍人士一旦患有大病或重症，大多选择离开上海治疗。

（2）开展国际医疗服务受限较多：目前，上海市开展国际医疗服务尚有诸多制约。通常公立医院的国际医疗服务属于特需服务范畴，而目前公立医院特需服务比例不超过全部医疗服务的10%；国外上市的新药新技术引入时间周期长；民营医院大型医用设备审批困难；国际医疗服务和药品价格受到政策限制。

（3）医疗机构及人员动力不足：上海市公立医院基础医疗服务任务繁重，政府对公立医院开展国际医疗服务导向与激励不够，公立医院对院内国际医疗服务支持力度普遍不高，院内部门协调及专科合作较困难。此外，公立医院由于实行药品零加成，国际医疗服务相关药品的储备和使用的动力也不足。

（4）行业人才队伍发展瓶颈：健康旅游复合型医疗及管理人才缺乏。国际医疗服务机构在人才培养、聘任、流动及学科发展上缺乏专属自己的学科平台及人才培养体系，课题申报及学术发展受限制，医师培养、晋升等职业规划和薪酬、福利等受影响，相关从业人员缺乏归属感。

3. 保障支撑方面

（1）缺乏国际健康旅游服务数据库：目前，除了公立医院住院服务外，其他国际医疗服务缺乏数据统计，也没有专门的机构对健康旅游服务信息数据进行监管及定期比较分析，从而为健康旅游发展提供具体监测指标。

（2）国际商业健康保险衔接困难：商业健康保险是国际健康旅游的主要支付手段之一。由于国际患者少、合作成本高、信息不对称等原因，目前上海市接入国际健康保险的医疗机构（尤其是公立医院）还比较少，缺乏商业健康保险在线审核结算的信息化平台。

（3）健康旅游签证政策限制：便利的签证制度是国际健康旅游发展的必要条件，如泰国政府允许对以治疗疾病为目的、赴泰国特定机构就医的外籍人士及 3 名额外的陪同者予以免签，一次停留最多 90 天，需要多次入境的可以续签，但总长度不超过 1 年。目前我国尚无类似韩国、美国、泰国的健康旅游专门签证或免签政策，烦琐的出入境手续影响了上海市国际健康旅游服务的吸引力。

三、上海发展国际健康旅游的对策和建议

（一）加强顶层设计、谋划产业布局

建议完善国际健康旅游发展机制，由上海市卫生健康和文化旅游部门牵头，相关部门共同参与，统筹协调国际健康旅游发展涉及的各项政策。按照全力打响上海市“四大品牌”战略要求，落实《上海市“健康服务业 50 条”》，结合亚洲医学中心城市和世界著名旅游城市建设，打造国际健康旅游服务基地和项目，加快建立完善国际健康旅游服务体系。

1. 明确上海市国际健康旅游重点发展领域和特色品牌

结合上海市的医疗卫生和旅游资源禀赋，重点发展三大领域。一是高端医疗旅游服务。重点以国际医疗专科品牌为引领，鼓励上海市临床重点专科培育国际医疗旅游品牌，打造国际名科、名医。二是中医药健康旅游服务。推广“海派中医”品牌，研发特色项目，推进上海市中医药服务国际化。整合上海中医药博物馆、童涵春中药博物馆、中医药文化基地、海派中医流派临床基地等各类资源，打造一批中医药特色旅游景点。三是发展康复疗养和休闲养生服务。推进医疗与旅游、体育的深度融合，充分利用生态、文化等资源禀赋，因地制宜发展康复疗养、特色医疗、健康管理、养生养老、运动休闲、运动康复等服务。

2. 完善国际健康旅游空间布局

在高端医疗旅游方面形成“一核三园”格局。“一核”是以中心城区高水平医疗机构为核心，充分利用要素集聚、交通便捷、服务齐全等方面的比较优势，大力提升和完善健康旅游产业配套设施，打造一批特色化、精品化的医疗旅游机构和项目。“三园”是结合最新的国家战略，在中国（上海）自贸区临港新片区建设一个国际医疗服务集聚区，继续发挥新虹桥国际医学中心和上海国际医学园区的引领和示范作用，促进临床前沿尖端技术、高端医疗、先进适宜技术等向园区集聚发展，形成健康旅游产业高地。

在康复疗养和休闲养生服务方面，形成“一岛一湖、多点组团”空间布局。“一岛一湖”，主要是围绕崇明岛打造世界级生态岛、围绕淀山湖打造世界级湖区的发展定位，利用其区域生态优势和旅游资源，打造国际健康旅游集聚区和康复疗养胜地。“多点组团”，主要是在长三角区域发展一体化国家战略背景下，以上海市为龙头，苏、浙、皖三省各展所长，加强长三角地区健康旅游服务业联动，整合优质的医疗、旅游、生态、文化等资源，依托健康小镇、健康服务业园区等，开发特色健康旅游线路，发展康复疗养和休闲养生服务。

（二）完善市场体系、激发主体活力

1. 重点打造上海市国际健康旅游服务提供的主力军

在行业发展的初期阶段，可以扶持和培养一批示范机构，先行先试给予政策支持。建议结合各医疗机构国际医疗服务基础，按照资源条件良好、前期工作基础扎实、发展定位准确、项目特色鲜明、地方建设积极性高等标准，遴选和培育若干各具特色的国际健康旅游示范机构。鼓励国际化医疗机构根据自身优势，发展特色化健康旅游项目，积极申报国际健康旅游示范医疗机构，推进上海国际健康旅游业发展。

2. 完善政府资助和商业保险政策

国际健康旅游发展需要多方资金支持，建议：一方面，充分发挥现有财政专项（上海产业转型升级发展专项资金、服务业发展专项资金、旅游发展专项资金等）对国际健康旅游发展的支持作用；另一方面，积极发展商业健康保险，鼓励在沪商业保险机构开发国际健康旅游保险产品。促进国际健康旅游示范机构与国际商业健康保险的衔接和直接结算，为健康旅游者跨境医疗费用结算和支付提供便利。此外，充分发挥上海市作为国际金融中心的独特优势，优化投融资引导政策，加大金融对健康旅游的支持力度。

3. 优化市场准入制度，推进服务标准建设

在增加服务提供主体方面，建议对国际医疗旅游服务机构的诊疗科目审批、大型医用设备配置、医疗机构执业许可证续约等方面简化审批要求、优化审批流程。在提升服务参与主体活力方面，建议在国际健康旅游示范医疗机构探索实行国际健康旅游服务支持性价格政策。同时，可根据自身技术能力，按照有关规定开展干细胞临床前沿医疗技术研究项目。在规范服务标准方面，建议对标国际，制定健康旅游服务规范与标准，加快建立上海市健康旅游服务标准体系。支持和鼓励健康旅游示范医疗机构参与国际健康旅游标准制定工作。同时加强与国际相关组织和机构开展健康旅游领域的合作，参与相关标准制定，提升上海市在健康旅游领域的影响力和话语权。

4. 培育建设中介服务机构和服务推介平台

国际健康旅游发达的国家或城市一般都有较为完善的中介服务体系和宣传推广平台，作为消费者和医疗机构之间的桥梁。建议：一方面，鼓励旅行社等现有中介机构开展国际健康旅游中介服务，加快引进和培养一批专业化、具备多种语言咨询服务能力的国际化健康旅游中介服务机构，为来沪健康旅游者提供全流程配套服务；另一方面，建设具有宣传、咨询、预订、投诉等功能的综合性健康旅游服务平台，加强健康旅游项目推广推介。此外，充分依托上海城市形象推广计划，组织拍摄国际健康旅游官方宣传片等，并面向全球进行推送。

5. 优化出入境服务

建议为来沪健康旅游的境外患者提供出入境便利服务，优化签证手续，精简申报材料；境外患者凭上海国际健康旅游示范医疗机构出具的确认函及相关材料，可向签证机关申请办理入境签证。

（三）建立支撑保障、完善配套服务

1. 推进行业监管体系建设

建议加快国际健康旅游相关法律法规建设，明确医疗责任划分和行业监管职责。强化国际

健康旅游服务监管，严肃查处无证行医和违法经营行为，保障和维护消费者权益。支持成立健康旅游行业组织，强化行业自治、自律。推进健康旅游服务信息化建设，提高行业的智慧化管理水平。

2. 加强公共卫生配套支持

国际健康旅游发展涉及国际人口的频繁出入境，可能会增加传染病跨境传播和突发公共卫生事件等的风险。建议加强疾病预防控制机构、海关检验检疫与国际健康旅游服务机构之间的合作，建立国际健康旅游突发公共卫生事件应急处置机制，加强与上海市急救中心的应急联动。同时，根据实践经验，许多外籍患者的血型在我国较罕见，建议建立与采供血机构的沟通协调机制，强化稀有血型患者临床用血的保障。

3. 加快人才队伍发展

人才是第一生产力，建议鼓励发展国际健康旅游医学，加快培养与国际接轨的健康旅游服务人才，重点培养具有跨文化、多语种的医务人员和管理人才。鼓励开展国际人才交流与培养，吸引和集聚国际健康旅游人才。此外，要优化外国医师来沪行医注册审批程序，简化审批材料，为外国医师来沪行医提供便利。建议完善境外医师、医疗技术人员和护理人员来沪执业管理的相关办法，逐步放宽来华执业政策。

参考文献

[1] 国家卫生和计划生育委员会，国家发展和改革委员会，财务部，等. 关于促进健康旅游发展的指导意见(国卫规划发〔2017〕30号). 2017.

[2] Seo BR, Park SH. Policies to promote medical tourism in Korea: a narrative. Iran J Public Health, 2018, 47(8): 1077-1083.

[3] 刘德浩，庞夏兰. 海南医疗旅游产业发展策略研究——基于泰国、印度经验的分析. 中国卫生事业管理，2018，35(12): 956-960.

[4] 海南省卫生健康委员会. 关于印发《海南省健康医疗旅游实施方案》的通知(琼卫体改〔2018〕27号). 2018.

关于上海市卫生健康事业发展“十四五”规划思路的建议

罗　力　周奕男

【导读】 2020年，国家大政层面是全面建成小康社会之年，上海市卫生健康层面是全面建成亚洲一流医学中心城市之年。由此开端的“十四五”，将是承前启后的关键五年。提前进行谋划，做好“十四五”规划，具有十分重要的意义。文章认为：① 上海医疗卫生资源配置已经处于较高水平，利用总体上比较充分；② 主要存在的问题是医疗卫生服务体系内部竞争有余、协作不足、碎片化现象明显，不能适应生命全周期健康服务需求。人民群众日益增长的多样化和多层次健康服务需求还不能有效满足。建议：① 面对生命全周期健康服务需求，建设整合型医疗卫生服务体系；② 抓住信息技术大发展契机，建设智慧型医疗卫生服务体系；③ 应对人民群众多层次多样化健康服务需求，建设国际化医疗卫生服务体系。

一、上海市卫生健康事业已有基础

目前，上海市覆盖城乡的医疗卫生服务体系基本建成，已构建“社区卫生服务机构＋社会办医疗机构”的基层医疗卫生服务网络，96%的居民步行15分钟即可获得基本医疗卫生服务。全市拥有各级各类医疗机构5 000余家，医疗资源配置数量处于较高水平。医疗卫生资源利用总体上比较充分且呈增长趋势，2018年上海市年人均就诊次数达到11.73次(第六次卫生服务统计调查数据)。市民健康得到有效保障，期望寿命继续保持发达国家水平：2018年上海市户籍人口人均期望寿命83.63岁，其中男性81.25岁，女性86.08岁。高端医疗品牌建设持续发力，2018年上海市健康服务业增加值1 744.85亿元，占GDP比重的5.34%。

二、存在的问题和面临的形势

1. 医疗卫生服务体系内部竞争有余、协作不足、碎片化现象明显

主要表现为：不同级别、不同类别医疗卫生机构分工协作机制运行不畅，各级医疗机构的功

第一作者：罗力，男，复旦大学公共卫生学院党委书记。
作者单位：复旦大学公共卫生学院(罗力、周奕男)。

能定位未能有效落实，患者集中在大型医疗机构就医，基层、康复、长期护理机构资源利用不充分。前期研究表明，2016 年，三级医院应下沉未下沉门诊患者至少有 1 049 万人次(占比 18.4%)，可分流康复患者至少有 55 587 人次，可分流长期护理患者至少有 2 078 人次。医疗卫生服务体系的“碎片化”，主要是因为各级各类医疗机构在现有支付制度下的同质化竞争，结果是错位发展不足，医疗卫生服务体系整体“高成本、低效率”。

解决的思路是：明晰各级各类医疗卫生机构功能定位，配套改革支付制度，促进医疗卫生机构之间的协作，建设整合型医疗卫生服务体系。

2. 医疗卫生服务体系需要抓住 5G 和人工智能技术的发展契机

医改遇到的障碍，可以通过技术进步来跨越，“制度＋技术”是新时期的医改思路。技术进步是指医疗卫生服务的数字化、网络化和智能化。数字化奠定基础，实现数据资源的获取和积累；网络化构造平台，促进数据资源的流通和汇聚；智能化展现能力，通过多源数据的融合分析呈现信息应用的类人智能，帮助疾病诊断和治疗。目前亟须解决的问题是：① 医院网络安全和数据安全；② 医疗卫生服务数据的集中化存储，并且通过数据质量验证、清洗、脱敏、加密等方法把数据整理成为有质量的大数据；③ 推进互联网、5G、区块链、虚拟现实等技术的应用，大幅度提升互联网医疗的实用性、提升诊断治疗的智能化水平。

3. 医疗卫生服务体系需要满足日益增长的多样化和多层次健康服务需求

目前上海市基本医疗卫生服务提供比较充分，高端服务显著不足；公立医疗机构处于优势地位，社会办医发展相对滞后，其所提供的门急诊、出院和手术服务仅分别占全市的 7%、5%和 4%。政府迫切需要健康产业带动经济增长，但公立医疗机构被要求严格控费。两者之间形成尖锐矛盾，解决的办法是：发展社会办医，发展高端医疗卫生服务。这也是上海乃至全国人民的要求。人民对美好生活的向往，就是我们的奋斗目标。健康产业已是美国第五大产业，也是最近十年增速最快的产业，2016 年产业规模占美国 GDP 比重达到了 17.8%。上海健康产业规模目前占全市 GDP 的 5.34%，上升空间巨大。健康产业链包括家庭及社区保健服务、医院医疗服务、医疗用品、健康风险管理服务、长期护理服务，目前上海健康产业以医疗为主，产业结构需要调整。

三、“十四五”规划建议

(一) 发展目标

以人民健康为中心，对标国际先进水平，普及健康生活，优化健康服务，完善健康保障，建设健康环境，发展健康产业，在保障基本医疗卫生服务充分且公平提供的基础上，发展整合型、智慧型、高品质的医疗卫生服务，建设“健康上海”。

建设重点任务是：① 面对生命全周期健康服务需求，建设整合型医疗卫生服务体系；② 抓住信息技术大发展契机，建设智慧型医疗卫生服务体系；③应对人民群众多层次多样化健康服务需求，建设国际化医疗卫生服务体系。

(二) 发展模式

1. 从注重事业发展到卫生事业和产业共同发展

即卫生系统由政府投入为主导的发展模式逐渐转变为在保障民生和基本医疗的基础上，带动医药、生物等相关产业发展的模式。

2. 从追求数量到追求质量

即从为本地区所有人口提供同质化医疗服务，转向针对个人需求提供个性化服务，并不断努力提高质量和效率。

3. 从关注投入到关注价值

即从以前的管理和评估基础设施、人力资源、服务提供等资源投入，转向根据结果对资源投入进行评估，旨在更有效地利用这些投入。

4. 从单纯诊疗到综合关注

即从以前的关注治愈性诊疗，转向关注能够提升生活质量的综合方案，包括精神支持和社会支持。

5. 从碎片化到整合化

即从以前碎片化的垂直化体系，转向共同价值导向下不同类别的服务提供者共同合作的体系。

（三）主要任务

1. 建设整合型医疗卫生服务体系

整合型医疗卫生服务体系的特征是：体系完整、分工明确、功能互补、密切协作、运行高效。

整合型医疗卫生服务体系的框架是：顶层是一批拥有特色一流专科群的研究型医院，共计40家；底层是一批融合社区卫生服务机构、区域医疗中心、康复医院、长期护理医院、健康管理机构为一体的区域联合体，共计58个。研究型医院在技术上支援区域联合体的发展，区域联合体为研究型医院提供疑难杂症患者。

整合型医疗卫生服务体系的目标是：形成覆盖预防—门诊—住院—康复—长期护理全流程的健康服务链，不仅包括患者同一疾病周期的连续性诊疗服务过程，还包括长期的、直至整个生命周期的、连续的健康管理。

整合型医疗卫生服务体系的整合体现在：

(1) 信息整合：构建互通性健康管理系统、疾病管理系统、电子病历系统、转诊预约系统和远程医疗等技术业务平台，充分反映患者的医疗信息并促进共享，为服务整合打下基础条件。

(2) 机构整合：① 医疗机构的纵向整合，打造区域医联体。医联体主要以区域医疗中心为核心，以社区卫生服务机构为基础，以康复、长期护理、健康管理机构为补充，以支付制度改革为抓手，在医联体内部强化患者双向转诊、医务人员区域化流动。同质化建设58个区域医疗中心，包括质量、水平、信息、人才等的同质化。② 医疗机构的横向整合，打造专科专病联盟。利用三级医院专科优势组建儿科、妇产科、眼科、肿瘤等专科、专病联盟，建立桥梁纽带，加强学术共进、规范行业标准、提高整体水平，带动、推广新业务、新项目的开展，提高联盟机构的整体水平。

(3) 服务整合：主要是通过改革支付方式而不是行政干预来推进服务的整合。例如，对区域医联体的门诊服务采取按服务人群付费方式，促使医联体加强社区卫生服务机构和家庭医生能力建设，将门诊患者有效转移至社区；对区域医联体的住院服务采取按疾病病种付费的方式，促使医联体加强康复机构和长期护理机构的建设，将临床后期的患者有效转移至康复、长期护理机构。从而促使不同层级不同类型医疗卫生机构建立起相互联结的服务链。其中,家庭医生对服务整合起到至关重要的作用,其签约服务的支付和考核方式,至关重要。

2. 建设智慧型医疗卫生服务体系

推进网络化,加快数字化,倡导智能化,齐头并进,建设智慧型医疗卫生服务体系。

(1) 建设医疗卫生机构内部、医疗卫生机构之间、医疗卫生机构与其他机构的信息联通网络:充分利用5G、区块链技术、物联网技术优化信息网络。整合医疗卫生机构内部信息网络,使医院各项数据在一张网络上传输,运行状态可视化呈现,集中监控、调度和追溯。构建社区医生—区医院专科医生—三甲医院顶尖医生—康复医生—长期护理医生的联系平台,在医生方实现患者信息联通,在患者方实现医生信息联通,助力“1+1+1+1”签约服务模式(1家社区医院+1家区级医院+1家市级医院+1家康复医院)。促进医疗卫生机构信息系统与其他机构信息系统的互联互通,推动卫生与公安、民政、残联等部门及社会组织的信息共享和利用。

(2) 建设集中管理的覆盖生命全周期的健康数据库:建立和完善健康医疗大数据资源目录体系,打造家庭档案—体检信息—门诊病历—住院病历—死亡信息联通平台。建设生物样本信息、医学影像信息、病理信息等专项健康大数据库。

(3) 推进智能化健康管理、医学诊疗和管理决策:充分利用集中式存储健康大数据,结合互联网、物联网技术,利用穿戴式植入式智能设备、移动终端、固定终端等终端设备,提供智慧化、个性化健康管理服务,尤其是在社区和居家的应用。推动大数据、人工智能在医学影像、病理分析、医疗辅助诊断领域的应用,加快发展医疗人工智能辅助决策系统和智能诊断设备,实现全国领先。加快医疗健康大数据开发应用,全面深化健康医疗大数据在行业管理决策、临床和科研、公共卫生、教育培训等领域的应用。

3. 建设国际化医疗卫生服务体系

(1) 建立市场为导向、产学研医深度融合的健康科技创新体系:以研究型医院为主体,建设国际一流品质的临床医学中心,完善促进临床研究成果实践应用和产业化的体制机制。

(2) 打造“5+X”健康医疗服务业布局:以国际化、集聚化、特色化、高质量、高水平发展为方向,强化建设上海国际医学园区、新虹桥国际医学中心、嘉定精准医疗与健康服务集聚区、普陀桃浦国际健康创新产业园、徐汇枫林生命健康产业园区,在杨浦、奉贤、金山、崇明、松江等区域探索建设若干健康医疗服务业集聚区。

(3) 培育和发展社会办医品牌:鼓励民办公助,以“名医、名术”为核心,鼓励发展各类医生集团和特色医疗机构。支持社会力量举办全科诊所,鼓励发展家庭医生集团,培育一批连锁品牌,医保优先定点。

(4) 加快发展健康相关产业:建设以临床研究为核心的生物医药研究平台、机构和集群,推动成果转化和推广。完善移动医疗、健康管理标准规范,推动移动互联网、云计算、大数据、物联网与健康相关产业的深度融合。支持发展高水平、国际化、集团化的医学检验、病理诊断、医学影像、消毒供应、血液净化、安宁疗护等第三方专业机构。促进医疗与养老、旅游、互联网、体育健身、食品、科技、文化的融合,催生健康服务新产业、新业态、新模式。

上海市“十四五”卫生健康发展的亮点和突破点

田文华　徐崇勇　曹新君

【导读】 党的十八大以来，“健康中国”上升为国家战略，上海市作为改革开放的排头兵和先行者被国家赋予重任。“十四五”是重要的战略机遇期，根据新时代国家给上海市的定位和战略要求，在了解国内外卫生健康发展大趋势的基础上，充分认识自身在区域、国家，乃至全球大格局中的功能定位，明确发展目标，把握关键问题，采取有效措施，具有重要意义。文章根据阶段性特征，预判“十四五”上海卫生健康发展的亮点及突破点，为上海市卫生健康发展“十四五”规划的制订提供参考。

“十四五”卫生健康发展的亮点，是未来五年上海市卫生健康领域建设发展中具有标志性和代表性的重点内容；突破点是实现亮点目标的具体思路和关键举措。本文根据新时代国家给上海市的战略定位和战略要求，分析发展趋势和存在的主要问题，凝练发展重点，把握战略机遇，预判“十四五”期间上海市卫生健康发展的亮点及突破点，对制订规划具有参考意义。

一、研究背景

党的十八大以来，“健康中国”上升为国家战略。上海市在“健康中国”建设中，应对标国际医疗服务先进水平，继续当好新时代改革开放排头兵和创新发展先行者，起到引领和示范作用。“十四五”期间，上海市卫生健康的建设和发展要依据三个导向：首先是以战略目标为导向。近期目标是到2020年，上海市将建设成为亚洲医学中心城市，对其医疗服务能力和水平提出明确要求。中期目标是长三角区域一体化（“长三角一体化”）和一流的国际医学中心城市。上海市应起到龙头作用，通过长三角一体化发展示范区的建设，带动长三角、长江流域甚至全国的对内开放。同时，整合资源和技术，打造一流的国际医学中心城市。远期目标是建成现代化国际化大都市。在这个重要战略机遇期，上海市要在实现民族复兴的过程中落实国家战略，肩负起国家使命与时代担当，代表国家在更高层次、更广领域深度参与国际竞争与合作。其次是以问题为导向。

基金项目：上海市卫生健康委员会委托项目“上海市‘十四五’卫生健康发展的亮点和突破点”。
第一作者：田文华，男，教授。
作者单位：复旦大学社会发展与公共政策学院（田文华、曹新君），上海市卫生健康委员会（徐崇勇）。

尽管上海市拥有优质的卫生资源并在卫生健康服务中取得显著成效，但是面对未来战略发展目标，卫生健康资源配置和利用方面将面临新的挑战。例如，医疗卫生资源的总体配置和利用方面仍存在短板和不足，提供高质量的健康服务与实际需求尚有差距。再次是以需求为导向。随着社会经济发展和医学技术的进步，人们对卫生健康服务的需求不断增加。上海市人口老龄化程度加剧，老年人健康需求保障问题上升到重要位置。积极应对人口老龄化、加快发展健康和养老服务业，不断满足持续增长的老年人健康服务需求，成为全面建成小康社会的一项紧迫任务。综上，"十四五"期间，上海市要以目标为牵引进行顶层设计和统筹规划，以问题和需求为导向采取针对性的方法和措施，形成卫生健康发展的亮点和突破点，为卫生健康发展规划和相关政策制订提供参考。

二、研究目的

根据新时代国家对上海市的定位和战略要求，在充分了解国际卫生健康发展大趋势的基础上，系统分析当前存在的主要问题，结合上海市卫生健康领域发展的趋势、特点和要求，预判"十四五"时期卫生健康发展的阶段性特征；依据发展思路和重点，凝练上海市卫生健康发展的亮点和突破点，为政策制订提供参考。

三、基本原则与步骤

（一）目标为导向

亮点要紧紧围绕上海市卫生健康发展的战略规划和目标，助力"健康上海"建设和"四大品牌"建设。同时，对标国际先进的医疗卫生服务技术水平，体现阶段性目标和标志性成果。

（二）问题为牵引

亮点要以现阶段上海市卫生健康发展存在的问题为牵引，同时瞄准国际前沿领域关键问题进行探索，体现上海市卫生健康服务的特色，提升服务的能力和水平。

（三）先进性

亮点是上海市卫生健康发展的代表和标志，其先进性主要体现在站位高、对标前沿、建设目标领先。亮点目标要成为示范，引领全国的建设发展，乃至达到国际先进水平。

（四）创新性

亮点创新性体现在新技术的发现、先进管理方法的探索、新模式的实践，以及率先试点破解顽疾和难题，进而成为我国卫生健康事业发展的风向标和改革模版。

（五）可行性

可行性主要是指亮点工作应具备较强的可操作性，并能够在规定时间内实现目标，具备支撑亮点工作的经济、社会和政策环境及优先发展的条件。

根据上述原则，亮点的确定应遵循图 1 所示的步骤和逻辑框架。

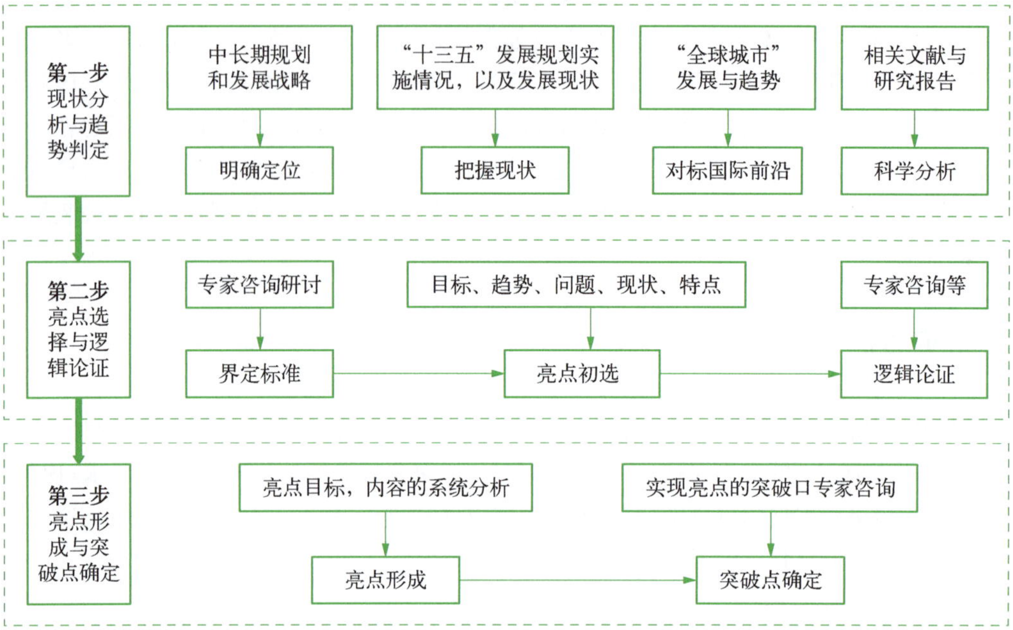

图 1 确定亮点的步骤和逻辑框架

四、亮点和突破点

通过上述方法研究，预判上海卫生健康发展在"十四五"期间至少可以在以下 8 个方面形成亮点和突破点。

(一) 亮点一：引领长三角医疗服务一体化建设

1. 判断依据

长三角一体化发展是新时代的国家战略。医疗服务一体化是"长三角一体化"战略的重要组成部分，迫切需要在"十四五"期间实现突破和发展。然而，区域一体化与地方利益的矛盾形成了难以逾越的行政壁垒、资源流动壁垒、技术壁垒、保障壁垒、信息壁垒等，同时，行政区利益保护、协调机制缺乏、行业竞争等亦阻碍了长三角医疗服务一体化进程。上海市作为区域一体化发展的战略枢纽，应带动和提升区域高品质医疗服务能力，满足长三角地区居民对医疗服务的需求，在长三角医疗服务一体化战略发展中发挥核心和引领作用[1]。

2. 突破点

建立长三角医疗服务一体化示范区是一项改革创新的举措，是一体化建设的样板，是破解行动障碍的重要手段。因此，在"十四五"期间谋划、布局和建设长三角医疗服务一体化示范区，对构建开放协调的区域空间格局，高质量推进长三角一体化协调发展，对加强上海市亚洲医疗中心城市建设和国际一流大都市的建设和发展具有重要战略意义。

3. 建设目标

“十四五”期间，在上海青浦、江苏苏州吴江和浙江嘉兴嘉善建成长三角医疗服务一体化建设的核心承载区和示范区。通过建立“青浦-吴江-嘉善”示范区，在长三角医疗服务一体化建设发展过程中起到示范作用和引领作用，并在总结试点经验的基础上逐步推广，为长三角战略的实施奠定基础。

具体建设目标：一是在示范区为居民提供无差别、一体化的医疗服务和高质量的医疗服务，并为长三角医疗服务一体化建设提供经验和模板；二是推进实现“六个统一”，在示范区建立统一的医疗服务发展规划、统一卫生资源配置和利用、统一医疗服务的规范和标准、统一医疗保险的政策、统一医疗服务信息平台、统一医疗服务大数据的利用；三是推进建立“六种机制”，在示范区建成区域协同决策机制、人才资源流动机制、信息资源共享机制、临床学科共建机制、绩效考核机制和协调创新机制。

4. 实施策略

第一步是达成共识。示范区所属及当地政府部门，应站在国家战略发展的高度，在示范区医疗服务一体化建设的理念上达成共识，进而形成共同的目标、共同的规划和共同的行动。第二步是政策融合。示范区内，医疗卫生服务的政策应当实现有机融合，打通一体化建设过程中的障碍。特别是在政府财政、规划设计、服务标准、服务规范、医保政策、信息和资源等方面实现融合和统一。第三步是实施推进。在示范区范围内统筹规划、整合资源、创新机制、提升能力，实现在示范区为居民提供无差别、一体化的医疗服务和高质量的医疗服务，并为长三角医疗服务一体化建设提供经验和模板的目标，成为引领整个长三角地区高质量一体化发展的新引擎。

（二）亮点二：建设临港新片区“智慧健康之城”

1. 判断依据

增设上海自贸试验区临港新片区，是国家的重大战略部署，是新时代党中央赋予上海市的又一次历史性机遇，“十四五”是临港新片区建设发展的关键时期[2]。因此，要深刻认识临港新片区是迎接国际竞争新格局的重大战略举措，紧紧围绕打造特殊经济功能区和现代化新城的目标定位，扎实做好制度创新、功能培育、规划建设、营商环境、人才集聚的大文章，高标准高质量启动临港新片区建设。临港新片区面积为 119.5 km^2，预计将会导入 80 万～100 万人口。新片区的建设不是简单的现有政策的平移，而是全方位、深层次、根本性的制度创新变革。“十四五”期间，临港新片区卫生健康领域的发展也将迎来前所未有的重大发展机遇和支撑条件。对标国际前沿，建设与全球城市战略目标相匹配的开放创新、智慧生态、产城融合、宜业宜居的“智慧健康之城”，是新时代赋予的使命和要求。

2. 突破点

“智慧健康之城”的建设需要顶层设计和系统规划。突破点在于制订新片区“智慧健康之城”建设规划，并有计划、有步骤地引进国际一流的卫生健康人才、国际一流的健康服务和健康产业；初步构建智能健康服务体系和智能化信息化平台，并提供高端的产品和服务。通过加快建立与国际通行规则相衔接的制度体系，为打造更具国际市场影响力和竞争力的健康服务功能区奠定坚实的基础。

3. 建设目标

总体目标体现在“五个一流”：一是技术国际一流。临港新片区内的医疗技术、公共卫生技术、健康管理技术、生物医学技术等处于国际一流水平。二是产品国际一流。新片区健康产业提供的产品，健康服务业提供的服务，均具有国际一流水平。三是人才国际一流。充分利用新片区的人才优惠政策，在全世界范围内广纳相关领域国际一流的高端人才。四是机构国际一流。新片区的医疗机构、公共卫生机构等建设标准瞄准国际一流。五是服务保障智能化国际一流。新片区将应用5G、大数据和人工智能技术构建健康服务的平台，为新城居民提供智慧健康服务。

具体建设目标：“十四五”期间，一是完成临港新片区“智慧健康之城”建设发展规划；二是设计临港新片区“智慧健康之城”健康资源配置标准，包括经费投入、国际一流的机构、国际先进设备和国际一流人才；三是建立智慧服务体系，在信息化、互联网和人工智能基础上，建立智慧医疗服务体系，智慧公共卫生服务体系，智慧药品保障服务体系和智慧医疗保障服务体系等，并与国际通行规则相衔接的制度体系相衔接；四是智慧健康信息平台建立；五是打造具有标志性的健康服务和健康产业的产品。

4. 实施策略

第一，要深刻理解临港新片区功能定位、建设目标、重要战略意义、支撑条件和面临的重大机遇。特别是新片区目标是建成开放创新、智慧生态、产城融合、宜业宜居的现代化新城，卫生健康领域在现代化新城的标志是“智慧健康之城”，其建设和发展具有重要意义。第二，在充分了解国际先进水平的基础上，对标国际先进标准，分析存在的主要问题和差距。第三，根据新片区人口、经济、范围、功能、目标等，制订新片区“智慧健康之城”发展规划。第四，打造健康服务和健康产业标志性产品或服务。新片区“智慧健康之城”的建设与卓越全球城市战略目标相一致，其规划、建设和发展需要各部门通力协作，密切配合，共同推进，更需要卫生健康部门的胆略、信心和决心。

（三）亮点三：癌症的防治取得突破性进展

1. 判断依据

我国癌症发病率、死亡率居全球第一。全球每新增100个癌症患者中，中国人就占了21个；全球每死亡100个癌症患者中，中国人占将近24个。我国国家癌症中心发布的《2018年全国最新癌症报告》显示，我国恶性肿瘤发病率由高到低依次为东部、中部、西部，按发病例数排位，肺癌位居全国发病首位，其后依次为胃癌、结直肠癌、肝癌和乳腺癌。在如此严峻的形势下，应当将防癌、治癌、抗癌放在重要位置。世界卫生组织指出，40%以上的癌症是可以预防的。同时，开展癌症早诊早治能有效预防并延缓肿瘤的发生发展，降低死亡率，减轻疾病带来的负担，是被公认的癌症防控最有效的途径。国际相关经验表明，癌症临床期早期的平均治愈率在80%以上，早检查、早诊断、早治疗是防癌抗癌的共识和重要手段。我国在癌症的相关研究中取得显著成果，为“十四五”期间癌症防治取得突破性进展奠定了基础。

2. 突破点

癌症防治的突破点确定在胃癌的有效防治，这有几方面的原因：一是胃癌发病率高。我国胃癌新发病例在全世界男性、女性中分别排名第四、第五位，全球已经有超过40%的胃癌患者来自中国。二是高危因素明确。幽门螺杆菌(*Helicobacter pylori*，Hp)是慢性活动性胃炎、消化性溃疡和胃癌的主要致病因素，被WHO列为最高警示级别的一类致癌因子，是胃癌高发的危险因素。三是Hp感染率高。流行病学调查表明，全球Hp感染率为18.9%～87.7%，我国为50%以上，已经成为公共卫生健康的大问题。四是规范的筛查干预手段和显著效果。2019年4月12～13日，由国家消化病临床医学研究中心(上海)、国家消化道早癌防治中心联盟(GECA)等共同主办的中国消化道早癌防治中心联盟2019年度工作会议在上海市召开，达成Hp根除与胃癌防控共识，为胃癌的防治、降低发病率甚至最终根除奠定基础。

3. 建设目标

“十四五”期间，通过对胃癌防治的科普教育，充分认识到Hp是胃癌高发的危险因素，应用规范的筛查和治疗技术，对高危险人群开展筛查和根除治疗。针对胃癌患者多、费用高和生存率低的特点，采用早防、早筛、早诊、早治的策略，大幅度提高胃癌早期诊断水平和胃癌5年生存率，打响胃癌攻坚战。

具体建设目标：一是通过科普宣讲和健康教育，让居民充分认识到Hp对胃癌的高度危险性，认知率达到90%以上；二是制定并实施高危居民Hp免费筛查政策；三是形成Hp规范化治疗体系，并对感染者及时诊治；四是通过筛查和规范治疗，使Hp感染率下降，从而降低胃癌发病率风险；五是早诊断和治疗水平达到亚洲一流。胃癌早期诊断率提高到50%(日本60%，韩国55%，中国15%)，胃癌五年生存率达到60%(日本60.3%，韩国68.9%，中国35.9%)。

4. 实施策略

胃癌防治的策略主要包括以下几个方面：一是统一认识，通过科普宣教，使政策制定者、居民和医务人员等充分认识到Hp对胃癌的高度危险性和可控性；二是开展筛查，根据流行病学调查结果，针对高位人群开展Hp的筛查；三是早诊断早治疗，对Hp患者实施根治方案，提高胃癌诊断率和生存率。当然，胃癌的防治是一项重大公共卫生问题，需要政府部门的支持，各部门的协调和配合。国际经验表明，其效果是显著的、具有突破性的。

(四) 亮点四：打造国际先进水平的临床医学中心

1. 判断依据

国家级临床医学研究中心是高标准、高水平医疗服务能力的代表。为了打造一批临床医学和转化研究的“高地”，2012年科技部会同卫生部、解放军总后勤部卫生部启动了国家临床医学研究中心的建设工作。目前，我国已分三个批次，在11个疾病领域组建了32家国家临床医学研究中心。在32家国家临床医学研究中心中，上海市仅有四家[3]。实际上，上海市对临床医学的建设和发展高度重视。上海市卫生系统在“十二五”期间推出了上海市“重中之重”临床中心和重点学科建设项目[4]。在市三级医院建设若干个临床医疗水平达国内领先及国际先进的临床中心和重点学科，旨在进一步提升医疗服务能力和水平，为实现建成亚洲医疗中心城市目标提供支撑。《国家临床医学研究中心五年(2017—2021年)发展规划》对未来五年的中心建设与布局提出具体要求。这为上海市临床医学建设和发展提供了机遇。因此，力争纳入国家临床医学研究中心建设规划，建设具有国际先进水平的临床医学中心，对实现上海市卫生健康发展战略目标具有重要意义。

2. 突破点

2020 年，上海市将建设成为亚洲医学中心城市，对其医疗服务能力和水平提出明确要求。现代化国际大都市的目标，进一步明确面向全球、面向未来、追求卓越的发展方向。要提供与上海市城市发展目标相适应的医疗卫生服务，核心和关键还在于临床学科的建设。围绕上海市卫生健康发展战略步骤和战略目标，打造国际一流的临床医学中心的突破点确定在建设国际先进的、高质量、高水平的国家级临床医学中心。

3. 建设目标

根据上海市卫生健康发展的战略目标和上海市临床医疗技术的优势和特点，在“十四五”期间通过国家级临床医学中心的申请、建设和发展，对标国际先进水准，建成 3～5 个具有标志性的、国际先进的国家临床医学中心，以及一批国内领先的临床专科中心。

具体建设目标：一是在上海市“重中之重”临床医学中心和临床重点学科建设的基础上，根据上海市临床医学的优势和特点，申请国家级临床医学中心 5～10 个；二是高质量完成国家级临床医学中心建设任务，并达到国内先进水平；三是在国家临床医学中心建设基础上，重点建成 3～5 个具有标志性的、国际先进的临床医学中心，成为上海市临床医学的名片。

4. 实施策略

一是选取优势学科，根据上海市临床医学发展的特点和优势，从上海市培育的“重中之重”临床中心和重点学科中，选取在国内有优势的临床学科重点发展。二是申请国家级临床重点医学中心，在选择优势学科的基础上，合理组织相关资源，积极申报国家级临床重点医学中心。三是重点建设国家级临床重点医学中心，根据国家临床医学中心建设要求，高质量高水平完成国家临床医学中心建设任务。四是打造国际先进的临床医学中心，对标国际先进水平，将国家临床医学中心建设成为具有标志性的、世界先进的临床医学中心。五是形成后备团队，在临床技术建设发展方面，形成国际先进水平的临床医学中心、国家临床医学中心、上海市“重中之重”临床医学中心和临床重点学科等建设梯队，为实现上海市卫生健康战略目标打好基础。

（五）亮点五：整合式分级诊疗服务模式

1. 判断依据

分级诊疗制度是深化医改的重要内容，对促进医药卫生事业长远健康发展、提高人民健康水平、保障和改善民生具有重要意义。上海市是全国率先开展医疗联合体和家庭医生制度改革的地区，通过“5+3+1”完善医疗服务体系，通过“1+1+1”签约服务做实家庭医生制度，同时不断完善配套政策，分级诊疗制度建设工作取得阶段性成效。但是，尚未形成就医有序、高效的分级诊疗服务体系，与广大居民的向往和需求及上海市目标定位还存在差距。整合型医疗卫生服务体系旨在通过这种整体化体系的变革促进医疗服务质量的提升和医疗成本的降低，是世界各国卫生改革的重要研究命题和趋势[5]。建立整合式分级诊疗服务模式是“十四五”期间上海市的创新举措。整合式分级诊疗服务模式的建立和实施，将有助于高效有序的分级诊疗制度的形成，有助于解决居民“看病难”的问题、有助于卫生资源的合理利用、有助于提升居民的获得感和满意度，成为上海市医改的标志性成果。

2. 突破点

整合式分级诊疗服务模式提供的是以人为本、整合式、连续性、有序高效的服务，实现此目的必须在以下几方面有突破。一是新型签约方式，家庭医生以居民家庭为对象，实施家庭医生与居民家庭和“1＋1＋1”医疗机构组合签约。真正体现家庭医生，而非私人医生的本质、特点和作用。二是新型服务理念，“以人为本”的服务理念就是站在患者的角度看问题，理解患者需求。帮助患者理解不同选择措施的风险和获益，注重患者的想法、增加患者在决策中的参与度，特别是要和患者一起做出治疗决定(shared decision making，SDM)，提高患者长期依从性和自我管理的意愿，从而改善患者预后。三是新型服务团队，以家庭医生和护士为主，辅之以社会工作者等，通过互联网信息技术与“1＋1＋1”签约各级机构紧密合作的医学专家进行纵向整合，形成整合型家庭医生团队。四是新型服务方式，患者无须为到哪家大医院就诊、能否挂专家号、是否延误病情、能否住院、能否及时治疗等问题困扰。整合式分级诊疗模式，将由患者和家庭医生团队负责共同制订方案，从疾病预防、基层就诊、转诊、住院治疗到出院康复，通过绿色通道，为患者提供连续的“无缝隙”的医疗服务。五是新型保障方式，整合型分级诊疗模式的实现需要在保障方式上进行改革和创新，特别是医保支付方式改革、各方激励机制，以及签约居民根据需要对优质资源的利用具有优先权等。

3. 建设目标

“十四五”期间，建立以人为中心、家庭医生签约和医疗联合体为基础，集整体性、连续性和高效性为一体的整合式分级诊疗服务模式。该模式通过新型签约方式、新型服务理念、新型服务团队、新型服务方式和新型保障方式等，以互联网信息技术为手段，建立各医疗单位间的紧密合作，实现不同级别的医疗机构和不同专业领域的有效沟通，为签约居民提供整体的、更顺畅、更高效的服务，解决看病难问题，提升居民获得感和满意度。

具体建设目标：一是整合式分级诊疗服务的系统分析和论证；二是整合式分级诊疗服务的试点并进行经验总结和评价；三是总结形成具有上海特色的整合式分级诊疗服务模式，并打造示范点；四是整合式分级诊疗服务模式的推广和应用，形成高效的分级诊疗制度，为全国提供上海方案。

4. 实施策略

一是政府支持，整合式分级诊疗服务是根据上海市特点在现行家庭医生签约和“1＋1＋1”基础上的改革和创新。任何政策的改革必须得到政府部门的支持，并在统一指导下实施。二是方案论证，整合式分级诊疗服务是国际发展的趋势，并在发达国家的实践中取得显著成效。要根据上海的现状、特点和问题，对方案进行系统论证，特别是在就医、转诊、用药、医保等方面给予签约居民更多政策上的优惠待遇。三是试点总结，在方案充分论证的基础上，选择单位进行整合式分级诊疗服务的试点，并进行评估，总结形成上海整合式分级诊疗服务模式。四是推广应用，在完善整合式分级诊疗服务模式的基础上进行推广和应用，形成上海经验，为全国提供方案。

(六) 亮点六：智能化医疗服务示范样板

1. 判断依据

人工智能将改变世界，并受到政府的高度重视。“十四五”期间，卫生健康领域仍将面对人口老龄化加剧、慢性病患者群体增长、优质医疗资源紧缺、医疗费用急剧增加等无法回避的痛点和瓶颈问题。人工智能在卫生健康领域的应用，将有助于开启解决问题的新路径。美国咨询公司弗若斯特沙利文公司曾预测："人工智能可将医疗效果提高30%～40%，减少多达50%的医疗成本。"上海市作为全国医疗卫生领域的高地，具备提供智能化医疗服务的技术条件，具有人工智能发展良好的政策环境，具有智能化医疗服务的客观需求，将为解决卫生健康领域的痛点问题提供示范。因此，"人工智能＋医疗"的融合发展，将满足人们未来更多智能化就医需求，有利于保障和改善民生，创造更加美好的生活。

2. 突破点

"十四五"期间，人工智能在医疗行业诸多领域将迎来暴发。然而人工智能的应用也是一项系统工程，需要采取审慎的态度，不能无序发展和野蛮生长。上海在智能化医疗服务中应当从以下几点进行突破：一是医学影像的识别应用，人工智能在医学影像方面的应用主要通过大量的影像数据和诊断数据，不断对神经元网络进行深度学习训练，辅助医生进行病灶区域定位，从而减少漏诊误诊问题，进一步提高和优化诊断能力；二是临床决策支持，通过AI技术、3D打印技术等准确定位，三维模拟病灶周围的组织和器官，为临床医疗服务提供决策支持；三是智能化健康管理，通过可穿戴设备作为健康数据的采集基础，并随着人工智能技术的快速发展和医疗数据的采集及应用情况的完善，可以对居民健康状况进行监控、指导和干预，提供个性化、精准化的健康管理方案。

3. 建设目标

以上海市城市发展战略目标为指引，瞄准国际上人工智能在医疗领域应用的前沿，结合上海市医疗卫生服务发展的特点，探索医疗卫生服务的新技术、新方法和新模式。打造全国智能化医疗服务的样板，在全国相关领域起到引领和示范作用。

具体建设目标：一是建立统一的卫生健康大数据平台，这是人工智能技术开展的重要基础和依据；二是建立智能化临床决策支持系统，在人工智能基础上开发的病理诊断方法更加精确和具有可预测性。人工智能技术还可以用于制订安全有效的个体化治疗方案；三是建立智能化健康管理系统，人工智能技术和智能手机、穿戴设备结合，为居民全生命周期提供个性化的、不间断的健康管理计划，通过个人健康档案数据分析建立个性化健康管理方案，以及实时健康预警反馈与建议，监控个体行为，实现健康管理的目标；四是建立智能化医院管理系统，人工智能技术可用于优化医疗服务流程和资源配置，通过数据分析提高医护效率和质量，降低医疗成本，为医院管理人员提供数据支撑和决策支持。

4. 实施策略

一是把握问题，做好准备。智能化医疗服务能否解决当前卫生健康领域的关键瓶颈问题，AI技术研发应用的政策法规准备、技术准备、数据准备等需要统筹考虑。二是瞄准前沿，建立系统。应用国际先进技术和上海数据平台，建立智能化医疗服务系统。三是试点评估，形成示范。选定样本应用智能化医疗服务系统，根据试行情况进行评估，并不断完善，最终形成全国示范样板。

（七）亮点七：医养结合的整合模式

1. 判断依据

构建完善的医养结合服务体系，为居民提供丰富、可靠的养老服务，让每一位老年人能够安享一个健康安全而有尊严的晚年是新时代经济社会发展的要求，亦是建设现代化国际大都市的要求和体现。在人口老龄化程度不断加剧的背景下，如何创新养老服务机制、模式，提高养老服务的水平和效率是亟须解决的问题，也是摆在“十四五”期间的重要任务。上海市作为我国经济发展的重要引擎及国家公共服务供给能力的先进代表，应当在“十四五”期间将构建适应社会经济发展以及卓越全球城市建设的养老服务体系、模式和服务机制作为重要工作。全面整合服务资源，探索医养结合的整合模式，切实提高养老服务的质量，丰富养老服务内容，提升养老服务的智能化水平，满足居民对便捷化及更高质量的养老服务需求，以应对老龄化带来的挑战。

2. 突破点

构建整合式智能化养老服务平台，实现养老服务供给模式的创新是解决当前养老服务工作中存在的问题，以及应对持续严重的老龄化问题的重要方式。因此，在“十四五”期间，应当在提升专业养老机构（如养老院）、社区日间照料中心等养老服务机构的服务能力的基础上，丰富养老服务内容和种类，着重对生活照料、健康护理、医疗服务、社工服务及其他相关的老年人关爱服务资源进行有效的整合，创建医养结合的整合模式。通过智能化平台为居民提供全面、可靠、健康、安全及便捷化的养老服务，保证每一位老年人都能获取其所需的养老服务，有尊严地度过晚年时光。

3. 建设目标

“十四五”期间，打造上海市整合式养老服务智能化平台。对不同来源、不同层次、不同结构、不同内容的养老服务资源进行整合，形成完整的养老服务供给系统，并以智能化的手段进行管理和服务供给。通过整合式医养结合智能化平台建设，推动上海市养老服务机制和模式创新，为居民提供全方位的便捷化的养老服务，并为全国其他地区养老服务工作的开展，提供经验和模式借鉴。

具体建设目标：一是对健康护理、慢性病管理、生活照料、社工服务、心理健康服务等相关养老服务实现全面整合，形成完整的养老服务资源系统，并通过智能化平台全面监控服务供给与需求情况，并根据具体情况，做出相应的调整；二是所有老年人均可通过这一智能化平台获取当地的养老服务政策、资源等相关信息，预约和获取符合条件的服务，从而大大降低居民获取相关服务的难度和时间成本等；三是形成完善的医养结合的整合模式，对涉及的人、财、物进行统筹管理，对各种服务资源进行统筹管理和调配，实现高效率、高质量的服务供给。

4. 实施策略

第一步是达成共识，养老服务涉及的民政、卫生健康委、医疗机构、养老机构及相关的社会组织等不同行动主体要站在战略高度，破解“一亩三分地”的思维，在养老服务整合式供给问题上达成共识，并积极参与养老服务资源的摸查、系统整合等工作，为最终目标的实现而共同行动。第二步是构建平台，建设养老服务智能化平台，对相关服务进行系统性整合及智能化管理。前期可重点推进养老服务需求中的健康护理、医疗服务及慢性病管理服务等整合式供给工作，并以此为抓手拓展到其他服务内容和服务领域。第三步是政策支持，整合式医养结合智能化平台建设是一项复杂的系统性工程，为推进相关工作的开展，应制订相关的政策，为服务的整合及信息化平台的建设提供政策依据和正式的支持力量（主要是人力、财力及主体协商支持），减少工作开展过程中的阻碍。

（八）亮点八：实施统一的基本医疗保险制度

1. 判断依据

整合城镇职工基本医疗保险和城乡居民基本医疗保险，建立统一的基本医疗保险制度，是推进医改、实现不同人群公平享有基本医疗保险权益、促进社会公平正义、增进人民福祉的重要措施。如何推动城镇职工基本医疗保险与城乡居民基本医疗保险的制度统一与融合（以下简称“两保合一”），是摆在“十四五”期间的重要任务。由于历史原因，职工医疗保险与居民医疗保险一直独立运行，形成“条块分割”。医疗保险体系的“碎片化”不仅违背社会保险的互助性特征，降低风险分担效果，损害社会公平，而且增加基本医疗保险的运行和监管成本，影响制度的健康、可持续发展。此外，医疗保险制度的统一及不同人群医疗保险待遇的一致性亦是全球城市医疗保险发展的经验。因此，继续推行职工基本医疗保险与城乡居民基本医疗保险的差异化运作，不仅无助于降低不同群体在医保待遇上的差距，而且会阻碍卓越全球城市建设的战略目标。为此，“十四五”期间，上海市应当积极利用自身资源和优势，在全国率先试点“两保合一”，实施统一的基本医疗保险制度，满足人民群众对更加公平、更加高效的医疗保险服务的需求，并为其他地区的基本医疗保险制度改革与发展提供“上海模式”。

2. 突破点

实施统一的基本医疗保险制度的突破点是，城镇职工基本医疗保险和城乡居民基本医疗保险实现统一。实现“两保合一”是一项重大的体制、机制的创新举措，是解决医疗保障体系“碎片化”问题、缩小职工与居民医保待遇差距、促进社会公平及维护基本医疗保险可持续发展的重要方式和途径。因此，在“十四五”期间探索并实施“两保合一”，对完善上海市医疗保险体系，提升市民的获得感和幸福感，增强上海市医疗卫生服务在国际上的影响力和吸引力，以及对健康城市和卓越全球城市建设有着重要的战略意义。

3. 建设目标

“十四五”期间，推进“两保合一”。通过实施“两保合一”，整合上海市基本医疗保险体系，以应对人民群众对更完善的医疗健康服务体系和高品质、高效率医疗服务的需求，并在此基础上，形成具有上海特色的统一的基本医疗保险制度。

具体建设目标：一是为职工、居民提供无差别和高质量的医疗保健服务，并为其他地区基本医保制度的整合提供经验参考；二是推进“六个统一”，制度统一后，推行统一覆盖范围、统一保障待遇、统一医疗保险信息系统、统一医疗保险目录、统一定点管理、统一基金管理；三是推进管办分离，“两保合一”后，全面实施管理与经办分离的管理模式，引入有资质的商业保险公司来经办基本医疗保险业务，将有限的人力投入到监管工作之中，提高监管成效。

4. 实施策略

第一步，制订“两保合一”政策方案。在综合各种因素的基础上，进行顶层设计与机制体制改革，明确医保待遇、医保目录、医保支付方式、经办方式、医疗保险基金统筹和监管策略，并将责任落实到具体个体，制订整合方案。第二步，推进实施。在全市范围内推动“两保合一”工作，为职工、居民提供无差别、高质量、统一待遇的医疗健康服务，并使上海地区的实践成为全国其他地区的借鉴模板，促进上海市医疗保险工作的高质量发展。

参考文献

[1] 刘志彪. 长三角一体化发展示范区建设：对内开放与功能定位. 现代经济探讨，2019，(6)：1-5.

[2] 国务院. 中国（上海）自由贸易试验区临港新片区总体方案（国发〔2019〕15 号）. 2019.

[3] 科技部. 国家临床医学研究中心建设工作进展（2012—2016 年）. https：//mp. weixin. qq. com/s?src=11&timestamp=1572494291&ver=1945&signature=jBuRs6cF2AipNYcauY7oERzbD0ANHYC8U1H*SlulrB8hTVVQeZdZCyNu2ZkbVxjnq*Jq6sskDz87RvhZzjA*UUaNgWXJ83ooWY8UA*VfMQkgMpWbrJnwohO7w9bD*Q6&new=1[2017-07-24].

[4] 上海市卫生局，上海市教育委员会，上海市科学技术委员会，等. 关于加强本市卫生系统学科建设与人才培养工作的指导意见（沪卫科教〔2012〕006 号）. 2012.

[5] 叶江峰，姜雪，井淇，等. 整合型医疗服务模式的国际比较及其启示. 管理评论，2019，31(6)：199-210.

“十四五”上海人口发展趋势研究

陈　蓉　丁　燕　胡　娟　王美凤
张　苹　李悦铭　马笑萍

【导读】 对人口形势的准确把握和科学预测是制定公共政策、落实公共服务的首要前提和重要依据。文章首先基于全国人口普查和日常统计资料，回顾、梳理上海人口变动的现状与特征；其后，以2018年为基期，采用人口分要素预测法，设置高、中、低三种情景假定，对2019～2030年的上海人口发展趋势进行预测；最后，在现状分析和趋势预测的基础上，探寻上海“十四五”期间面临的最主要、最紧迫的人口问题，并提出相应的思考和建议。

人口是一个国家、地区和城市经济社会发展的基础。把握人口现状与特征，科学预测未来人口趋势，对上海建设卓越的全球城市、健康城市具有重大意义。本文在分析上海人口变动现状及历史趋势的基础上，结合专家咨询的结果，合理设置预测参数，采用人口分要素预测法对未来十多年的上海人口变动趋势进行预测，并着重探寻“十四五”期间上海即将面临的最主要、最紧迫的人口问题，提出相应的思考和建议。

一、人口形势现状分析

人口变动具有规律性和延续性。预测未来人口形势必须建立在对当前及过去的人口变动情况清晰掌握的基础上，故本文首先对上海人口总量、人口年龄构成、生育状况等与未来人口趋势息息相关的因素进行纵向趋势分析，以总结当前上海人口变动的规律和特征，并为预测的参数设置奠定基础。

（一）人口总量

1978年改革开放以来的40年历程里，上海全市常住人口总量变迁经历了三个阶段：1978～1995年，慢速增长阶段，年增长率低于2%；1996～2010年，快速增长阶段，年增长率高于2.5%，

基金项目：上海市卫生健康委员会2019年度卫生政策定向委托研究课题“上海‘十四五’人口发展趋势研究”（课题编号：2019HP20）。
第一作者：陈蓉，女，副研究员。
作者单位：上海市卫生和健康发展研究中心（上海市医学科学技术情报研究所）（陈蓉、王美凤、张苹、李悦铭），上海市卫生健康委员会（丁燕、胡娟），上海社会科学院（马笑萍）。

其中最高达到 5.06%；2010 年以后，低速增长阶段，其中 2013～2018 年间全市常住人口总量变动极小，基本保持在 2 420 万人左右。2018 年末，上海全市常住人口规模为 2 423.78 万人，其中，户籍人口 1 447.57 万人，外来常住人口 976.21 万人(图 1)。

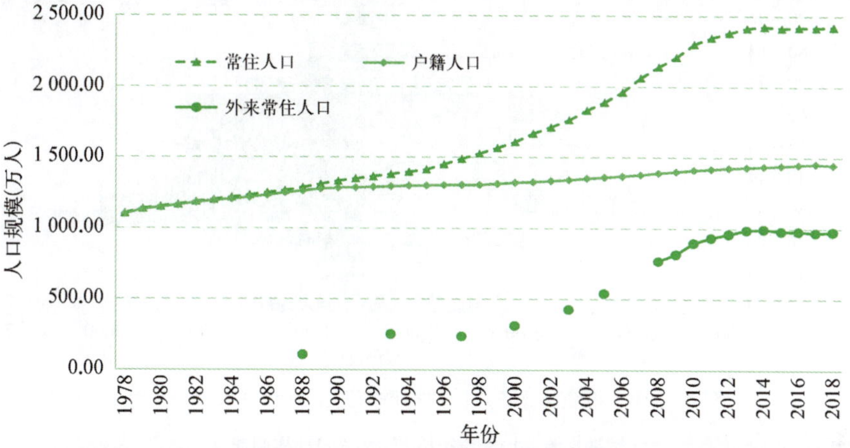

图 1　1978～2018 年上海常住人口、户籍人口、外来常住人口规模变动

数据来源：① 1978～2017 年末常住人口和户籍人口数据来源于《上海统计年鉴》(2018 年)；② 2018 年末全市常住人口和户籍人口数据来源于《2018 年上海市国民经济和社会发展统计公报》；③ 1988 年、1993 年、1997 年、2003 年和 2005 年外来常住人口数据来源于《上海市第六次人口普查数据手册》，2000 年、2009 年和 2010 年数据来源于《上海统计年鉴》(2011 年)，2011～2017 年数据来源于相应年份的统计年鉴，2018 年数据来源于《2018 年上海市国民经济和社会发展统计公报》。外来常住人口的数据最早从 1988 年开始有统计，且 2008 年之前不是每一年都有统计数据。

(二) 人口年龄构成

人口年龄金字塔是展示人口年龄构成最常用的图形工具。从 2018 年户籍人口年龄金字塔可以看出，本地户籍人口年龄金字塔的底部极窄，中部位置最宽，顶部也在变宽，呈现明显的少子老龄化态势(图 2)；以青壮年劳动年龄为主的外来常住人口的流入，缓解了本地户籍人口严峻的

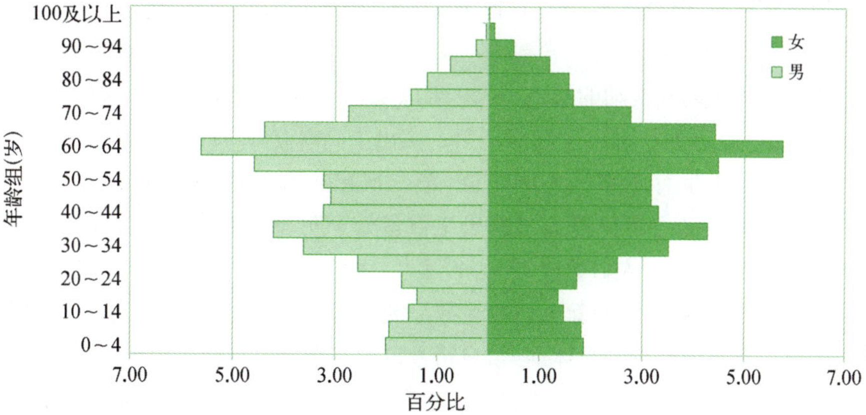

图 2　2018 年末上海户籍人口金字塔

数据来源：上海市公安局。

老龄化形势，故常住人口年龄金字塔的形态明显有别于户籍人口，呈“伞”形结构，但金字塔底部也很窄，反映出常住人口中低年龄组的人口数占比非常低(图 3)。

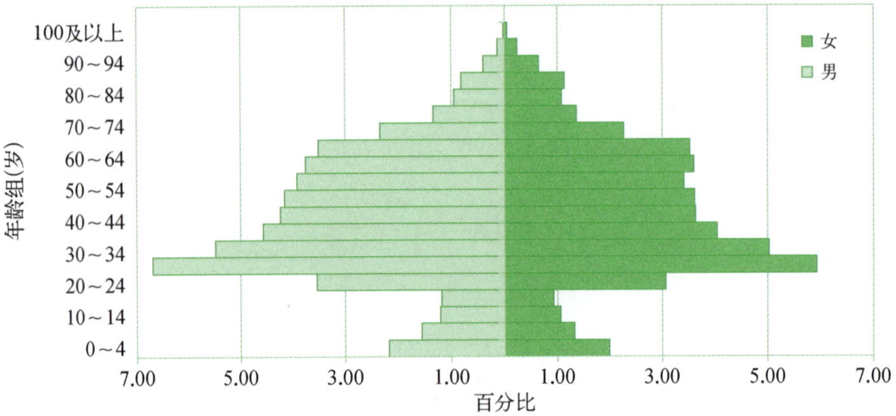

图 3　2015 年全国 1%人口抽样调查时上海常住人口金字塔

数据来源：上海市 2015 年 1%人口抽样调查。

(三) 生育状况

1. 生育水平变动情况

总和生育率(Total Fertility Rate，TFR)是用来测度育龄妇女生育水平的最常用指标。一般将 TFR＝2.1 视作是更替水平(Replacement Level)，即当育龄妇女的总和生育率等于 2.1 时代际之间可以实现更替，低于 2.1 时则子代不足以替代母代。根据国际对低生育水平的细分，当总和生育率降至更替水平以下时，为低生育率(Low Fertility)；降至 1.5 以下时，为很低生育率(Very Low Fertility)；降至 1.3 以下时，为最低或极低生育率(Lowest-low Fertility)。上海户籍育龄妇女总和生育率自 1971 年以来已处于更替水平(2.1)之下 47 年之久，1994 年降至 1 以下，2003 年达到 1950 年以来的历史最低点(仅为 0.64)。2004 年以后，伴随着生育政策的陆续放宽，生育水平缓慢小幅回升，但总体上处于 1 上下的水平，2018 年为 0.9(图 4)。

2. 出生人口数变动情况

受人口年龄结构周期性变动的影响，1950 年以来，上海户籍人口的出生数一直处于峰谷交替的波动状态，其中经历了三次出生高峰。第一次出生高峰是 1951～1963 年；第二次出生高峰是 1981～1989 年，由于生育水平的不断下降，第二次出生高峰已明显小于第一次出生高峰。1990 年以后的 10 多年间，上海户籍人口的出生数量处于明显的下降通道，2003 年达到了 1950 年以来的历史最低点，年出生人口数仅有 5.73 万人。2004 年以后，上海户籍人口生育水平缓慢小幅提升加之人口惯性的作用，户籍人口出生数呈现出逐步增多的趋势，特别是 2012 年以后，也形成非常小的第三次出生高峰。总体而言，户籍人口的三次出生高峰表现出峰值层层递减、谷底越来越低的规律性。若考虑外来常住人口在沪生育，2004 年以来全市出生人口数上升趋势更为明显，尤其是 2012 年以后形成的第三次出生高峰与 20 世纪 80 年代的第二次出生高峰基本相当(图 5)。

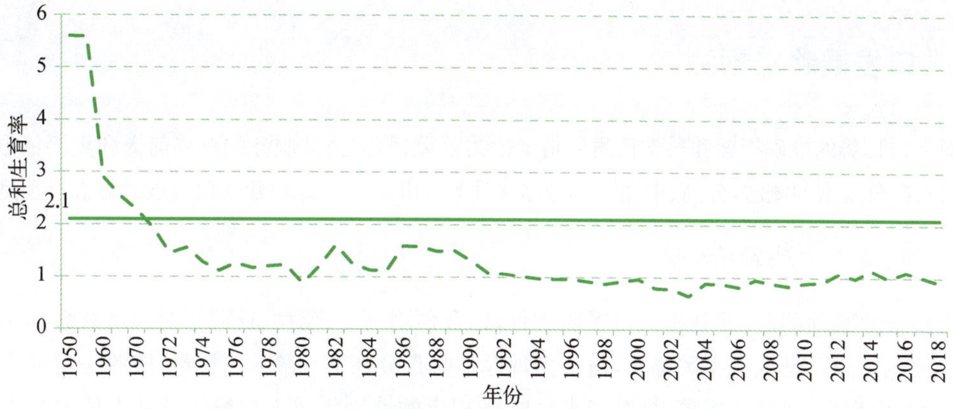

图 4　上海户籍育龄妇女总和生育率(1950～2018 年)

数据来源：① 1950～2010 年数据来源于《上海市人口与计划生育统计资料汇编(1949—2000)》和《上海市人口与计划生育统计资料主要数据汇编(1982～2010)》；② 2011～2018 年数据来源于上海市卫生健康委官方网站。

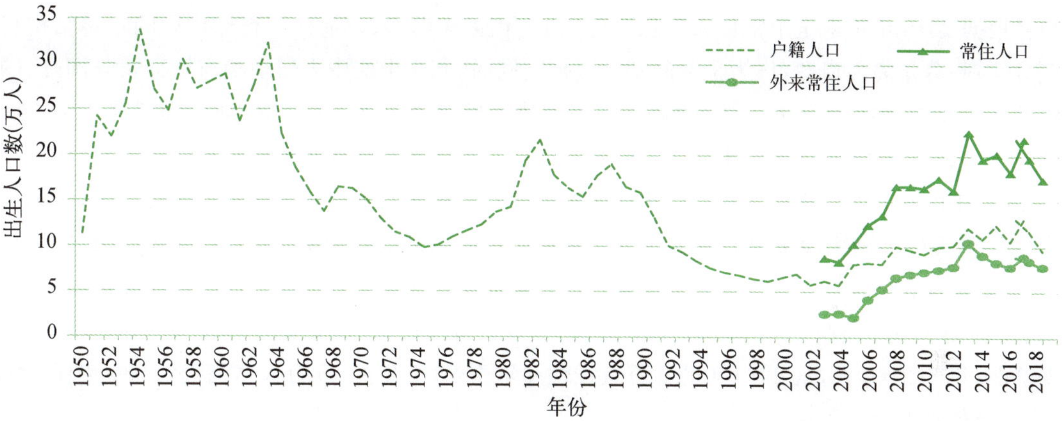

图 5　上海常住、户籍、外来常住人口出生数(1950～2018 年)

数据来源：① 1950～2000 年户籍人口出生数来源于《上海市人口与计划生育统计资料汇编(1949～2000)》，2001～2016 年来源于《上海统计年鉴》(2017 年)，2017 年来源于《上海统计年鉴》(2018 年)，2018 年来源于《2018 年上海市国民经济和社会发展统计公报》(统计口径为户籍常住人口)；② 2002～2010 年常住人口出生数来源于《上海市人口和计划生育统计资料主要数据汇编(1982～2010)》，2011～2018 年来源于相应年份的统计公报；③ 2002～2010 年外来常住人口出生数来源于《上海市人口和计划生育统计资料主要数据汇编(1982～2010)》，2011～2012 年来源于相应年份的上海市人口和计划生育报表，2013～2018 年由相应年份的常住人口出生数减去户籍常住人口出生数而得。

从户籍人口生育的孩次率来看，2004 年上海取消了“生育二孩夫妻需有 4 年间隔”的规定之后，历年生育的二孩占比逐步提高：2004 年为 2.80%，2012 年为 8.39%，2013 年突破 10%升为 10.45%；2014 年“单独二孩”政策实施，二孩率为 14.96%，2016 年“全面二孩”政策实施，二孩率上升至 27.40%，几乎回到了 1979 年的水平。2017 年和 2018 年的二孩率都超过了 30%，说明生育政策的陆续调整释放了部分育龄妇女的二孩生育潜能。更需要注意的是，尽管 2017 年和 2018 年的二孩率均比 2016 年高，但是这两年户籍出生数却已比 2016 年有所下降。这归根结底是由于育龄妇女，尤其是生育旺盛期育龄妇女数量的减少，即使生育政策释放了部分育龄妇女二胎生育潜力，但仍不足以抵消育龄妇女数量减少的效应。

二、人口发展趋势预测

对人口形势的准确把握和科学预测是制定公共政策、落实公共服务的首要前提和重要依据。本文采用人口分要素预测法，分高、中、低三个方案，对上海市 2019～2030 年人口发展趋势进行预测①。

（一）预测方法简介

人口分要素预测法，即基于人口平衡方程，综合预测出生、死亡、迁移等对人口总数和结构的影响。预测的思路是人口年龄移算，即根据现存某时点分性别年龄人口资料，按照一定的人口存活率、妇女生育率、净迁入率等，推算未来某时点相应的性别年龄人口数。其基本依据是人的年龄增长与时间推移的一致性，人口存活率和妇女生育水平是相对稳定或是稳定增长的。

本文户籍人口预测的基础数据是由上海市人口办提供的 2018 年末分性别、分年龄人口数，并根据 2018 年实际出生人口数对 0 岁组人口进行了调整，以弥补 0 岁组未报户籍的部分。常住口径根据 2018 年年末全市常住人口总数与 2015 年全国 1%人口抽样调查标化后的年龄结构得到分性别、分年龄人口数，作为预测的基础数据。同时，基于上文中人口现状与特征及与国际、国内的横向比较，综合多轮专家咨询的结果，分别对户籍和常住口径的生育、死亡和迁移三个方面的预测参数进行了设置。高、中、低三种预测方案中，户籍人口生育水平设定为，总和生育率分别由 2018 年的 0.9 线性递增/递减至 2030 年的 1.4、1.2 和 0.7；常住人口生育水平设定为，总和生育率分别从 0.69② 线性递增至 2030 年的 0.94、0.745，以及线性递减至 2025 年的 0.64，之后至 2030 年保持不变；户籍人口净迁入分别设定为，年净迁入从 8 万人线性递增至 2030 年的 19 万人、13.5 万人，以及保持 8 万人不变；常住人口净迁入分别设定为，从 2019 年的 10 万人线性递增至 2030 年的 21 万人，从 2019 年的 9 万人线性递增至 2025 年的 15 万人，之后至 2030 年保持不变，以及保持 8 万人不变。

（二）人口预测结果

1. 人口总量预测

2019～2030 年上海户籍人口、常住人口总量预测的高、中、低三种方案的结果如表 1 所示。其中，高方案的常住人口数在 2025 年突破 2 500 万人，中方案在 2027 年达到 2 502.61 万人，低方案至 2030 年始终处于 2 500 万人以下。

表 1　2019～2030 年上海户籍人口和常住人口总量预测（单位：万人）

年　份	高　方　案		中　方　案		低　方　案	
	户籍人口	常住人口	户籍人口	常住人口	户籍人口	常住人口
2019	1 464.53	2 434.73	1 464.40	2 433.05	1 464.06	2 431.60
2020	1 465.06	2 446.38	1 464.17	2 442.70	1 462.70	2 438.57

① 如果预测期太短，很难看出人口变动趋势，故本文将预测期定在 2019～2030 年，其中重点探讨“十四五”人口发展趋势。

② 2015 年全国 1%人口抽样调查显示上海常住育龄妇女总和生育率为 0.69。

续表

年份	高方案		中方案		低方案	
	户籍人口	常住人口	户籍人口	常住人口	户籍人口	常住人口
2021	1 466.23	2 458.31	1 463.96	2 452.35	1 460.57	2 444.32
2022	1 468.09	2 470.36	1 463.81	2 461.87	1 457.72	2 448.77
2023	1 470.66	2 482.43	1 463.73	2 471.20	1 454.18	2 451.84
2024	1 474.00	2 494.40	1 463.79	2 480.27	1 450.00	2 453.49
2025	1 478.15	2 506.20	1 463.99	2 489.03	1 445.21	2 453.71
2026	1 483.08	2 517.77	1 464.31	2 496.46	1 439.74	2 452.56
2027	1 488.86	2 529.17	1 464.79	2 502.61	1 433.67	2 450.09
2028	1 495.43	2 540.37	1 465.37	2 507.49	1 426.91	2 446.32
2029	1 502.83	2 551.39	1 466.05	2 511.09	1 419.44	2 441.24
2030	1 511.19	2 562.40	1 466.95	2 513.56	1 411.37	2 435.01

2. 出生人口数预测

2019～2030 年上海户籍人口、常住人口的出生数高、中、低三个方案的预测结果如表 2 所示。总体来看，“十四五”期间，户籍人口和常住人口的出生数都将低于“十三五”期间。

表 2　2019～2030 年上海户籍、常住出生人口数预测(单位：万人)

年份	高方案		中方案		低方案	
	户籍出生人口数	常住出生人口数	户籍出生人口数	常住出生人口数	户籍出生人口数	常住出生人口数
2019	7.51	16.10	7.38	15.42	7.05	14.96
2020	7.46	16.15	7.20	15.14	6.56	14.46
2021	7.46	15.95	7.07	14.66	6.14	13.76
2022	7.49	15.56	6.98	14.02	5.78	12.93
2023	7.59	15.06	6.94	13.31	5.46	12.04
2024	7.74	14.48	6.94	12.56	5.19	11.13
2025	7.93	13.80	6.98	11.76	4.95	10.19
2026	8.16	13.14	7.03	10.98	4.73	9.37
2027	8.43	12.51	7.11	10.25	4.52	8.59
2028	8.75	11.90	7.22	9.55	4.34	7.85
2029	9.13	11.37	7.37	8.92	4.18	7.19
2030	9.58	10.98	7.57	8.41	4.05	6.64

3. 人口年龄构成预测

根据中方案的预测结果绘制出 2025 年上海户籍和常住口径的人口年龄金字塔(图 6、图 7)。可以看出，“十四五”期间户籍人口少子老龄化态势愈发严峻，常住人口年龄构成虽然比户籍人口年轻，但也表现出明显的老龄化趋势。

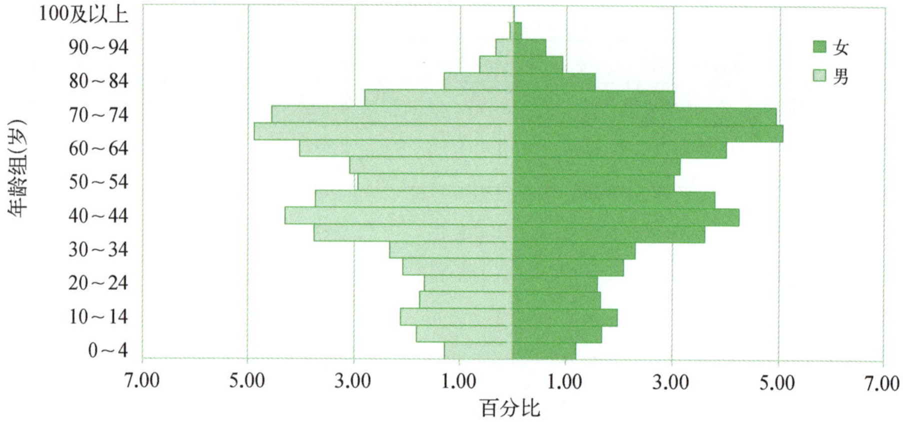

图 6　2025 年末上海户籍人口金字塔

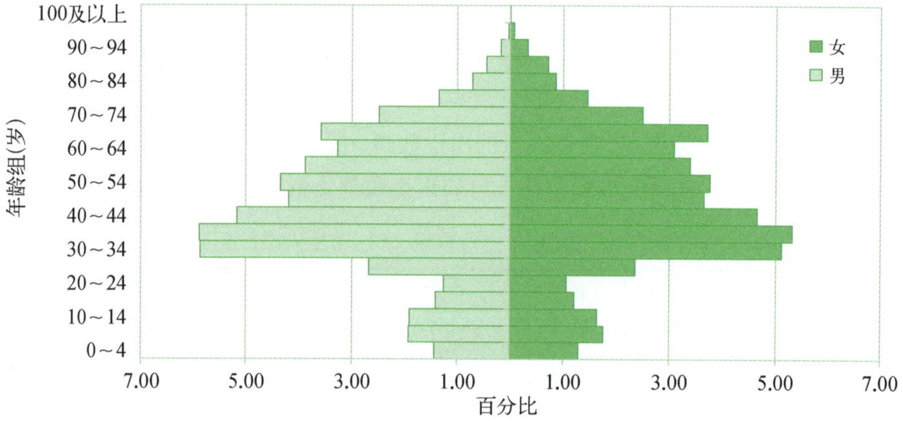

图 7　2025 年末上海常住人口金字塔

三、结论、思考与建议

基于前文现状分析和趋势预测的结果，探寻上海“十四五”期间面临的最主要、最紧迫的人口问题，并提出相应的思考和建议。

（一）人口总量调控与上海城市发展的定位及目标存在矛盾

1. 上海人口总量变动特征及未来趋势总结

1993 年，上海开始进入户籍人口自然负增长阶段，是全国第一个出现人口自然负增长的城市。1993～2018 年间，上海户籍人口自然变动总体上处于负增长阶段。也就是说，如果没有户籍迁入，上海户籍人口自 1993 年以来都会是负增长的态势。人口预测结果显示，“十四五”期间由于出生人口数下行，如果没有户籍人口净迁入，即使在高方案下上海市户籍人口总量也将呈现负增长态势。从常住口径来看，2010 年以来，上海人口总量增速放缓，2014 年以后进入平稳期，基本保持在 2 420 万上下，离 2 500 万的目标还有 80 万左右的余量。在人口预测中，中方案已将历年净迁入人口(包括户籍迁入人口和非户籍流动人口)压到几乎跟户籍净迁入人口相差极小的情景假定下,常住人口的总量也将在 2027 年突破 2 500 万。

2. 人口总量调控与上海城市发展的定位及目标存在矛盾

对于上海而言,严格控制城市规模被写入了《上海市城市总体规划(2017~2035)》,从 2020 年到 2040 年常住人口规模都要控制在 2 500 万左右。这就要求上海从现在到 2040 年的经济增长,只能靠创新驱动、资本和资源等要素投入来实现,上海将迎来一个基本没有人口劳动力增长的经济增长时期。从经济学上说,这是很难实现的。全球范围来看,上海已是人口总量全球第三位的城市,但人口总量占全国总人口的比重远低于东京、巴黎、伦敦和纽约等国际大都市。与国内几个大城市相比,近几年上海与北京、天津的常住人口总量变动均不大,且陆续出现负增长的情况,主要是因为外来常住人口集聚速度有所放缓,甚至是规模下降,但广州和深圳的外来人口集聚态势依旧显著。在未来十年几乎没有劳动力人口增长、人口老龄化形势更加严峻的情势下,上海恐将难以实现全球城市的定位。因此,人口总量调控目标与城市发展的定位及目标存在矛盾。

3. 长江三角洲区域一体化战略下重新审视人口规模调控目标

当前,长江三角洲区域一体化发展已上升为国家战略,是党中央做出的重大决策部署。长江三角洲区域一体化战略下,上海应当制订科学合理的中长期人口发展目标,对 2 500 万总量指标的合理性、必要性进行深入探讨。从人口抚养来看,上海需要继续吸纳外省市青壮年劳动年龄人口;从都市圈来看,与南通、嘉兴等周边城市的融合将会给上海带来很大的人口增长的空间;从上海城市发展的定位与目标来看,控制人口规模将带来负面影响,特别是在周边城市,以及二三线城市都在进行“抢人大战”的情况下。“十四五”期间,建议研究制定放宽人才落户政策,可以首先考虑缩短人才落户的轮候时间。

(二) 极低生育水平和出生人口数下行亟须积极应对

1. 极低生育水平和出生人口数下行现状及趋势总结

上海户籍育龄妇女的生育水平已低到“极限中的极限”[1]。生育政策的调整放宽释放了部分生育潜力,同时叠加年龄结构效应使得近几年上海户籍出生人口数有所上升,但 2017 年和 2018 年的出生人口数已比 2016 年有所下降。向未来看,随着“全面二孩”政策的推行和逐步被接受,以及不久的将来生育的数量限制可能会取消,上海户籍人口的生育水平可能会有回升,但是显著性提升的可能性不大。本文人口预测高方案的结果显示,即使户籍育龄妇女总和生育率水平至 2030 年时线性提升至 1.4,“十四五”期间户籍人口出生数仍将大大低于近几年的水平,回落到 7 万多人的水平上,也就是说,即使育龄妇女的生育水平有明显回升,也不能抵消由于婚育年龄推迟、育龄妇女绝对规模减小、年龄构成老化等因素所导致的出生人口数减少的效应。这与未来一段时期,全国出生人口数下行趋势是一致的。

2. 构建发展型的家庭政策,鼓励和支持家庭生育养育

在上海这样一个生育养育成本极高的国际化大都市,伴随着社会转型、经济转轨、人口转变的进程,在社会经济因素和限制性生育政策的影响下,人们的生育意愿已经发生了历史性的变迁,“多子多福”的生育理念已然不复存在,取而代之的是“少生优生”“注重孩子质量”的观念,并

且这样的观念已经反映在人们实际的生育行为中，一个孩子已成为大部分家庭的现实选择。对于许多夫妻而言，即使有生育两个孩子的愿望，但高昂的养育成本、太多的“竞争性因素”使得人们最终放弃实现自己的生育意愿，即使“想生”也“不能生”“不敢生”或“生不起”。具体到政策层面上，当前育龄人群的子女养育压力还与国家对家庭养育行为给予的支持不足有关。当前，相对便捷的单位幼托系统的解体，以及养育期望和要求的提高，导致了子女养育难度加大，正挑战着年轻父母的工作与家庭的平衡能力。

长期处于极低生育水平、出生人口数下降，对人口更替、再生产和未来发展极为不利。在育龄妇女人数，尤其是生育旺盛期育龄妇女人数必将减少的客观形势下，尽可能地提高生育意愿和生育水平成了缓和出生人数下行趋势的必然选择。因此，建立发展型的家庭政策来支持家庭自身能力的建设，帮助家庭履行生育和养育的功能，鼓励和支持家庭生育孩子、照料子女，实现习近平总书记在关于“十三五”规划的说明中提出的“进一步释放生育潜力”就成了当务之急了。建议从多方面着手，建立发展型家庭政策，如转变婚育观念、倡导适龄婚育，加强优生优育宣传、指导和服务，完善生育、育儿假期制度，健全0～3岁婴幼儿照料服务体系，适当给予生育家庭经济支持，以及促进生育女性家庭和生活的平衡等。

（三）严峻的人口老龄化形势亟须积极应对

1. 人口年龄结构变动特征及规律总结

人口老龄化是生育率下降和寿命延长的结果，尽管在时间上存在滞后性，但在过程上却存在必然性。上海早在1979年就进入老龄化社会，比全国提前20年，是国内第一个进入老龄化社会的省市。目前，上海正经历深度人口老龄化的加速发展期，2012年以来每年新增20万左右60岁及以上老年人口。以户籍口径来看，当前上海已达到“超老龄社会”[①]的水平，不仅是当前我国老龄化程度最高的省市，也远超香港、纽约和伦敦，与东京不相上下。人口预测显示，“十四五”期间仍将是上海老龄人口的快速增长期，2018年末至“十四五”期末，上海将继续增加66万左右60岁及以上户籍老年人口，老龄化率将达到38.87%。同时，伴随着上海户籍居民的寿命不断延长，人口高龄化现象凸显。此外，上海的人口老龄化和高龄化遭遇家庭少子化、小型化、空巢化的多重挑战，空巢老年家庭和独居老人越来越多。

2. 更加积极地应对人口老龄化，尤其是失能失智老人的长期照护

从全球范围来看，“银色浪潮”势不可挡，人口老龄化已成为当今世界一个突出的社会问题。少子老龄化并不仅仅是一个少年儿童人口相对减少、老年人口相对增多的问题，而是一个全社会的转型。人口老龄化对微观个体及其家庭、对整个经济社会的发展都带来了巨大的挑战。近年来，上海一直在积极应对人口老龄化，建立健全“以居家为基础、社区为依托、机构为支撑、医养相结合”的养老服务格局，不断完善社会养老服务体系。当前及未来一段时期，上海养老服务发展面临的主要挑战是社会化养老服务需求总量进一步扩大，医疗康复护理需求更加迫切，养老服务队伍不足等。其中，最为棘手的是失能失智老人的长期照料和护理。目前，上海基本形成了长期

① 根据世界卫生组织的界定标准：65岁及以上人口占总人口的比例达到7%时，为“老龄化社会”（Ageing society），达到14%为“老龄社会”（Aged society），达到20%以上为“超老龄社会”（Hyper-aged society）。

照护保险制度的框架、政策体系和工作机制，并且需求评估、护理服务、费用结算、监管、队伍建设等一系列配套政策也陆续制定出台，由此形成居民申请、社区受理、组织评估、落实机构、上门服务、费用结算等较为完整的工作流程。建议以制定和推进长期照护保险制度为契机和切入点，推动部门协同和政策整合，促进“医养康护”融合。建议尽快推进长期照护服务综合体系设计，明确民政、卫生健康、人社、医保等部门职责定位。就失能老人的长期照护而言，应以卫生健康部门为牵头单位；以社区为载体，推进机构与社区、居家照护的深度融合；以长期照护服务为核心，横向衔接居家养老、家庭医生签约、“互联网＋护理服务”、家庭病床等居家服务政策，整合失能老人照料和护理服务项目；配置政策工具，构建以长期照护服务和保障为主的综合政策体系。

（四）存在的局限及不足

本文最后对预测结果的应用做如下说明。人口的出生、死亡和迁移变动都是置于社会经济环境之中的，都会与一定的社会经济环境发生交互作用。因而，人口预测都是在一定的约束条件和情景假定下完成的，不可能穷尽和量化所有的影响因素。人口预测不可能精确地判断未来的人口变动，其意义更多的是站在现在看未来，再从未来回判现在，从而对当下的社会经济相关政策制定、调整和执行，以及公共服务资源的配备和供给等提供基础的参考信息，而当社会经济环境和相关政策发生显著变化时，既有的人口预测结果的参考意义将有可能会大打折扣。本文的人口预测是在不考虑未来一段时期内相关政策发生重大调整、社会经济环境发生突出改变的前提下完成的。

本文对未来人口的预测中，区分了常住和户籍人口口径。需要说明的是，非户籍人口的变动会受到多种不确定因素的影响而波动明显、甚至异常，比如，受到本市人口规模调控政策、产业结构调整、就业与社保等政策、非户籍人口在沪生育相关政策与服务、非户籍随迁子女入学等相关教育政策与社会经济环境变动的影响；再如，也可能会受到全国城市体系布局变动、周边卫星城市和其他省内核心城市的吸引力增强、农村吸引力增强，全国流动人口规模总量减少、年龄结构老化等的影响。因此，常住人口的预测结果在实际应用中应充分考虑到当时的社会经济环境和政策因素。

参考文献

[1] 郭志刚，李丁. 上海市近年人口发展状况分析. 中国人口科学，2010(6)：13－22.

长三角地区卫生发展效率研究

张晓溪　孙玉莹　周保松　赖泓宇　彭　颖　金春林

【导读】 文章通过分析2010～2017年长三角地区卫生发展的技术效率和规模效率，讨论长三角地区卫生发展的问题，并提出相关政策建议。运用数据包络分析，建立区域卫生发展效率比较模型，测算各地区卫生发展的技术效率和规模效率，结合卫生发展效率相关分解指标的描述比较，展示长三角地区卫生发展效率的现状和趋势，剖析各地区发展的长处和短板。上海市和浙江省卫生发展的技术效率和规模效率较高，但仍存在资源配置不合理、资源过度扩张等现象。江苏省卫生发展的技术效率明显低于上海市和浙江省，但其社会办医发展富有活力。安徽省卫生发展的技术效率和规模效率在长三角地区中明显处于落后地位。推进分级诊疗制度建设是长三角地区面临的共同挑战，先发区域应着力使市场在卫生资源配置中发挥作用，后发区域应以卫生人才建设为突破口。长三角地区是全国经济发展及卫生发展的高地，建议在医改进程中勇于探索、激发活力。

2009年启动的新一轮医药卫生体制改革(以下简称“新医改”)，以完善公共卫生服务、医疗服务、医疗保障、药品供应保障四大体系及建立健全八大体制机制(医药卫生管理体制、医药卫生机构运行机制、多元卫生投入机制、医药价格形成机制、医药卫生监管体制、医药卫生科技创新机制和人才保障机制、医药卫生信息系统、医药卫生法律制度)为主要内容，已取得阶段性成效。

目前，我国医改已进入深水区，新形势下改革的任务更加艰巨。各地区、各领域推进改革的力度和进度不一，改革进展仍不平衡；改革成果需要继续巩固，重点领域和关键环节改革仍有待进一步推进。因此，客观评价、充分认识区域卫生发展绩效差异及演变趋势，有利于诊断定位区域卫生发展存在的问题，及时揭示区域卫生发展差异的原因，对于促进区域间优化医疗卫生资源配置，提高资源利用效率和医疗服务水平具有重要的指导意义。

为响应长江三角洲区域一体化发展国家战略，推动长三角卫生健康一体化建设，明确上海市在健康长三角中所处的地位，开展相关地区卫生发展的比较和评估研究具有相当的重要性和必要性。开展上海市与北京市、浙江省、江苏省、安徽省的卫生发展评估研究，对相关地区医疗卫生

第一作者：张晓溪，女，实习研究员。
通讯作者：金春林，男，上海市卫生和健康发展研究中心(上海市医学科学技术情报研究所)主任。
作者单位：上海市卫生和健康发展研究中心(上海市医学科学技术情报研究所)(张晓溪、彭颖、金春林)，上海社会科学院(张晓溪)，江西中医药大学经济与管理学院(孙玉莹)，复旦大学大数据学院(周保松、赖泓宇)。

服务体系建设与发展的优势与短板进行分析，提出相关政策建议，将为推动长三角卫生健康一体化建设，推进“健康上海”战略实施提供思路和参考。

一、资料与方法

（一）资料来源

为保证比较的权威性和可比性，本文所采用的数据均来自2010～2012年《中国卫生统计年鉴》及2013～2016年《中国卫生和计划生育统计年鉴》的相应字段。为确保使用数据包络分析法的适宜性和科学性，样本数须是观察指标数量的3～5倍[1,2]，选择的样本地区包括长三角三省一市（上海市、江苏省、浙江省、安徽省）以及北京市、天津市、河北省、辽宁省、山东省、广东省、福建省、海南省、吉林省、黑龙江省、山西省、河南省、湖南省、湖北省、江西省、重庆市共20个地区，以样本地区2010～2016年卫生发展的数据组参与数据分析与模型运算。

（二）数据分析方法

用Excel 2010软件建立各地区2010～2017年的卫生发展数据库，用R软件对相关指标进行统计描述、统计建模、数据包络分析；通过均值或中位数比较样本的平均水平，通过增长率、增长幅度比较样本的变化趋势；结合广泛的文件文献检索分析及专家咨询，选择相应评价指标进行相关分析，对数据分析结果给予合理充分的解释。

数据包络分析（data envelopment analysis, DEA）是一种评价决策单元相对有效性的综合评价方法。它通过评价m个决策单元之间的m项输入和s项输出数据，由公理假设建立相应的生产可能集，由决策判断单元是否位于生产前沿面上，以确定该决策单元是否DEA有效[3,4]。本文进行数据包络分析时，导入建立的卫生发展数据库，按照年份取出所有区域的卫生发展数据作为一次DEA的分析单元。用benchmarking包的相关函数计算所有区域该年份的技术效率和规模效率。最后，将各区域多年的效率值纵向、横向对比，给出各区域卫生发展运行效率的有效性评价。

（三）模型构成与变量释义

DEA目前比较成熟且较常用的是CCR模型和BCC模型。CCR假设规模收益不变，BCC假设规模收益可变。CCR模型计算获得总技术效率（overall technical efficiency, OTE），BCC模型计算获得纯技术效率（pure technical efficiency, PTE），进而可得到规模效率（scale efficiency, SE）即配置效率，$SE=OTE/PTE$[5,6]。

本文中：技术效率是指在卫生体系中，用最少的资源投入获得固定数量的产出，或者用固定数量的资源投入获得最大的产出；规模效率是指卫生体系结构通过优化配置，对产出单元所发生作用的大小，资源配置是否有效用于卫生体系功能的实现。

DEA模型产出的效率值范围为0～1。0为最低，表示该DEA单元在与其他样本的比较中对应效率处于最低水平；1为最高，表示该DEA单元在与其他样本的比较中对应效率处于最高水平。通用数学表达式如下：

$$\text{Maximize } \theta_o = \frac{\sum_{r=1}^{s} u_r y_{ro}}{\sum_{i=1}^{m} v_i x_{io}} \quad \text{(式 1)}$$

$$\text{subject to } \frac{\sum_{r=1}^{s} u_r y_{rj}}{\sum_{i=1}^{m} v_i x_{ij}} \leqslant 1$$

$$u_r, \ v_i \geqslant 0 \text{ for all r and i.} \quad \text{(式 2)}$$

式 1、式 2 中，θ_o 表示每个评价单位(decision making unit, DMU)的效率值；x_{ij} 和 y_{rj} 表示投入和产出；u_r 和 v_i 表示投入和产出的权重，o 表示特定的 DMU[4]。

通过文献评阅、专家咨询，结合 DEA 模型的使用条件，选取以下两组指标来衡量我国 20 个地区卫生发展效率并进行 DEA 建模，得出参比地区在 20 个地区中的效率，构建模型指标见表 1。

表 1　区域卫生发展效率 DEA 模型构建

测算项目	输入维度	分解指标
卫生发展规模效率及技术效率	投入	卫生总费用(亿元) 卫生技术人员总数(万人) 医疗机构床位数(万张)
	产出	门急诊量(万人次) 出院人次(万人次)

二、研究结果

(一) 长三角地区卫生发展效率模型测算结果

如表 2 所示，2010～2016 年长三角地区卫生发展规模效率区间为 0.86～1.00，卫生发展技术效率区间为 0.84～1.00，总体来说，长三角地区在与全国 20 个样本地区相比，卫生发展效率较高。

表 2　基于 DEA 的 2010～2016 年长三角地区卫生发展规模效率和技术效率

年份	规模效率				技术效率			
	上海市	浙江省	江苏省	安徽省	上海市	浙江省	江苏省	安徽省
2010 年	1.00	1.00	0.96	0.86	1.00	0.94	0.88	0.83
2011 年	1.00	1.00	0.99	0.87	1.00	1.00	0.91	0.84
2012 年	1.00	1.00	0.97	0.85	1.00	1.00	0.85	0.83
2013 年	1.00	1.00	0.92	0.85	1.00	1.00	0.85	0.82
2014 年	1.00	1.00	0.99	0.87	1.00	1.00	0.82	0.85
2015 年	1.00	1.00	1.00	0.86	1.00	1.00	0.85	0.84
2016 年	1.00	1.00	0.99	0.88	1.00	1.00	0.85	0.86
历年平均	1.00	1.00	0.97	0.86	1.00	0.99	0.86	0.84

就长三角地区比较来说，上海市和浙江省的效率最高，尤其是上海市，其2010～2016年卫生发展的技术效率(1.00)和规模效率(1.00)在20省(市)中均最高。安徽省卫生发展的技术效率(0.84)及规模效率(0.86)均为长三角地区最低，并与效率最大值相差明显。尽管高低不同，但上海市、浙江省、江苏省的规模效率与技术效率的效率差异不大，而江苏省的历年技术效率(0.86)与规模效率(0.97)有明显差别，其技术效率显著低于规模效率。2010～2016年长三角地区卫生发展效率均值见图1。

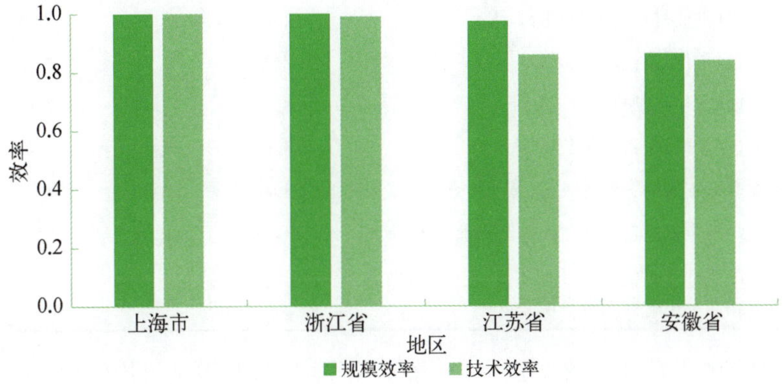

图1 2010～2016年长三角地区卫生发展效率均值

(二) 长三角地区卫生发展效率分解指标描述结果

1. 卫生资源供给

从卫生费用来看，长三角地区卫生费用水平差异较大，上海市人均卫生总费用最高(2017年为8 630.30元)，卫生筹资最为充足。在筹资结构方面，以2017年为例，在长三角地区中：上海市社会卫生支出占比(57.95%)最高，个人卫生支出占比(20.50%)最低；安徽省政府卫生支出占比(33.36%)最高，社会卫生支出占比(37.27%)最低。具体见表3。总体来说，2010～2017年，长三角地区社会卫生支出占比整体呈现上升趋势，个人卫生支出占比整体呈现下降的趋势。

表3 2017年长三角地区卫生费用相关指标

指标	上海市	浙江省	江苏省	安徽省
卫生总费用(来源法)(亿元)	2 087.09	2 826.04	3 691.21	1 812.24
人均卫生总费用(元)	8 630.30	4 995.65	4 597.18	2 897.37
政府卫生支出占比(%)	21.54	21.18	21.91	33.36
社会卫生支出占比(%)	57.95	51.83	53.64	37.27
个人卫生支出占比(%)	20.50	26.99	24.46	29.36

从卫生人力来看，浙江省卫生人力数量最为丰富，而安徽省卫生人力缺失严重。具体来说，以2017年为例：除每千人口(常住)注册护士数量(3.30人)仅次于上海市(3.50人)之外，浙江省每千人口(常住)卫生技术人员数量(8.10人)、每千人口(常住)执业(助理)医师数量(3.20人)、

每千人口(常住)全科医师数量(5.39 人)均在长三角地区中处于最高水平;而安徽省各类卫生人员数量均在长三角地区中处于最低水平。以 2017 年每千人口(常住)卫生技术人员为例,安徽省(5.00 人)低于浙江省(8.10 人)逾每千人口(常住)3 人,卫生人力缺口显著。具体见表 4。

表 4　2017 年长三角地区卫生人力相关指标

维度	指　　标	上海市	浙江省	江苏省	安徽省
数量	每千人口(常住)卫生技术人员(人)	7.70	8.10	6.80	5.00
	每千人口(常住)执业(助理)医师(人)	2.80	3.20	2.70	1.90
	每千人口(常住)执业医师(人)	2.70	2.70	2.30	1.60
	每千人口(常住)注册护士(人)	3.50	3.30	3.00	2.20
	每万人口(常住)全科医师数量(人)	3.51	5.39	3.43	1.67
薪酬	医院在职职工人均工资性收入(万元)	23.89	16.69	11.61	10.44
	基层医疗卫生机构在职职工人均工资性收入(万元)	15.07	11.37	7.96	6.23
	公立基层医疗卫生机构在职职工人均工资性收入/城镇非私营单位就业人员平均工资	1.16	1.41	1.02	0.96

从卫生人力薪酬来看,长三角地区中,上海市不同类型医疗卫生机构(医院或基层医疗卫生机构)卫生人力薪酬水平绝对数最高,安徽省最低。与当地社会平均薪酬水平(城镇非私营单位就业人员平均工资)相比,浙江省公立基层医疗卫生机构在职职工人均工资性收入占社会平均水平的比例(1.41)明显高于其他地区(0.96～1.16)。具体见表 4。

卫生设施方面,从每千人口(常住)床位数量来看,2017 年长三角地区每千(常住)人口医疗卫生机构床位数量最高为江苏省(5.84 张),最低为安徽省(4.89 张)。从发展趋势上看,长三角地区各地人均床位数量均呈上涨趋势,而其中江苏省、浙江省的上涨速度最快。具体见图 2。

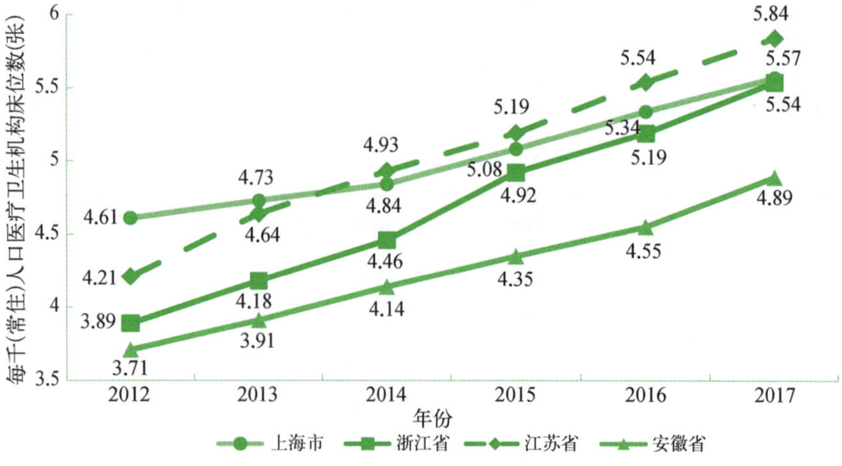

图 2　2012～2017 年长三角地区每千人口(常住)医疗卫生机构床位数

从职工医保基金运行来看,2010～2017 年,江浙沪三地职工医保基金累计结余总体均呈增长迅速,安徽省增长较为平缓。上海市职工医保基金累计结余从 2010 年的 203.4 亿元一直上涨到 2017 年的 2 079.6 亿元，8 年时间上涨了 9.2 倍，上涨趋势最为明显，累计结余总额最多。具体见图 3。

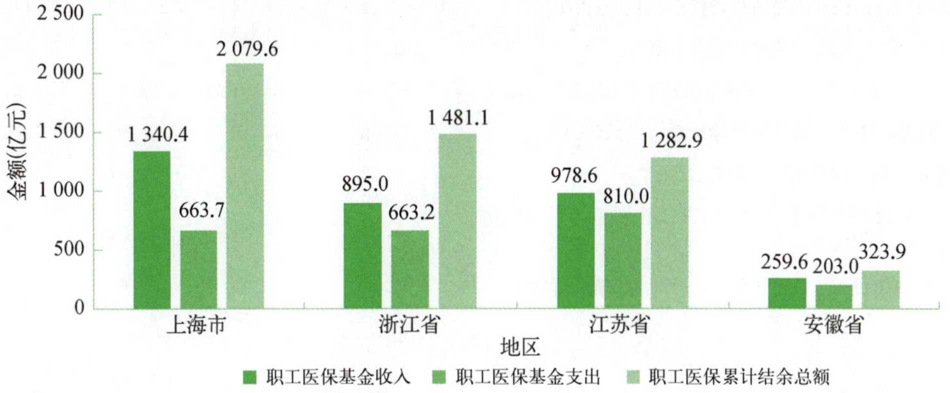

图 3　2017 年长三角地区职工医保基金收支

商业健康保险收入方面，总体来说，2010～2017 年长三角地区商业健康保险发展均十分迅速。2017 年，江苏省商业健康保险收入最高(354.6 亿元)且历年增长最快，安徽省最低(112.8 亿元)且增长趋势最为缓慢。具体见图 4。

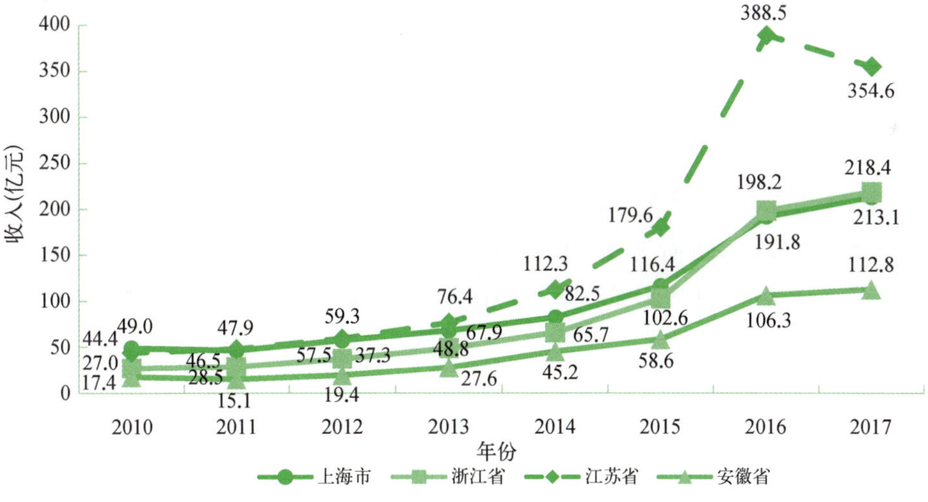

图 4　2010～2017 年长三角地区商业健康保险收入

2. 卫生资源利用

从诊疗人次来看，2017 年上海市每千人口(常住)医疗卫生机构诊疗次数(10 992.32 万人次)在长三角地区中最高，虽然增长趋势较为缓慢，但仍然处于长三角地区最高水平。安徽省每千人口(常住)医疗卫生机构诊疗次数处于最低水平(4 478.37 万人次)且未见明显上升趋势。浙江省每千人口(常住)医疗卫生机构诊疗次数增长速度最快，到 2017 年已与上海市接近。从出院人数来看，各地每千人口(常住)医疗卫生机构出院人数均呈逐年上升趋势，江苏省(176.38 万人)和浙江省(167.29 万人)在长三角地区中处于较高水平。具体见表 5、图 5。

表 5　2017 年长三角地区医疗服务量相关指标

指　　标	上海市	浙江省	江苏省	安徽省
每千人口(常住)医疗卫生机构诊疗总次数(万人次)	10 992.32	10 520.44	7 277.83	4 478.37
每千人口(常住)医疗卫生机构出院人数(万人)	161.68	167.29	176.38	158.41
每千人口(常住)医疗卫生机构住院患者手术人次数(万人次)	87.39	58.81	43.91	31.14
民营医院诊疗总人次数占医院诊疗总人次数(%)	7.48	13.78	22.92	20.04
民营医院出院人数占医院出院人数(%)	5.42	12.95	25.84	22.66
民营医院住院患者手术人次数占医院住院患者手术人次数(%)	4.37	18.61	22.81	23.61
基层医疗卫生机构诊疗总次数占医疗机构诊疗总次数(%)	40.12	50.09	53.62	58.92

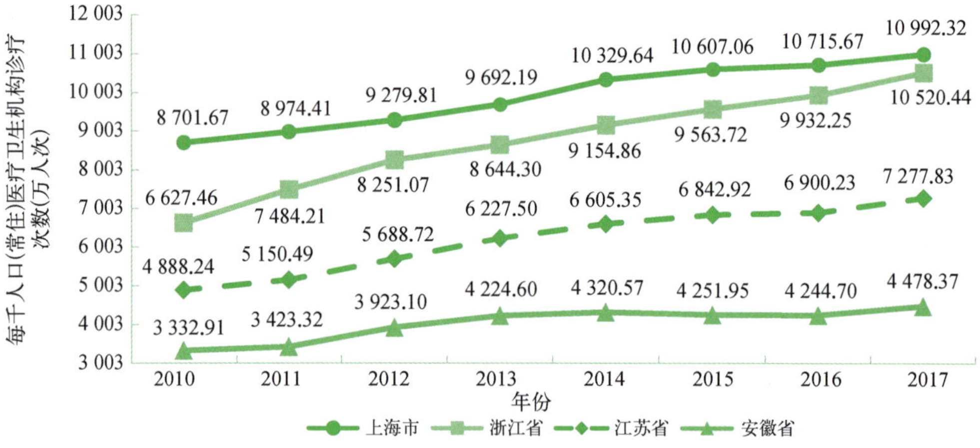

图 5　2010～2017 年长三角地区医疗机构每千人口(常住)医疗卫生机构诊疗次数

民营医院服务量占比方面，民营医院诊疗总人次数占比江苏省最高且上涨最快，而上海市始终处于长三角较低水平且未见上涨趋势。民营医院手术量和出院人数呈现类似比较特点。具体见表 5、图 6。

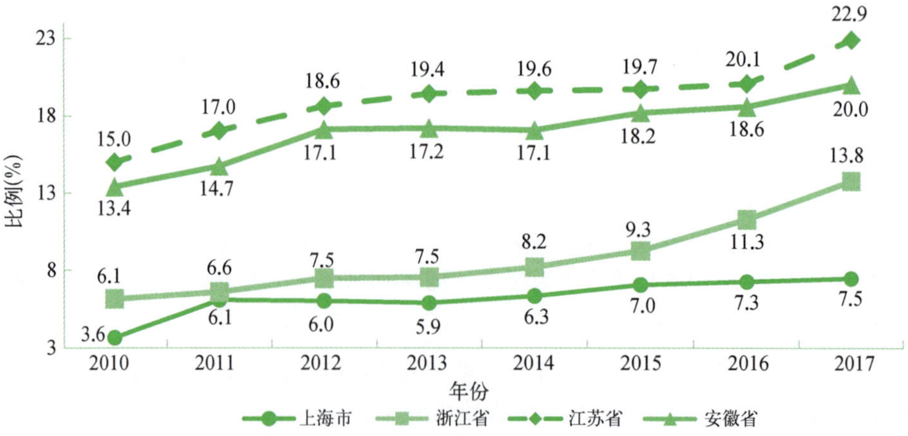

图 6　2010～2017 年长三角地区民营医院诊疗总人次数占医院诊疗总人次数比例

基层医疗卫生机构服务量占比方面，各地均未见上升趋势，安徽省呈现下降趋势。2017 年，基层医疗卫生机构诊疗总次数占医疗机构诊疗总次数比例上海市最低(40.1%)，安徽省最高(58.9%)。具体见表 5、图 7。

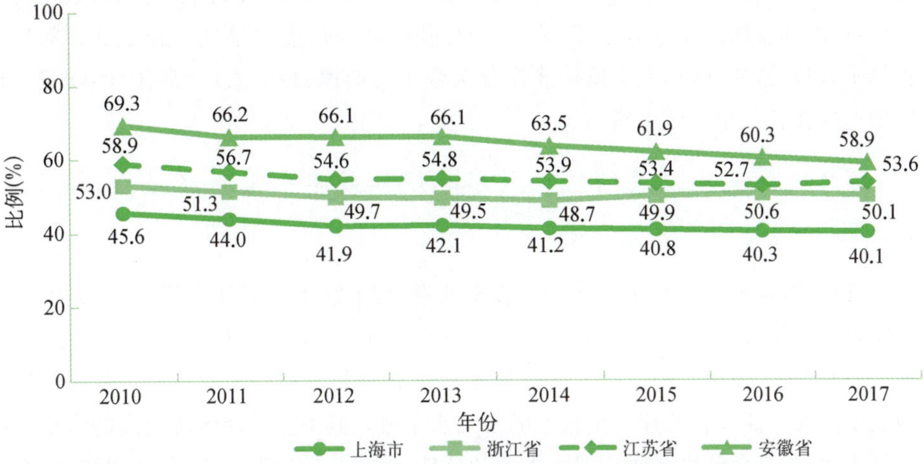

图 7　2010～2017 年长三角地区基层医疗卫生机构诊疗总次数占医疗机构诊疗总次数比例

三、讨论

(一) 卫生发展规模效率及技术效率较高的地区，仍存在资源配置不合理现象

卫生发展规模效率及技术效率较高，甚至趋近于 1，代表该地区的卫生发展效率在参比地区中表现较好，但并不意味着其卫生发展已经实现了资源的完美配置。以上海市为例，尽管上海市效率测算的总体值领先，但从效率分解指标来看，仍存在资源配置不合理的情况。从筹资结构指标上来看，上海市政府卫生支出占卫生总费用比例较低，虽然其社会卫生支出占比较高，但社会资金利用效率不高，城镇职工医保基金累计结余总额巨大。从资源利用指标来看，上海民营医疗服务量占比在长三角地区中最低，而商业健康保险收入及增速居长三角地区中间水平，这在一定程度上反映了社会力量在上海市医疗市场中尚未活跃，与上海市在市场经济中的龙头定位不相匹配。从诊疗结构来看，上海市基层医疗卫生机构诊疗总次数占医疗机构诊疗总次数比例始终明显低于长三角其他地区且未见增长趋势。可见，上海市卫生资源配置仍然存在诸多问题，卫生发展仍然存在亟待突破的瓶颈。

(二) 卫生发展的高效率可能带来医疗资源快速扩张的“非预期后果”

从国际医疗卫生的发展趋势来看，精准化、集约化已然是未来医疗事业的发展方向。尤其在一些卫生发展效率较高、速度较快的地区，可能并行出现医疗资源快速扩张的现象。以浙江省为例，从卫生发展效率值来看，除观察的最初年份，浙江省的配置效率和技术效率均为 20 个参比地区中最佳，与上海市齐平。2010～2017 年，浙江省医疗发展增速较快，2017 年多个指标已接近上海市。这体现了浙江省医疗卫生事业的发展成效，对其发展路径的研究或能为其他地区提供一些可供借鉴的经验。

从效率分解指标来看，总体来说，浙江省卫生筹资投入、卫生设施投入、人力资源投入都较为丰富。从卫生人力来看，浙江省各项卫生人力指标的人均数量几乎均为长三角地区最高，卫生人力薪酬绝对水平仅次于上海市，而与社会平均水平的相比水平位于长三角地区最高。较高的薪酬水平对医疗卫生工作的发展起到了有力的杠杆作用，这体现为浙江省卫生人力数量充足。但也应该看到，在浙江省医疗卫生发展效率较高的同时，其医疗资源呈现扩张趋势。2010～2017年浙江省每千人口（常住）医疗卫生机构诊疗总次数年均增速、每千人口（常住）医疗卫生机构床位数年均增速均在长三角地区中最高。

（三）部分地区卫生发展的技术效率和规模效率水平存在差异，提示主要发展短板

以江苏省为例，其技术效率明显低于其规模效率，与上海市及浙江省相比，江苏省历年技术效率和规模效率都较低，尤其是技术效率（0.86）与沪浙（1.00）差距明显。

从定义来看，技术效率对应医疗卫生技术发展的先进性，规模效率对应卫生资源配置的适当性。模型效率反映了江苏省医疗卫生技术的发展水平或是其卫生发展亟待提高的短板。技术进步的核心是人才，长三角地区是医疗卫生人才的高地，而江苏省与上海市、浙江省相比，在医疗卫生人才的教学培养、待遇留用等方面处于相对劣势，尤其在顶尖医疗科技发展方面相对较薄弱。但江苏省民营医疗和商业健康险的存量、增量水平均在长三角地区中首屈一指，这体现了医疗卫生发展的活力。同时，民营医疗中占比较多的康养类、高端医疗类服务项目的资源投入产出比相对较高，因而较高的民营医疗占比可能会拉低模型测算的技术效率水平，从而造成测算偏倚。

（四）长三角地区内部存在发展的不均衡现象

从长三角地区来看，上海市和浙江的卫生发展效率较高，而安徽省卫生发展效率明显较低，无论是技术效率还是规模效率值，安徽省都明显落后于长三角的其他地区。从效率分解指标来看，安徽省的卫生筹资、卫生人力、卫生设施投入均明显落后于其他地区。卫生筹资方面，安徽省人均卫生总费用最低、社会卫生支出占比最低、个人卫生支出占比最高；卫生设施方面，安徽省人均床位数也在长三角地区中最低；卫生人力方面，安徽省各项卫生人力数量和薪酬指标均远低于其他地区。在长三角区域一体化发展的宏观背景之下，安徽省卫生发展水平较低，影响了区域发展的均衡性。

诚然，安徽省较低的卫生投入水平可能与其相对落后的经济发展水平有关。安徽省人均国内生产总值、居民可支配收入、地方一般公共预算收入都位居长三角之末，这在客观上限制了其对卫生事业发展的投入。尽管如此，安徽省政府卫生支出占比在长三角地区最高，在一定程度上体现了安徽省政府对卫生事业的支持。

四、建议

（一）长三角地区应进一步推动诊疗结构优化，推进分级诊疗制度建设

2009年启动的新医改，提出“保基本、强基层、建机制”的医疗体制改革目标，各地均出台了

一系列提升基层医疗卫生服务能力的举措。国务院办公厅正式印发《国务院办公厅关于推进分级诊疗制度建设的指导意见》(国办发〔2015〕70 号),提出了基层医疗占比不低于 65%的目标。然而,从基层医疗卫生机构诊疗总次数占医疗机构诊疗总次数比例来看,长三角地区医改的成效未在诊疗服务量结构的优化上体现。

我国卫生体系中缺失"守门人"的角色,基层医疗卫生服务的利用受到许多社会因素的影响。一般来说,经济发展水平越高的地区,基层卫生服务的利用相对较低;而纵向来说,随着经济社会的不断发展,基层医疗卫生服务利用占比似乎呈现下降的趋势。这更加凸显了长三角等经济相对发达地区的分级诊疗制度建设所面临的挑战。而事实上,提高基层医疗卫生服务利用,相较于更高级别医疗卫生服务利用,对于卫生体系整体的资源产出效率贡献更大。

尽管如此,上海市、浙江省等地的基层医疗卫生服务建设卓有成效。上海市 2011 年启动家庭医生制度,2015 年推出了"1+1+1"医疗机构组合签约模式,通过延伸处方等创新尝试,提升了人民群众对医改的满意度和获得感。建议长三角地区推广相关经验,以使基层医疗卫生发展的拉力足以抗衡高级医疗卫生服务需求释放的推力,助力分级诊疗体系的逐步建成。

(二) 后发区域应以卫生人才建设为突破口

在长三角地区中,安徽省的经济社会发展水平较江浙沪地区有明显差距,其卫生发展效率也较其他地区差距明显。因此,安徽省更应把握长三角区域一体化发展的战略机遇,推动卫生发展进步。当前,安徽省卫生资源中的明显缺口是卫生人力资源。卫生人才是卫生事业发展的原动力,而在长三角卫生人才高地,安徽省人才长期处于流出状态,造成卫生事业发展动力不足,医疗就业环境进一步恶化,对人才吸引力进一步丧失的恶性循环。当前形势下,安徽省应采取举措,以卫生人才建设为突破口,大力优化卫生人才就业待遇和环境,使人才"流回"甚至"流入"安徽省的医疗卫生事业建设,以此推动医疗卫生资源使用效率的进一步提高。

(三) 基于长江三角洲区域一体化发展战略的卫生发展建议

目前,长江三角洲区域一体化发展已上升为国家战略。在此背景下,长三角地区内医疗资源的整合协同、互联互通开展更加深入。长三角地区经济发展位居全国领先水平,应在区域融合发展的契机之下,着力发展科技创新,以健康产业为依托,开辟新型卫生发展道路。

从经济、医疗、教育等社会发展水平来看,上海市应该发挥一体化进程中的引领作用。2016 年,国务院印发《国务院关于印发上海系统推进全面创新改革试验加快建设具有全球影响力科技创新中心方案的通知》(国发〔2016〕23 号),赋予上海市建成"具有全球影响力的科技创新中心"的使命。然而,从指标来看,当前上海市民营医疗、商业健康险的发展在长三角地区中并不突出,这与上海市的规划定位似不相符。2018 年,发布的《上海市"健康服务业 50 条"》,旨在更充分地调动市场在医疗卫生资源配置中的作用,深化供给侧结构性改革,推动健康服务业更好发展。

建议在《上海市"健康服务业 50 条"》的指导下,上海市更加着力促进健康服务业新业态发展,推进相关配套机制建立,带动长三角地区的医学科技创新。而长三角其他地区也应积极探索激发卫生发展活力的创新举措,合力形成长三角地区健康发展的新局面。

在鼓励市场发挥卫生资源配置作用的同时,也应注意医疗资源的过度、不合理扩张。近几年，浙江省、江苏省的医疗资源规模性扩张趋势较为明显，这与未来医学的精准化、集成化发展趋势是相悖的。随着健康产业新业态的到来，应从科技创新角度出发，促进卫生资源效率和质量的进一步提高。

（四）DEA 结果对卫生发展实际仅起提示作用，应正视“数量效率”背后的问题

DEA 的原理是数理线性规划，比较计算出的效率值，如样本之间的横向比较、纵向时间序列的趋势比较，是有一定提示作用的。然而，效率值（如差值的具体大小）对现实的说明是有限的。此外，DEA 是基于数量指标的建模分析，在长三角等卫生发展水平较高的地区，医疗发展的目标已越发从效率导向演化为对医疗服务质量的进一步追求。因此，当阐释卫生发展效率值时，更应重视对背景和原因信息的解析。

参考文献

[1] 成刚，钱振华. 卫生体系效率评价的概念框架与测量方法——兼论应用数据包络分析的方法学问题. 中国卫生政策研究，2012，5(3)：52－60.

[2] 赵秀恒，李菁. 基于 DEA 方法的京津冀医疗卫生资源配置效率的研究. 河北企业，2018(3)：42－44.

[3] Chuang CL，Chang PC，Lin RH. An efficiency data envelopment analysis model reinforced by classification and regression tree for hospital performance evaluation. Journal of Medical Systems，2011，35(5)：1075－1083.

[4] 孙振球，王乐三. 综合评价方法及其医学应用. 北京：人民卫生出版社，2014.

[5] Cooper RA. States with more health care spending have better-quality health care：lessons about medicare. Health Affairs，2009，28(1)：w103－w115.

[6] Baicker K，Chandra A. Medicare spending，the physician workforce，and beneficiaries quality of care. Health Affairs，2004，23(web exclusives)：W4－184－197.

长三角节点城市医疗卫生协同发展思路研究
——以“嘉昆太”为例

董晨杰　田　源　孙孝艳　许文忠　刘　玮
鲁　靖　朱　坚　顾海兵　何　达　何江江

【导读】 长三角地区是我国经济最具活力、城镇聚集程度最高、科技创新能力最强的区域之一，长江三角洲区域一体化发展已经上升到国家战略。文章主要通过梳理京津冀、粤港澳大湾区等城市群医疗卫生协调发展的经验与启示，以长三角节点城市——嘉定区、昆山市和太仓市医疗卫生协同发展为例，基于三地发展需求、规划方向、优势领域和资源储备等情况，识别卫生健康一体化发展中所面临的关键问题和挑战，归纳推进城市群医疗卫生协同发展的政策共同点、共性难点及实施条件，从政策、组织、平台等方面提出城市群医疗卫生协同发展重点，为长三角节点城市医疗卫生协同发展的总体思路提供决策参考，并围绕重点发展领域、优先发展项目提出了相关配套政策建议。

长三角地区是我国经济最具活力、开放程度最高、创新能力最强的区域之一，是“一带一路”与长江经济带的重要交汇地带，在国家现代化建设大局和全方位开放格局中具有举足轻重的战略地位[1]。2018 年 11 月 5 日，习近平总书记在首届中国国际进口博览会上宣布，长江三角洲区域一体化发展上升为国家战略[2]。2019 年 5 月 11 日长三角三省一市的卫生健康委共同签署合作备忘录，包括六方面内容：促进医疗服务均质发展，推进公共卫生一体化，深化中医药创新合作，协同推进健康科技创新，推进健康信息互联互通，建立综合执法监督联动协调机制[3]。2018 年 5 月 21 日，江苏省苏州市、上海市嘉定区联合发布的《关于打造嘉定区、昆山市和太仓市协同创新核心圈行动方案》中明确提出：联合推动健康服务业发展，建立跨区域医疗联合体，建立科、教、研协作平台，建立联合公共卫生体系[4]。一年以来，嘉定区、昆山市、太仓市（以下简称“嘉昆太”）的卫生健康行政部门、医疗机构、卫生单位已在医疗救治、公共卫生、中医中药、学科建设等

基金项目：2019 年上海市卫生健康委员会卫生健康政策研究课题“长三角节点城市医疗卫生协同发展思路研究——以‘嘉昆太’为例”（课题编号：2019HP56）。
第一作者：董晨杰，男，主治医师。
通讯作者：田源，男，主治医师。
作者单位：上海市嘉定区卫生事务管理中心（董晨杰、田源、孙孝艳），上海市嘉定区卫生健康委员会（许文忠），江苏省昆山市卫生健康委员会（刘玮、鲁靖），江苏省太仓市卫生健康委员会（朱坚、顾海兵），上海市卫生和健康发展研究中心（上海市医学科学技术情报研究所）（何达、何江江）。

领域进行了合作交流，开展了一系列活动，取得了较好反响。前期合作中也暴露了一些问题，因此，当前开展长三角节点城市医疗卫生协同发展相关研究有较为重要的意义。

一、研究方法与资料来源

本文通过文献研究的方式对国内外城市群医疗卫生协同发展政策实施情况进行系统回顾与比较分析，重点总结跨省(市)医疗卫生协同发展的经验与启示。选取嘉昆太作为研究区域，三地经济较为发达、居民富裕，三大健康指标达到中等发达国家水平，通过研究三地常规统计资料(三地政府统计年鉴、区域卫生健康发展报告、中国社会科学院发布的《中国县域经济发展报告(2018)》《太仓市2018年度卫生与人群健康状况报告》等)、问卷调查、关键人访谈、专家咨询和案例分析，清晰界定嘉昆太医疗卫生协同发展的目的与意义，研究制定较为具体的重点发展领域、实施路径与推进方案，并对实施步骤与影响进行可行性分析，为长三角卫生健康一体化协同发展提供决策参考与政策建议。

二、国内外相关城市群医疗卫生协同发展的经验

(一) 国际经验

传统的医疗服务体系以疾病为主要分工依据，忽略了社会、心理等因素，各医疗机构相互独立、信息碎片化，导致服务衔接困难、重复检查、费用增加和资源利用效率低下，转诊模式呈现“金字塔型”。而且优质资源大都流向经济发达的中心城市，城乡两极分化严重，地区资源分布不均衡，医患矛盾加剧[5]。近年来，世界各国逐渐认识到这一问题，纷纷进行改革。

美国的管理式医疗服务模式是一种对医疗服务进行主动调节和控制的系统，主要监督和控制医疗服务提供者和投保人之间的交易，也就是治病的过程。承保者为投保人寻找质优价廉的医疗服务，通过不断创新的支付权从多方面控制医疗成本，同时对医疗服务提供者等进行监督，以实现在保证医疗服务质量的同时，为承保机构谋求合理的利润。整合医疗的本质是互联，通过整合各方服务体系的建设为购买者提供全覆盖的医疗服务和自付优惠，同时购买者所享受到的优惠服务仅限于该整合医疗服务网络内[6]。英国的整合型保健模式是不同服务机构之间的协同合作，跨越初级卫生保健、医院服务、社区照护和社会服务的界限，推动与健康相关的各种医疗卫生服务与社会服务的有效衔接与融合。患者在该模式下能获得及时有效的治疗和干预，患者的身体、心理和社会需求均得到关注。通过团队协作，不同学科的专业人士在社区中实现有效沟通与合作[7]。欧盟跨境医疗将统一信息标准作为一项基础工作[8]，通过推广标准化表格“E112表格”和“欧洲医疗保险卡(European Health Insurance Card, EHIC)”，统一跨国异地就医医疗保险信息标准。通过《患者跨境医疗权利指令》(2011/24/EU)，在全欧盟范围内实施，加强了各成员国在社会政策方面的统筹协作，进而加强了彼此的国家关系，最终促进了欧盟内的社会一体化[9]。澳大利亚政府通过国民医疗保健计划实施全民免费医疗，并建设与之配套的公民健康系统，所有澳大利亚合法公民均可在健康保险委员会下设机构登记个人信息，并获得各项医疗诊治的服务与安排[10]。除了上述国家，德国、新加坡等国家也纷纷开展了区域医疗资源协调与整合

的探索。主要国家的区域卫生协调发展模式见表1。

表1 主要国家的区域卫生协调发展模式

联结方式	虚拟联合	实体联合
纵向整合	服务等级网络：英国、日本	区域医疗中心：澳大利亚
横纵整合	集团式联合体：美国、新加坡	联合兼并式医疗集团：德国

（二）国内对标地区经验

京津冀三地医疗卫生协同发展主要在医疗机构临床检验结果互认、公立医院医用耗材联合采购、医疗机构医学影像资料共享、口腔和精神卫生防控、采供血、卫生应急、综合监督、人才交流与合作等方面进行突破。在建立信息共享平台、突发事件协调联动、血液应急调剂等方面取得了积极进展；建成京津冀药品信息数据库，完成了三地药品编码的比对，实现了定期交换药品资质信息及药品价格信息的共享机制[11]。粤港澳大湾区的医疗卫生协同发展，通过不断加强顶层设计，深入合作，针对公共医疗卫生、医疗保障等十项基本公共服务，在资源共享、制度对接、待遇互认、要素趋同、流转顺畅、差距缩小、城乡统一和指挥协调八个方面实现基本公共服务一体化；发展区域医疗联合体和区域医疗中心，按照国家全科医师、专科医师规范化培训基地的模式，建立国际化的全科和专科骨干技术人员培训基地；目前，在大湾区"9＋2"城市群中，各个城市已有序展开医疗卫生领域的合作，卫生健康高质量发展[12]。

（三）城市群医疗卫生协同发展的共性难点和解决方案

国外发达国家和国内京津冀、粤港澳城市群在区域卫生协同方面起步较早，进行了大量的探索和实践，但在推进过程中普遍存在医疗机构之间协同性和统一性差、患者不配合、资源难以共享、医疗机构服务水平不均等难点，主要体现在组织管理模式和医疗服务质量两方面，覆盖4个要素[13]：医疗服务方（医院、诊所、诊断化验中心等）、支付方（保险公司等承担筹资职能的主体）、用户群（适当数量且相对固定的人群）、服务提供范围（预防、医疗与照护）。解决方案主要是：明确政府的主导地位，加强政策引导；合理规划区域医疗卫生事业，健全医疗卫生协同发展机制；统一专项财政拨付、资源配置，加强医疗卫生资源共享；构建医疗卫生信息共享平台，实现区域内医疗机构间信息互联互通；加强对医疗机构提供异地就医服务的过程监管。

三、长三角节点城市卫生协同发展的基础和现状

嘉昆太自古以来位置毗邻、血脉相通、交流频繁。早在20世纪70年代末，三地就在血吸虫防治等传染病防治领域形成联盟，并延续至今，嘉昆太的卫生健康行政部门、医疗机构、卫生单位也已在多个领域进行了合作交流。

（一）嘉昆太卫生健康现有基础及问题

嘉昆太卫生健康现有基础及问题见表2。

表 2　嘉昆太卫生健康现有基础及问题

项　目	嘉　定　区	昆　山　市	太　仓　市
各自优势	优质医疗资源丰富：两家知名三级医院、四个医联体、五大集约化中心、一家国家级胸痛中心、一家国家级卒中中心，基于 DRGs 区域医疗机构绩效管理平台，区域卫生信息化平台成熟度 4 级，国家慢性病防控等五个公共卫生领域示范区，上海市健康产业“5＋X”试点区	医疗资源丰富：两家三级医院、医护人员比例高，南北两个医联体，三大集约化中心、两家国家级胸痛中心（四家基层胸痛中心） 学科建设：1 个国家级、18 个省（市）级重点学专科，科研项目立项数量多、产出高 社区养老：104 家日间照料中心，社会化率达 53%	医疗资源丰富：两家三级医院，南北两个医联体，消毒供应中心、后勤信息化管理领先周边 信息化便捷就医：健康太仓 App 养老资源丰富：2020 年每千人口医疗机构床位数达 6 张，其中社会办医 1.8 张 空气质量与健康：三次获得 WHO“健康城市最佳实践奖”
个性问题	基于信息化的精细管理待提升，学科专科建设薄弱、科研产出低，养老医疗卫生资源缺乏	公共卫生资源存在短板，医疗机构分工协作机制不完善，医院管理理念、方式相对滞后	区域医疗机构绩效管理刚起步，基层医疗卫生能力弱，社会办医能力不足
共性问题	医疗卫生资源分布不均衡，优质专科资源不足；户籍人口与外来人口比例倒挂，卫生健康服务均等化实现难度较高；区域内卫生健康系统信息互联互通有待提升		

（二）嘉昆太医疗卫生协同发展合作中的困难

嘉昆太医疗卫生协同发展也面临着许多问题：医疗管理理念和管理方式参差不齐，各自优势资源未被发掘和充分利用，医疗服务标准和考核标准不统一，人才培养机制不同，信息共享不充分，不能有效利用现有医疗资源，降低患者就医成本。特别是儿科医疗服务资源不足、120 院前急救的互联互通不畅、中医中药合作不深、综合执法监督联动不够、医保互联互通不顺、交界区域家庭医生签约服务不实等问题尤为突出。造成这些问题的主要原因与国内外其他城市群基本一致：缺乏顶层设计，权力和职责不明确，地区间利益藩篱且存在政策壁垒，医疗卫生资源不均衡，区域内人才流动困难，信息化建设未达到互联互通，跨省（市）医疗保障支付体系不健全等。

（三）嘉昆太医疗卫生协同发展的合作项目

在首届健康长三角峰会三省一市卫生健康合作备忘录的政策框架下，采用问卷调查、关键人访谈、专家咨询、案例分析等方法，按六方面共识归纳总结 24 项合作项目的意向。基于多准则决策分析思路运用 PEST 分析进行专家投票（以政府卫生健康行政部门及项目相关的利益方为主），从政治可行性、经济可行性、技术可行性、社会可行性四个维度对 24 项合作项目进行分析，提出不同等级的可行性建议（表 3）。

表 3　嘉昆太医疗卫生协同发展合作项目 PEST 分析结果

共　识	项目名称	项　目　内　容	推荐星级
促进医疗服务均质发展	嘉昆太医疗卫生合作联席会议制度	会议设轮值主席，作为地区最高层面的专门协调管理机构；建立三地合作长效机制，共建优质医疗生活圈，积极推进三地在医疗卫生领域的交流与合作	★★★
	医保异地结算模式研究	继续深入探索三地医保异地结算机制，保障参保人利益	★★★
	嘉昆太医疗质量管理、基层卫生论坛	定期举办论坛，分享三地医疗质控经验、基层卫生实践和理论	★★★

续 表

共 识	项目名称	项目内容	推荐星级
促进医疗服务均质发展	嘉昆太专科医联体建设(儿科)	借鉴上海市儿童医院—嘉定儿联体管理模式,建立跨区域专科医联体,带动三地医疗水平整体提升	★★★
	全科医师培养及能力提升机制	昆太借鉴嘉定全科医师培养机制,全科医生实训中心有助于提升全科医生业务能力	★★★
	加强医疗行政管理的同质化建设	三地质控标准统一,建立医疗质量管理的三地交叉互查机制	★★
	学科专科建设经验分享(具体项目及管理)	充分利用昆山学科专科建设经验,相互交流取长补短,开展多中心研究	★★
	跨省(市)交界区域家庭医生服务	落实常住人口的家庭医生服务、签约及上门服务(含家庭病床)	★★
	医疗卫生服务同质化项目:医疗机构临床检验、检查结果互认试点	加强三地信息共享,扩大临床检验和影像、超声检查结果的互认	★
	卫生人才交流与合作平台建设	尝试多点执业;借助互联网技术,建立嘉昆太医师共享平台;建立医生联合培养机制	★
推进公共卫生一体化	嘉昆太公共卫生合作和交流平台	举办论坛,建立公共卫生联防联控机制,完善疾病预防综合能力,120 互联互通,信息平台对接	★★★
	嘉昆太卫生政策研究中心项目	充分利用嘉定区卫生政策研究中心的智库力量,为三地卫生政策研究提供人才培养和智力支持	★★
	嘉昆太康复中心项目	将在上海诊疗后进行到康复期的患者,转移至太仓,减轻患者经济压力,同时促进三地医疗服务链条的分工合作	★
	养老体系资源共享	充分利用太仓养老资源丰富的优势,开展三地合作	★
	区域消毒供应中心建设	学习太仓市区域消毒供应中心建设经验,推进各自区域内消毒供应中心建设	★
深化中医药创新合作	嘉昆太中医传承合作项目	侧重中医传承创新,开展三地合作	★★★
	嘉昆太中药制剂共享	将三地各中医流派的独特制剂互认、共享,惠及三地居民	★★★
协同推进健康科技创新	生物技术创新与临床转化平台	在检测技术与检查试剂、免疫细胞治疗技术、干细胞治疗技术、再生医疗技术等方面开展合作	★
	嘉昆太医疗科技协同创新项目	借助中科院上海嘉定先进技术创新与育成中心平台,科技创新合作共赢,实现长三角地区医疗科技高质量一体化发展	★
	嘉昆太医药研发平台	依托昆山和太仓新兴医药产业共同研发药物	★
	嘉昆太整合型医疗模式试点项目	充分利用三地优势资源,将医院服务、社区照护、康复、养老服务和社会服务相结合,最大化利用卫生资源	★
推进健康信息互联互通	区域医院绩效管理平台	嘉定区分享基于中国疾病诊断相关分组(CN-DRGs)的医院绩效管理经验,构建信息化平台,加强卫生健康委对医院的绩效考核	★★
	嘉昆太医疗卫生信息平台项目	初步试点部分医联体医院的信息共享	★
	公立医院药品和医用耗材联合采购机制建设	试点开展三地公立医疗机构药品和医用耗材联合采购	★
	药事管理平台建设	建立区域药事管理平台,实现对医师处方、药品流通的监管	★
建立综合执法监督联动协调机制	构建医疗卫生综合监督协同机制	规范三地医疗市场秩序,促进医疗服务综合监督工作协同创新发展,联合监督	★★★

四、长三角节点城市医疗卫生协同发展的政策建议

(一) 加强顶层设计,发挥规划引领作用

深入对接长三角区域一体化发展国家战略和政策,明确长三角卫生健康一体化的理念和意识,加快研究制定区域医疗卫生协同发展的总体目标、规划布局。

各地区在规划的制定实施过程中确定长三角卫生健康一体化的理念和意识,充分发挥规划在区域发展中的引领作用和协同作用。各地将本地区的卫生健康事业发展放到长三角卫生健康一体化整体建设中去思考和看待,科学确定各区域功能定位和建设目标,研究制定发展规划,明确重点项目的牵头区域和部门,责任分工细化,以“深化资源互通共享,提高资源利用效率”为共识,确保区域工作的整体协同推进,做好优势地区、优势领域的发展,避免过度竞争和资源浪费。

(二) 加快体制机制建设,确保高质量协同发展

建立统筹协调、规划引领的工作机制,创新区域协同发展,打破行政区域界限和壁垒。加强医疗行政的质量管理,建立质量控制管理的统一标准,推进质控交叉互查机制;推进区域内公共卫生资源共享机制,加速公共卫生一体化建设,使疾病预防控制、突发公共卫生事件、院前急救、传染病管理、慢性病管理和卫生监督执法等工作联动协调;建立紧缺医疗资源的互补机制,促进跨省(市)儿科专科医联体、养老康复联合体的建设,实现跨区域卫生健康合作资源互补、高效低耗;加快推进医保互联互通机制,实现医保异地结算。

(三) 明确重点发展领域,持续推进项目落地

1. 加强医疗服务共享,建立同质化医疗管理

制定节点城市医疗卫生合作联席会议制度,加强区域间医疗服务共享和医学卫生交流,建立同质化医疗质量管理,实现临床结果互联互认。

2. 深化人才交流和培养,加强科研合作

探索实践高层次医疗卫生人才柔性流动机制,推进医务人员多点执业,使优质人才资源在区域内流通;借鉴上海市全科医生培养机制为长三角地区培养更多的医学人才;加强学科专科协同发展,联合培养科研人员,推进科研项目多中心合作。

3. 推进公共卫生一体化

建立节点城市公共卫生合作和交流平台,定期举办论坛,建立公共卫生联防联控机制,完善疾病预防综合能力,120 互联互通。

4. 深化中医药创新合作

实现中医中药六联互动,共同挖掘、整理、传承地方特色学术流派,中医药经方、验方和中药制剂等跨省(市)联用,在长三角地区医共体内共享,使更多居民享受到优质医疗服务。

5. 推进健康信息互联互通

加强信息化建设,建立节点城市统一标准的数据库,互联互通,建立医师、药师、护师管理平台。

6. 建立综合执法监督联动协调机制

规范节点城市医疗市场秩序，促进医疗服务综合监督工作协同创新发展，联合监督。

参 考 文 献

[1] 国家发展改革委，住房城乡建设部. 国家发展改革委住房城乡建设部关于印发长江三角洲城市群发展规划的通知. http://www.ndrc.gov.cn/xxgk/zcfb/ghwb/201606/t20160603_962187.html [2016-06-01].

[2] 新华社. 潮起江海一年间——写在长三角一体化发展上升为国家战略一周年之际. http://www.gov.cn/xinwen/2019-11/03/content_5448123.htm [2019-11-03].

[3] 解放日报. 三省一市签卫生健康合作备忘录——首届健康长三角峰会举行. http://www.shanghai.gov.cn/nw2/nw2314/nw2315/nw43978/u21aw1383285.html [2019-05-12].

[4] 嘉定区. 细数"嘉昆太协同创新核心圈"7大类、15个合作项目. http://www.shanghai.gov.cn/nw2/nw2314/nw2315/nw15343/u21aw1319693.html [2018-06-19].

[5] 王荣华，李云涛，季国忠. 中美英三国的协同医疗模式比较及启示. 中国基层医药，2017，24(3)：470-473.

[6] 孟尔旺，以法，周湘文. 美国管理式医疗的特点及对我国医改的启示. 江苏卫生事业管理，2012，23(1)：29-30.

[7] 迟沫涵，尚杰. 国外整合型卫生服务体系经验及启示. 学术交流，2016(10)：147-151.

[8] Pacolet J, De Wispelaere F. The European Health Insurance Card — EHIC Questionnaire. Brussels: European Commission. 2014.

[9] 海尔医疗金融. 美国恺撒医疗集团模式分析(一)：闭环管理，低成本高效率|他山之石. http://www.sohu.com/a/253638709_100119490[2018-09-13].

[10] 吴辉，何长龙，李伟平. 澳大利亚国家医疗信息系统安全保障措施研究. 信息网络安全，2009(8)：59-60.

[11] 北京日报. 京津冀协同发展五年——三地居民获得感满满. http://www.gov.cn/xinwen/2019-02/24/content_5368073.htm [2012-02-24].

[12] 新华社. 粤港澳签署协议助推大湾区医疗卫生服务发展. http://www.gov.cn/xinwen/2018-01/09/content_5254777.htm [2018-01-09].

[13] 张文. 欧盟《患者跨境医疗权利指令》研究. 合肥：安徽大学，2015.

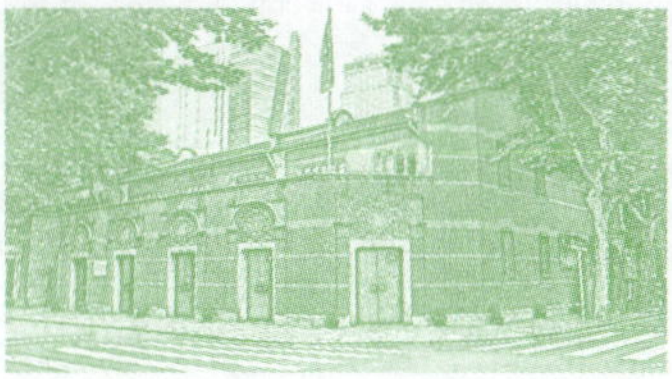

第二章 综合医改

自2009年新一轮医药卫生体制改革启动以来,已经过去了10年。其间,多项工作的改革取得了一定成就。本章介绍了上海市加强公立医院党的建设现状与对策思考;从完善基本医疗保险、建立国家基本药物制度、健全基层医疗卫生服务体系、促进基本卫生服务逐步均等化、推进公立医院改革等方面分析10年中获得的成果,提出发展中仍需要强调的问题;对我国健康公平改善状况进行分析;对2016~2018年上海市深化综合医改试点工作进展的成效,总结推进中遇到的问题,提出相关的建议;分析上海市执行国家组织药品集中采购与使用试点的情况,并总结相关经验;从案例医院药品耗材集中采购的管理模式出发,系统分析药品耗材集中采购的现状、发展优势及主要存在的管理问题,并提出相应的解决方案;通过定性与定量相互结合、填报数据与实地调研相互补充的方法,对上海市市级公立医院及16个区的区属公立医院进行系统评估;从业务量、工作质量、人才培养、患者满意度、社会公益性等方面研究公立医院与社会办医机构建立医疗联合体中社会办医机构成员的获益情况;介绍上海市浦东新区公立医院院长年薪制改革的探索。本章多维度地展现了新医改中所取得的成果、产生的问题和引发的思考,为进一步深化改革,促进"健康中国""健康上海"的建设提供参考。

上海市加强公立医院党的建设现状与对策思考

黄 红 郑 锦 高 红 吴 平 张逢春

【导读】 加强公立医院党的建设，对建立健全中国特色现代医院管理制度、全面落实新时代卫生与健康工作方针、推动实施“健康中国”战略具有十分重要的意义。中央出台了《关于加强公立医院党的建设工作的意见》，对加强公立医院党的建设做了全面部署。在中共中央组织部、国家卫生健康委员会(以下简称“国家卫生健康委”)的精心指导下，上海积极行动，认真贯彻落实，着力推动公立医院党的建设质量全面提升。文章调研分析了上海市公立医院党的建设工作现状，系统梳理了上海在推进和落实中央和市委部署要求过程中的经验做法。

党的十八大以来，党中央把人民健康放在优先发展的战略位置。加强党对公立医院的领导，对建立健全中国特色现代医院管理制度，全面落实新时代卫生与健康工作方针、实施“健康中国”战略，推动“健康上海”建设具有十分重要的意义。

一、加强公立医院党的建设的背景和必要性

(一) 加强公立医院党的建设是切实加强党的全面领导、纵深推进全面从严治党的必然要求

“坚持党对一切工作的领导”，是构成新时代坚持和发展中国特色社会主义基本方略的第一条，也是我国改革开放40年来历史经验的深刻总结，这指明了新时代党的建设的根本要求。党的建设历来同党所领导的伟大事业紧密相连，卫生健康事业是我们党领导的中国特色社会主义伟大事业的重要组成部分，卫生健康事业发展到什么阶段，党的建设就要推进到什么阶段。公立医院是医疗卫生服务体系的主体，是守护人民群众生命健康的主阵地，是党联系人民、服务群众的重要窗口，在维护人民群众身心健康、增进百姓健康福祉方面发挥着不可替代的重要作用。2016年8月，习近平总书记在全国卫生与健康大会上明确指出，要“加强党对卫生和健康工作的领导”。2018年6月，党中央专门就加强公立医院党的建设出台《关于加强公立医院党的建设工

第一作者：黄红，女，上海市卫生健康委员会党组书记、副主任，教授、主任医师。
通讯作者：高红，女，上海市卫生健康委员会干部人事处处长。
作者单位：上海市卫生健康委员会(黄红、郑锦、高红、吴平、张逢春)。

作的意见》(中办发〔2018〕35 号),对公立医院党的建设工作做出了全面部署和安排。

(二) 加强公立医院党的建设是坚持以人民为中心、确保公立医院公益性的根本保证

在新时代,坚持卫生与健康事业公益性,是党全心全意为人民服务宗旨的具体体现。在社会主义初级阶段,需要把握卫生健康工作发展规律,坚持政府主导、公益性主导、公立医院主导的基本原则,牢牢守住公益性底线;需要进一步发挥好公立医院守护人民生命健康主阵地的作用,牢牢把握正确办医方向,始终坚持公益性的基本定位,把公益性贯穿到医院管理的全过程、各环节;需要始终站在人民立场上谋划改革、推动发展,从人民利益出发,把增强人民群众获得感、幸福感、安全感作为评判改革的重要标准,让改革发展成果更多更公平惠及人民。

(三) 加强公立医院党的建设是建立健全中国特色现代医院管理制度,贯彻落实新时期党的卫生与健康工作方针的内在需要

上海作为全国省级综合医改试点省市和公立医院改革试点城市,在实施"健康中国"战略,扎实推进"健康上海"建设过程中,必须要坚持中国特色卫生与健康发展道路、坚持正确的卫生与健康工作方针。2017 年,国务院办公厅印发《关于建立现代医院管理制度的指导意见》(国办发〔2017〕67 号),明确提出到 2020 年要基本建立现代医院管理制度。现代医院管理制度是中国特色基本医疗卫生制度的重要组成部分。实施党委领导下的院长负责制,是中国特色现代医院管理制度的核心内容。公立医院改革也是医改的重点和难点所在,公立医院党的领导是否坚强有力,党建工作抓得好不好、实不实,直接关系到各项改革举措能否真正得到落实。通过加强公立医院党的建设,把党的领导鲜明地体现在管党治党、治院兴院中,使党组织的领导地位法定化、党组织领导作用的内涵具体化、党组织发挥作用的途径制度化,确保党的领导落地落实。

二、公立医院党的建设工作的内涵与要求

我国公立医院党的领导和建设工作伴随着党政关系理论和实践探索,经历了一个渐变过程。建国初期,各行各业延续革命战争年代的领导模式,实行党政合一,公立医院也不例外。这一模式使得公立医院在特定历史时期保持了权力相对集中、强有力的指挥中心,加快了卫生事业发展。但由于权责边界模糊,随着社会主义建设的不断推进,党政不分甚至以党代政带来的弊端逐渐显现。改革开放后,中央强调党政分开。1985 年起,公立医院领导体制开始转变为院长负责制。从实际看,院长负责制在提高公立医院运行效率、加快医院发展方面发挥了积极作用。但由于种种原因,部分公立医院党组织出现了领导作用渐趋弱化、边缘化问题。针对这一问题,上海市教育卫生工作党委 2011 年下发了《关于加强和改进上海公立医院党建工作的若干意见》(沪教卫党〔2011〕254 号),将公立医院党组织定位为政治核心,主要作用是参与决策、推动发展、监督保障。十八大以来,中央进一步明确了党政关系。习近平总书记指出,党总揽全局、协调各方,党政分工不分家。十九大报告[1]又进一步提出,党政军民学,东西南北中,党是领导一切的。2018 年 6 月,中共中央办公厅印发的《关于加强公立医院党的建设工作的意见》,明确公立医院实行党

委领导下的院长负责制。按照十九大报告和中央对公立医院党的建设工作的部署和要求，公立医院党委等院级党组织应充分发挥领导作用，全面推进政治建设、思想建设、组织建设、作风建设、纪律建设，把制度建设贯穿其中，深入推进反腐败斗争，不断提高党的建设质量。

公立医院实行党委领导下的院长负责制。党委等院级党组织发挥把方向、管大局、作决策、促改革、保落实的领导作用。把方向，主要是全面贯彻执行党的理论路线方针政策，引导监督医院遵守法律法规，保证党组织意图在决策中得到充分体现。管大局，主要是坚持在大局下行动，议大事、抓重点，统筹推进医院改革发展、医疗服务、医德医风等各项工作，建设患者放心、人民满意的医院。保落实，主要是管干部聚人才、建班子带队伍、抓基层打基础，加强党风廉政建设，确保党的卫生健康工作方针和政策部署在医院不折不扣落到实处。

（一）政治建设方面

把政治建设摆在首位，坚定执行党的政治路线，严格遵守政治纪律和政治规矩。在政治立场、方向、原则、道路上同中央保持高度一致；强化领导班子政治建设，增强“四个意识”，坚定“四个自信”，做到“两个维护”；尊崇党章，严格执行新形势下党内政治生活若干准则，增强党内政治生活的政治性、时代性、原则性、战斗性，营造风清气正的良好政治生态；完善和落实民主集中制各项制度，弘扬忠诚老实、公道正派、实事求是、清正廉洁等价值观，引导全体党员加强党性锻炼，不断提高政治觉悟和政治能力。

（二）思想建设方面

要用习近平新时代中国特色社会主义思想武装头脑，要把坚定理想信念作为党的思想建设的首要任务，教育引导党员牢记党的宗旨，解决好世界观、人生观、价值观“总开关”问题，自觉做共产主义远大理想和中国特色社会主义共同理想的坚定信仰者和忠实实践者；推进“两学一做”学习教育常态化制度化，把“不忘初心、牢记使命”作为终身课题；联系医院实际，建立常态化政治理论学习制度，坚持每月集中学习，落实意识形态工作责任制；围绕国家深化公立医院改革部署和要求，大力加强职业道德建设，引导医务人员正确认识、大力支持、积极参与改革；加强人文关怀和心理疏导，维护医务人员合法权益。

（三）组织建设方面

公立医院党组织要落实党建工作责任制，确保党的工作全覆盖，把基层党组织建设成为宣传党的主张、贯彻党的决定、领导基层治理、团结动员群众、推动改革发展的坚强战斗堡垒；引导党支部直接教育、管理、监督党员和组织、宣传、凝聚、服务群众的职责，激励广大党员发挥先锋模范作用；坚持“三会一课”制度，推进党的基层组织设置和活动方式创新；扩大党内基层民主，畅通党员参与党内事务、监督党的组织和干部、向上级党组织提出意见和建议的渠道；坚持党管干部原则，坚持正确选人用人导向，坚持严管和厚爱结合，把好干部标准落到实处，建立激励和容错纠错机制；坚持党管人才原则，加强对政治引领和政治吸纳，做好知识分子工作、统战工作和群团工作。

（四）作风建设方面

公立医院党组织要弘扬党的优良传统和作风，以上率下，巩固拓展落实中央八项规定精神成果，持续整治“四风问题”；加强医德医风建设，引导医务人员弘扬和践行敬佑生命、救死扶伤、甘于奉献、大爱无疆的职业精神，塑造医术精湛、医德高尚、医风严谨的行业风范，建立党委领导、院长负责、党务行政工作机构齐抓共管的医德医风和行风建设工作机制。建立完善医务人员医德考评制度，实行医德“一票否决制”，将医德表现与医务人员晋职晋级、岗位聘用、评先评优和定期考核等直接挂钩。加强医院廉政文化建设，大力倡导和推进廉洁行医。

（五）纪律建设方面

公立医院党组织要重点强化政治纪律和组织纪律，带动廉洁纪律、群众纪律、工作纪律、生活纪律严起来；坚持开展批评和自我批评，坚持惩前毖后、治病救人，运用监督执纪“四种形态”，抓早抓小、防微杜渐；加强纪律教育，强化纪律执行，让党员、干部知敬畏、存戒惧、守底线，习惯在受监督和约束的环境中工作生活；全面落实党风廉政建设主体责任和监督责任，持续推进预防和惩治腐败体系建设，严格规范权力运行。

三、上海市公立医院党的建设工作现状

2017年，市卫生计生委成立课题组，对全市104家公立医疗机构党建工作情况进行专题调研；2018年，市委结合大调研活动，对全市公立医院党的建设工作开展专题调研。2018年12月，市委召开市公立医院党的建设工作会议后，全市加快贯彻落实《关于加强公立医院党的建设工作的意见》和市委《关于加强公立医院党的建设工作的实施意见》（沪委办发〔2018〕40号）（以下简称《实施意见》），公立医院党的建设成效显著。2019年，上海市卫生健康委又通过专项督导、座谈会等形式，深入调研了解我市贯彻落实工作进展，对比分析了市公立医院党的建设工作会议召开之前和之后的工作情况，总结了公立医院党的建设工作做法和经验，查找不足和薄弱环节，提出了相应的对策建议。

目前，上海共有公立医院179家。在职职工总数13.43万人，党员总数3.94万人（占在职职工数的29.34%）。共建立基层党组织1 637个。其中，市属公立医院有33家，市属公立医院党组织关系隶属于上海市卫生健康委、复旦大学、交通大学、同济大学、中医药大学、中国福利基金会、申康医院发展中心，其党建工作由各公立医院上级党组织领导。区属公立医院127家，其党建工作多由区卫生健康工作党委领导；另有国企办公立医院等19家。

近年来，特别是在市公立医院党的建设工作会议召开以来，在市委领导下，各级公立医院党组织深入贯彻中央和我市加强公立医院党的建设重大部署，着力提升医院党的建设工作质量，公立医院党的建设工作取得显著成效，主要体现在四个方面。

（一）公立医院党建工作领导体制已初步构建，为强化党对公立医院的领导提供了组织保障

在中央《关于加强公立医院党的建设工作的意见》下发后，上海市委书记李强同志第一时间

做出批示，对贯彻落实工作进行部署，跟进了解工作进展，并于2018年10月，主持市委常委会，审议通过《实施意见》及配套议事规则。2018年12月，上海市委召开市公立医院党的建设工作会议，并举办公立医院党政领导干部专题研讨班，就贯彻落实工作进行全面部署和安排。时任上海市委副书记尹弘，上海市委常委、上海市委组织部部长于绍良及分管副市长，在《实施意见》出台前及贯彻落实过程中，带领相关部门，多次赴公立医院实地调研、召开专题座谈会，听取汇报，深入交流讨论，通过月报制度，及时了解推进情况，指导贯彻落实工作。在上海市委领导下，2019年1月，市教育卫生工作党委成立了市医院党建工作指导委员会[2]，成员由上海市卫生健康委以及申康医院发展中心、有关高校等公立医院举办主体党组织负责人担任，为党委领导下的院长负责制在全行业迅速贯彻落实创造条件。为健全日常工作机制，委员会制定了议事规则，并建立委员直接联系医院制度。16个区均结合实际建立起区医院党建工作指导委员会，按照区指导委员会主任不同，在实践中形成三种模式：一是由区委副书记担任（普陀区）；二是由区委组织部领导担任（金山、松江、奉贤、崇明4个区）；三是由区卫生健康委主要领导担任（浦东新区、黄浦、徐汇等其他11个区）。2019年2月，在机构改革中，明确了上海市卫生健康委“负责公立医疗卫生机构党建指导工作”的职责。

（二）公立医院党的建设制度体系不断完善，为加强公立医院党的建设工作提供了制度保障

在深入调研基础上，加强顶层设计，全面对标中央精神，充分吸收调研成果，创新体制机制、固化实践经验。

1. 在市级层面，初步形成“1+2+N”制度框架

我市不断完善公立医院党的建设制度体系，初步形成“1个实施意见+2个议事规则+N个配套文件”的制度框架体系。即：在《实施意见》基础上，出台《上海公立医院党委会议议事规则（试行）》和《上海公立医院院长办公会议议事规则（试行）》（沪教卫党〔2018〕400号）。同时，结合工作推进，强化制度配套。一方面，加强医院党务工作人员激励保障机制建设：2019年9月，印发《上海市公立医院党务工作人员专业水平评聘办法（试行）》（沪人社专〔2019〕372号），明确通过专业水平评议的党务工作人员，其人事、工资、退休按照国家有关“双肩挑”人员规定进行管理；年内在6家医院进行了试点，在全国率先实现了公立医院党务工作人员专业水平评议单列计划、单设标准、单独评议。另一方面，探索建立公立医院党建工作质量评价制度：2019年10月，出台《本市三级公立医院绩效考核工作实施方案》（沪卫医〔2019〕57号），强调“医院绩效与党建工作质量评价考核结果挂钩”；起草了公立医院党建工作质量评价办法及评价指标，目前正在征求意见。此外，各区也正在陆续出台区级层面的贯彻落实配套制度文件。

2. 在医院层面，创新制度安排

在医院领导班子建设上，明确“各级公立医院一般应当实行书记、院长分设”。在医院党支部建设上，鼓励医院内设机构负责人中的党员担任支部书记的同时，明确要求医院业务科室设置核心管理小组，党支部书记作为核心管理小组主要成员，与其他成员集体讨论决定科室重要事项。在基层党建工作上，要求公立医院主动融入城市基层党建整体格局，积极参加区域化党建工作，探索依托行业学（协）会、医疗联合体等平台促进单位党建、行业党建、区域党建互联互补。在医院文化

建设上，要求医院做好文化建设规划，凝练文化共识、打造文化载体，把医院文化培育成核心竞争力。

3. 扩大适用范围，为在我市卫生健康行业事业单位统一实行党组织领导下的行政领导人负责制奠定基础

考虑到医疗卫生工作的行业性特点，吸收基层的意见建议，我市《实施意见》在适用范围上，不仅限于公立医院，还要求社区卫生服务中心、公共卫生机构和其他各级卫生健康事业单位参照执行。

（三）公立医院内部治理体系得到进一步理顺，为医院院级党组织发挥领导作用提供了基础保障

一是公立医院领导班子进一步调整充实。各公立医院上级党组织高度重视，着力加大班子调整和选配力度，医院领导班子逐步调整完善。截至 2019 年 10 月，90％以上的公立医院做到了党委书记、院长分设，81％以上的公立医院党员院长兼任党委副书记。二是完善医院内部与党委领导下的院长负责制相适应的制度体系。各级公立医院均已健全议事决策规则，探索建立书记、院长沟通协调会议制度，修订与党委领导下的院长负责制不相适应的医院内部制度，结合现代医院管理制度试点工作将党建工作要求写进医院章程。三是公立医院党建工作保障进一步强化。各级医院不断夯实党建工作基础，完善党务工作机构设置，市级公立医院均已设立了组织、纪检和其他党务工作机构。增配专职党务工作人员，试点开展党务工作人员水平评聘。党建工作经费均已列入各级公立医院年度经费预算。与市公立医院党的建设工作会议召开前相比，全市各级公立医院党务工作机构累计增设近百个，专职党务工作人员增配近 150 人。

（四）公立医院基层党组织进一步加强，为夯实基层党建工作提供了资源保障

不断加大培训力度，市区两级分层分类开展针对医院领导班子成员、支部书记和党员骨干的各类专题学习、教育和培训，到 2019 年 10 月为止累计培训 7 000 余人次（其中市级调训 1 000 余人次）。各公立医院举办主体及各级医院党组织通过干部会议、支部书记会、支部组织生活、党外人士及离退休老同志座谈会等方式，把为什么改、改什么、怎么改向医院党员干部讲清楚说明白，把大家思想统一到中央决策部署上来。各级医院均抓紧推进医院基层党组织的优化设置，合理控制支部党员人数规模，实现全院各科室、部门及各类群体的全面覆盖。与之前相比，增设了 300 余个党支部。重视支部书记“双带头人”建设，抓好党支部书记选拔培养激励。截至 2019 年 10 月，全市公立医院 73.51％的党支部书记由科室负责人中的党员担任，并逐步落实党支部书记、委员工作津贴。进一步抓好思想政治工作和医德医风建设，做好精神文明、意识形态、统战和群团工作，强化思想引领，为推进医院改革发展汇聚力量。

四、调研发现的主要问题

在看到成绩的同时，也要清醒地认识到，面对全面从严治党的新形势、新任务、新要求，全面对照《关于加强公立医院党的建设工作的意见》要求，我市公立医院党建工作依然存在以下短板和不足。

（一）公立医院党建工作推进还不均衡，公立医院党建领导体制运行机制需进一步磨合

我市公立医院党的工作管理主体多元，组织关系隶属多样、行业属性鲜明。医院上级党组织推进力度不同、各医院党建工作基础不同、医院领导班子思想认识和履职能力不同，各医院贯彻落实水平还不均衡，需要指导委员会进一步加强整体统筹；上海市卫生健康委在公立医疗卫生机构党建工作中还需进一步发挥指导作用；体现行业特色、标准统一的公立医院党建工作质量评价制度还未建立。

（二）公立医院领导班子建设需要进一步加强，思想认识还需要进一步提高

我市医疗卫生系统干部比较一致地认为，在新形势下，党委发挥领导作用很有必要。各公立医院已按照要求执行两个议事规则，但如何更高质量地贯彻党委领导下的院长负责制，还需要医院领导班子进一步提高思想认识和政治站位，以更富担当的精神开展工作，提高医院议事决策效率。《实施意见》对医院领导人员素质能力提出了更高的要求，由于医疗卫生行业干部专业性强，医学专业普遍学制长，医务人员就业门槛高，入职时间晚，医院领导干部成长周期相对较长，全市医疗卫生行业存在着优秀年轻干部储备不足，培养锻炼年轻干部平台较少，轮岗交流渠道少等问题，医院领导人员选拔培养交流机制亟待完善。

（三）公立医院党务工作人员队伍需要进一步加强，基层党建工作水平还需要进一步提高

随着公立医院党建工作加强，一批新的党支部书记、委员和专职党务工作人员充实到党建工作队伍中来，需要加强党务知识培训，提高党建工作能力。部分医院还未落实党支部书记、副书记、委员绩效待遇的工作要求。党务工作人员加快推进水平评聘工作的愿望比较迫切。公立医院院级党组织对基层支部建设的指导力度有待提高，基层党支部在学习内容、途径和渠道的创新还不够，需要进一步探索建立适应医院工作模式的学习方式。

五、加强公立医院党的建设工作的政策建议

（一）进一步理顺管理机制，充分发挥行业主管部门和公立医院举办主体的作用

充分发挥市区两级医院党建指导委员会作用，加强资源整合与联动共管，提高推进工作的力度；上海市卫生健康委要加强行业党建工作指导，抓实抓好公立医院党建工作整体推进、落实和考核等工作，督促公立医院举办主体、区卫生健康部门落实行业党建要求；各公立医院上级党组织对所属医院党建工作履行领导、指导和监督责任，把责任压实、考核压实。

（二）进一步完善实施措施，不断提高公立医院党建工作质量评价水平

面对公立医院举办主体多元，公立医院党组织隶属关系复杂的局面，在上海市医院党建指导

委员会统筹下，要充分发挥卫生健康部门行业管理职能，做到党建与业务工作紧密结合，同部署、同推进、同考核；强化信息化手段的应用，制定适应实际的党建工作质量评价办法，构建起一套能科学准确评价公立医院党建工作质量的指标体系；积极促进医院建立完善医院内部的党建工作质量评价考核机制，有效激励和推动党的建设与业务工作有机衔接、有机融合。

（三）进一步做好培养选拔，着力加强公立医院领导班子建设

当前，各医院都处于新体制的探索试行阶段，在推进实施党委领导下院长负责制过程中，需要班子把准方向、掌握节奏。一方面，要坚持正确的政治方向，持之以恒地做好书记院长、医院班子、医院骨干及广大医务人员的思想政治工作，推动建立书记院长沟通协商机制，使加强医院党的建设成为一种自觉和共识；另一方面，坚持书记、院长“同质化”培养模式，做好科学调配，不断适应新形势下医院领导人员能力水平要求。

（四）进一步强化保障激励，持续推动党务工作队伍专业化职业化建设

加强与市人力资源和社会保障局等部门协作，在试点基础上加快铺开党务工作人员专业水平评聘工作，落实党务工作人员职务职级“双线”晋升；进一步统筹做好党务工作人员和支部书记岗前培训、分类培训和集中轮训工作，督促医院落实党支部书记、副书记、委员绩效待遇政策，增强党务工作人员责任感和使命感，提高党务工作者的履职能力。

参考文献

［1］习近平. 决胜全面建成小康社会　夺取新时代中国特色社会主义伟大胜利——在中国共产党第十九次全国代表大会上的报告. http://www.xinhuanet.com//2017-10/27/c_1121867529.htm.［2019-12-22］.

［2］上海市教育卫生工作党委. 关于成立上海市医院党建工作指导委员会的通知(沪教卫党〔2019〕30号). 2019.

新医改十年成果与发展策略研究

——战略、政府、市场、激励

胡善联

【导读】 新医改从2009年开始已经走过了十个年头。文章回顾了新医改理论基础的发展，系统总结了十年来医改取得的成就，包括明确"健康中国"战略、明确政府在医改中的作用、明确市场在医改中的作用、明确调动激励机制、确保医改的可持续性等，阐述了医改发展中需要继续强调的几个问题，包括继续坚持"保基本、强基层、建机制"的改革方针、通过顶层设计提高医疗保险的保障能力、全面实施《"健康中国2030"规划纲要》和《健康中国行动》等。

新医改从2009年开始[1]，迄今已经整整十个年头了。过去十年我国的医改在困难中砥砺前行，成绩斐然；未来十年，我国的医改在探索具有中国特色社会主义的医改的道路上任重道远，前途光明。医改是全球性的难题，不可能用一种模式来解决所有国家的问题。我国的医改面临的问题更为复杂，只有结合国情，从"健康中国"战略角度出发[2]，找到一个合适的创新制度，才能取得实效。

一、新医改理论基础的发展

新医改的十年，正好经历了党的十七大、十八大和十九大，也经历了我国从"十一五"规划末期到"十二五""十三五"发展规划的整个过程。新医改十年来取得了巨大的成就，这是不言而喻的。随着综合国力的不断增强、人民经济收入和生活水平的不断提高，正如党的十九大报告提出的"中国特色社会主义进入新时代，我国社会主要矛盾已经转化为人民日益增长的美好生活需要和不平衡不充分的发展之间的矛盾"[3]。党在新时期的奋斗目标是从全面建成小康社会到社会主义现代化强国。医疗卫生方面也不例外，要实施"健康中国"战略，完善国民健康政策，为人民群众提供全方位、全周期的健康服务。

目前，我国面临着医疗卫生服务需求的日益增长，2018年全国门、急诊量已高达83.1亿人次，居民平均年就诊次数为6.0，住院25 453万人次，年住院率增加到18.2%，全国医院病床使用

第一作者：胡善联，男，教授。
作者单位：复旦大学公共卫生学院（胡善联）。
本文已发表于《卫生软科学》2019年第33卷第8期。

率达到 84.2%[4]。人们对医疗卫生服务的质量和医药产品的创新要求越来越高，已经从改革初期的“逐步实现人人享有基本医疗卫生服务的目标”发展到“为人民群众提供全方位、全周期的健康服务”。然而经济学的基本原理告诉我们，卫生资源总是有限的，不能满足医疗卫生服务的无限需求，这就构成了当前医疗卫生改革的基本矛盾。

2009 年新医改的目标是非常明确的，即“到 2020 年，覆盖城乡居民的基本医疗卫生制度基本建立。普遍建立比较完善的公共卫生服务体系和医疗服务体系、比较健全的医疗保障体系、比较规范的药品供应保障体系、比较科学的医疗卫生机构管理体制和运行机制，形成多元办医格局，人人享有基本医疗卫生服务，基本适应人民群众多层次的医疗卫生需求，人民群众健康水平进一步提高”[1]。目前，新医改提出的五项工作任务也已基本完成，包括推进基本医疗保障制度建设、建立国家基本药物制度、健全基层医疗卫生服务体系、促进基本公共卫生服务逐步均等化和推进公立医院改革。

2003 年启动实施的新型农村合作医疗制度解决了农村居民的基本医疗保障问题。通过十年探索，目前我国已建立了覆盖城镇职工和城乡居民的统一的基本医疗保险制度，正积极开展重大疾病保险、长护险等试点并探索各种形式的补充保险、商业医疗保险、医疗救助等，形成了多层次的医疗保障制度，覆盖率达 98%以上。2018 年，全国医疗保险当年筹资总量已达到 21 090 亿元，累计结余 22 867 亿元，其中 38.4%来自个人账户的结余[5]。2018 年 3 月我国成立了新的国家医疗保障局，集医保支付和补偿、药品招标、价格谈判和监督管理于一体。在全国没有形成统一的医疗保险制度之前，要取消门诊个人账户、建立门诊统筹、解决好异地就医及时结算，就要逐步提高统筹层次和补偿比例，做好医保基金的监督和管理工作。

在建立国家基本药物制度方面：2009 年后已先后三次修订基本药物目录，目前基本药物已增加到 685 种，其中西药 417 种、中成药(含民族药)268 种；目前基本药物已纳入医疗保险药品甲类目录，满足临床治疗基本需要。为推行分级诊疗、实施延伸处方，调整了最初基层医疗机构只能配备和使用基本药物的政策，有利于患者下沉到社区治疗；同时统一全国基本药物目录，不再由各省增补基本药物目录，增强国家基本药物目录的权威性。

在健全基层医疗卫生服务体系方面：在坚持保基本、强基层、建机制政策的指引下，社区卫生服务体系有了蓬勃的发展，家庭医生签约制度的完善和全科医生规范化培训的实行大大提高了基层医疗卫生服务机构的医疗水平。优质医疗资源的下沉和社区首诊、双向转诊、急慢分治等整合型医疗政策的实施，促进了在基层接受诊疗服务患者比例的提高。按人头支付的医疗保险和按绩效分配的工资制度提高了基层医务人员的积极性。

在促进基本公共卫生服务逐步均等化方面：几年来政府按人头投入公共卫生服务的资金不断增加，由最初的人均公共卫生费用补助 15 元增长到 2018 年的 55 元，经济比较富裕的地区甚至可以达到 100 元左右。基本公共卫生服务项目和重大公共卫生项目的制订使人人能公平地享受基本公共卫生服务。慢性病的社区防治和全生命周期的医疗卫生服务已成为未来医疗卫生改革的理念。

在推进公立医院改革方面：推行法人治理结构，建立现代化医院管理制度；实行药品和医用耗材的零加成，实行招标采购，加强医院成本管理和医疗服务价格的调整；改变运行机制，提高医院信息管理、方便患者就医、改善患者就医的体验和满意度已成为医院评级的目标；建设城市医疗集团、县域医疗共同体和建立专科联盟、远程医疗已成为现时中国医疗服务体系改革的重要模式。在此基础上，国家还将建立国家医学中心和区域医疗中心，这将会为提高医疗服务质量和价值、改善资源的规划和布局带来重要的影响[6]。

二、十年来医改取得的成就

通过十年的医改，国家不断进行政策的调整，政策的调整有时貌似是政策的反复，其实是政策实施和评估后的改进，是政策执行循环的提升。总结起来有三方面的成就：一是"健康中国"战略和行动的形成；二是找到了正确发挥政府和市场在医疗卫生体制改革中的作用和方式；三是如何运用好激励机制，调动政府、各相关行政部门、医药企业、卫生工作者和广大人民群众对卫生改革的积极性。

（一）明确"健康中国"战略

医改十年的最大成就是明确了"健康中国"战略。目前，中国已进入了一个医改发展的新阶段。医改的最终目标是提高人民健康水平，实现国民健康长寿，基本实现健康公平。新医改把健康放在优先发展的战略地位，将健康的理念融入公共政策制定的全过程，将健康融入所有政策，消除从各部门利益出发、各自为政、各项政策互不联动的机制障碍。新医改在提供医疗卫生服务上从片段式治疗发展到整合型医疗，从注重数量转变为注重质量和价值，从疾病管理发展到健康管理，从发展"医疗联合体"转变为发展"健康联合体"。卫生系统将以提供全方位、全生命周期服务作为主要目标。

卫生事业的发展要以人民为中心，医院服务以患者为中心，不断提高服务水平，包括提高人民群众就医的便捷度和满意度、减少疾病的负担和因病致贫的风险、体现医疗卫生服务的公平性，而不是盲目扩大床位和高新技术，罔顾医疗费用的不合理增长。

（二）明确政府在医改中的作用

十年来在新医改的环境下，国家财政对卫生事业的支持力度有了明显增加。在最初的三年（2009～2011 年）中，国家新增投入 8 500 亿元，其中中央政府增加投入 3 318 亿元（39%）。按照两个"逐步提高"（逐步提高政府卫生投入占卫生总费用的比重，逐步提高政府卫生投入占经常性财政支出的比重）的基本要求，不断加大政府对卫生的投入。卫生总费用中政府的卫生支出由 2009 年的 4 816 亿元（占卫生总费用的 27.5%）增长到 2017 年的 15 206 亿元（占卫生总费用的 28.9%）。同期，政府卫生支出占财政支出的比重也由 6.31%增加到 7.49%。此外，社会医疗保障经费也由 5 957 亿元（占卫生总费用的 34%）增加到 20 320 亿元（占卫生总费用的 38.63%）[7]。明确了中央和地方财政对卫生的事权，特别是对公共卫生服务政府实行全额保障，人均基本公共卫生补助标准已由最初的人均 15 元，增加到 2018 年人均 55 元，在经济发达地区补助的标准更高。从 2018 年起，国家已降低肿瘤药物进口关税和增值税。建立医疗机构公共卫生服务经费保障机制，并对公立医疗机构取消医用耗材加成后给予合理收入补偿是 2019 年落实的重点工作。同时，完善中国特色的医疗保障制度改革方案，为未来医保改革发展做好顶层设计。

2019年5月，WHO在第72届世界卫生大会上提出，实现全民健康覆盖需要创造一个更健康、更安全和更公正的世界[8]。会议讨论了三个重点问题：一是健康与政治有关，要求各国政府对全民健康覆盖做出具体承诺；二是健康与伙伴关系有关，要求利用《人人享有健康生活和福祉全球行动计划》框架的集体力量实现可持续发展目标；三是健康与人有关，将通过关于社区卫生工作者等决议和决定在社区扎下根来。回顾中国的医改，其取得的成就与政府的支持和承诺是紧密相关的。国务院于2006年9月成立由11个部委组成的深化医改协调小组，国家发改委主任和卫生部部长出任组长，共同研究和协调体制改革等重大问题。很多重要的政策文件的出台不仅由各政府部门负责制定，有的甚至通过国务院办公厅颁发或由国务院医改领导小组秘书处负责起草。

（三）明确市场在医改中的作用

医改需要充分发挥政府和市场两只手的作用。市场竞争是降低药品价格很好的例证。药品通过招标采购或是带量采购可以促使生产同类产品的药品企业之间开展价格竞争。反之，如果以最低价的药品或独家产品作为唯一中标企业的话，就会形成垄断现象，即使扩大到2～3家中标企业也会引起寡头垄断。要使药品降价到一个合理、公正、透明的价格，既要考虑药品价格的可承受性，又要考虑到药品研发和生产需要的成本，这样有利于药品的进一步创新。药品的价格涉及各方面的利益部门和群体，需要统筹协调，将新药审批与使用衔接起来，注意药品的质量、供应、药款结算和回款。同样，在促进社会办医、发展商业保险方面也要充分发挥市场机制的作用，加强政府的监督管理，使其规范发展。

（四）明确调动激励机制，确保医改的可持续性

在2009年新医改前，医院医疗劳务价值很低，经营效率是依靠药物的批零差价或诱导需求来提高医院的收入，这种刺激的结果是“大检查、大处方”，损害了患者的利益。这是一种负向的积极性，造成医疗卫生服务资源的大量浪费。2009年新医改后，首先在基层医疗机构中实行基本药物零差率销售，2019年后又进一步规范医用耗材的使用，实行零差率销售，并通过提高医疗劳务价值如提高医师服务费、药师服务费、专家门诊费用、手术费用和中医诊疗技术等医疗服务的收费标准等来增加医院的收入。因此，这些措施可以说是正向的激励机制。此外，还通过薪酬制度的改革，对城市三级和二级以下医疗机构的院长和医务人员实行绩效考核，实行绩效工资和奖金，从而调动了医师的积极性；甚至还通过医疗保险支付方式的改革，如对家庭医生实行按人头付费、医院实行以按病种分类支付的前瞻性付费为主的多元支付方式改革，医疗费用结余归医院所有，其中部分节余的费用还可用于劳务补贴，调动了医院控费的积极性。

上述做法还存在着很多政策和实践的障碍，但目前的《深化卫生专业技术人员职称制度改革的指导意见》、《公立医院薪酬制度改革试点工作的指导意见》（人社部发〔2017〕10号）文件已创造性地落实了“两个允许”政策，即允许医疗卫生机构突破现行事业单位工资调控水平（绩效工资水平）和允许医疗服务收入扣除成本，并按规定提取各项基金后，这些基金可主要用于人员奖励。这些政策的实施会大大提高卫生人员的薪酬待遇，从而起到稳定医疗卫生的专业队伍的作用。

总之，医药卫生体制的综合改革需要各部门的联合行动，特别是医保、医疗和医药部门的“三

医联动”。任何改革都需要有经济的激励机制，也会涉及利益的重新分配，只有调动社会、政府、医疗卫生服务行业及老百姓等各方面的积极性，才能做到共建和共享医药卫生改革的成果。

三、医改发展中需要继续强调的几个问题

（一）继续坚持“保基本、强基层、建机制”的改革方针

医改中实施初级卫生保健的信念是不能动摇的。医改的最终目标是人人享有基本卫生服务，进一步提高人民群众的健康水平。尽管医疗创新技术和与卫生相关的产品在不断地增加，但提高基层医疗卫生服务的综合能力仍然是衡量一个国家的卫生系统是否具有绩效的重要标志。近年来，在公立医院改革中提出了组建城市医疗联合体，在农村组建县域医共体，其目的不是大力发展国家医学中心和区域医疗中心，而是加强城乡地区的整合型医疗卫生服务体系，使患者能够就近预防和治疗疾病，使90%以上的患者能留在当地医疗，使更多的患者能够首诊在基层，通过双向转诊等机制，合理地分流患者。这样就要求提高基层医务人员全科服务的质量和能力，通过家庭医生培养制度，建立起患者信赖、能够提供优质服务的网络体系，将医疗联合体转变成健康联合体，解决“看病难”的问题。

（二）通过顶层设计，提高医疗保险的保障能力

从现有的医疗保障待遇来讲，患者医疗费用的负担仍然是比较大的。大部分实行社会医疗保险制度的国家或地区，医疗保险的费率为工资总额的5%～11%，长护险的筹资占工资总额的1.5%～3%。尽管我国现行城镇职工基本医疗保险筹资在8%左右，但保障的水平与其他国家和地区相比还有很大的差距，这就要在医疗保险制度设计和支付制度方面来一个总体的规划，未来的改革方向要向以家庭为单位的全民健保制度方向发展。还要逐步提高医保经费的统筹层次，目前的异地结算只是一个过渡性的方案，只有建立一个全民医疗保险制度才能提高公平性和补偿能力，才能彻底解决“看病贵”的问题。

为了降低药品、医用耗材的费用，使患者在经济上能有可承受性，不仅需要通过各种政府或市场的措施和手段降低产品的价格，而且还需要合理使用和建立与国情和经济状况相匹配的医疗保险报销目录并建立动态调整机制。医疗保险的筹资水平是有限的，需要实行所谓的“腾笼换鸟”政策，将那些临床无效、毒副作用比较严重的药物制剂或只能起到辅助治疗的药品从现有的基本药物目录和医疗保险药物目录中剔除出去，留出空间来增补一些创新和有显著临床疗效的药品和医用耗材。

（三）全面实施“健康中国”规划纲要和行动计划

2016年发布的全面实施《“健康中国2030”规划纲要》主要涉及提高健康公平性。在普及健康生活、优化健康服务、完善健康保障、建设健康环境、发展健康产业五个方面，提出了实现目标和13个具体的指标[2]。2019年6月国务院印发的《深化医药卫生体制改革2019年重点工作任务》（国办发〔2019〕28号）[9]中也提到了将要制订关于实施“健康中国”行动计划的意见，包括《健康中国行动》、《健康中国行动组织实施和考核方案》（国办发〔2019〕32号）的内容。这些文件的

出台，目的是号召全国人民行动起来，共建、共享“健康中国”。“健康中国”既是一个战略思想，又是一项复杂的系统工程，必须调动各方面的积极性，聚焦影响健康的重要因素、重点疾病和重点人群，实施一批健康行动。争取到 2030 年，我国人民的人均期望寿命达到 79 岁，婴儿死亡率下降到 5‰，孕产妇死亡率降低到 12/10 万。后十年医改的继续奋斗最终将使我国人民的健康水平能够达到中上经济发达国家的水平。

参考文献

[1] 中共中央，国务院. 关于深化医药卫生体制改革的意见(中发〔2009〕6 号). http：//politics.people.com.cn/GB/1026/9083057.html[2019-06-09].

[2] 中共中央，国务院. “健康中国 2030”规划纲要. http：//www.gov.cn/zhengce/2016-10/25/content_5124174.html[2019-06-09].

[3] 习近平. 决胜全面建成小康社会，夺取新时代中国特色社会主义伟大胜利——在中国共产党第十九次全国代表大会上的报告. http：//cpc.people.com.cn/n1/2017/1028/c64094-29613660.html[2019-06-09].

[4] 国家卫生和健康委员会. 2018 年我国卫生健康事业发展统计公报. http：//www.nhc.gov.cn/guihuaxxs/s10748/201905/9b8d52727cf346049de8acce25ffcbd0.shtml[2019-06-09].

[5] 三胜产业研究中心. 2018 年我国基本医疗保险基金总收入 21 090.11 亿元. http：//www.china1baogao.com/data/20190304/5317367.html[2019-06-09].

[6] 马晓伟. 求真务实继往开来，奋力开创卫生健康改革发展新局面——2019 年全国卫生健康工作会议上的报告. http：//www.gov.cn/xinwen/2019-01/08/content_5355783.html[2019-06-09].

[7] 国家卫生健康委卫生发展研究中心. 2018 中国卫生总费用研究报告. 北京，2019.

[8] 谭德塞. WHO 总干事谭德塞博士的讲话. http：//www.who.int[2019-06-09].

[9] 国务院办公厅. 关于印发深化医药卫生体制改革 2019 年重点工作任务的通知(国办发〔2019〕28 号). http：//www.gov.cn/zhengce/content/2019-06/04/content_5397350.html[2019-06-09].

新医改以来我国健康公平改善状况研究

黄玉捷

【导读】 文章以卫生筹资、卫生服务利用和健康结果等三方面内容，构建了我国健康公平指标体系和健康公平指数，并通过运用健康公平指数，对我国新医改期间健康公平改善状况进行分析。文章认为，新医改期间，全国健康公平指数逐年上升，健康公平状况趋好，卫生筹资、卫生服务利用和健康结果等三个方面的公平状况均有改善；地区间健康公平差异有所缓解，差距缩小，大部分经济欠发达地区健康公平水平有不同程度的上升；但主要经济发达地区卫生筹资公平水平或卫生服务利用公平水平有所下降，从而引起健康公平水平不同程度下降。文章提出应继续坚持强调健康公平的医疗体制改革，不断提升我国健康公平水平。

一、研究背景

2009 年 3 月，中共中央国务院常务会议通过了《关于深化医药卫生体制改革的意见》，标志着我国新一轮以强调健康公平为特征的新医改正式开始。新医改“把维护人民健康权益放在第一位”作为主要基本原则，明确新医改要建立覆盖城乡居民的基本医疗卫生制度，逐步实现“人人享有基本医疗卫生服务”的远大目标，为群众提供安全、有效、方便、价廉的医疗卫生服务。

新医改启动以来，公共卫生、医疗保障、医疗服务和医药供应等四大领域均进行了一系列重大改革。从定性分析角度来看，新医改在推动健康公平方面成就显著。一是确立了健康制度公平。在较短时间内建立了世界上最大的全民基本医保网。2018 年末，我国基本医疗保险参保人数超过 13 亿人，参保率稳定在 95%以上，基本实现应保尽保。二是推进了城乡居民健康公平。2016 年实现了城镇居民医保和新农合制度的整合，建立了城乡统筹的居民医疗保障制度，特别是提高了农村居民医保水平。三是推进了困难人群健康公平。2015 年实行的城乡居民大病医疗保险制度，缓解了重特大疾病患者人群落入因病致贫或因病返贫的困境。四是加强基层医疗服务体系建设。以家庭医生制度建设为突破口，积极探索“基层首诊、双向转诊、急慢分治、上下联动”的分级诊疗制度，解决居民看病难问题，增强居民医疗服务利用的可及性。五是加强公共卫生服务

第一作者：黄玉捷，女，研究员，上海市卫生和健康发展研究中心（上海市医学科学技术情报研究所）副主任。
作者单位：上海市卫生和健康发展研究中心（上海市医学科学技术情报研究所）（黄玉捷）。

体系建设。我国在疾病谱向慢性病快速转变的严峻形势下，强调疾病预防和健康促进，推动医疗服务由以"治病"为主向"防病"为主转变，减少高昂慢性病治疗保健成本对群众生活质量的影响。

但是，从定量分析角度来看，表现新医改对健康公平推动作用的数据手段还非常欠缺，"以数据说话"还存在一定难度。通过卫生、妇幼、人口、疾病预防控制和体育等多个条线统计平台，我们已经拥有了一系列与新医改健康公平相关的数据，但是仍然缺乏一个具有健康公平逻辑关系的指标体系。

本文根据国际通行的健康公平理论，尝试建立了健康公平指标体系和健康公平指数。通过对全国和全国 31 个省(自治区、直辖市)健康公平指数分析，评估新医改十年健康公平在全国和地区两个层面的改变状况。

二、研究方法和数据

(一) 指标体系的确定

1990 年 Margaret Whitehead 提出的"可避免的和不应有的健康差异"理论刷新了 20 世纪 70 年代以来健康公平研究内容和模式，将健康差异定位于"因不公平因素导致的健康差异"。他指出："公平意味着创造平等的健康机会，以便将健康差异降到尽可能低的水平，也就是在人口健康方面能体现出社会的公正目标。"[1] Whitehead 的理论引起了 20 世纪 90 年代国际社会对"健康公平"和"健康差异"的系列讨论。最终，"健康公平不是要消除所有健康的差异，而是要减少或消除可避免及不公正的因素导致的健康差异"的观点获得了国际社会认可。机会平等—过程平等—结果平等的健康公平逻辑成为健康公平研究的主要范式。健康公平的主要内容也被认可为包含卫生筹资公平、卫生服务利用公平和健康结果公平等 3 方面内容。

健康公平理论为健康公平指标体系建立提供了坚实的理论基础。以此，参照健康公平理论框架，本文建立了包括健康公平一级指标和卫生筹资公平、卫生服务利用公平和健康结果公平等 3 个二级指标以及 16 个三级指标的健康公平指标体系(表 1)。其中，卫生筹资公平指标包括卫生总费用占 GDP 比重、人均卫生费用和筹资结构(政府、社会和个人卫生支出占比)等 3 个方面内容；卫生服务利用公平指标包括卫生服务可及性(人均门急诊数、每百人门急诊入院人数)和卫生服务利用成本(门诊次均医药费用、住院人均医药费用、人均医疗保健支出和医疗保健支出占消费性支出比例)等两个方面内容；健康结果公平指标包括婴儿死亡率、孕产妇死亡率、5 岁以下儿童死亡率、平均预期寿命和《国民体质测定标准》合格率等由《"健康中国 2030"规划纲要》规定的 5 项健康水平指标内容。

表 1　健康公平指标体系

一级指标	二级指标	三级指标
健康公平	卫生筹资公平	卫生总费用占 GDP 比重 人均卫生费用 政府卫生支出占比 社会卫生支出占比 个人卫生支出占比

续 表

一级指标	二级指标	三级指标
健康公平	卫生服务利用公平	人均门急诊数 每百人门急诊入院人数 门诊次均医药费用 住院人均医药费用 人均医疗保健支出 医疗保健支出占消费性支出比例
	健康结果公平	婴儿死亡率 孕产妇死亡率 5 岁以下儿童死亡率 平均预期寿命 《国民体质测定标准》合格率

（二）健康公平指数的产生

健康公平指数(HF)是评估健康公平状况的重要指标。它通过指数形式综合反映了全国或地区总体或某一方面的健康公平状况。

本文采用因子分析中的主成分法，对健康公平指标体系中的相关数据进行主成分分析，从而获取相应的健康公平指数表达式及指数数值。

健康公平指数(HF)：

$$HF = d_1 x_{\text{卫生总费用占 GDP 比重}} + d_2 x_{\text{人均卫生费用}} + \cdots + d_n x_{\text{《国民体质测定标准》合格率}}$$

卫生筹资公平指数(H_{CZ})：

$$H_{CZ} = a_1 x_{\text{卫生总费用占 GDP 比重}} + a_2 x_{\text{人均卫生费用}} + a_3 x_{\text{政府卫生支出占比}} + a_4 x_{\text{社会卫生支出占比}} + a_5 x_{\text{个人卫生支出占比}}$$

卫生服务利用公平指数(H_{FW})：

$$H_{FW} = b_1 x_{\text{人均门急诊数}} + b_2 x_{\text{每百人门急诊入院人数}} + b_3 x_{\text{门诊次均医药费用}} + b_4 x_{\text{住院人均医药费用}} + b_5 x_{\text{人均医疗保健支出}} + b_6 x_{\text{医疗保健支出占消费性支出比例}}$$

健康结果公平指数(H_{SP})：

$$H_{SP} = c_1 x_{\text{婴儿死亡率}} + c_2 x_{\text{孕产妇死亡率}} + c_3 x_{\text{5岁以下儿童死亡率}} + c_4 x_{\text{平均预期寿命}} + c_5 x_{\text{《国民体质测定标准》合格率}}$$

（三）数据来源

本文大部分数据来源于《2018 中国卫生健康统计年鉴》《2010 中国卫生和计划生育统计年鉴》《2012 年中国卫生和计划生育统计年鉴》《2018 中国统计年鉴》，部分省(自治区、直辖市)的年度健康结果数据来源于《“十三五”人口发展规划》《“健康中国 2030”规划纲要》等相关资料。

统计的原因使部分年份数据缺失，本文采取插补法进行数据补充。

（四）数据处理

采用 SPSS 22 软件进行数据分析。所有数据均进行了正态分布检验，所有模型均进行了显著性检验。最终，所有指数均经过归一化处理。

三、研究结果

（一）新医改期间全国健康公平指数变动情况

全国健康公平指数是衡量一个国家健康公平状况的重要指标，也是可以进行国际健康公平比较的重要指标。全国健康公平指数持续上升，表明本国健康公平状态持续向好的趋势发展，反之，则朝不公平状态恶化。

新医改期间，全国健康公平指数快速上升，由 2010 年的 1.320 上升到 2017 年的 6.420（图 1），上升了 4.86 倍，这表明我国健康公平状况逐年向好。

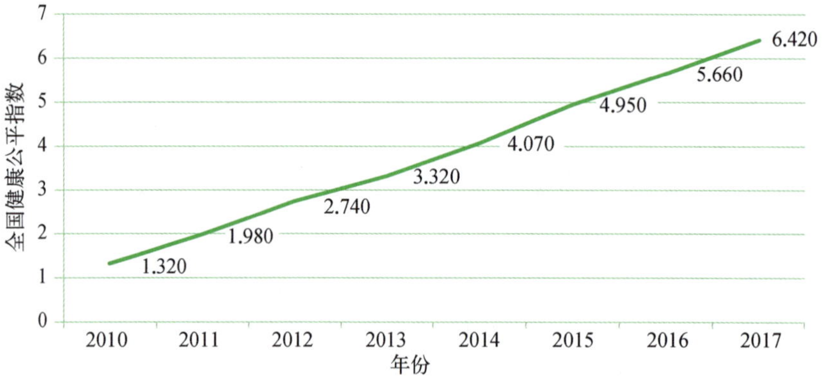

图 1　2010～2017 年全国健康公平指数变动情况

1. 卫生筹资公平水平逐年提高

改革开放以来，我国卫生筹资公平指数经历了先降后升的过程。2001 年达到谷底，卫生筹资公平指数为−2.073。2009～2017 年新医改期间，卫生筹资公平指数处于上升阶段，由 2009 年的 0.399 上升到 2017 年的 2.247（图 2）。

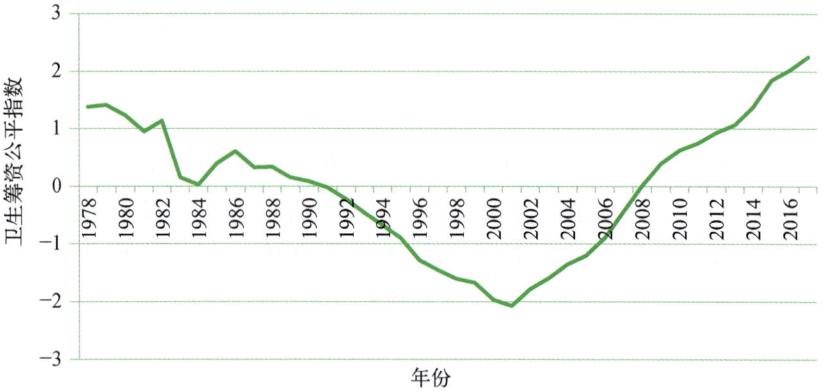

图 2　1978～2017 年全国卫生筹资公平指数变动情况

(1) 卫生总费用占GDP比重上升：改革开放以来，我国卫生总费用占GDP比重一直处于上升阶段。1978年为3%，2017年上升到6.36%，是1978年的两倍多，年均增长速度达到5.33%。2009～2017年新医改期间是改革开放以来我国卫生总费用占GDP比重增长最快阶段，年均增长速度达到2.98%，卫生总费用占GDP比重由2009年的5.03%上升到2017年的6.36%，达到历史最高水平。

(2) 人均卫生总费用快速增长：改革开放以来，我国人均卫生总费用也一直处于快速增长过程。从1978年的11.45元上升到2017年的3 783.8元，年均增长速度达到16.04%。但是，新医改以来，人均卫生费用增长相对放缓，2009～2017年其年均增长率为14.13%，低于1978～2017年年均增长水平(表2)。

表2 1979～2017年卫生筹资公平相关指标增长情况

时间段(年)	卫生总费用占GDP比重		人均卫生总费用	
	年均增长率(%)	平均值(%)	年均增长率(%)	平均值(元)
1979～1989	1.57	3.24	15.49	26.67
1989～1999	2.19	3.93	19.41	166.23
1999～2009	1.19	4.62	15.11	665.23
2009～2017	2.98	5.49	14.13	2 412.61

(3) 筹资结构趋向均衡：卫生筹资结构是影响卫生筹资公平指数的重要因素。改革开放以来，卫生筹资结构与卫生筹资公平指数经历了轨迹相仿的调适变动过程。其中，政府卫生支出和社会卫生支出先降后升，个人卫生支出先升后降。1987～2000年政府卫生支出占比以年均5.78%的速度快速下降，由1987年的33.53%下降到2001年的15.47%。紧接其后，社会卫生支出占比在1997～2001年也以年均4.87%的速度下降，由1991年的39.67%下降到2001年的24.10%。然而，个人卫生支出占比却以年均4.99%的速度快速上升，由1987年的30.31%上升到2001年的59.97%，群众"看病贵"问题凸显，政府、社会和个人三者之间显失公平。2001年起，政府卫生支出占比开始上调，2002年，社会卫生支出占比也紧随其后上调，政府卫生支出占比上调年均增长速度为6.77%，社会卫生支出占比上调年均增长速度为3.15%。2002年起，个人卫生支出占比开始持续下调，2002～2017年个人卫生支出占比下调年均增长速度为4.54%，个人卫生支出占比由2002年的57.72%下降到2017年的28.77%，历经30年的显失公平现象基本得到纠正(图3)。

2009～2017年新医改期间，我国筹资结构相对稳定，微幅调整。政府卫生支出占比基本保持不变，年均增长速度仅为0.64%；社会卫生支出占比缓慢增长，年均增长速度为2.37%；个人卫生支出占比继续缓慢下降，年均增长速度为−3.25%。2017年，政府卫生支出占比、社会卫生支出占比和个人卫生支出占比三者之间的筹资比例分别为28.91%、42.32%和28.77%。然而，尽管2009～2017年个人卫生支出占比缓慢下降，但个人卫生支出总量仍然快速上涨，由6 571.16亿元上升到15 133.6亿元，上涨了2.3倍，群众就医经济负担并没有减轻，而且有所加重。

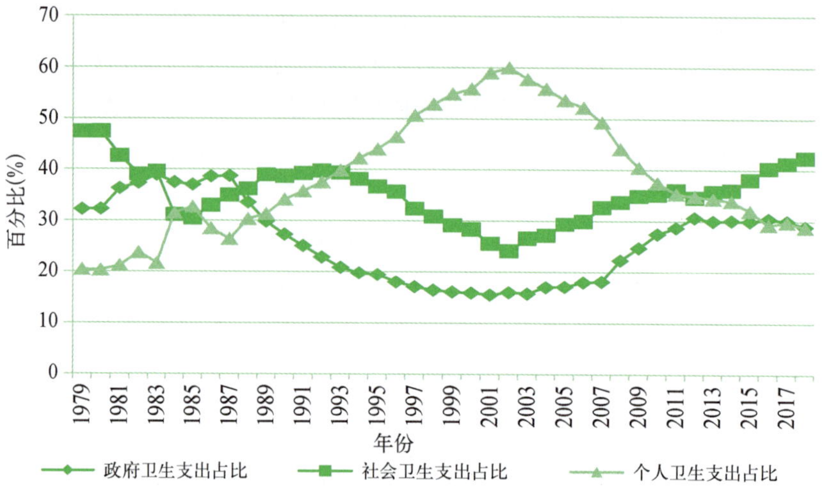

图 3　1978～2017 年我国卫生筹资结构变动情况

2. 卫生服务利用公平逐年向好

新医改期间我国卫生服务利用公平指数逐年上升，由 2010 年的－0.403 上升到 2017 年的 4.853，上升了 13 倍(图 4)。

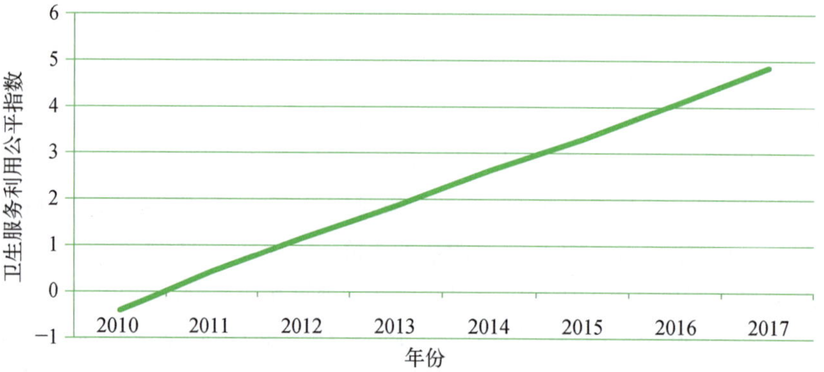

图 4　2010～2017 年我国卫生服务公平指数变动情况

(1) 卫生服务可及性逐年增强。改革开放以来，居民卫生服务可及性呈上升趋势。人均门急诊数在经历了 1980～1992 年的缓慢上升和 1993～2003 年的缓慢下降之后，2004 年起呈快速上升状态。2009～2017 年新医改期间正处于人均门急诊数快速上升阶段。2009 年全国人均门急诊数为 1.41 次，2017 年为 2.42 次，上升了 1.72 倍。同时，居民每百人门急诊入院人数也呈快速上升趋势。从 1980 年的 2.4 人增长到 2017 年的 5.5 人(图 5)。

尽管人均门急诊数与每百人门急诊入院人数增长态势一致，但两者增长速度并不一致。1999～2009 年，人均门急诊数年均增长率为 4.36%，与每百人门急诊入院人数年均增长率相差 0.13 个百分点，而在 2009～2017 年新医改期间，人均门急诊数年均增长率表现出加速增长态势，年均增长率上升到 6.99%，上升了 2.63 个百分点。但每百人门急诊入院人数年均增长率则表现出快速下降的趋势，年均增长率为 2.54%，下降了 1.95 个百分点(表 3)。

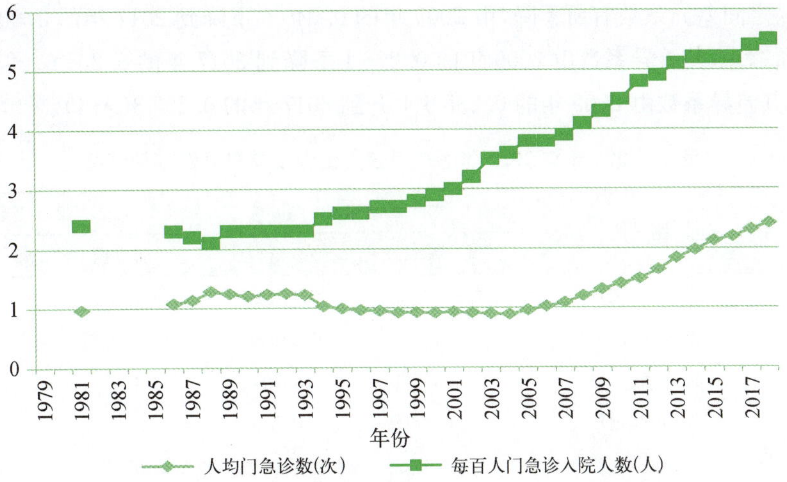

图 5 人均门急诊数、每百人门急诊入院人数

表 3 1979～2017 年卫生服务利用公平相关指标年均增长率(单位：%)

时间段	人均门急诊数	每百人门急诊入院人数	门诊次均费用	住院人均费用	居民人均医疗保健支出
1979～1989	2.39	−0.47	—	—	
1989～1999	−2.62	2.35	—	—	23.47(1990～2000 年)
1999～2009	4.36	4.49	—	—	13.34(2000～2010 年)
2009～2017	6.99	2.54	6.37	5.30	13.13(2010～2017 年)

(2) 卫生服务利用成本上升，但卫生服务利用成本的城乡差距和地区差距缩小。

第一，卫生服务利用成本上升。尽管居民卫生服务可及性加强，但居民利用卫生服务的支出却增加了。新医改期间，门诊次均医药费用由 2010 年的 166.8 元上升到 2017 年的 257.0 元，上升了 1.54 倍，年均增长速度达到 6.37%，与人均门急诊数年均增长率(6.99%)基本持平；住院人均医药费用由 2010 年的 6 193.9 元上升到 2017 年的 8 890.7 元，上升了 1.43 倍，年均增长速度达到 5.30%，大大高于每百人门急诊入院人数年均增长率(2.54%)。而且，门诊次均医药费用和住院人均医药费用两项指标的年均增长率均高于个人卫生支出占比年均下降速度(3.25%)。居民人均医疗保健支出也呈快速上升态势。2010～2017 年，全国居民人均医疗保健支出由 2010 年的 598.63 元上升到 2017 年的 1 479.28 元，上升了 2.47 倍，年均增长速度为 13.13%，高于此期间个人卫生支出占比年均下降速度。

第二，卫生服务利用成本的城乡差距缩小。一是人均医疗保健支出城乡差距缩小。城镇与农村的差异系数由 2009 年的 0.231 0 减少到 2017 年的 0.021 2。同时，城镇和农村内部的人均医疗保健支出差距也在缩小。城镇人均医疗保健支出差异系数由 2009 年的 0.308 8 减少到 2017 年的 0.289 6，极差率由 4.93%减少到 4.85%；农村人均医疗保健支出差异系数由 2009 年的 0.539 8 减少到 2017 年的 0.310 8，极差率由 13.19%减少到 11.19%。两者相比，农村内部人均医疗保健支出差异缩小幅度大于城镇。二是医疗保健支出占消费性支出比例的城乡差距有所缩小。其城乡之间差异系数有所下降，由2009年的0.040 5下降到2017年的0.003 3。农村内部差异也有所缩小，其差异系数由2009年的0.276 1下降到2017年的0.255 6。但城镇内部差异有所扩大，其差异系数由2009年的0.235 6上升到2017年的0.252 3(表4)。

表4　2009年与2017年医疗保健支出城乡差异系数变动情况

内　容	测量值	2009年		2017年	
		城　镇	农　村	城　镇	农　村
人均医疗保健支出	平均值(元)	756.52	270.14	1 652.25	969.17
	差异系数	0.308 8	0.539 8	0.289 6	0.310 8
	极差率(%)	4.93	13.19	4.85	11.19
医疗保健支出占消费性支出	平均值(元)	7.18	6.97	7.51	9.33
	差异系数	0.235 6	0.276 1	0.252 3	0.255 6
	极差率(%)	2.63	4.59	3.7	5.56

第三，卫生服务利用成本的地区差距缩小。门诊次均医药费用地区差异系数由2009年的0.316 6下降到2017年的0.254 7，极差率由2009年的6.48%下降到2017年的3.07%；住院人均医药费用地区差异系数由2009年的0.415 2下降到2017年的0.390 1，极差率由2009年的5.12%下降到2017年的4.56%(表5)。

表5　2009年与2017年居民医疗费用地区差异系数变动情况

内　容	测量值	2009年	2017年
门诊次均医药费用	平均值(元)	150.49	249.16
	差异系数	0.316 6	0.254 7
	极差率(%)	6.48	3.07
住院人均医药费用	平均值(元)	6 019.07	9 138.78
	差异系数	0.415 2	0.390 1
	极差率(%)	5.12	4.56

3. 健康结果公平逐年向好

自2000年以来，健康结果公平指数快速上升。2000～2004年，健康结果公平指数在负数区间运行，2000年为−1.191，2005年转变为正数(0.183)。2009～2017年新医改期间，健康结果公平指数由1.695上升到3.457，上升了2.04倍，年均增长速度为9.32%(图6)。

2000年以来，我国婴儿死亡率、孕产妇死亡率、5岁以下儿童死亡率、平均预期寿命和《国民体质测定标准》合格率等五项健康结果公平指标变动向好。婴儿死亡率、孕产妇死亡率和5岁以下儿童死亡率这三项负向指标呈现下降趋势，平均预期寿命和《国民体质测定标准》合格率等两项正向指标呈缓慢增长趋势(图7)。

但是，与2000～2009年相比，新医改期间健康结果公平五项指标的正向和负向增长并没有突出的表现，新医改期间健康结果公平五项指标年均增长水平与2000～2009年基本持平。而且，除孕产妇死亡率年均下降率和《国民体质测定标准》合格率两项指标的年均增长率略高于

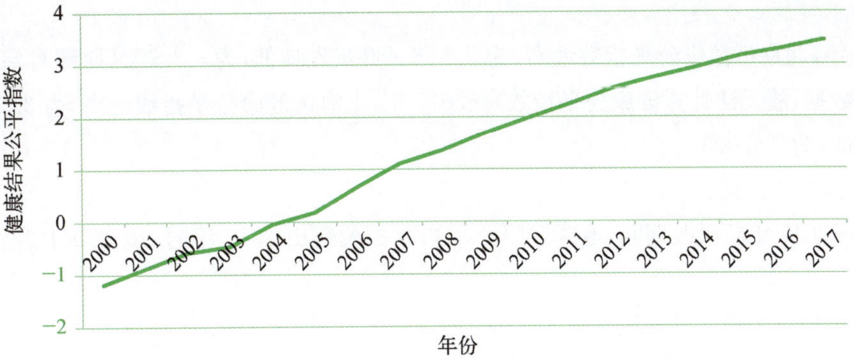

图 6　2000～2017 年我国健康结果公平指数变动情况

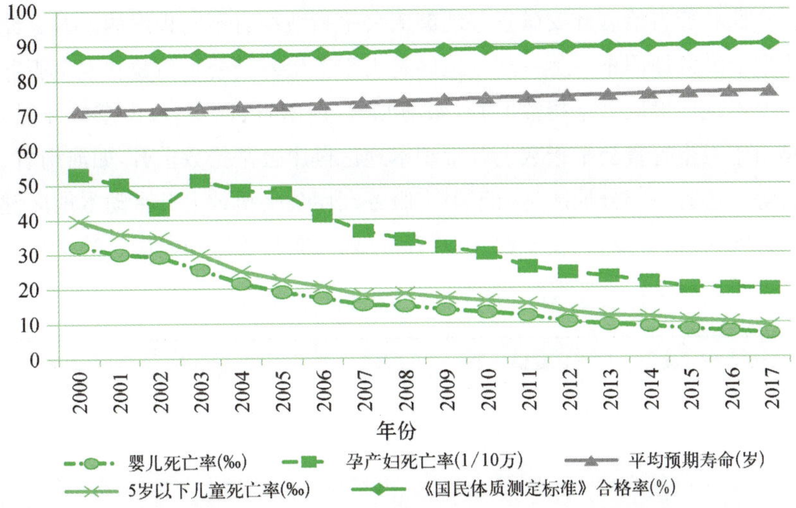

图 7　2000～2017 年我国健康结果公平指标变动情况

2000～2009 年之外，婴儿死亡率、5 岁以下儿童死亡率两项负向指标的年均下降率及正向指标平均预期寿命的年均增长率均低于 2000～2009 年。由于健康结果具有一定的滞后效应，因此，上述现象还很难推定为新医改作用结果(表 6)。

表 6　2000～2017 年健康结果公平相关指标年均增长率

时间段(年)	婴儿死亡率(%)	孕产妇死亡率(%)	平均预期寿命(岁)	5 岁以下儿童死亡率(%)	《国民体质测定标准》合格率(%)
2000～2009	−8.98	−5.48	0.47	−8.87	0.19
2009～2017	−8.47	−5.91	0.37	−7.65	0.22

(二) 新医改期间地区健康公平指数变动情况

地区健康公平指数是表明某一地区健康公平状态的重要参数。它既可以用于本地区健康公平状况的历史比较，也可以用于地区之间的健康公平差异比较，是表现一个国家地区健康公平差异的重要指标。

1. 地区健康公平差异依然存在

2010 年，北京市健康公平指数最高，为 5.666。贵州省最低，为－2.792(西藏自治区因缺乏卫生筹资数据，故无法计算健康公平指数)。2017 年，上海市健康公平指数最高，为 3.582。西藏自治区最低，为－6.093。

2. 全国地区健康公平指数水平上升

2010～2017 年新医改期间，地区健康公平指数中位数由 2010 年的－0.329 上升到 2017 年的 0.008。

3. 全国大部分经济欠发达地区健康公平指数有所上升

其中，湖北省健康公平指数上升最多，从－0.592 上升为 0.714，上升幅度为 1.306。甘肃省、云南省、陕西省、湖南省、青海省、辽宁省、河南省、四川省、山东省、黑龙江省、宁夏回族自治区、吉林省、贵州省、广西壮族自治区和安徽省等的健康公平指数均有不同程度的上升。经济欠发达地区健康公平指数上升的原因不一。一部分地区是由于卫生筹资公平指数和卫生服务利用公平指数共同上升带动本地区健康公平指数上升，如湖北省、湖南省、四川省、山东省和黑龙江省等；另一部分地区是由于卫生筹资公平指数上升带动本地区健康公平指数上升，如河南省、宁夏回族自治区和吉林省等。还有一部分地区是由于卫生服务利用公平指数上升带动本地区健康公平指数上升，如甘肃省、陕西省、青海省、辽宁省、山西省、广西壮族自治区和安徽省等(表 7)。

表 7　全国 31 个省(自治区、直辖市)健康公平指数排序

省(自治区、直辖市)	地区健康公平指数(2010 年)	地区健康公平指数(2017 年)	指数变动	序次变动	省(自治区、直辖市)	指数变动排序
北　京	5.666	3.482	−2.184	1→2	湖　北	1.306
天　津	2.945	2.081	−0.864	3→3	甘　肃	0.984
河　北	−0.17	−0.139	0.031	14→17	云　南	0.785
山　西	−0.381	0.008	0.389	16→16	陕　西	0.763
内蒙古	0.268	0.202	−0.066	10→12	湖　南	0.613
辽宁	1.077	1.634	0.557	5→4	青　海	0.574
吉　林	1.05	1.307	0.257	6→5	辽　宁	0.557
黑龙江	0.688	1.164	0.476	8→7	河　南	0.545
上　海	4.143	3.582	−0.561	2→1	四　川	0.497
江　苏	0.899	0.91	0.011	7→8	山　东	0.483
浙　江	2.055	1.179	−0.876	4→6	黑龙江	0.476
安　徽	−0.681	−0.48	0.201	20→21	宁　夏	0.399
福　建	−0.471	−0.673	−0.202	18→23	山　西	0.389
江　西	−1.595	−1.673	−0.078	27→29	吉　林	0.257
山　东	0.251	0.734	0.483	11→9	贵　州	0.21
河　南	−0.716	−0.171	0.545	21→18	广　西	0.207

续 表

省(自治区、直辖市)	地区健康公平指数(2010 年)	地区健康公平指数(2017 年)	指数变动	序次变动	省(自治区、直辖市)	指数变动排序
湖 北	−0.592	0.714	1.306	19→10	安 徽	0.201
湖 南	−0.891	−0.278	0.613	24→19	河 北	0.031
广 东	0.546	0.062	−0.484	9→15	江 苏	0.011
广 西	−1.256	−1.049	0.207	25→26	重 庆	−0.017
海 南	−0.453	−0.729	−0.276	17→24	内蒙古	−0.066
重 庆	0.083	0.066	−0.017	12→14	江 西	−0.078
四 川	−0.856	−0.359	0.497	23→14	福 建	−0.202
贵 州	−2.792	−2.582	0.21	30→30	海 南	−0.276
云 南	−1.906	−1.121	0.785	29→27	新 疆	−0.44
西 藏		−6.093	−6.093		广 东	−0.484
陕 西	−0.099	0.664	0.763	13→11	上 海	−0.561
甘 肃	−1.599	−0.615	0.984	28→22	天 津	−0.864
青 海	−1.307	−0.733	0.574	26→25	浙 江	−0.876
宁 夏	−0.278	0.121	0.399	15→13	北 京	−2.184
新 疆	−0.775	−1.215	−0.44	22→28		

4. 主要经济发达地区健康公平指数有所下降

北京市健康公平指数下降幅度最多，由 5.666 下降到 3.482。广东省、上海市、天津市和浙江省等的健康公平指数均有一定幅度的下降。经济发达地区健康公平指数下降原因不一。北京市、广东省和浙江省等是由于卫生服务利用公平指数下降带动健康公平指数下降。其中，北京市卫生服务利用公平指数由 4.915 下降为 2.972，广东省由−0.217 下降为−0.894，浙江省由 1.478 下降为 0.157。上海市健康公平指数下降的原因是卫生筹资公平指数下降，其卫生筹资公平指数由 3.242 下降为 2.753。天津市则是由于卫生筹资公平指数和卫生服务利用公平指数同时下降引起其健康公平指数下降，天津市卫生筹资公平指数由 1.175 下降到 0.922，卫生服务利用公平指数由 2.255 下降为 1.625(表 8)。

表 8 全国 31 个省(自治区、直辖市)健康公平分项指数变动情况

省(自治区、直辖市)	卫生筹资公平指数			卫生服务利用公平指数			健康结果公平指数		
	2010 年	2017 年	变动	2010 年	2017 年	变动	2010 年	2015 年	变动
北 京	3.014	3.51	↑	4.915	2.972	↓	2.071	2.341	↑
天 津	1.175	0.922	↓	2.255	1.625	↓	1.809	1.837	↑
河 北	−0.989	−0.655	↑	0.41	−0.182	↓	0.327	−0.529	↓
山 西	−0.37	−0.562	↓	−0.315	−0.089	↑	0.57	0.462	↓
内蒙古	−0.965	−0.499	↑	0.811	0.403	↓	0.45	−0.024	↓
辽 宁	0.207	0.067	↓	1.035	1.226	↑	0.516	1.088	↑

续　表

省(自治区、直辖市)	卫生筹资公平指数			卫生服务利用公平指数			健康结果公平指数		
	2010 年	2017 年	变动	2010 年	2017 年	变动	2010 年	2015 年	变动
吉　林	−0.875	−0.301	↑	1.868	1.434	↓	0.452	0.729	↑
黑龙江	−0.361	−0.16	↑	1.125	1.414	↑	1.017	−0.588	↓
上　海	3.242	2.753	↓	2.561	3.1	↑	2.351	2.746	↑
江　苏	0.753	1.328	↑	0.007	0.093	↑	1.569	1.526	↓
浙　江	0.504	1.221	↑	1.478	0.157	↓	1.453	2.044	↑
安　徽	−0.017	−0.581	↓	−0.877	−0.8	↑	0.198	0.692	↑
福　建	0.416	0.355	↑	−1.417	−1.231	↑	0.815	0.632	↓
江　西	−0.878	−1.129	↓	−1.491	−1.843	↓	0.317	0.186	↓
山　东	−0.047	0.491	↑	−0.125	0.148	↑	1.429	1.07	↓
河　南	−1.249	−0.724	↑	−0.362	−0.485	↓	0.568	0.845	↑
湖　北	−0.659	−0.505	↑	−0.713	0.678	↑	0.454	0.726	↑
湖　南	−1.155	−0.334	↑	−0.627	−0.566	↑	0.304	0.151	↓
广　东	−0.2	0.824	↑	−0.217	−0.894	↓	1.523	1.883	↑
广　西	−0.285	−0.663	↓	−1.559	−1.142	↑	0.786	0.315	↓
海　南	1.053	−0.136	↓	−1.308	−0.893	↑	0.631	0.551	↓
重　庆	−0.408	−0.097	↑	0.227	−0.096	↓	0.702	0.276	↓
四　川	−0.065	−0.05	↑	−1.096	−0.392	↑	−0.081	−0.711	↓
贵　州	−0.924	−1.071	↓	−1.885	−1.94	↓	−2.753	−2.042	↑
云　南	−0.417	−0.74	↓	−1.055	−0.871	↑	−2.953	−1.052	↑
西　藏		−1.082		−2.915	−3.606	↓	−6.493	−6.841	↓
陕　西	−0.002	−0.114	↓	0.161	0.83	↑	0.423	−0.174	↓
甘　肃	−0.813	−0.945	↓	−0.941	−0.474	↑	−1.135	0.121	↑
青　海	0.236	−1.116	↓	−0.348	0.753	↑	−4.094	−2.299	↑
宁　夏	−0.574	−0.257	↑	0.648	0.592	↓	−1.345	−0.703	↑
新　疆	0.652	0.251	↓	−0.249	0.08	↑	−1.884	−5.259	↓

综上所述，新医改期间全国健康公平指数逐年上升，健康公平状况趋好，卫生筹资公平、卫生服务利用公平和健康结果公平均有改善。但是，地区间健康结果公平依然差异严重。新医改期间地区健康结果公平差异有所缓解，差距缩小。得益于卫生筹资公平和卫生服务利用公平改善，大部分经济欠发达地区健康结果公平水平有不同程度的上升，主要经济发达地区却由于卫生筹资公平水平或卫生服务利用公平水平下降导致健康公平水平不同程度的下降。值得指出的是，由于卫生服务成本（本文指门诊次均医药费用、住院人均医药费用和居民人均医疗保健支出等三项指标）上升引起的个人卫生支出总量上升仍然是影响健康结果公平的重要因素。

四、对策建议

（一）坚持推进卫生筹资公平

充分总结新医改期间经济欠发达地区卫生筹资公平水平拉动地区健康公平水平提升的经验，继续保持经济欠发达地区卫生总费用占GDP比重的增长幅度，增加政府卫生支出比例，努力降低个人卫生支出比例，优化卫生筹资结构，加速提高经济欠发达地区人均卫生费用水平。

（二）坚持推进卫生服务利用公平

继续保持卫生服务利用可及性持续增强态势，努力降低居民卫生服务利用成本。一是积极推进医保支付方式改革，努力建立医疗机构及医生和患者利益的“激励相容”机制，全面推开按病种付费改革，统筹基本医保和大病保险，逐步扩大按病种付费的病种数量。二是积极推进药品带量采购，努力降低药品供应价格。

（三）坚持推进健康结果公平

建立全国健康水平监测体系。在全国现有卫生、妇幼、人口、疾控和体育等多个健康监测平台基础上，以《“健康中国2030”规划纲要》规定的健康水平指标任务为依据，加强健康监测平台数据整合和共享，形成基于《“健康中国2030”规划纲要》的健康水平指标监测体系。根据《“健康中国2030”规划纲要》实施要求，加强全国健康水平监测和评估，激发各省（自治区、直辖市）对健康结果的重视，提升地区健康水平，缩小地区之间健康水平差异。

（四）坚持健康公平监测和评估

在充分调查研究基础上，形成一套符合我国国情的健康公平测评指标体系。定期监测和评估，从社会发展和社会公平角度，为我国医疗卫生体制改革提供必要的数据和理论支撑。

参考文献

[1] Whitehead M. The concepts and principles of equity and health. International journal of health services, 1992, 22(3): 429 - 445.

上海市综合医改试点实施进展及展望

赵丹丹　冷熙亮　赵益民　张昀羿
柯　林　刘元凤　金春林　陈秀芝

【导读】 2016年，上海市列入国家综合医改试点，文章系统梳理了试点三年来的进展与成效，分析了持续推进试点面临的困难与挑战，并从深化公立医院改革、增强基层服务能力、深化医保支付方式改革、完善药品价格形成机制、提高疾病防控和急救能力等方面提出了政策建议。

2016年，上海市被列入国家综合医改试点，全市上下周密部署，聚焦"看病难""看病贵"问题，先后发布了《上海市深化医药卫生体制综合改革试点方案(2016—2020年)》《上海市深化医药卫生体制综合改革试点实施意见(2016—2020年)》，全力推进综合医改试点工作。2018年机构改革启动以来，上海市深化医改领导小组进行了相应调整。为确保工作的连续性和稳定性，站在新的起点上更好地谋划未来，本文通过专家座谈、实地调研、文献回顾等方法对2016～2018年本市深化综合医改试点工作进展成效进行了总结，对存在的主要问题进行了客观分析，在此基础上提出下一步深化综合医改试点的相关建议。

一、上海市综合医改试点实施的进展情况

2016年启动省级综合医改试点以来，上海市坚持"保基本、强基层、建机制"，以医药分开、绩效考核为突破口，以深化公立医院改革、建立分级诊疗制度为重点，以信息化建设为支撑，试点方案全面实施，阶段性成效明显。现代医院管理制度建设持续推进，分级诊疗制度正在形成，基本医保制度逐步健全，药品供应保障制度日益完善，公共卫生服务体系更加有效，人民群众健康福祉稳步改善。户籍人口人均预期寿命从2015年的82.75岁提高到2018年的83.63岁，全市孕产妇死亡率从2015年的6.66/10万下降到2018年的1.15/10万，全市婴儿死亡率从2015年的4.58‰下降到2018年的3.52‰，三大健康指标均创历史新好水平。

第一作者：赵丹丹，男，上海市卫生健康委员会副主任。
作者单位：上海市卫生健康委员会(赵丹丹、冷熙亮、赵益民、刘元凤)，上海市医疗保障局(张昀羿、柯林)，上海市卫生和健康发展研究中心(上海市医学科学技术情报研究所)(金春林、陈秀芝)。

(一) 以加强党的建设为引领，现代医院管理制度有序推进

贯彻落实党委领导下的院长负责制和公立医院党建工作“1+2”文件，上海市6家医院纳入国家建立健全现代医院管理制度试点。控制公立医院医疗费用不合理增长取得积极成效，2016～2018年，全市公立医院医疗费用增幅分别为13.3%、9.7%、8.5%，增幅逐步回落；创新建立了基于大数据的公立医院医疗服务评价体系，引导公立医院优化病种结构、控制医疗费用。坚持公立医院公益性，深化医药分开改革，走小步、不停步，至2017年2月全面实现药品零加成，分批调整1 397项次医疗服务价格，破除以药补医。

(二) 以家庭医生签约服务为基础，分级诊疗秩序初步形成

社区健康服务体系加快建设，社区卫生服务能力和对居民吸引力有所提升。家庭医生签约服务有效推进，居民自愿与医疗机构“1+1+1”签约服务已超700万人，签约医疗机构组合内就诊率达到70%，签约社区就诊率达到55%，家庭医生签约服务费激励机制落地，实施有效签约、有效服务、有效控费考核，将考核结果与签约服务费拨付挂钩。市民对社区卫生服务中心的满意度连续三年位居“沪上十大行业服务质量评测”首位。组建50余个医联体，启动“新华-崇明”紧密型区域医联体试点，优质医疗资源、就诊加速“双下沉”。

(三) 以城乡统筹为契机，基本医保的保障能力和范围全面提升

基本医保制度进一步完善，形成以城镇职工医保和城乡居民医保为主的基本医保体系。基本医保待遇水平稳步提高，城乡居民大病自负费用报销比例从50%提高至55%。医保支付方式改革加快推进，开展按大数据病组分值付费试点和国家按疾病诊断相关分组(DRGs)付费试点。推出职工医保个人账户历年结余资金自愿购买商业医疗保险工作，扩大医保支付范围，在全市推开长护险制度试点。实施跨省异地就医住院费用直接结算，率先启动长三角地区跨省异地就医门诊费用直接结算试点，方便参保人员就医。

(四) 以集中采购为关键，药品费用切实降低

医药采购“阳光平台”进一步完善，采购范围进一步扩大，实现药品、中药饮片和可单独收费的医疗器械纳入，实行药品采购“两票制”。在仿制药质量和疗效一致性评价基础上，稳步推进药品带量采购，共实施三批38个品种，牵头推进国家组织药品集中采购和使用试点，大幅降低药价。探索建立部分高价药品谈判采购机制，将国家谈判药品和部分肿瘤分子靶向药纳入医保目录，开展抗癌药品专项集中采购。开展医疗机构药品集团采购，完善采购模式，滚动实施采购工作。

(五) 以全程健康为理念，城市公共卫生保障能力有效提升

加强居民健康管理，健康城市建设深入开展，出台《“健康上海2030”规划纲要》。急救医疗服务体系更加完善，2018年，全市医疗急救分站达到163个，急救平均反应时间缩短至13.78分钟，比2015年缩短4分钟多。疾控体系建设取得实效，疾病防控能力进一步提升，建立分级分类

的慢性病综合防治网络，率先实现疫苗全环节、全过程、可追溯综合管理，传染病监测体系进一步完善，强化夏秋季和冬春季传染病及人感染 H7N9 禽流感、埃博拉出血热和中东呼吸综合征等重点传染病防控，全市传染病疫情保持平稳。

（六）以“三医联动”为保障，配套改革任务进展顺利

政府投入机制不断完善，政府卫生投入不断增长，2016～2019 年，年均增速达到 8.8%，高于同期财政支出增速(6.8%)。医疗服务价格逐步理顺，2018 年调整 497 项医疗服务价格，同步推进医保支付、优化医疗服务、强化费用控制、提升患者就医体验等配套措施，巩固破除以药补医成果。适应卫生行业特点的人事薪酬制度加快建立，根据“4411”测算模型合理确定公立医院薪酬水平，三级公立医院绩效考核方案开始实施。医学科技创新力度加大，医学学科建设不断推进，医学人才培养体系更加完善。卫生信息化建设和应用深化，37 家市级医院的 35 项医学检验、9 项医学影像检查实现互联互通互认。

二、上海市综合医改试点推进中面临的主要问题

（一）现代医院管理制度建设方面

公立医院改革进入攻坚期，触碰到深层次矛盾，利益关系错综复杂，有待进一步加强党的领导，建立健全现代医院管理制度，完善公立医院内部治理机制。

（二）分级诊疗制度建设方面

各级各类医疗机构的功能定位未有效落实，规范有序的就诊秩序尚未形成。基层医疗卫生机构的服务能力仍需进一步增强，签约居民的获得感和满意度有待进一步提高。

（三）医疗保障体系建设方面

目前，上海市基本医保实现全覆盖，保障水平逐步提高，但与分级诊疗制度建设等相匹配的基本医保支付制度有待进一步完善，按病种付费试点、医保费用精细化管理等改革仍需加快推进。

（四）药品供应保障体系建设方面

基层医疗机构药品供应政策有待进一步完善。医保药品带量采购工作有待进一步扩大试点范围。仿制药质量和疗效一致性评价工作仍需加快推进。

（五）公共卫生服务体系建设方面

医疗卫生服务体系和公共卫生服务体系缺乏有效联动，医防融合不够紧密。卫生应急从综合管理到现场处置各方面的人才队伍建设尚显不足，城市紧急医学救援体系建设需进一步完善。

（六）相关配套改革政策仍需协调推进

医改各项政策的协同性有待加强，还需进一步完善政府投入机制，理顺医疗服务价格。医药

人才队伍结构有待优化，特别是康复、儿科、老年护理、精神卫生等方面的人才紧缺。信息互联互通互认范围有待扩展。

三、进一步推进上海市综合医改试点的建议

（一）进一步深化公立医院改革，构建现代医院管理制度

全面落实党委领导下的院长负责制，正确处理党委领导与院长负责的关系，充分发挥医院党委把方向、管大局、作决策、促改革、保落实的作用。围绕建立现代医院管理制度，完善医院章程，规范内部治理结构和权力运行规则，做好与外部治理的有效衔接。完善以公益性为导向的公立医院绩效考核指标体系，改变以创收为核心的分配机制。

（二）进一步增强基层服务能力，稳步推进分级诊疗制度建设

优化社区健康服务，跟踪评估社区健康服务开展效果，研究和推动社区卫生服务在覆盖居住社区的基础上，重点延伸至产业园区、办公楼宇等功能社区。全面做实家庭医生签约服务，促进签约服务费引导家庭医生服务的积极性，不断提高签约居民获得感、满意度。持续推进区域医疗中心建设，加强紧密型医联体建设，促进就医下沉，就近解决大多数患者的大多数就医需求。

（三）进一步深化医保支付方式改革，完善基本医疗保障制度

开展全病种大数据病组分值系统试点，测算病种费用，完善年终清算考核办法。稳步开展国家按疾病诊断相关分组付费试点，探索推进以按病种付费为主的多元复合式医保支付方式。研究适应区域医疗中心和医疗联合体管理体制特点的医保支付方式。推进长三角地区医疗保险一体化发展，加强“青浦-吴江-嘉善”示范区医保一体化建设政策研究，推进药品和医用耗材信息共享。

（四）进一步完善药品价格形成机制，确保阳光公开

继续牵头推进国家组织药品集中采购试点和扩围工作，做好联合采购办公室日常工作，促进带量采购药品使用，促进合理用药；取消医用耗材加成，探索集中采购试点。跟踪新版国家基本药物目录落实情况，适当放宽基层医疗机构药品供应相关政策。做好全面议价采购与药品集团采购试点的衔接。

（五）进一步提高疾病防控和急救能力，完善城市公共卫生服务体系

加快疾控体系基础设施和学科人才队伍建设，建立符合疾控体系特点的投入保障和运行管理机制，健全疾控工作网络，加强医防融合。加强紧急医学救援管理和救援技术的专业教育、人才培养、学科建设，固化救援机制和模式。完善卫生应急工作联动协调机制，加强城市紧急医学救援体系建设。

（六）统筹推进相关领域改革，发挥政策叠加效应

一是完善政府投入机制。持续推进本市医疗卫生领域财政事权与支出责任划分改革，完善

市和区分担机制。医疗卫生投入向临床重点学科、部分专科医院及承担公共卫生服务的医院等倾斜。在公立医院实行全面预算管理，实现考核结果同财政投入挂钩。二是深化医疗服务价格改革。结合消费者物价指数变化情况，适时调整医疗服务价格，进一步提高体现医务人员技术劳务价值的服务价格，完善新增医疗服务项目价格管理，促进可收费医疗器械精细化管理，研究医疗服务项目价格分类管理，逐步缩小政府定价范围。三是健全适应卫生行业特点的人事薪酬制度。合理核定公立医院编制总量，创新公立医院机构编制管理方式，建立动态调整机制。完善"4411"测算模型，合理确定公立医院薪酬水平，优化公立医院薪酬结构，落实"两个允许"，健全以公益性为导向的考核评价机制，保障医务人员合理的收入待遇，充分调动医务人员的积极性。四是推进人才队伍建设和医学科技创新。完善医学学科布局，加快重大疑难疾病"尖峰、高峰、高原"学科建设。通过加大院校培养力度、扩大住院医师规范化培训招录名额、实行收入分配倾斜政策等措施，缓解儿科、产科、精神、病理、护理、急救、传染病等方面专业人才紧缺问题。大力推进医学科技创新体系建设，加快精准医疗、智慧医疗发展，推进大数据、新材料、人工智能在医学领域的应用。五是加强卫生信息化建设和应用。进一步深化医药卫生信息互联互通互认，积极整合全市卫生健康信息统一代码标准，启动卫生行业信息基础设施云建设。加强医保信息系统四期和医药采购"阳光平台"二期建设。推进医联二期建设，拓展医联功能，提升服务能级。

落实国家组织药品集中采购与使用试点的上海实践

章 程 龚 波

【导读】 带量采购是国际药品采购的通行做法，一段时间以来，由于医药产业体系、管理体制、补偿机制不够完善等原因，我国药品集中采购参照国际惯例开展药品招标采购(以下简称“招采”)的条件并不成熟，只招不采的问题比较明显，突出表现为药品质量良莠不齐，药品价格虚高不下，既增加了人民群众负担，也降低了医保基金使用效率。为此，作为深化医药卫生体制改革的重要举措，2018 年底，党中央、国务院部署推进国家组织药品集中采购与使用试点(以下简称“‘4+7’试点”)。

自 2019 年 3 月 20 日上海正式执行“4+7”试点以来，相关部门密切配合，执行情况良好。文章通过对上海医保部门在带量采购执行阶段药品采购阳光化运行、带量采购资金高效运作方面开展的相关工作的介绍，探索带量采购在落地执行阶段的重点与难点问题，并分析总结上海在此项工作中积累的经验做法，在此基础上提出了对药品集中采购工作的若干思考和建议，以期为全国提供一份上海实践与探索的经验。

党中央、国务院对医疗保障问题始终高度重视，在机构改革方案中明确药品招采管理职能归医疗保障部门管理，为深化药品招采机制改革提供了制度保障。按照党中央、国务院提出的改革任务，国家医疗保障局以“国家组织、联盟采购、平台操作”为总体思路，组织 11 个城市(4 个直辖市+7 个副省级城市)组成招采联盟，委托上海实施操作，探索药品招采新机制。核心内容体现在以下 4 个方面：① 坚持一致性评价标准；② 明示采购数量；③ 保障及时回款；④ 确保医院使用。随着试点的推进，改革效应持续扩大，行业预期开始出现变化，医药企业营销模式开始调整；价格传导效应持续显现，专利悬崖开始出现；医院用药规范性、合理性有所改进；一致性评价工作加快，高质量供给增加；医药产业供给侧改革的认识趋于一致并形成共识。

一、背景情况

(一) 医药产业现状

我国是制药大国，《2018 年度药品监管统计年报》显示，2018 年全国共有原料药和制剂生产

第一作者：章程，女，九级职员。
作者单位：上海市医药集中招标采购事务管理所(章程)，上海市医疗保障局(龚波)。

企业 4 441 家，百强企业集中度为 25.17%，生产企业的特点是中小企业多、仿制药企业多、行业集中度低。企业规模方面，仅有 6 家药品企业规模突破 200 亿元，只及全球排名第一的 1/15。企业重仿制不重研发，药企在新药研发方面投入占比低，百强企业在研发方面的总投入为 316 亿元，仅占主营业务收入比例的 4.2%。仿制药行业集中度（concentration ratio 8，CR8）非常低。据中国药品行业市场深度调研及投资战略分析报告数据，对比印度 CR8 占比 52.31%、美国 CR8 占比 52.96%，中国 CR8 占比仅为 18.82%。药品生产企业的上述特点，导致企业产能不集中，市场出现大量低水平的重复建设，同质化竞争和恶性价格战，使得我国医药产品产能利用率非常低，国内仿制药企业急需产业整合，妥善处理好扩大产业规模和提升产业素质的关系，以更好地满足人民群众用药需求。

（二）药品招采体制现状

我国药品招采体制发展进程大体可分为两个阶段。

第一阶段（1993～2015 年）为集中采购探索阶段。2000 年前，药品采购制度改革的政策还未出台，药品招采多为地方探索。2001 年 11 月，国家 6 部委发布了《关于印发〈医疗机构药品集中招标采购工作规范（试行）〉的通知》（卫规财发〔2001〕308 号），标志着药品集中采购政策体系的形成。这期间，由价格主管部门（发改委）对药品实行政府指导价（最高零售限价）管理，各地通过招标的形式形成采购价格（不得高于最高零售限价）。政府主导的行政性降价手段和药品招标模式，整体上对降低药品价格起到了一定作用，但同时也造成药品采购成本的升高，药品价格“虚高”与“虚低”并存，均偏离了正常的市场价格。“只招不采”现象普遍，通过招标只是让企业获得了一张进入市场的“入场券”，但离药品真正进入医院并获得使用尚有不小距离，因此，药品流通环节的“水分”依旧存在。

第二阶段（2015～2019 年）为分类采购阶段。2015 年是我国药品价格形成机制的转变之年。这一年，国务院办公厅发布《国务院办公厅关于完善公立医院药品集中采购工作的指导意见》（国办发〔2015〕7 号），明确提出药品集中采购应做到量价挂钩。国家 7 部委印发了《关于印发推进药品价格改革意见的通知》（发改价格〔2015〕904 号），除麻醉药品和第一类精神药品外，全面取消原政府制定的药品价格。同年 6 月，原国家卫生计生委发布《国家卫生计生委关于落实完善公立医院药品集中采购工作指导意见的通知》（国卫药政发〔2015〕70 号），提出要全面构建药品集中采购新机制，细化药品分类采购措施。这一阶段，药品招采工作由最高限价、行政降价逐步转变为规范药品采购供应行为，重构药品生产流通秩序，使药品回归市场价格，以省（区、市）为单位的网上药品集中采购方向得以确立，药品采购实行一个平台、上下联动、公开透明、分类采购，进入了招采合一、量价挂钩、双信封制、全程监控的药品集中采购新阶段。

二、上海市率先开展带量采购的地方探索

上海作为全国首个医保部门牵头开展省级药品集中采购的地区，第一次真正在省级层面的集中采购实现招采合一、量价挂钩的招采政策。

药品带量采购是指药品采购机构以公开招标的形式，通过“打包”医疗机构零散的采购量，以

"团购"的方式向药品供应商购买明确数量的药品，以期减少流通环节、降低采购成本的采购方式。药品价格和采购数量的确定，使得药品生产企业对利润有了明确的预期，更激发了企业"以量换价""提质降价"的动力。近年来各地均开展了大量关于带量采购的实践与探索，取得了一定成效。2014 年 10 月，时任上海市委书记的韩正同志在对阳光平台建设批示时指出：药品和医用耗材的采购实施"量价挂钩""招采合一"就是回归招标采购的本意，一段时间以来，医药行业出现的情况却扭曲了公开招标的本意。上海在科学分析国内药品招标采购存在的主要问题基础上，依托阳光平台，借鉴国际经验，通过试行药品带量采购，力争实现以下目标：① 破除以药补医，遏制药品促销回扣；② 降低药品虚高价格，减轻患者药费负担；③ 促进医药产业健康发展，保证患者用药质量。

为此，自 2014 年起，上海分 3 批对阿莫西林等临床常用药试点带量采购，依托阳光平台，经过公开招标，42 个中标药品在保证质量和供应的基础上，价格均有大幅下降，平均降幅超过 50%，目前运行平稳。

上海带量采购制度设计上不区分质量层次，建立综合评价指标体系，让仿制药与进口药、原研药同台竞争；根据实际采购水平合理确定合同采购量；开展严格的质量评审与全程质量监督管理；采取总额预付、绑定配送等机制，并实行严格的招采事后监管，确保落实采购用量。

三、国家组织药品集中采购与使用试点

（一）基本情况

2018 年 11 月 14 日，中央全面深化改革委员会第五次会议审议通过了《国家组织药品集中采购试点方案》，习近平总书记对药品集中采购作了重要指示：国家组织药品集中采购试点，目的是探索完善药品集中采购机制和以市场为主导的药价形成机制，降低群众药费负担，规范药品流通秩序，提高群众用药安全。要按照"国家组织、联盟采购、平台操作"的总体思路，坚持依法合规，坚持市场机制和政府作用相结合，确保药品质量和供应稳定。之后，"4＋7"试点城市联合采购办公室根据国家试点联合采购办公室的工作部署，于 11 月 15 日发布集中采购文件，12 月 6 日公开申报信息，12 月 7 日公示拟中选结果。31 个试点通用名药品有 25 个议价谈判成功，产生拟中选结果，与试点城市 2017 年同厂牌药品最低采购价相比，中选价平均降幅 52%，降价效果显著。

2018 年 12 月 7 日，国家组织药品集中采购和使用试点工作部署会在京召开，孙春兰副总理出席并讲话。会议强调，试点地区和相关部门要提高政治站位，层层压实责任，精心组织实施，加强宣传引导，以试点工作的平稳有序推动医改向纵深发展，让改革成果更多转化为人民群众的获得感。

（二）具体成效

国家组织药品集中采购和使用试点基于"国家组织、联盟采购、平台操作"的总体思路，积极主动发挥战略性购买作用，加强对医疗机构的规范引导，对药品起到了降价提质的效果，达到了预期目标。本次集中采购中选的 25 种药品中，22 种通过仿制药一致性评价，3 种为原研药品，质

量有充分保证，改变了以往药品招标中“唯低价是取”，进而造成“劣币驱逐良币”—“越招价格越低”—“质量得不到保证”的恶性循环。“4＋7”试点真正做到了在保证质量的前提下，患者使用中选药品的负担得到了明显降低。以慢性粒细胞白血病治疗用药甲磺酸伊马替尼片为例，中选品种的价格只有623.82元/盒，除去医保基金支付部分，患者个人自负为240元/盒，相比未中选的原研品种7 182元/盒的销售价格和3 590元/盒的个人自负，患者的药费负担减轻了90%以上。

四、落实集中采购试点的措施

在通过政府引导的带量采购模式，市场竞争发现药品真实价格后，如何将招采结果落到实处，让医院真正采购、医生实际开药、患者切实受益，成为“4＋7”试点推进中的关键问题。根据上海医保部门统计数据，截至2019年9月底，上海25个中选品种已完成约定采购总量的85%，使用量约占同品种药品总用量的84%，优质仿制药替代高价原研药的效应已经初显。落实试点结果的执行，不能简单粗暴地运用行政力量，强制医院按时按量采购多少药品，而应当在机制上做好引导和激励，同时不放松监管，运用多种手段，打出“组合拳”。

（一）确保使用

上海医保部门借鉴以往带量采购试点经验，强化“三医联动”，会同卫生健康部门，正向激励措施和加强监管两方面措施并举，确保中选品种顺利进入医院并足量使用。正向激励方面：① 将执行带量采购情况纳入医疗机构绩效考核，建立激励机制和倾斜措施；② 对使用中选品种节省的医保费用，当年度总额预算额度不作调减，并在结余留用时予以单列；③ 参考药品采购第三方评价系统公开的同品种不同企业产品的评价指标，鼓励采购和使用性价比最高的带量采购中标品种。加强监管方面：① 畅通优先使用中选药品的政策通道，避免以费用控制、“药占比”和用药品种规格数量为由，影响中选药品合理使用的情况发生。② 医疗机构加强处方审核和点评，发挥临床药师作用，提高合理用药水平，对处方用量下降明显的医生，加强医生约谈。③ 医保预算挂钩。将执行带量采购情况纳入医保费用考核范围，对不能正常完成采购量的医院，视情况扣减相应医保费用额度。④ 实时1∶1监测。发挥阳光平台优势，公示医疗机构采购和使用带量采购品种的比例和排名，接受社会监督。同时平台实行中选和非中选药品1∶1采购比例自动限制，保证中选药品优先采购，提高监管效率。

（二）确保质量

有了仿制药一致性评价的入门门槛，接下来对中选药品还要保证之后的履约过程中一直保持供应药品的质量稳定，避免“一致性评价”成为“一次性评价”，让带量采购的药品“物有所值”。对此，一方面，需要企业强化自律，在生产过程中保证中选后药品质量的稳定性；另一方面，需要实施全程监管，由市药监部门严密跟踪带量采购药品的质量情况，增加中标药品抽检次数，并在全国首次使用近红外光谱检测对中标药品实行批批检验，确保每批次药品的质量稳定。上海在以往的三批带量采购试点中也始终坚持严格的质量监管，中选药品质量检测未发生质量不合格情况。

(三) 货款预付

药品采购领域长期困扰企业的问题之一就是医院拖欠药品销售款,医院拖欠药品销售款作为自身的现金流,回款周期一般长达1年以上,无形中推高企业难以预期的资金占用成本,进而体现为药价“虚高”。由于医院在药品采购中的强势地位,企业往往对货款拖欠无可奈何。为解决中选企业回款的后顾之忧,在保障医保基金安全的前提下,提高带量采购药款的使用效率,上海在药品采购工作机构(上海市医药集中招标采购事务管理所,以下简称“上海药事所”)设立带量采购资金专户,通过医保基金划拨一定周转资金用于预付货款。中选企业与其选定的配送商,共同与上海药事所签订采购及配送合同,然后即由采购专户预付货款给药品供应商,供应商按合同要求建立用于处理带量采购中标药品货款的银行专户。医疗机构采购带量采购中标药品后,必须在30日内向指定供应商支付货款,供应商收到医院货款后,再将采购专户预付的对应回款返还。同时,依托阳光平台,上海药事所对全市带量采购药品的库存、订单等信息等实现账务级数据采集,实时监管。

五、值得注意的问题

(一) 通过仿制药一致性评价的药品品种有限

科学、合理的质量评价标准是推进带量采购这一招采模式的前提。若无“质优价廉”这一标准的约束,招采容易助长低价恶意竞争风气,导致价格偏离正常价值,进而埋下质量安全隐患。“4+7”试点以通过仿制药一致性评价为药品质量入围门槛,然而当前通过仿制药一致性评价的药品品种却十分有限。目前在5 000多个品种、15 000多个能有效采购的药品中,通过仿制药一致性评价的仅300余种,占比低于3%。若依然以通过仿制药一致性评价为带量采购品种遴选的门槛,那么能够纳入带量采购的品种有限,从而政策带来的红利也有限。若为扩大带量采购品种而建立其他的质量评价标准,则标准的公信力和普适性一时将难以达到一致性评价的水平。

(二) 医疗机构执行试点时“一刀切”

“4+7”试点要求优先使用中选品种,上海在执行中也规定,在保证中选产品使用的前提下,医疗机构仍可采购其他价格适宜的产品,但在政策落地执行过程中,部分医疗机构因担心中选药品采购量完不成而暂停供应原研药,从而存在“一刀切”现象。“一刀切”的措施确实能够在一定时期内保障了中选药品的用量,操作简便,但过分强硬的执行,极易引发三方面的矛盾。一是由于涉及品种为常用药,对外资(原研药)企业利益影响较大,导致其反响较为激烈。二是部分中选品种原研药使用占比较高,即使有质量相当的国产仿制药中标,原先习惯使用原研药的患者由于用药依从性强而难以接受换药,易引发医患矛盾。三是部分医生,主要是二、三级医院医生习惯使用进口原研药,对国产仿制药信心不足,担心影响治疗效果,或由于其他一些因素,不希望更换其他厂商的产品,由此产生抵触心理。

六、思考与建议

（一）从实际情况出发，完善政策设计

党的十八届三中全会指出，经济体制改革是全面深化改革的重点，核心问题是处理好政府和市场关系，使市场在资源配置中起决定性作用和更好发挥政府作用。该放给市场和社会的权一定要放足、放到位，该政府管的事一定要管好、管到位。目前我国的药品价格的形成机制，是产业现状、市场规律、政府引导三者合力，长期发展中逐步形成的。带量采购这一方式，通过政府行政力量的介入，净化流通环节，挤出“水分”，最终还是要使药品价格回归本身价值，走向由市场发现药品真实价值的方向。药品招采的政策设计，一定要充分兼顾药品具有普通商品和卫生健康产品两方面的属性，既要充分发挥市场作用，激发市场活力，也要加强政府引导，做好服务与监管。

上海在三批带量采购的试点工作中，从政策研究到基础平台建设，进而启动试点，历时三年时间，三批试点品种也仅有 25 个，显示了医保部门对此项工作复杂性的充分认识，在政策设计上坚持“小步走”，从第一批的独家排他性中标，到第二批的分片区中标，更好地保证供应，到第三批独家中标，中标品种和未中标品种采购比例 1∶1 自动控制，尊重医生、患者选择权，缓和政策推行阻力。可以看到，上海在带量采购试点中的逐步调整，正是从政策落地过程中遭遇的实际问题出发，不断完善相关设计。

（二）完善配套措施，加强“三医联动”

医保体制改革、卫生体制改革与药品流通体制改革是一个有机结合的整体，三者互相关联也互相影响。倘若将药品招采工作视作单纯的招采，只看价格、降价幅度等数据，而不将它放在医改的大格局中统筹考虑，只会使药品招采“孤掌难鸣”，最终“应者寥寥”。

带量采购的实践探索不仅需要前期科学的机制设计，还需要后期配套文件的贯彻落实，以保障政策能够顺利落地，细化部门分工，促进部门协调联动。以上海的带量采购试点为例，“确保质量、确保供应、确保使用、确保回款”这几项要求，就需要医保部门、卫生健康部门、药品监管部门从落实这四个方面分别制定配套措施，强化部门联动。医保部门通过总额预算、结余留用等机制激发医院使用中选药品的动力；卫生健康部门指导医疗机构做好内部培训、制订临床风险评估和应急处置预案；药品监管部门主导仿制药一致性评价，引入“近红外光谱检测”，保证了中选药品的质量。部门间形成合力，最终达到引导患者合理用药、减轻患者费用负担的目的。

《国务院办公厅关于印发国家组织药品集中采购和使用试点方案的通知》(国办发〔2019〕2 号)中也明确，通过带量采购推动医保支付标准改革和公立医院改革，加快三医联动的推进力度，实现医疗、医保、医药改革协同配合、相互促进。完善国家集中采购药品医保支付标准动态调整机制，建立医保支付标准与采购价协同机制，从而推动医保支付方式改革。完善“结余留用、合理超支分担”的激励约束机制和风险分担机制，催生医疗机构内生动力，引导公立医院优化费用结构。

改革是为了蓄力，是为了更好的发展，在药品招采领域的改革亦是如此。相信上海医保部门在完善医药招采机制，提升医药招采服务能力上的不断提升，将更好地为医药产业的创新发展提供助力，为全国改革发展的大局探索新路、积累经验。

2018年度上海市公立医院绩效评价研究

吴　宏　黄静琳　倪艳华　于美娟
陈　璐　汤真清　励冬斐　秦　净

【导读】公立医院改革是一场涉及医疗卫生服务体系再造、健康干预模式转变和政府公共服务模式创新的深层改革，是解决医改重心下沉和分级诊疗问题的关键。全面推进公立医院综合改革，关系着新医改的成败。为全面了解上海市公立医院综合改革进展及总体成效，文章通过定性与定量相结合、填报数据与实地调研互相补充的方法，对上海市市级公立医院及16个区的区属公立医院进行系统评估。通过指标的量化分析，对参与评价的市级医院和16个区属医院进行综合等级排序。通过焦点小组访谈，总结市级公立医院和各区区属公立医院的改革成效。最终结合定量和定性分析的结果，找出影响公立医院改革成效的关键因素，探索改革现阶段面临的困难和问题，提出相关政策建议和配套措施。

一、研究背景

公立医院在人民生活中有着重要的地位，如何体现公益性成为深化医改的当务之急。为适应新医改的要求，政府要不断地完善公立医院补偿机制，更重要的是要完善对公立医院的管理，特别是绩效管理。完善的绩效管理体系，是公立医院管理发展的新方向，是公立医院走向现代化管理的必经之路。公立医院绩效管理中，绩效评价是一个重点。绩效评价能够提高公立医院管理的科学性，对员工的自身行为进行引导，进一步提高员工的工作积极性，促使医院管理水平的提高和公立医院公益性的回归。公立医院绩效评价的目的是建立更好的公立医院激励与约束机制，推动公立医院进一步加强专业化管理，提高运营效率，节能控费，更好地为人民服务，体现出其公益性[1]。

为进一步深化上海市公立医院改革，建立公立医院绩效评价机制，按照《国务院办公厅关于城市公立医院综合改革试点的指导意见》(国办发〔2015〕38号)、《上海市人民政府关于印发

第一作者：吴宏，男，上海市卫生健康委员会医政医管处处长。
通讯作者：汤真清，男，助理研究员。
作者单位：上海市卫生健康委员会(吴宏、黄静琳、倪艳华、于美娟、陈璐、秦净)，上海市卫生和健康发展研究中心(上海市医学科学技术情报研究所)(汤真清)，同济大学附属东方医院(励冬斐)。

〈上海市深化医药卫生体制综合改革试点方案(2016—2020年)〉的通知》(沪府〔2016〕45号)、《关于加强公立医疗卫生机构绩效评价的指导意见》(国卫人发〔2015〕94号)等文件精神,上海市卫生和计划生育委员会(现上海市卫生健康委)同上海市人力资源和社会保障局、上海市财政局、上海市发改委、上海市医疗保险办公室联合发文《上海市公立医院绩效考核评价办法(试行)》(沪卫计医〔2017〕78号),开展上海市公立医院绩效评价工作[2-4]。在2017年度公立医院绩效评价的基础上,上海市卫生健康委开展了2018年度公立医院绩效评价工作。

本文从上海市卫生健康委的角度出发,最终目标是保证公立医院的公益性,为患者服务。评价的目标包括保障医院的经济运行,提倡建设成本节约型医院,重点关注公立医院的社会效益、公益性、成本效益。评价严格按照医改的大环境要求,对公立医院的运行有着引导作用。出于既要保证公立医院良性发展,也要保证其具有一定的经济能力的考量,评价分别从社会效益、医疗服务、效率效益等多角度、多方面地进行。

二、研究方法

(一) 评价对象

本次评价对象为28家市级公立医院及16个区、122家区属公立医院。28家市级公立医院由上海申康医院发展中心组织实施评价,各区卫生健康委负责组织实施对各区属二、三级公立医院的绩效评价工作。

大型公立医院由于其独有的地位、区位、人才、技术设施配备优势,有更多的业务收入,所需要的财政补助较少。相反,处于弱势地位的区属公立医院由于条件的限制,就诊患者人数较少,所需要的财政补助收入较多。本次评价更需关注绩效,保证财政投入的效益,因此主要对区属公立医院的绩效评价进行说明和讨论。本次对区属公立医院的绩效评价以区为评价单位。

(二) 评价指标

1. 市级公立医院绩效评价指标

市级医院绩效评价指标体系以上海申康医院发展中心制定的《市级医院院长年度绩效考核办法(试行)》(申康发〔2006〕117号)中的考核指标为核心,按国家和市级要求作适当调整。评价周期为2018年1月1日至12月31日。

2. 区属公立医院绩效评价指标

区属医院绩效评价指标体系如表1所示,由社会效益、医疗服务、效率效益、党的建设与行风建设、可持续发展5个一级指标及28个二级指标组成,其中定性指标9个、定量指标19个。由于各区区属公立医院的数量及类别差异较大,从28个二级指标中选择了16个具有代表性和可比性的指标,作为以区为单位进行评价的指标。评价周期为2018年1月1日至12月31日。

表1 2018年上海市区属公立医院绩效评价指标体系

一级指标	二级指标
社会效益	患者满意度、职工满意度、政府指令性任务完成情况*△、药品收入占医疗收入比例*、百元医疗收入消耗的卫生材料费用*、检查化验收入占医疗收入比例、医疗收入增长率*、住院每病种组合指数费用的偏离率*、医保目录外药品占比*、医保目录外卫生材料占比*、带量采购药品执行情况*△
医疗服务	开设儿科门急诊*△、分级诊疗执行情况△、医疗机构医疗质量控制综合评分*△、临床路径管理*、医疗质量安全事件未上报数量*、低风险病例住院死亡率、依法执业*△、健康信息网医疗机构诊疗数据质量*△
效率效益	门急诊复诊率、平均住院天数、百元医疗收入的医疗支出、万元业务收入能耗支出、国有资产保值增值率
党的建设与行风建设	党的建设*△、行风建设*△
可持续发展	科研项目数、专科医师培养人数

*以区为单位的绩效评价指标。
△定性指标。

（三）评价方法

在评价开始前开展公立医院绩效评价工作培训，指导各区卫生健康委及区属公立医院做好医院绩效评价工作。

区属公立医院绩效评价指标体系共计27个（“患者满意度”指标缺项），其中19个指标由市卫生健康委统一评分，分别是通过上海市健康信息网抓取的指标共计12个、财务指标3个和业务监管指标4个。上海市卫生健康委将分数反馈至各区卫生健康委及区属公立医院，由各区卫生健康委及区属公立医院进行复核，各医院对分数有异议的，由各业务处室进行分数复核及解释。

其他指标由各区卫生健康委及区属公立医院进行自评。医院针对27个指标撰写自评报告，并报送至各区卫生健康委。各区卫生健康委依据医院上报的数据信息及其他相关材料，对各医院进行绩效评价。

为更加公平、公正地开展区属医院绩效评价工作，减少各区自评误差，公立医院绩效评价小组组织人员组成公立医院绩效评价数据复核工作组，赴上海市16个区开展公立医院绩效评价数据复核工作，每个区抽取2家医院，即1家综合医院、1家专科医院，对职工满意度、政府指令性任务完成情况、万元业务收入能耗支出（仅限专科医院）、党的建设、行风建设、科研项目数、专科医师培养人数等由各区填报的数据进行复核。

上海市卫生健康委以区为单位，汇总16个评价指标的分值，然后换算成百分制，得到各区的评价总分。

三、评价结果

（一）各区得分情况

2018年度各区公立医院绩效评价得分均值为84.76分（满分100分）。根据《上海市公立医院绩效考核评价办法(试行)》(沪卫计医〔2017〕78号)精神,评价成绩排名前30%为优秀(A),31%~60%为良好(B),61%及以后为合格(C)。2018年度,嘉定区、青浦区、闵行区、浦东新区和长宁区五区评价等次为优秀(A),普陀区、静安区、松江区、崇明区和虹口区五区评价等次为良好(B),金山区、杨浦区、宝山区、奉贤区、黄浦区和徐汇区六区评价等次为合格(C)。

(二) 部分定量指标情况描述

1. 药品收入占医疗收入比例

2018年度上海市各区区属公立医院药品收入占医疗收入比例得分如图1所示,全市平均得分为1.21分(满分3分),较2017年(1.56分)有所降低。各区中,嘉定区和松江区得分最高,均为3分;黄浦区、徐汇区、普陀区、虹口区、奉贤区和崇明区得分最低,为0分。

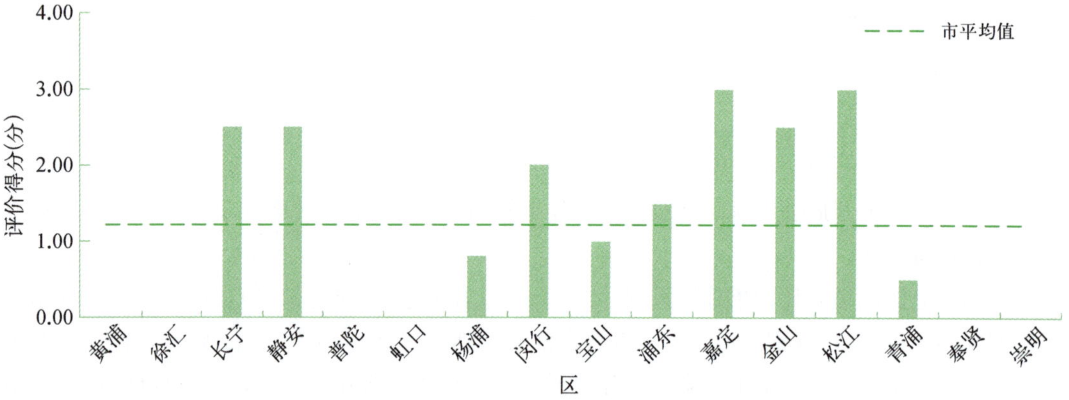

图1 2018年度上海市各区区属公立医院药品收入占医疗收入比例得分(以区为单位进行统计)

2. 百元医疗收入消耗的卫生材料费用

2018年度上海市各区区属公立医院百元医疗收入消耗的卫生材料费用评分如图2所示,全市平均得分为1.00分(满分3分),较2017年(1.71分)有所降低。各区中,嘉定区得分最高,为2.64分;金山区得分最低,为0.05分。

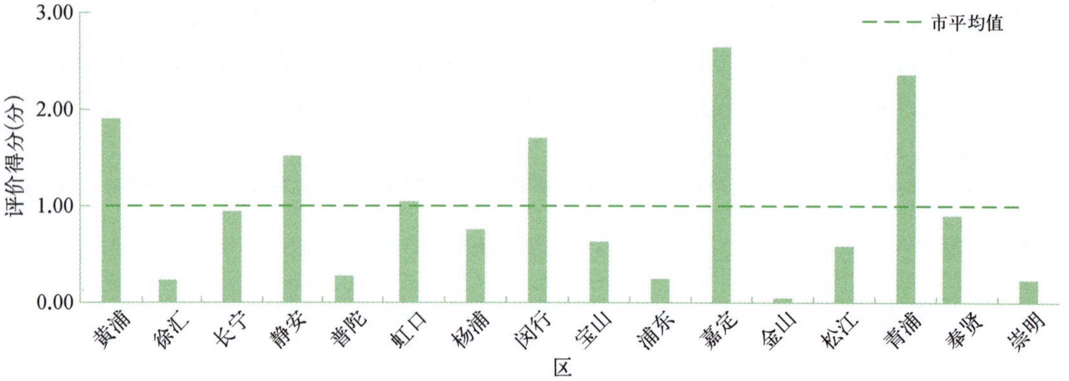

图2 2018年度上海市各区区属公立医院百元医疗收入消耗的卫生材料费用得分(以区为单位进行统计)

3. 医疗收入增长率

2018 年度上海市各区区属公立医院医疗收入增长率评分如图 3 所示，全市平均得分为 5.63 分(满分 6 分)，较 2017 年(4.39 分)有所提高。各区中松江区得分最低，为 3 分；徐汇区 4 分，闵行区 5 分；其余各区均为满分。

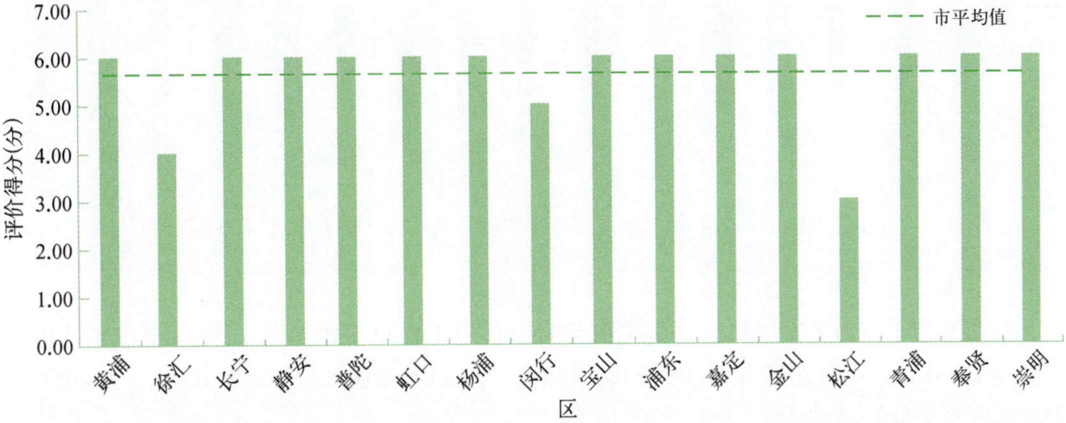

图 3　2018 年度上海市各区区属公立医院医疗收入增长率得分(以区为单位进行统计)

4. 住院每病种组合指数费用的偏离率

上海市各区区属公立医院住院每病种组合指数费用的偏离率如图 4 所示，全市平均得分为 8.87 分(满分 10 分)，较 2017 年(9.21 分)有所降低。各区中，嘉定区得分最高，为 10 分；徐汇区得分最低，为 7.13 分。

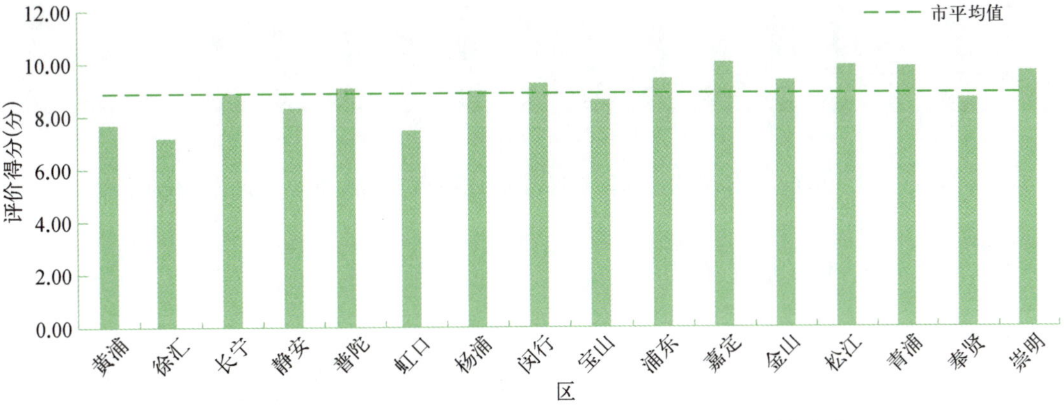

图 4　2018 年度上海市各区区属公立医院住院每病种组合指数费用的偏离率得分(以区为单位进行统计)

5. 医保目录外药品占比

2018 年度上海市各区区属公立医院医保目录外药品占比如图 5 所示，全市平均得分为 1.32 分(满分 2 分)，较 2017 年(1.43 分)有所降低。各区中，虹口区和崇明区得分最高，均为满分；浦东新区得分最低，为 0.67 分。

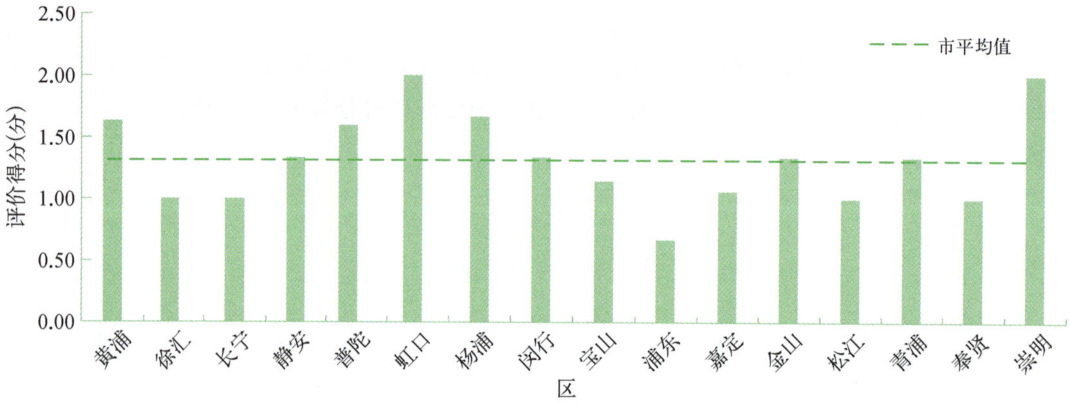

图 5　2018 年度上海市各区区属公立医院医保目录外药品占比得分(以区为单位进行统计)

6. 医保目录外卫生材料占比

2018 年度上海市各区区属公立医院医保目录外卫生材料占比如图 6 所示，全市平均值为 0.81 分(满分 2 分)，较 2017 年(1.09 分)有所降低。各区中，崇明区得分最高，为 1.5 分，徐汇区和青浦区得分最低，为 0 分。

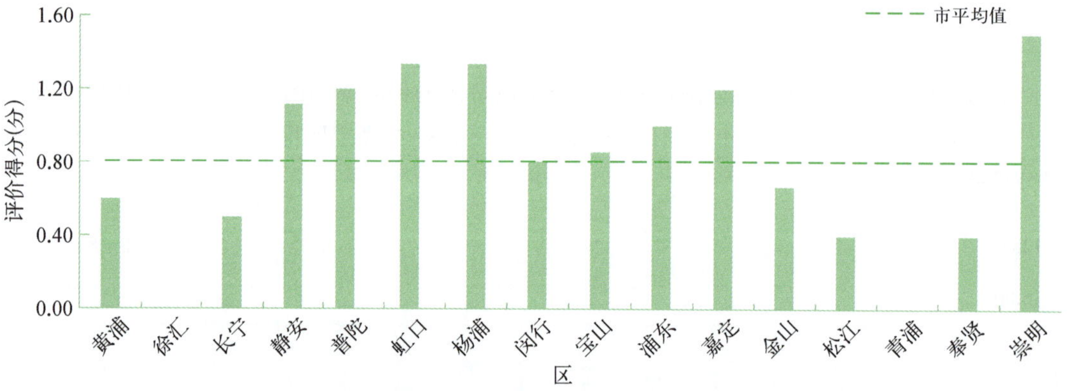

图 6　2018 年度上海市各区区属公立医院医保目录外卫生材料占比得分(以区为单位进行统计)

(三) 部分定性指标情况描述

1. 患者满意度

对照 2018 年第三方对全市公立医院进行的患者满意度调查中各区属综合医院的得分，各区患者满意度得分中，黄浦区、徐汇区、普陀区、嘉定区和奉贤区均为满分，为 4 分；浦东新区得分最低，为 2 分。

2. 政府指令性任务完成情况

各区区属公立医院均能按要求完成政府公益性指令任务。综合 2018 年度各区承担的公共卫生，重大会议、赛事活动保障任务，援藏、援疆等任务，对承担数量较多、任务艰巨的区(浦东新区、杨浦区、徐汇区等 11 个区)，予以酌情加分。除黄浦区、长宁区和崇明区外，其余各区均有不同程度加分，浦东新区加分最多。

3. 带量采购药品执行情况

由上海药事所提供的“4+7”城市药品集中采购试点中选药品及上海市带量采购药品执行情况的相关数据，各区均能够按要求开展带量采购工作，但均有程度不等的扣分。嘉定区、金山区和松江区三区得分最高，为2.9分；黄浦区、静安区和杨浦区三区得分最低，为2.6分。

4. 开设儿科门急诊

根据《上海市儿童健康服务能力建设专项规划(2016—2020年)》文件要求，2017年底前，上海市二级及以上综合医院必须全部恢复儿科门诊服务，三级综合医院(含中医、中西医结合医院)和承担区域医疗中心任务的二级综合医院必须提供儿科门急诊服务。在开设儿科门急诊方面，黄浦区、长宁区、静安区和浦东新区均有不同程度扣分；其余各区均为满分，为2分。

5. 医疗质量安全管理

医疗质量安全管理指标由医疗机构医疗质量控制综合评分、临床路径管理和医疗质量安全事件未上报数量3项指标综合而成。综合计算后，医疗质量安全管理指标长宁区得分最高，为13.45分；黄浦区得分最低，为9.65分。

6. 依法执业

依法执业指标由医院不良执业行为发生的数量、医保卫生联合投诉次数、产生恶劣社会影响的数量和违规执业医师医保约谈4项指标综合而成，得分为各区所属医院该项指标得分平均值。该项指标全市有10个区均有不同程度的扣分，分别是黄浦区、徐汇区、静安区、杨浦区、闵行区、浦东新区、嘉定区、金山区、奉贤区和崇明区；静安区得分最低，为7.82分。

7. 健康信息网医疗机构诊疗数据质量

健康信息网医疗机构诊疗数据质量按上海市健康信息网工程数据质量管理系统的数据质量测评标准进行评分，得分为各区所属医院该项指标得分平均值。除黄浦区、长宁区、静安区、虹口区、闵行区、宝山区、嘉定区和松江区8个区外，其余各区均为满分，为2分；静安区得分最低，为1.4分。

8. 党的建设

党建工作责任制落实情况通过现场查阅相关信息与资料由专家组进行评分，得分为各区所属医院该项指标得分平均值。各区党建工作责任制落实情况较好，均为满分，为6分。

9. 行风建设

行风建设指标通过现场查阅相关信息与资料由专家组进行评分，得分为各区所属医院该项指标得分平均值。各区行风建设开展较好，均为满分，为4分。

四、问题及建议

(一) 评价过程中发现的问题

1. 费用控制工作尚需加强

本次评价的定量指标多为费用控制指标，通过上文指标描述可以发现，医院药品收入占医疗收入比例、百元医疗收入消耗的卫生材料费用2项指标全市各区均有不同程度扣分，百元医疗收入消耗的卫生材料费用全市各区均有扣分，药品收入占医疗收入比例也仅有2个区满分。说明各区在医疗费用控制方面均有一定提升空间，需要加大控费力度。

2. 医院内部管理有待进一步提高

党建、行风、依法执业和医疗质量安全管理是和医院内部管理密切相关的指标，各区均有不同程度的扣分，说明各区属公立医院的内部管理工作还有待进一步提高。

3. 信息化平台建设需要加强

首先，各区信息化建设水平不一。本次评价过程中，部分区出现反复核对数据的情况。其次，部分医务人员对病案首页填报重要性认识不足，导致填报数据质量较低等问题。职能科室管理人员处理、运用大数据的知识和技能有待进一步提高。最后，信息化平台不能完全满足医改工作区域联动、医疗机构间联动的需要，部分区域的转诊信息化平台不够畅通，不能有效服务上下级医院之间的患者转诊。

4. 公立医院改革政策的配套措施尚不完善

由于药品加成的取消，医院药品和耗材的收入下降。尽管医疗服务价格有所调整，但调整项目总体向三级医疗机构倾斜，二级医疗机构通过调价获得的补偿有限。而药品加成取消对二级医疗机构的影响较三级医疗机构更大，导致二级医院长期处于亏损状态，特别是服务对象以老年人或精神疾病患者等需要长期服药人员为主的医疗机构。

5. 绩效评价指标需要进一步完善

本次评价发现，综合医院和专科医院得分差异较大，综合医院得分普遍低于专科医院。可能因为专科医院的评分指标较少，最终得分是通过标准化取得的，因此与综合医院存在较大差异。

(二) 政策建议

1. 加强控制医疗费用

一是加强医疗费用控制，按医院级别，实施住院及门急诊费用控制标准、费用结构标准和费用浮动标准。二是建议各区建立公立医院重点指标监测管理工作方案，对百元医疗收入(不含药品收入)消耗的卫生材料、临床路径管理情况等指标进行重点监测，建立相应的信息通报制度、例会制度，通过定指标、加强督导考核等方式，引导公立医院优化收支结构，更好地体现公益性。三是建议加强对医保目录外药品及高值耗材的管理，解决医保目录外药品、耗材费用较高的问题，督促各医院定期自查自纠，严格执行党风、行风建设的各项规定，不断加强管理和严格控制。四是建议由全市进行统一招标采购，进一步合理采购程序和流程，加强采购论证环节，切实减轻患者的医疗负担。

2. 进一步强化现代医院管理制度

建议各区卫生健康委进一步加强对公立医院的监督管理力度，着力推进区属公立医院现代医院管理制度落实。一是完善各区评价体系。结合上海市绩效评价办法与各区存在的重点问题，重新修订各区的绩效评价办法，进一步推动公立医院优化业务结构，凸显功能定位。二是提升精细化管理水平。以机制建设推动精细化管理，通过全面预算管理、总会计师委派等制度，推进绩效工资改革，提升区属公立医院管理水平和服务能级，提高医院的效率与效益，更好地为区域居民提供服务。三是提高公立医院服务能力和内涵建设。通过做实各级各类医疗联合体，加强医院同质化建设，提高基层医疗卫生机构诊疗水平。同时，加强医疗质量监管、药品监管，加强全行业医疗质量精准化、动态化管理与控制。四是以精细化管理提升医疗质量。依托医院信息系统，逐步构建医生个人医疗质量评价系统，提高医院管理绩效，促进医院管理的现代化和科学化。建议整合所有客观指标的原始数据，形成区级公立医院管理、运行情况的数据目录，便于各区卫生健康委后续精细化管理。五是加强公立医院党的建设和行风建设。进一步加强公立医院党的建设，全面贯彻执行党的理论路线方针政策，统筹推进改革发展、医疗服务、医德医风等各项工作。督促公立医院加强行风建设，完善组织架构和工作制度，建设高素质专业化的医疗卫生队伍。

3. 加快推进信息化建设与应用

以信息化建设支撑精细化管理，推动管理模式向信息化、精细化、标准化转变。信息化建设是推行和实施医疗费用控制的基础，健全的信息系统才能使管理者清楚掌握各类疾病的临床诊疗现状，及时对一些疾病诊断分类进行调整。各区应推进病种指数管理平台建设，形成具有各区特色的病种指数管理平台。加强管理精细化，通过对接上海市卫生健康委信息中心，实时获取区属医疗机构病种指数相关信息，并将各项指标细化至医院内部科室及医生，进行整体排名，实现委层面和医院层面的精细化管理。强化标准化管理，建立基于 DRGs 的区绩效评价管理平台，加强临床路径管理，开展大数据应用能力培训，将大数据运用到医院发展规划、绩效评价、科室管理、自身能力提升等多个方面。从而为更加科学、公正评价各区医疗机构的医疗水平提供参考，为推动各区公立医院优化业务结构，实现公立医院精细化管理提供有力的手段和依据。

4. 完善公立医院改革配套政策，强化政策协同机制

一是完善政府投入补偿机制。坚持增加投入与转变机制相结合，完善对公立医疗卫生机构的财政投入机制，加大政府投入，降低运行成本，建立以成本和收入结构变化为基础，及时灵活的价格动态调整机制。二是理顺医疗服务价格。坚持“总量控制、结构调整、有升有降、逐步到位”，合理调整医疗服务价格。各区公立医院结合自身实际运行情况与病种结构，合理控制公立医院医疗费用增长速度。通过优化公立医院收入结构，提高技术劳务性收入比重，降低药品、卫生材料和不合理检查收入的比例。三是强化全面预算管理。健全区内公立医院和社区卫生服务中心全面预算管理的业务预算指标体系，深入开展公立医疗卫生机构科室成本核算，探索以诊次、床日、病种等为核算对象的全成本核算，严格执行预算，并进行监控和分析，实现全程动态管理，根据执行情况落实政府财政投入机制。

参考文献

[1] 刘朔洁. 卫计委视角下云南省公立医院绩效评价研究. 昆明：云南财经大学，2018.

[2] 国务院办公厅. 国务院办公厅关于城市公立医院综合改革试点的指导意见. http：//www.gov.cn/zhengce/content/2015-05/17/content_9776.htm [2019-01-14].

[3] 上海市人民政府. 上海市人民政府关于印发《上海市深化医药卫生体制综合改革试点方案(2016—2020 年)》的通知. http：//www.shanghai.gov.cn/nw2/nw2314/nw2319/nw10800/nw39220/nw39369/u26aw48346.html [2016-05-19].

[4] 国家卫生和计划生育委员会，人力资源社会保障部，财政部，等. 关于加强公立医疗卫生机构绩效评价的指导意见. http：//www.gov.cn/zhengce/2015-12/21/content_5026174.htm [2015-12-21].

公立医院与社会办医机构建立医疗联合体实例研究

——以上海首家三级医院与社会办医机构建立的医联体为例

栾 伟 朱 珠 程 洁 杨 瑛 石蔚人 李 劲

【导读】 文章从利益相关者视角出发，以上海首家三级医院与社会办医机构建立的医联体为例，探讨公立医院与社会办医机构建立医联体的利益相关性。研究显示，"公立医院＋社会办医机构"新型医联体内存在较强（关键利益相关者）、一般（边缘利益相关者）、较弱（潜在利益相关者）三种类型的利益相关者；医联体构建后的社会办医机构成员在业务量、工作质量、人才培养、患者满意度、社会公益性各方面均受益明显。本研究就如何以实现促进"公立医院＋社会办医机构"新型医联体的构建目标，促进医联体构建利益平衡提供了依据，为新时代分级诊疗背景下社会多元办医政策提供思路和参考。

一、研究背景及意义

（一）相关概念的定义

1. 医疗联合体

医联体是"区域医疗联合体"的简称，医联体有利于区域内医疗资源的合理分配和利用，提升基层医疗卫生机构诊疗水平，推动形成"基层首诊、双向转诊、急慢分治、上下联动"的分级诊疗模式[1]。

2. 利益相关者

利益相关者的概念是斯坦福研究所于 1963 年提出的，1984 年 Freeman 出版了《战略管理——利益相关者方式》，书中将利益相关者定义[2,3]成"任何能影响到组织目标的实现，或能受到组织目标实现影响的团体或个人"。该理论于 20 世纪 90 年代[4]引入并逐步应用于我国卫生事业领域。

基金项目：上海市医院协会医院管理研究基金 2018 年协会立项课题（课题编号：201801113）。
第一作者：栾伟，女，上海交通大学医学院附属仁济医院南院改革与对外合作办公室主任。
作者单位：上海交通大学医学院附属仁济医院南院（栾伟、朱珠、杨瑛、石蔚人、李劲），上海同康医院（程洁）。

（二）引入利益相关者分析公立医院与社会办医机构建立医联体的意义

"公立医院＋社会办医机构"新型医联体内存在利益相关者，医疗机构内部医疗资源在医联体建设中发生相互作用，形成利益合作机制，其自身发展与医联体整体发展紧密关联[5]。当前分级诊疗制度尚缺乏清晰的监管制度，因此很大程度上难以约束医、患、保等多方行为，利益既得者会为了各自利益而被动实施各类政策[6]，医联体各机构之间的相关利益问题，关乎分级诊疗制度的建立，甚至是影响卫生事业改革和发展的重点[7]。因此，对医联体内部的利益相关者进行分析，使其内部医疗资源得到有效的整合和共享[8]，对促进医联体自身发展及挖掘分级诊疗内在动力，推进分级诊疗的形成意义重大。

二、"公立医院＋社会办医机构"建立医联体的利益相关者分析

（一）研究方法

根据大量相关文献回顾研究，初步得出医联体的各类型利益相关者，在此基础上设计专家咨询表，再结合德尔菲法及米切尔法[9]。先后经过两轮专家咨询，对医联体利益相关者进行界定和评分[10]。其中，对专家权威程度(Q)的评定，主要根据专家在专业内学术水平($Q1$)、对本问题的判断依据($Q2$)和本领域的熟悉程度($Q3$)三方面进行综合计算，$Q=(Q1+Q2+Q3)/3$，专家群体权威系数为每位专家权威系数总和/咨询专家总人数。利益相关者的界定，主要是通过专家对医联体各利益相关者从权利性、合法性、紧迫性三个维度进行评分，根据评分的平均值计算综合相关度，并将最终分为三种类型：潜在利益相关（至少两个维度得分＜2 分），边缘利益相关（至少有两个维度得分在 2～3 分），关键利益相关（至少两个维度得分＞3 分）[11]。

（二）专家基本情况

本次入选咨询的专家主要来自浙江省、江苏省、上海市和福建省等，本文最终选择专家人数为 20 名，其中 65％的专家为硕、博士学历，80％的专家具有高级或副高级职称；且多为从事医联体或医院管理等相关专业多年的专家，在各自专业领域均具有较为丰富的经验，理论水平较高，专家的基本情况详见表 1。

表 1　专家基本情况($n=20$)

项　　目	人数(人)	比重(％)
年龄(岁)		
35～40	3	15
41～50	11	55
51～60	6	30
文化程度		
本科	7	35

续 表

项　　目	人数(人)	比重(%)
硕士	10	50
博士	3	15
职称		
中级	2	10
副高级	10	50
高级	6	30
其他	2	10
工作年限(年)		
10～20	5	25
21～30	9	45
31～40	6	30
专业领域		
医院管理	10	50
医联体管理	3	15
公共卫生管理	4	20
护理管理	3	15

(三) 专家的积极程度和权威程度

两轮专家咨询有效回收率均为100%,专家的积极程度较高[12]。权威程度方面:专家的学术水平主要参考其获得的职称情况,将高级职称、副高级职称、中级职称、其他职称分别赋值为1、0.9、0.7、0.5;以对本问题的判断依据主要来源于个人经验、理论分析、查阅文献资料和主观判断,分别赋值为1、0.8、0.6、0.4;对本问题的熟悉程度以非常熟悉、较熟悉、不熟悉、很不熟悉为分类,分别赋值为1、0.8、0.6、0.4。结果显示,专家的群体权威系数为0.89,一般大于0.7即为可接受信度。

(四) 利益相关者分析

"公立医院+社会办医机构"医联体模式下各利益相关主体主要有五个方面:① 医疗服务供给方,主要包括公立三级医院、社会办医机构及其他医院的医院管理者、医务人员。② 医疗服务需求方,主要指患者或其家属、社会大众,这是建设医联体的服务目标人群。③ 政府部门方,主要包括各类医疗保障体系的管理机构和经办机构,如医保部门、财政部门、药品监督管理局、各级卫生管理部门等。④ 医疗物资供应商,各类医疗药品及设备供应商。⑤ 其他,如医院行业协会、媒体大众、医药类高校等。最终结果以两轮咨询支持率均大于50%作为入选标准。主要利益相关者两轮专家咨询结果详见表2。

表 2 “公立医院＋社会办医机构”医联体主要利益相关者两轮专家咨询结果(n=20)

利益相关者	第一轮咨询		第二轮咨询	
	支持数量	支持率(%)	支持数量	支持率(%)
公立三级医院的医院管理者	20	100	20	100
公立三级医院的工作人员	20	100	20	100
其他公立医院工作人员	12	60	13	65
社会办医机构的医院管理者	20	100	20	100
社会办医机构的工作人员	20	100	20	100
其他社会办医机构工作人员	14	70	15	75
患者及其家属	20	100	20	100
社会公众	12	60	13	65
政府相关卫生管理部门	20	100	20	100
政府食品药品监督管理部门	13	65	14	70
政府物价部门	10	50	11	55
政府司法部门	11	55	12	60
各类非营利医疗保险机构	15	75	16	80
营利性商业医疗保险机构	8	40	8	40
药品及设备供应商	10	50	12	60
医院行业协会	13	65	14	70
媒体平台	8	40	7	35
医学类高校	8	40	8	40

（五）关键利益相关者研究分析

根据三维度评分的平均值计算综合相关度，将主要利益相关者对医联体属性分为以下三个层级：① 较强(关键利益相关者)，主要有公立三级医院的医院管理者、公立三级医院的工作人员、社会办医机构的医院管理者、社会办医机构的工作人员、政府相关卫生管理部门、各类非营利医疗保险机构、患者及其家属。② 一般(边缘利益相关者)：主要有药品及设备供应商、其他社会办医机构人员、医院行业协会、政府食品药品监督管理部门。③ 较弱(潜在利益相关者)：主要是其他公立医院工作人员、政府司法部门、政府物价部门、社会公众。“公立医疗＋社会办医机构”利益相关者三维度专家咨询结果详见表 3。

表 3 “公立医院＋社会办医机构”利益相关者三维度专家咨询结果(n=20)

利益相关者	三维度			综合得分情况
	权利性	合法性	紧迫性	
公立三级医院的医院管理者	4.87	4.16	3.78	4.27
公立三级医院的工作人员	4.13	3.86	3.35	3.78

续 表

利益相关者	三维度			综合得分情况
	权利性	合法性	紧迫性	
其他公立医院工作人员	1.89	1.93	1.34	1.72
社会办医机构的医院管理者	3.91	4.46	4.22	4.33
社会办医机构的工作人员	3.56	3.88	4.38	3.78
其他社会办医机构工作人员	1.46	2.23	2.94	2.21
患者及其家属	3.33	3.69	3.99	3.67
社会公众	1.78	2.01	1.96	1.92
政府相关卫生管理部门	4.55	4.37	4.13	4.35
政府食品药品监督管理部门	2.76	2.62	2.30	2.56
政府物价部门	2.74	1.61	1.86	2.07
政府司法部门	2.32	1.73	1.72	1.91
各类非营利医疗保险机构	3.37	3.38	3.78	3.51
药品及设备供应商	2.16	2.27	1.51	1.98
医院行业协会	2.87	2.01	2.15	2.34

三、"公立医疗＋社会办医机构"建立医联体的实例研究

（一）建立医联体的背景和过程

上海市首个由公立三甲医院与社会办医机构共建的"1＋X"新型医联体是"仁济医院南院-上海同康医院医联体"，形成过程包含三个主要因素。第一，区域内老年人群日益增长的医疗服务需求。上海同康医院地处闵行区梅陇镇，老龄化社会特征明显，该院门诊患者中54.24%、住院患者中99.99%均为老年人。第二，社会办医机构医疗质量有待提升。根据近三年上海同康医院医保质量检查结果反馈意见统计发现，医保督查主要存在问题有：① 病历撰写质量问题，病历记录不全，存在一定法律隐患；② 门诊处方与病历记录不符，存在不合理检查项目；③ 医疗费用结构不够合理，药占比过高等问题。第三，民营医院医护人员专科专业素养不容乐观。人员流动性大，近三年离职率平均为24.2%；职称结构、学历结构不合理，医师中学历以大专为主，约占44.2%，职称多为中级，约占46.9%；护士学历以大专为主，约占66.9%，职称多为初级，约占81.9%。246名医护人员中较高学历和职称医护人员仅为54名。因此，为进一步深入落实分级诊疗政策，满足社会养老需求，区域内健康资源优化组合，2018年4月19日，"仁济医院南院-上海同康医院医联体"正式成立。

（二）"仁济医院南院-上海同康医院医联体"合作管理模式

"仁济医院南院-上海同康医院医联体"合作管理模式具体见图1。

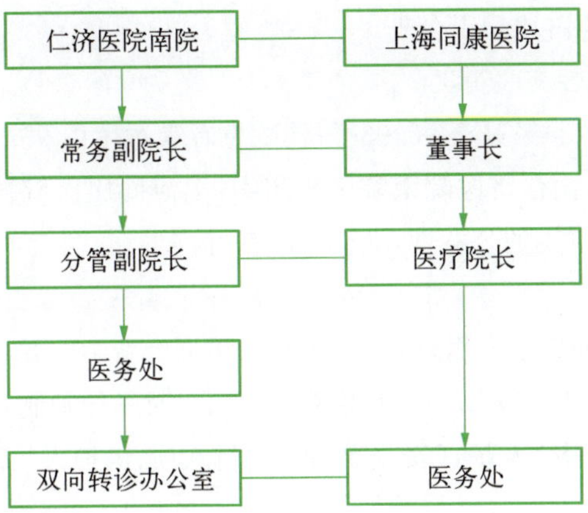

图 1 “仁济医院南院-上海同康医院医联体”合作管理模式

（三）明确医联体组成机构的功能定位

在医联体建立时就明确医联体成员的功能定位和工作内容，尤其是明确核心医院职责和地位，并签订正式版的协议文件，对双方的责任和义务做出规定。公立医院作为核心医院和核心利益相关者，主要是在医联体中占据主导地位，负责一些危重病与疑难杂症的诊疗。而社会办医机构则侧重普通疾病与多发病的诊疗工作，承担常见病诊治与慢性病管理、康复治疗、医养结合等工作，也是医联体中的核心利益相关者。探索建立对公立和社会办医机构双方都有益处的协同利益发展机制，形成良好的双向转诊，促进分级诊疗的发展。

（四）建立医联体前后社会办医机构基本情况的变化

本研究主要选取医院医疗业务量、医保费用及财务状况、医疗工作效率等方面，分析医联体构建一年前后社会办医机构的业务变化情况。

1. 医疗业务量方面

年门急诊量从 138 736 人次增至 143 274 人次，增加 4 538 人次，其中新增设的专家门诊量高达 673 人次；住院患者由 765 人次增至 949 人次，增幅为 24.1%；整体医疗服务能力明显提升。

2. 医保费用及财务状况方面

医保费用扣款由构建医联体前的 104 849 元增至构建后的 389 204 元，增幅为 271.2%。年医疗收入达到了 2 635.5 万元，增幅为 63.5%。

3. 医疗工作效率方面

医院病床使用率由 98.95%降至 98.57%，双向转诊工作顺利推进，完成转诊患者 42 例；医保和质控督查合格率有所提升。

4. 医保质量督查结果

(1) 病历撰写质量：病历记录较前明显规范，减少了法律隐患。

(2) 门诊处方与病历记录：不合理检查项目较少，医保费用有所降低。

(3) 医疗费用结构：药占比趋于合理。

5. 满意度及社会公益性变化情况

门诊患者满意度由 95.34%升至 96.93%；住院患者满意度由 95.12%升至 95.71%，均有所增长。在社会公益性方面，由仁济医院南院牵头组织，上海同康医院协办的每月一次的义诊，大大提升了此类型社会办医机构的公益性，社会反响良好。

6. 人才培养情况

“仁济医院南院-上海同康医院医联体”每年投入培训经费 100 万，在全科医师和护士规范化培训的基础上，对进修医护人员采用“全-专培养”结合、一对一导师制培养模式。目前，共进行各类培训课程约 3 584 课时，医疗及护理安全立项等项目八项；医护人员离职率由构建前的 24.2%降至目前的 7.2%。

四、基于利益相关者分析有力推动社区办医机构加入分级诊疗体系建设

在利益相关者理论的基本思想中，强调组织的生存和发展取决于各利益相关者的投入或参与，追求组织的发展目标，首先要保证所有相关者利益，并重视利益的均衡。如何提高医院运营效率、降低就医成本，是各国医院和患者的共同诉求[13,14]。基于利益相关者分析可为构建利益平衡提供依据[15]，推动社区办医机构加入分级诊疗体系建设[16]。实例研究显示，关键利益相关者受益最明显的是患者及其家属、社会办医机构及其工作人员、政府相关卫生机构管理部门如区级卫生健康委。其中，社会办医机构从业务量、工作质量、人才培养、患者满意度各方面均受益明显；医保质量督查质量明显改善，医保费用不合理情况得到有效控制，这使患者和相关卫生机构管理部门作为关键利益者同样显著受益。医院公益性的核心是卫生服务的公平性、可及性、质量和效率[17]。本案例研究中发现，民营医院公益性特征显现，开展公益活动，社会公益性显著提升，社会反响较好。有研究显示[18,19]，发挥民营医院公益性，可有效弥补卫生资源短缺，分散患者就医选择，增加医疗服务的可及性，从而有效推动分级诊疗的落实。由于研究内容所限，其他公立医院工作人员、社会公众作为潜在利益相关者的受益点还需进一步研究。

五、研究小结与建议

本文主要探讨了社会资本参与公立医院改革的利益相关者实践，将“公立医疗＋社会办医机构”建立医联体的利益相关者类型分为三类，并就如何基于利益相关者分析理论，提出社会办医机构加入分级诊疗体系构建的策略构想，为实现促进“公立医院＋社会办医机构”新型医联体的构建目标，为新时代分级诊疗背景下社会多元办医政策提供参考。不但有助于协调好政府、医疗机构和患者之间的利益关系，还能够实现医疗卫生服务的可持续性、便捷性，保证医疗机构间的公平性、高效性与安全性，满足广大民众日益增加的医疗卫生服务需求的关键[8]。“公立医院＋社会办医机构”医联体模式在尚处于探索阶段，不少配套政策仍需完善，亟须得到国家相关政策的大力支持[20]，政府在公私合作组建医联体中要发挥至关重要的导向和推动作用[5,21]。

参考文献

[1] 国务院办公厅. 国务院办公厅关于推进分级诊疗制度建设的指导意见(国办发〔2015〕70号). 2015.

[2] 王丽君，尹爱田. 基于利益相关者理论的中医院发展政策研究. 中国卫生事业管理，2013，30(3)：167-169.

[3] 徐一华，陈春，王涛. 利益相关者视角下的区域医疗联合体利弊分析. 医学与哲学，2015，36(12B)：79-81.

[4] 卢慧，魏来，余昌胤，等. 分级诊疗相关利益主体的损益分析. 卫生经济研究，2018，(2)：31-35.

[5] 吕剑楠，王芳，田森森，等. 江苏省常州市区域医疗机构服务协同案例分析. 中国卫生政策研究，2017，10(4)：37-41.

[6] 朱亚兰，陶弘娜，董园园，等. 分级诊疗面临的困境及破解建议. 中国医院，2019，23(5)：5-7.

[7] 陈玲丽，余昌胤，刘仕方，等. 新型农村合作医疗居民对医疗联合体的利益诉求分析. 中国医院管理，2016，36(5)：4-7.

[8] 张文珊，李钟仁，杜勤，等. 市分级诊疗背景下医联体发展的问题. 解放军医院管理杂志，2019，26(3)：211-214.

[9] Mitchell R, Agel B, Wood D. Toward a theory stakeholder identification and salience: Defining the principle of who and what really counts. Acad Manage Rev, 1997, 22(4): 853-886.

[10] Turnbull A E, Sahetya S K. Needham D M. Aligning critical care interventions with patient goals: A modified Delphi study. Heart Lung, 2016, 45(6): 517-524.

[11] 张年，余昌胤，陈玲丽，等. 医疗联合体利益相关者的界定及分类研究. 安徽医药，2017，21(9)：1747-1750.

[12] 黄敬亨. 健康教育学. 北京：人民卫生出版社，2012：112-114.

[13] 郑一帆，罗桢妮，伍宝玲. 医务人员对医联体促进分级诊疗的认知与态度调查. 中国医院，2019，23(5)：1-4.

[14] 陈玲丽，余昌胤，魏来，等. 医疗联合体成员医院员工的利益诉求分析. 中国医药导报，2016，13(26)：52-55，67.

[15] Pan J, Qin X, Hsieh C R. Is the pro-competition policy an effective solution For China's public hospital reform?. Health Econ Policy Law, 2016, 11(4): 337-357.

[16] Barber S L, Borowitz M, Bekedam H, et al. The hospital of the future in China: China's reform of public hospitals and trends from industrialized countries. Health Policy Plan, 2014, 29(3): 367-378.

[17] 赵云，叶靖. 公立医院公益性认识的四个阶段. 中国卫生事业管理，2015，32(5)：337-340.

[18] 时媛媛，李林贵，冯胜芳. 私立医院公益性研究. 中国卫生事业管理，2013，30(11)：838-843.

[19] 张远妮，姜虹. 基于利益相关者视角的社会资本参与公立医院办医共同治理模式的构建. 现代医院，2016，16(6)：870-872.

[20] 赵大仁，何思长，孙渤星，等. 新医改背景下混合所有制医院相关问题探讨. 卫生经济研究，2016(3)：3-5.

[21] 方鹏骞，贾艳婷. 医联体如何实现可持续发展. 中国卫生，2017(11)：36-37.

上海市浦东新区公立医院院长年薪制改革实践

陈　英　周徐红　许　靖　刘姗姗
汤　群　王　箐　严　华　张宜民

【导读】 文章介绍上海市浦东新区公立医院院长年薪制的测算方法、结构和发放，配合公立医院院长年度目标绩效制度的实施，基于“坚持公益性、坚持分类考核、坚持奖惩挂钩、坚持动态管理”原则，浦东新区进一步完善公立医院院长年度目标绩效考核制度，设计了年度目标绩效薪酬考核的原则与考核期限、体系与方法和程序与结果应用，以期通过浦东新区公立医院院长年薪制及其配套的考核体系的实践，推动中国公立医院院长年薪制发展。

上海市浦东新区作为上海自贸区、科创中心国家战略的承载区和新一轮医改公立医院改革的试点，积极探索公立医院法人治理体系，以期不断提升医疗服务的国际化水平。公立医院院长年薪制是上海市浦东新区完善法人治理体系的重要探索，其建立有助于强化院长的激励与约束，将院长薪酬与医院运行管理效益和公益性相挂钩，切实推进医院发展。同时，配合年薪制改革方案，上海市浦东新区同步建立绩效工资考核指标体系，以期科学、准确、客观评价公立医院院长的管理业绩和工作绩效，推动年度目标绩效薪酬制度实施，引导公立医院院长担负起公益性和医院发展的双重责任。

一、浦东新区公立医院院长收入趋势

浦东新区区属二、三级公立医院的院长共 17 位，包括两家三级综合性医院（含中西医结合医院）、五家二级综合性医院、两家二级综合性中医医院和八家二级专科医院。按照医院级别和业务种类，我们将医院分为三级综合医院、二级综合医院、二级中医院和二级专科医院，分别描述 2010～2017 年各级公立医院院长年度绩效收入及院长与在编员工平均年度绩效收入的比值，为年薪制的建立奠定数据基础。

第一作者：陈英，女，上海市浦东新区卫生健康工作党委副书记、上海市浦东新区卫生健康委员会副主任。
通讯作者：张宜民，男，博士后，上海市浦东新区卫生发展研究院副院长，研究员。
作者单位：上海市浦东新区卫生健康委员会（陈英、周徐红、许靖、汤群），上海市浦东新区卫生发展研究院（刘姗姗、王箐、严华、张宜民）。

(一) 各级公立医院院长年度绩效收入的趋势

首先,我们分别描述2010～2017年三级综合医院、二级综合医院、二级中医院和二级中医院院长的年度绩效收入特征和趋势(图1)。公立医院院长年度绩效收入按照医院等级形成了一定的梯度关系。2017年,三级综合医院院长年度绩效收入最高,为70万元;其次,为二级综合医院,为47万元。二级专科医院院长年度绩效收入最低,为32万元。总的来说,院长年度绩效收入一方面反映了医疗机构等级和服务量,另一方面也体现了医疗机构医疗风险的差异。

平均而言,2010～2017年,除了二级中医院院长年度绩效收入波动程度比较大以外,公立医院院长的收入保持了持续增长的趋势,年均增长10%～25%。该增长比例明显高于我国2017年居民人均可支配收入9%的增长速度,也高于同期医院在职员工年度绩效收入的增长比例。过快的公立医院院长增长收入势必引发公众对收入分配不公平的讨论,也不能合理反映医院的发展情况,因此,有必要控制公立医院院长过快的收入增长趋势。

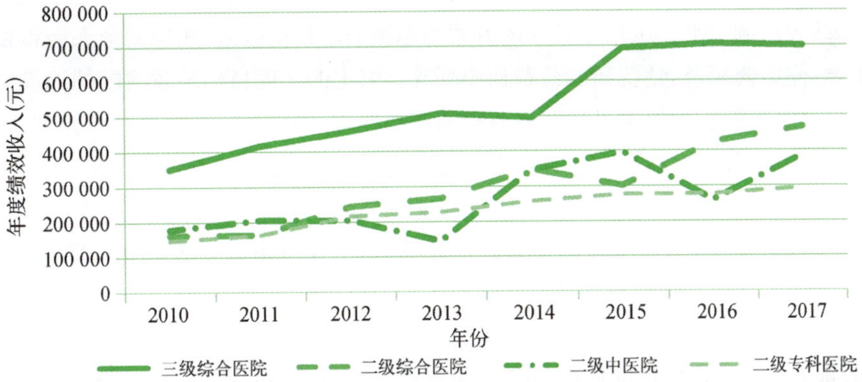

图1 2010～2017年浦东新区各级公立医院院长年度绩效收入

(二) 各级公立医院院长与在编员工年度绩效收入的比值

2010～2017年不同级别院长和在编员工职工年度绩效收入的比值见图2。公立医院院长的年度绩效收入是职工的年度绩效收入的2～3倍。其中,三级综合医院院长与职工年度绩效收入

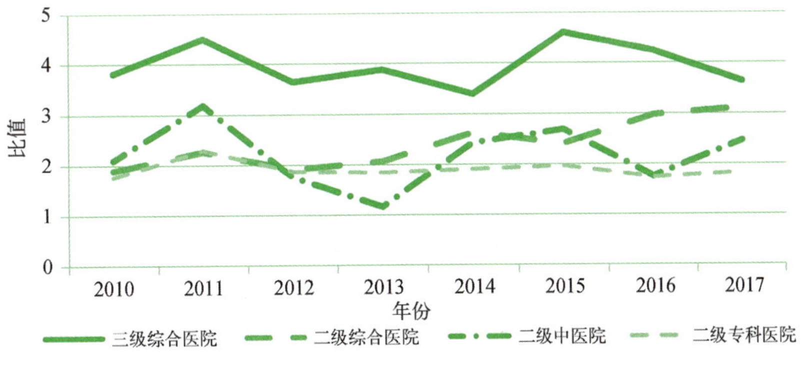

图2 2010～2017年浦东新区各级公立医院院长与在编员工年度绩效收入的比值

的差距最明显。2017 年,三级综合医院院长年度绩效收入是员工的 3.63 倍,其次是二级综合医院(比值为 3.11),二级中医院院长和在编员工的年度绩效收入比值为 2.46,最低的是二级专科医院,比值为 1.82。其他年份也基本呈现了同样的排序,这说明在医院发展的过程中,院长和普通员工的年度绩效收入具有一定的相关性。但从趋势上来看,2010～2017 年各级公立医院院长和在编员工的年度绩效收入并没有表现出明显的趋势,波动较大。这说明公立医院院长和在编员工的奖励性收入还没有形成有效的制度约束,存在着随意性,长期来看,不利于医院人才队伍的稳定及医院的持续发展。

二、公立医院院长年度目标绩效薪酬标准的测算方法

(一) 总额测算

上海市浦东新区公立医院院长的年度目标绩效薪酬采用“上封顶,小保底,中间看业绩”的分配原则,依据分类管理的准则,综合医疗机构的类型和特征,确定不同类别医疗机构主要负责人的年度目标绩效薪酬水平。该年度目标绩效薪酬总额属于税前收入,相应的个人所得税、社会保险、职业年金、住房公积金、党费和工会费从中列支。书记的年度目标绩效薪酬的测算同于院长。具体来说,公立医院院长的年度目标绩效薪酬根据所在地区公立医院、所处同等类型医疗机构和本医疗机构在编员工的绩效收入,同时考虑一定的系数综合确定,具体测算公式如下。

1. 区属综合性医院

三级综合性医院：院长年度目标绩效薪酬总额＝(上年度市属三级公立医院在编职工平均绩效收入×20%＋区属三级综合性医院在编职工平均绩效收入×30%＋上年度本院在编职工平均绩效收入×50%)×系数值。

二级综合性医院：院长年度目标绩效薪酬总额＝(上年度市属二级公立医院在编职工平均绩效收入×20%＋区属二级综合性医院在编职工平均绩效收入×30%＋上年度本院在编职工平均绩效收入×50%)×系数值。

2. 区属专科医院

二级专科医院：院长年度目标绩效薪酬总额＝(上年度市属二级公立医院在编职工平均绩效收入×10%＋上年度区属专科医院在编职工平均绩效收入×40%＋上年度本院在编职工平均绩效收入×50%)×系数值。

(二) 系数确定

总额测算中,各级公立医院的系数的决定因素与赋分考虑要素包括医院等级(复杂程度与规模,占 30%),医疗服务体量(核心产出水平,占 40%),人均综合业务贡献量(综合服务效率,占 30%)和调节因素(风险系数)。

三级甲等综合医院、三级甲等中西医结合医院、二级乙等医院、二级甲等综合医院、二级甲等中医综合医院、二级甲等专科医院和二级乙等医院的系数区间为 1.5～5.0,间隔 0.5。

医疗服务量 500 万以上的综合医院的系数为 5.0,医疗服务量 500 万及以下的综合医院的系数最高为 4.6,最低为 2.6,服务量每下降 50 万,系数降低 0.4;中医综合医院则以 200 万及以上

服务量为最高系数(2.6),服务量每下降50万,系数降低0.2;专科医院系数最高为2.4,要求服务量75万以上。服务量每下降25万,系数降低0.1。

人均综合业务贡献率是人均医疗业务贡献量赋分系数和人均科教业务贡献量赋分系数的平均值。综合医院人均医疗业务贡献量2 500人次以上,系数定为5.0,以2 000人次为一个等级,每降低1个等级,系数下降0.2;人均科教业务贡献量超过10 000元,系数为5.0,8 000~10 000元,系数为4.8,每2 000元一个区间,系数依次递减0.2;同理,中医综合医院人均医疗业务贡献量2 500人次以上,系数定为5.0,每下降2 000人次,系数下降0.2;人均科教业务贡献量超过1 500元,系数为5.0,每下降2 000元,系数下降0.5。专科医院人均医疗业务贡献量1 500人次以上,系数定为4.0,每下降500人次,系数下降0.3;人均科教业务贡献量超过4 000元,系数为3.0,每下降1 000元,系数下降0.3。妇幼保健院和精神卫生中心在基础系数值的基础上提高5%以作为风险因素调整。特别优秀且为医院做出特殊贡献者可适当提高系数。

具体系数值见表1。根据医疗服务等级和医疗服务效率,三级综合医院系数最高,平均为4.08;其次为二级综合医院,为3.358;最低的为二级专科医院,为2.226。除三级综合医院的两家医院系数差距比较大,同类型和级别的医院的系数较为接近。

表1　浦东新区公立医院院长年度目标绩效薪酬测定系数和测算结果

	系　数			目标年度绩效薪酬(元)		
	均　值	最大值	最小值	均　值	最大值	最小值
三级综合医院	4.080	4.690	3.470	842 404	1 021 889	66 218
二级综合医院	3.358	3.625	3.065	554 429	611 870	489 404
二级中医院	2.703	2.800	2.605	454 358	457 096	451 619
二级专科医院	2.226	2.510	2.055	374 180	511 781	278 206

(三) 测算结果

经过测度,年度目标绩效薪酬最高的为三级综合医院,平均为842 404元;二级综合医院、二级中医院和二级专科医院年度目标绩效薪酬依次为554 429元、454 358元和374 180元。除三级综合医院的两家医院院长的年度目标绩效薪酬相差较大,具有相同类型和级别的各家医院院长的年度目标绩效薪酬均比较接近。平均来说,与前期收入相比,公立医院院长测算后的目标薪酬平均有8%~15%的提升。适度的提升有助于发挥年薪制激励公立医院院长的作用;同时,8%~15%的增长空间与前期年度目标绩效薪酬的增长趋势接近。

三、公立医院院长年度目标绩效薪酬的构成

上海市浦东新区公立医院院长年度目标绩效薪酬包括基本年薪和绩效年薪。基本年薪根据管理职责和岗位工作目标确定,包括本人基本工资(档案工资)和管理薪酬(本院职工平均奖金的一定倍数或档案工资的一定倍数)两部分,占目标年薪总额的70%。绩效年薪是与公立医院院长绩效考核评价结果相联系的收入,占目标年薪总额的30%。公立医院院长的绩效年薪实际支

付额取决于年度目标绩效薪酬总额、绩效薪酬在总额中的比重和业绩考核得分[1]。具体公式如下：

$$A = S \times P1 \times C1/Z1$$

A 为绩效年薪实际支付额；S 为年度目标绩效薪酬总额（具体测算见上一部分）；$P1$ 为年度目标绩效薪酬中年度绩薪占年度目标绩效薪酬总额的比例（30%），$C1$ 为年终绩效考核实际得分，$Z1$ 为年度绩效考核总分。

业绩考核得分基于院长年度绩效考核体系。绩效考核体系由《浦东新区公立医院绩效考核指标体系》《浦东新区卫生党工委基层党建责任制考核指标》及单位职工满意度测评等一揽子指标组成，各项满分为 100 分，按照依次 70%、20%、10%的权重计算，加权总分满分为 100 分[2]。

同时，为了保证年薪制的实施效果，浦东新区卫生健康委根据医院目标任务完成及实际运营情况等，对年度目标绩效薪酬的基数做出适当调整，可以反映变化的医院管理情况。

四、公立医院院长年度绩效考核原则与期限

（一）考核原则

以解决委托代理问题为基础，以激励公立医院院长为目标，浦东新区公立医院的年度绩效考核体系最终形成了“坚持公益性、坚持分类考核、坚持奖惩挂钩、坚持动态管理”的四个基本原则。

（二）考核期限

公立医院院长的年度绩效考核期限以一年为周期，从每年 1 月 1 日～12 月 31 日。任职从年中开始的，根据权责利相统一的原则，考核期限从任职起至当年 12 月 31 日止；任职不满三个月的，为了简便性，则并入下一年度考核。

五、年度绩效考核指标体系与方法

（一）定量考核

定量考核是对公立医院的运营绩效进行定量分析和评价。定量考核指标以医疗服务提供的效果为基础，考虑医院党的建设和员工满意度，综合客观指标和主观指标，进行测定。具体来说，定量考核指标由《浦东新区公立医院绩效考核指标体系》《浦东新区公立医院党考核指标》及单位职工满意度测评组成，各项满分为 100 分，按照依次 70%、20%、10%的权重计算，加权总分满分为 100 分。

《浦东新区公立医院绩效考核指标体系》包括社会效益、医疗服务、效率效益、党的领导和行风建设、可持续发展（具体见上海市卫生健康委制订的《区级医院绩效考核指标体系》）、质量内涵、运行状况、工作效率（具体见《浦东新区公立医院绩效考核附加指标体系》）等维度组成，同时考虑了医联体、教学科研（具体见《浦东新区公立医院绩效考核激励指标体系》）等工作内容。评价结果依据《浦东新区公立医院绩效考核激励指标体系》测定的难度系数加权组成。

《浦东新区公立医院党的建设考核指标体系》包括班子建设、队伍建设、组织建设(具体见《浦东新区卫生党工委落实基层党建责任制工作考核指标》)、主体责任落实、监督责任落实、书记第一责任、班子一岗双责任落实(具体见《浦东新区卫生计生系统落实党风廉政建设责任制考核细则》)、组织建设、阵地建设、队伍建设(具体见《浦东新区党工委落实意识形态工作责任制评分细则》)、落实法制建设责任制、推进群团工作、统战工作等专项考核指标等加权组成。

单位职工满意度则由各医院职代会职工满意度的测定结果决定。

根据动态调整的原则,具体指标及其权重可以根据当年度的工作重点适当调节,以反映发展中的医院管理要求。调整要求在上年的考核工作结束后及时公布,保障公立医院院长可以根据变化后的绩效考核指标体系指导医院管理,安排医院工作。

(二) 定性考核

定性考核是对能够综合反映公立医院运行绩效和院长管理业绩的一些难以量化的因素进行综合评议,以弥补定量考核的不足。考核年度内,院长个人或医院获得医院管理方面的省市级先进荣誉的,给予加分奖励。因院长失职造成医院发生管理失误的,给予院长绩效考核降级处理。当出现以下问题时,实行一票否决。

(1) 未按照规范组织落实疾病监测、报告和处置要求,造成传染病传播巨大风险,造成重大或者有严重社会影响的疾病暴发的。

(2) 院长个人发生违法违纪行为并受到重大处分的。

(3) 发生重特大安全生产(消防)事故,一级甲等医疗事故(负完全责任)、群体性违法案件的。

六、年度绩效考核程序与结果运用

(一) 考核程序

1. 印发并发放考核体系

一般来说,每年一月底前将本年度考核指标印发至公立医院,方便公立医院院长在工作年度的开始,根据考核体系调整工作重点。

2. 绩效考核数据搜集和准备

考核时所采集数据的起始日期以公立医院财务结算日为准,数据统计口径统一,以减少统计误差,降低考核成本。绩效考核数据来源多样,具有不同的特征和侧重点,服务不同的目标,相互印证和补充,以保障能够全面、多维度、客观反映医院的管理情况。具体来说,绩效考核数据来源包括以下几种方式。

(1) 主要负责人年度述职报告。年度述职报告是公立医院院长就医院上一年度运营情况及本人履行职位情况进行全面的总结分析。一般来说,每年一月底前,公立医院院长要将年度述职报告上报浦东新区卫生健康委或者委托的考评机构。尽管存在一定的主观性,但是述职报告能够全面反映医院的总体情况。

(2) 常规数据直报。该数据借助数据监测表和信息化系统,从统计部门或业务部门采集,主要用于资源量、业务量、医疗费用与收支、资产与负债、药品采购、检查化验占比等可量化指标的考核。该部分数据主要是客观数据，能够保证绩效考核评价的准确性，并且能够方便及时获取，全面掌握公立医院运行状态。

（3）现场实地考核。组织人员现场查看、随机抽取医务人员及患者召开座谈会，以及查阅文件、会议和总结材料，主要用于了解院长工作开展和综合目标完成情况，发现常规考核的漏洞，保证考核的全面性和有效性。

（4）双盲抽样评分。随机抽取门诊处方和住院病历，由考核专家集中对照相关标准进行评分，专家与考核对象不见面，通过专家检查保证考核口径的统一和客观，主要用于医疗、药品和护理文书规范的考核。

（5）满意度社会调查。由考核组以发放调查问卷的形式，主要用于患者和医务人员满意度调查，体现利益相关者的需求和偏好。

3. 实施绩效考核

浦东新区医院管理委员会（以下简称“医管委”）作为公立医院的所有者，负责或者委托第三方机构开展公立医院院长绩效考核工作。浦东新区卫生健康委或其委托机构根据公立医院院长的述职报告和其他相关资料，使用年度薪酬绩效考核指标体系，对区属二、三级公立医院院长的年度工作进行考核评分，形成年度绩效考核结果，并承担对考核结果审核和应用的职责。

（二）考核结果应用

1. 结果认定

将《浦东新区公立医院院长年薪制考核办法》项目的得分之和，折算成百分制的得分为基本项目得分。与一票否决项及加分项目的得分之和，为当年度考核得分，考核结果满分值为 100 分。低于 70 分或者出现定性考核中提到的“一票否决”情形的，年度绩效考核结果认定为不合格。

2. 考核结果运用

第一，公立医院医管委办公室将考核结果以书面形式反馈至各公立医院，作为确定年度目标绩效薪酬的依据。获得不同考核结果的公立医院院长的年度目标绩效薪酬按照综合得分以百分率发放；考核结果不合格的公立医院院长，不发放年度目标绩效薪酬。第二，医管委办公室根据考核结果对公立医院存在的问题提出改进意见和建议，公立医院改进情况作为下一轮绩效考核的重要内容，为下一年度制订考核指标提供依据。

（三）薪酬发放

基本（基础）薪酬按月发放；年度绩效薪酬以自然年为周期，根据绩效考核综合得分，于年末考核结束后发放。获得不同考核结果的院长，其年度绩效薪酬按当年得分以百分率计发。不合格（达标）者或出现“一票否决”事项者不计发。工作不足一年的，按月折算年度目标薪酬收入，以反映公立医院院长的实际工作表现；不足三个月的，计入下一年度核发。

在设计年薪制目标绩效薪酬的测算和发放方案的同时，上海市浦东新区同时做出了以下制度设计，以保障公立医院院长的年薪制的实施效果。第一，保障时间投入，实施年薪制的公立医院院长需将 4/5 的工作时间用于医院管理和运营，确保投入和产出匹配。第二，避免公立医院院长利用职权，获得职位外收入或者产生其他机会主义行为。首先，实行年度绩效薪酬公立医院院长不能同时实行职称或职务年薪分配方式，或者再从本单位获得年度目标绩效薪酬制度以外的职务津贴、福利费等收入。但公立医院院长作为专家提供临床、科研与教学等服务，可以获取相应的报酬。其次，控制绩效薪酬发放的资金来源，明确公立医院院长的年度目标绩效薪酬资金来源于医院绩效工资总量额度，公立医院院长不能超额发放年度目标绩效薪酬。如果出现上述情况，公立医院院长需要承担相应的管理责任。惩罚主要包括绩效考核得分的扣除及公立医院院长薪酬的减少，比例为税前年度目标绩效薪酬的 10%[2]。

上海市浦东新区已经于 2018 年下半年完成了公立医院院长年薪制及其配套考核体系的设计，进入全面实施阶段。实施过程中发现：① 2018 年浦东新区区属二、三级公立医院的 17 位院长考核中均未发生“一票否决”现象；② 个别医院未严格按照考核结果执行院长薪酬发放，存在超额发放年度目标绩效薪酬现象，浦东新区卫生健康委立即责令整改，违纪资金被收缴，相关财务票据已上交浦东新区卫生健康委；③ 根据 2018 年度考核结果及 2019 年度工作重点，浦东新区卫生健康委适当调节 2019 年具体考核指标及其权重，做到动态管理，以保障公立医院院长可以根据变化后的绩效考核指标体系指导医院管理工作。

七、总结

为推进公立医院院长薪酬改革，上海市浦东新区探索了公立医院院长年薪制，实践具有以下特点：第一，总额测算适当拔高，公立医院院长年度目标绩效薪酬总额根据本医院和其他区属公立医院在编员工的年度目标绩效薪酬，对接市属公立医院在编员工的年度目标绩效薪酬，综合加权确定。适当提高的年度目标薪酬总额增强了对医院院长的激励。第二，总额测定调节系数考察因素全面，各级公立医院的系数的影响要素包括医院等级、医疗服务体量、人均综合业务贡献量和风险因素。上海市浦东新区通过系数设计，将医疗服务提供特征纳入年度目标绩效薪酬总额的测定。第三，目标绩效考核体系立体，上海浦东新区设计了完整的公立医院考核体系，配合公立医院年薪制的实施。考核指标既包括公立医院的运行和绩效指标，也反映了党的建设和职工满意度，全方位立体评价公立医院院长的工作表现。通过公立医院院长年薪制及其配套的考核体系的实践，不断完善公立医院院长年薪制是未来探索的方向。

参 考 文 献

[1] 陈郡. 我国实行经营者年薪制问题与对策. 经济与管理研究，2003，(6)：29－34.

[2] 杜书伟. 公立医院绩效考核与管理研究探析. 中国卫生经济，2010，29(3)：75－77.

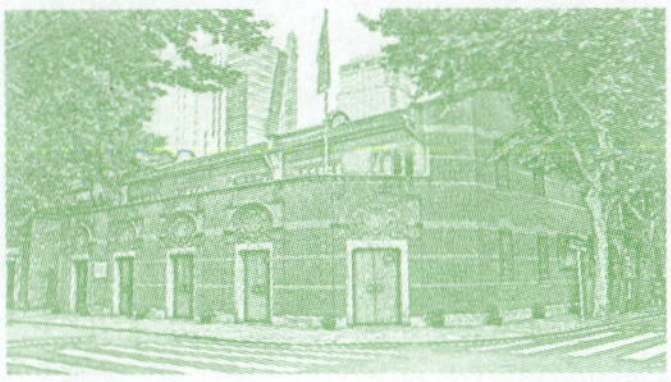

第三章

医疗服务

提供优质、高效的医疗服务是优化健康服务的重要组成部分，也是《“健康中国 2030”规划纲要》中不可或缺的一点。本章展现了医疗服务的方方面面：基于信访大数据的分析，提出目前医疗服务的痛点和难点；思考如何推进上海市医疗机构间信息的互联、互通和互认；调研分析上海市市级医院住院一站式服务的发展背景、管理模式、工作成效及展望；从开设情况、人员及硬件设施情况、外部环境支持、服务内容及效果等方面，分析上海市二、三级医疗机构药学门诊的现状，提出进一步发展的建议；调查与分析上海市医务人员开展互联网诊疗服务的意愿；分析电子票据在公立医院的应用及对其风险的防控；介绍普陀区建立的居民、社区、医院一体化的“统一预约、统一支付”信息平台。本章紧扣时代的脉搏，生动展现了上海市在完善医疗卫生服务体系、创新医疗卫生服务供给模式、提升医疗服务水平和质量方面所做的努力，为进一步利用科技创新、人文服务完善医疗服务提供了参考。

基于信访大数据的医疗服务痛点、难点分析初探

刘洪国　张志锋　林晓燕　张智若　张维拓　高晶蓉　杨建军

【导读】　文章基于上海市2016～2018年上海市卫生热线来电记录，开展了大数据分析研究医疗服务中的“痛点”“难点”。文章开发了基于深度学习方法的医疗信访自动分类算法，对医疗服务中的“痛点”“难点”展开了定量实证研究。信访高频主题统计反映出医疗服务“痛点”排名的前四位依次为就医流程、服务态度、医疗收费及诊疗效果。重复信访特征分析反映出医疗服务中的“难点”为医疗机构违法行为及医务人员违反法律和职业道德的医德医风行为。文章建议医疗机构和卫生管理部门根据研究发现的“痛点”“难点”，采取针对性措施，改善医疗服务质量，建议信访机构持续发展和应用大数据、人工智能技术，依此提高信访管理的效率、科学性和规范性。

一、背景情况

（一）现阶段我国医疗信访所面临的问题

随着我国社会经济及医疗健康事业的发展，当前我国的医疗信访工作面临着诸多新的问题与挑战。

1. 医疗信访量大

医疗纠纷长期困扰卫生行政部门和医疗机构，成因复杂，解决难度大，而且由于其直接涉及生命健康问题，易引发信访突出矛盾。据有关数据显示，当前信访总量有下降趋势，但仍处于高位运行状态，可归因于社会矛盾在医疗系统的体现、医疗行为的风险性、对生命健康更高的追求、患者维权意识的增强等。

2. 重复信访、多次信访问题依然存在

一是信访者对有关部门的协调处理意见不满意，在一段时间内到同一部门就同一问题反复上访；二是周期性反复上访，即当时处理结果是满意的，但若干年后又反悔，要求重新处理。重复信访增加了信访信息处理的工作量，降低了信访处理工作的效率和群众满意度。

第一作者：刘洪国，男，二级调研员。
作者单位：上海市卫生健康委员会（刘洪国、张志锋、林晓燕），上海交通大学医学院公共卫生学院（张智若、张维拓），上海市健康促进中心（高晶蓉、杨建军）。

3. 医疗信访信息缺少双向沟通共享

信访数据共享指的是部门之间拆除信息壁垒，畅通共享渠道。信访数据的双向共享即上级信访部门与下级部门，信访部门与医疗机构的数据沟通与交流反馈，而不是由信访部门连接到其他部门的单向共享。在这一方面，我国的医疗信访工作目前还有很大提升空间。

4. 当前医疗信访分类不合理

受限于国家统一体系，目前医疗信访仍然是传统的分类体系，分类结构较粗糙，准确度较低，指导性不足，限制了及时从信访数据中获取信息的能力。通过运用大数据的自然语言处理的分类，重新修订医疗信访信息分类原则，有助于将患者的诉求精确匹配到位，指向更加明确，大幅提高信访工作的效能。

（二）医疗信访数据反映出的医疗服务和医患关系问题

医疗信访数量的高位运行，反映出人民群众对医疗服务日益增长的需求与医疗服务资源数量及质量之间的客观矛盾，也折射出中国医患关系中存在的问题。特别是服务质量方面，相对发达国家，存在较大差距。“看病难、看病贵”成为人民群众就医所反映的主要矛盾[1]。医患关系现状一是医疗冲突不断，总体呈上涨趋势。2002～2016 年，全国法院每年新收医疗纠纷案件逐渐递增，从 10 249 件增长至 21 480 件，是原先的两倍之多[2]。尽管 2016 年全国医疗纠纷比 2015 年减少 6.7%，但十年来的医患纠纷事件整体呈上涨多发趋势[3]。二是处理难度大，舆论有倾向。目前医疗纠纷的处理主体已经由行政部门转变为调解、法院等渠道，但实践中，心理预期、法律成本等诸多原因使很多疑难复杂的矛盾仍然会走信访途径，甚至会出现在诉讼中发现可能不利而撤诉后转至信访途径的情况。部分过度炒作的医疗负面新闻，也损害了医患关系的正常化[4]。正常的医疗秩序与信访秩序屡受冲击，甚至会影响到社会稳定。

综上，如何通过针对医疗信访的数据分析和管理策略，优化医疗服务质量，改善医患关系，成为当前医疗信访领域的重要问题。当前，大数据分析技术进展迅速，使充分利用、分析医疗信访大数据成为可能，自然语言处理及人工技术的进步给医疗信访大数据提供了新路径，利用人工智能技术可以深入挖掘医疗信访数据的创新性和应用价值。充分挖掘应用信访大数据的价值，深入分析医疗服务中的“痛点”“难点”，为政策制订提供技术支持，进一步发挥医疗信访制度了解民情、集中民智、维护民利、凝聚民心的作用。

二、分析方法

在本项调研中，根据专家访谈意见，综合研判将“痛点”界定为医疗信访中被高频提及的问题；“难点”界定为医疗信访中难以处理，容易引发重复信访的问题。

对 2016～2018 年共计 145 774 件次的上海市卫生热线记录数据（包含 12345 和 12320 热线的卫生与医疗服务相关的全部工单）进行分析，根据内容分类主要包括表扬类、举报类、求助类、投诉类、意见建议类、咨询类、其他类等。其中，投诉类、求助类和投诉举报类相关工单共计 100 996 件次。

本文通过对医疗信访结构化数据的统计分析和基于自然语言处理的信访文本挖掘，开展医疗服务中“痛点”的实证研究，对医疗服务信访中“痛点”“难点”的影响因素进行分析。同时，通过开展专家访谈和典型个案分析，进一步完善大数据的分析结果。

三、结果与讨论

（一）信访文本分词和主题词提取

本文利用自然语言处理，使用 R 语言 jieba 软件包对投诉意见文本进行分词，统计词频的频数分布，并删除停用词，得出投诉意见分类云词，从中可以观察到患者投诉的高频内容。

“解释”一词（出现了 9 618 次）出现频率最高，充分体现了患者在就医过程中由于掌握的信息量不足而产生较多的疑虑，迫切需要得到医护人员答复的现象。医患信息的不对称导致的医患双方认知差异是产生该现象的重要原因。

“门诊”“检查”“挂号”“预约”也是高频词，可以看出投诉现象主要发生在市民进行预约挂号及检查的流程中。烦琐的就医流程是患者对于医疗服务质量产生不满的最大原因。也可以看出，针对医疗服务管理类的投诉意见是主线。相比就医数量庞大的“门诊”（7 421 次），“急诊”一词出现了 4 852 次，占二者总投诉量的 41%。由此可见，急诊的医疗服务管理水平有待增强，急诊的医疗服务质量不可忽视。

按照对象检索，“孩子”“父亲”“母亲”“老人”属于弱势群体，是市民关注的对象，因此关于此类患者的投诉量也较多。相比词条“病人”（6 129 次），“孩子”出现了更高的频率（6 675 次），可见关于儿童医疗的投诉量有着极高的占比，建议有关部门需要重视儿科医疗。

“费用”“收费”也是患者投诉中占比较大的部分，体现出患者在费用方面的困扰。“治疗”“手术”“就诊”也是出现频率较高的词。此外，“工作”“办公室”“窗口”此类的词语也经常出现（图 1）。

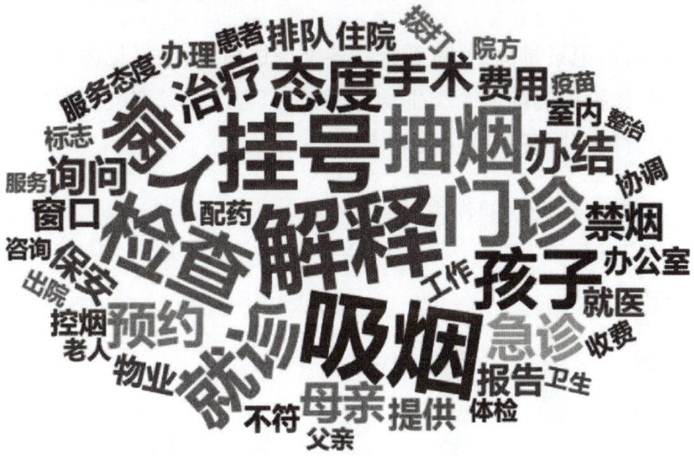

图 1　投诉意见分类云词图

（二）投诉总体情况

图 2 是上海市市级医院（三级医院）和区级医疗卫生机构（一级、二级医院或其他）的投

诉内容分类别构成比。该图统计了除涉及医疗服务机构之外的信访类别，如吸烟、食品安全等。

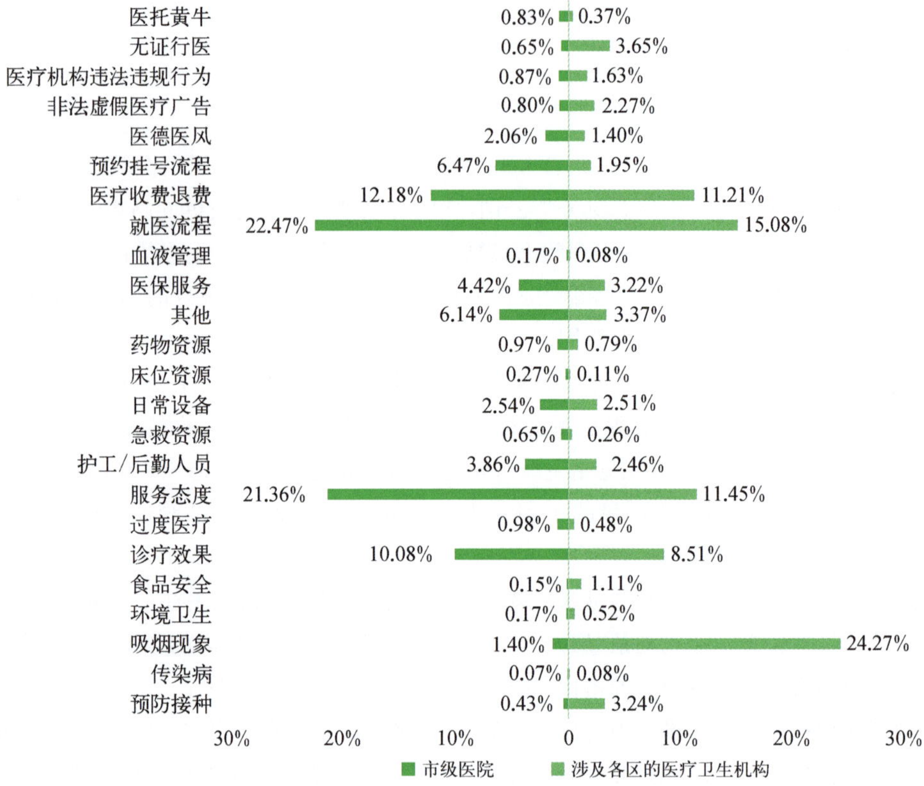

图 2　2016～2018 年上海市市级医院和各区医疗卫生机构投诉内容分布构成

将不涉及医院的信访记录排除后，重新统计各类信访内容，结果见图 3、图 4。对市级医院和区级医疗卫生机构，信访投诉的前四个类别均是“就医流程”“服务态度”“医疗收费退费”“诊疗效果”，这是从患者角度看医疗服务中的主要痛点。

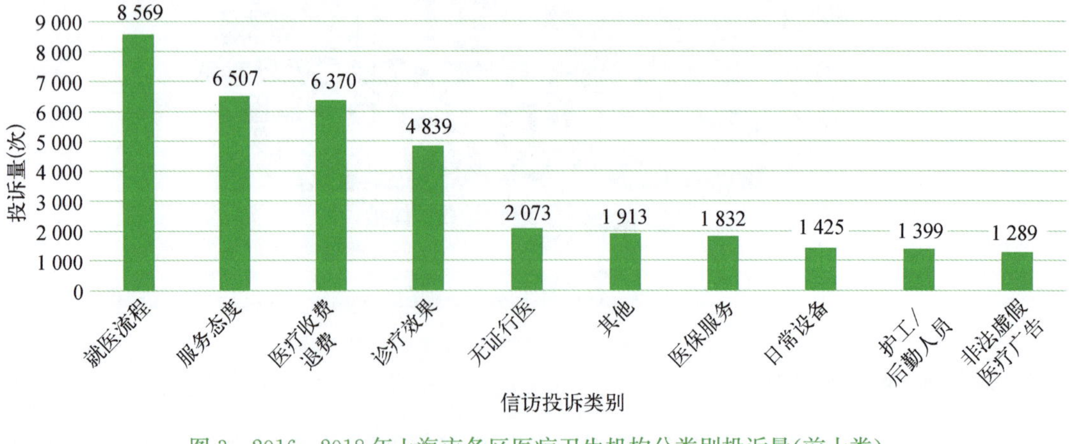

图 3　2016～2018 年上海市各区医疗卫生机构分类别投诉量(前十类)

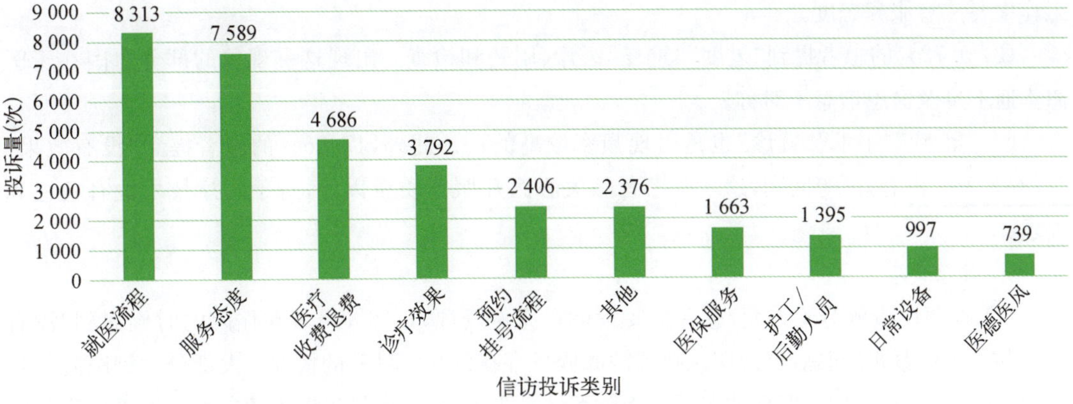

图 4　2016～2018 年上海市各市级医院分类别投诉量(前十类)

(三) 医疗服务痛点的实证分析

为了进一步准确地找到“痛点”,通过文献调研和专家访谈,课题组收集了定性分析中发现的医疗服务中常见具体问题。这些问题长期以来被普遍认为是医疗服务“痛点”,但缺乏实际数据支持或严重。因此,本文利用基于深度学习的分类模型,针对每一个“痛点”提取相关的记录,统计频次,展开实证分析。

在下面的分析中,通过初始关键词定义“痛点”,利用 BERT 模型的特性,模糊搜索所有语义近似的内容,再用 EM 方法聚类,最后统计每个“痛点”相关的信访频次。具体结果有以下几种。

1. 医院管理

(1) 医院管理分类是患者投诉的主要方向,其中大部分患者的投诉内容落在了在就医流程上。例如,“排队”“流程混乱”“等候时间长”等为高频词,其中 7.15%的患者提到“排队”问题,0.71%的患者提到“时间长”。这说明部分医院需要进一步关注就医流程管理,简化就医流程,改善患者就医体验。

(2) 预约挂号是就医的第一步,有 7.46%的患者提到“挂号难”“预约难”等预约挂号问题。由此可以看出,医院中投诉现象主要发生在市民进行预约挂号及检查的流程中。其中,烦琐的就医流程是患者对于医院管理产生不满的重要原因。

(3) 医疗收费也是很多患者投诉的方向。2.34%的患者认为医院存在“乱收费”“收费不合理”等现象。这个问题产生的原因主要包括两方面:一方面,医患双方信息不对称,患者掌握相关信息不足,以至于产生误解,是对于医院乱收费这一投诉产生的重要原因;另一方面,确实存在部分乱收费的现象,使得患者普遍对于医院收费制度缺乏信任。

(4) 3.54%的患者对当前的医保存在不满,高频词主要集中于“异地报销难”“医保不公平”“不能医保报销”,可以看出医保的相关制度和政策需要进行进一步的普及和推广。

2. 医疗服务质量

(1) 在第二大占比的“医疗服务质量”分类中,医务工作人员的服务态度成为患者不满的主要方向,9.4%的患者提到医务工作人员“态度恶劣”“拒绝”提出的要求,2.09%的患者认为自己受到了“侮辱”“辱骂”,1.51%的患者认为医务工作者对待自己“不理睬”“冷漠”。医务工作者在工作中要注意服务态度。

(2) 0.72%的患者提到“过度”“重复”医疗、用药和检查。出现这一现象的部分原因在于医患沟通不足及医患信息不对称。

(3) “治疗”“手术”“就诊”也是出现频率较高的词。此外,17.66%的患者提到“没有效果”“没有改善”“没有好”等问题,这表明患者除关心医疗服务质量以外,对于医疗技术也有关注和要求。

3. 资源设备

(1) 在医院资源分配方面,患者主要投诉在床位资源,1.66%患者在住院的时候遇到“没有空床”或“床位紧张”问题,这说明医疗资源和服务存在倒“金字塔”的情况。大部分大型医院都是人满为患的状态,再加上医保改革后异地就医结算更加方便,大量患者更倾向于去等级较高的医院或者颇具盛名的异地医院就医,患者增多故而床位资源不足,而且这个情况在继续加剧。

(2) 除了床位资源以外,还有3.19%的患者提到“缺药”“没有此药”。由此可以进一步分析得出患者投诉中主要缺乏的药物种类,有针对性地调整医疗机构的医药资源。

4. 违法行为

(1) 在违法行为分类方面,患者主要不满的因素是无证行医,其中4.58%的市民提到某医疗机构“没有行医资格”。其次,1.46%的市民提到目前存在非法医疗广告。针对此类情况,有关部门应该去实地考察,避免医疗事故的产生。

(2) 医德医风是广大人民群众十分关心的热点问题,在本次调查中有1.23%的市民提到此问题。除了0.4%的市民提到“送红包”“受贿”等现象,还有0.16%的市民认为部分医生利用职权“走后门”等违规行为,医德医风的优劣直接影响着卫生行业的形象和声誉,因此各医院主体需要加强医德医风建设。

(四) 医疗服务难点分析

1. 重复投诉总数量

在医疗信访过程中,存在重复投诉行为,即首次投诉进行处理后,投诉人因对处理方式或结果不满意,再次投诉的行为。课题组通过重复投诉行为,来界定医疗服务中的“难点”问题。所有信访记录按首次投诉后办结和办理后重新投诉两种情况分类统计(表1)。

表1 2016～2018年投诉情况表

信访记录分类	递交次数(次)	件数(件)	比率(%)
首次投诉办结	1	40 175	90.84
重复投诉(重新交办)	2	3 735	8.44
	3	281	0.72
	4	32	
	5	3	
	6	1	
	7	1	

2018年度投诉类和求助类总工单件数为48 643件。首次投诉办结为40 175件，占90.84%；重复投诉为4 053件，重复投诉率为9.16%。其中总递交次数为2、3、4、5、6、7次的工单分别有3 735、281、32、3、1、1件（图5）。

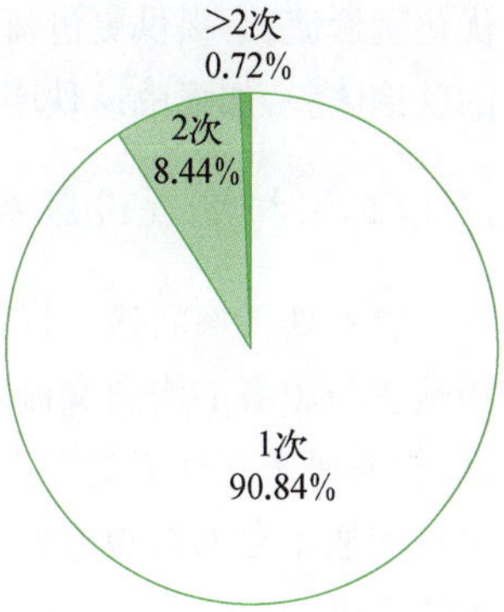

图5 2016～2018年重复投诉办结工单分布图

2. 重复投诉内容类别分析

重复投诉工单的分类别的投诉量（前十类）和重复投诉工单的分类别的投诉率（前十类）。由图6、图7可以看出，医德医风、医疗机构违法违规问题的重复率显著高于其他类别。

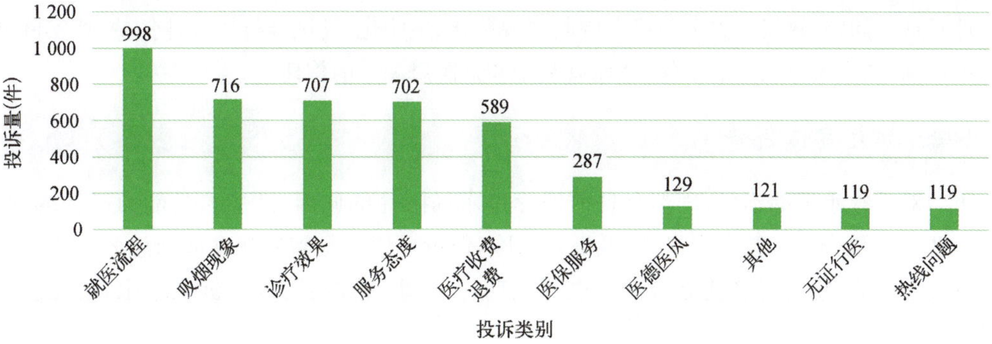

图6 2016～2018年重复投诉工单的分类别的投诉量（前十类）

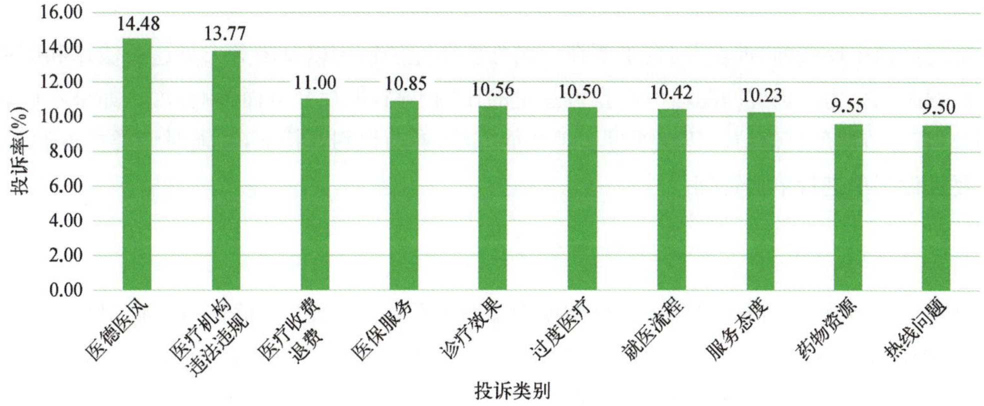

图7 2016～2018年重复投诉工单的分类别的投诉率（前十类）

四、政策建议

（一）改善就医流程，提升患者就医体验

对就医流程的反映处于第一位，表明患者对于医院的主要不满来源于就诊过程中排队等候时间长、指示不清晰、秩序混乱等问题。因此，各级医院要根据自身问题有针对性加强医院管理，

优化就诊流程，提供更清晰人性化的导诊服务，通过应用“互联网＋”、智能化技术提供更加便捷的就诊体验，加强就诊秩序的维持，为市民就医提供更加安全、便捷的服务。

（二）持续改进服务态度

患者处于疾病这一特殊生理状态时，心理较为脆弱敏感，再加上医务人员工作压力巨大，易疏忽与患者的沟通交流，导致患者不认可医务人员的服务态度。因此需要加强医务人员培训，提升医务工作者的职业素养、人文关怀，以及与患者的沟通能力。医护人员工作负荷大是医患沟通不足的客观原因，加强分级诊疗，降低市级医院的就诊压力，这也是改善医疗服务的重要措施。

（三）进一步做好规范透明收费

针对这一问题，建议有关部门将医院收费规范化、透明化，尝试推行按病种付费，切实降低患者负担，以此加强医患双方的信任，从而有利于和谐医患关系的构建。

（四）加大宣传科普

患者对诊疗水平的不满，固然有目前医疗技术局限性的原因、医务人员能力高低的问题，因此需要持续提升医疗技术水平，降低医疗风险，但更重要的是需要建立面向患者的有公信力的健康科普平台，引导患者建立合理的医疗预期，打消患者过高的医疗健康追求，增强患者风险意识。

（五）加强行风建设，规范执业

重复信访中反映的“难点”问题主要在于医疗机构违法行为以及医务人员违反法律和职业道德的医德医风行为。该类问题占所有投诉总量的比例不高，但社会负面影响极大，如果不认真处理，非常容易造成反复信访。建议通过人工智能方法，提前识别其特征，加强对该类投诉的关注，对重复投诉工单进行单独管理。

（六）强化信访部门大数据分析能力

利用信访大数据分析可以深入挖掘数据中蕴含的信息，找到人民群众对医疗服务的真实需求，为管理决策提供可靠的证据支持，使管理者及卫生政策的制定者摆脱“凭感觉”“拍脑袋”的状态。将信访大数据分析变成一项常规工作，长期持续下去，可以及时发现民意的变化趋势，也可以作为衡量医疗改革措施在提升人民群众满意度方面的重要指标。

参考文献

[1] 李正关，冷明祥，王兴东，等. 转变医患双方价值观缓解“看病难看病贵”. 中国卫生事业管理，2008，25(6)：379－381.

[2] 申卫星，饶浩，陈越鹏，等. 医疗纠纷预防和处理条例条文释义与法律适用. 北京：中国法制出版

社,2018：2.
[3] 中国医师协会. 中国医师执业状况白皮书 2017. https：//max. book118. com/html/2018/1109/5212233204001330. shtm[2019-11-01].
[4] 廖志林,薛凡,艾春霞,等. 医院与媒体要合作不要斗争——论医院对新闻资源的管理和舆论的导向. 中国医院管理,2002,22(11)：51-52.

推进医疗机构间信息互联、互通、互认的研究

张天天　吴　宏　周　密　张　晗　罗　力

【导读】 上海市作为医疗机构间医学检验、医学影像检查的互联、互通、互认的先行者，自2006年起就开始逐步推行该项制度。梳理发现，目前上海市已构建了运行良好的机构间互联、互通、互认平台，并出台了统一的互认项目、互认范围、互认办法及质量管理规范文件。然而，医院利益分配、医生责任界定、项目重复界定将可能影响政策的平稳推进。文章建议由医保部门出手，理顺医疗检查检验背后的利益链；从法律或条例层面，明确“互认”所致的医疗权责认定；将重复检查检验纳入绩效考评，考评结果与绩效挂钩。

医疗机构是采集和存储人群健康信息的第一手和最重要的平台，实现医疗机构间信息的互联、互通和结果的互认共享，是减少患者重复检查检验、推进医院跨领域业务协同的基础，是打造智慧城市和数字政府的题中之义，亦是发展“互联网＋健康医疗”服务新模式的关键。

一、研究背景和意义

过于昂贵的医疗检验检查费用是造成“看病贵”的一个主要原因。减少不必要的重复检验检查，实现不同医疗机构间医学检验、医学影像检查的互联、互通、互认，一直是患者的殷切期望。

（一）医疗机构间互联、互通、互认的国际进展

欧美发达国家早在21世纪初就意识到了整合医疗卫生信息资源、促进医疗信息互联、互通、互认的重要性，相继出台或实施了一系列规划举措。但从各国实践来看，个性化的技术标准、隐私安全、机构间利益协同难等问题或多或少都延缓了目标的实现。2004年，美国建立区域卫生信息组织（Regional Health Information Organization，RHIO），提出建立国家卫生信息网（Nationwide Health Information Network，Nw HIN）的战略规划[1]，以推进美国境内跨区域的医

基金项目：2019年度卫生健康政策定向课题“实现医疗机构间信息互联互通互认的研究”（课题编号：2019HP08）。
第一作者：张天天，女，博士研究生。
通讯作者：罗力，男，复旦大学公共卫生学院党委书记。
作者单位：复旦大学公共卫生学院（张天天、张晗、罗力），上海市卫生健康委员会（吴宏、周密）。

疗卫生信息的交换，但是遇到技术标准和隐私安全问题。加拿大于 2001 年立项建立全国性的电子共享健康系统(Health Infoway)[2]，计划在 2016 年为全部加拿大人口建立电子健康档案[3]，但是进度迟缓。2002 年，英国决定用 10 年时间完成国家医疗信息技术项目(National Program for IT, NPf IT)，实现患者医疗信息在全国范围内的共享交换，以及英国国民健康保险制度所有信息系统的标准化[4]，但是进展困难[5]。

(二) 上海在国家要求下全面推进医疗机构间的互联、互通、互认

从各国实践经验来看，在我国要实现自上而下的医疗机构间互联、互通、互认并不现实。在国家宏观标准及机制的前提下，让各地积极探索适用的信息联通和共享方式，是有效的途径。卫生部办公厅于 2006 年下发《关于医疗机构间医学检验、医学影像检查互认有关问题的通知》(卫办医发〔2006〕32 号)，要求各地卫生局都相继制定实施意见，逐步推行医学检验、医学影像检查结果互认，以此减轻患者的负担。上海市于 2006 年在国家试点的基础上出台了《关于本市进一步实施医疗机构间医学影像检查、医学检验互认工作的指导意见》(沪卫医政〔2006〕63 号)，确定了 17 项稳定性较好、费用较高的医学影像检查项目和临床检验类项目进入上海市机构的互认范围。2017 年，《上海市人民政府办公厅印发〈关于本市推进医疗联合体建设和发展的实施意见〉的通知》(沪府办发〔2017〕83 号)明确要求，市级医院通过上海申康医院发展中心医联预约平台(以下简称“申康医联平台”)实现检查结果互联、互通、互认。2019 年 11 月，在多年的努力下，上海市出台《上海市医疗机构临床实验室质量管理规范(2019)》《上海市放射诊断质控标准(2019)》，依托市、区两级卫生健康信息平台，实现 37 家市级医院部分医学检验项目、医学影像检查项目和影像资料的互联、互通、互认。

二、上海推进医疗机构间信息互联、互通、互认的进展情况

目前 37 家市级医院之间率先实现了 35 项医学检验和 9 项医学影像检查项目的互联、互通、互认。目前上海医疗机构间互联、互通、互认的信息基础设施、统一互认的内容、质量规范等保障基础良好。

(一) 实现医疗机构信息基础设施方面的完善与升级

1. 建立市区两级医疗机构互认信息平台

上海市已依托市区两级政务外网，建立了“1+1+16”(1 个市级平台、1 个申康医联平台和 16 个区级平台)架构的市、区两级卫生健康信息平台。

2. 完成市、区两级医疗机构医生工作站软件部署

目前上海市已完成 37 家市级医院 16 526 台门诊医生工作站软件部署。

3. 提升医院网络带宽速度

上海市医院网络带宽从 10～20 M 提升至 200～500 M，并可根据业务要求弹性提升至 1 000 MB。

4. 发布信息采集接口规范

上海市已发布《上海健康网数据采集 2.1 接口标准》《医联工程联网医院信息采集 3.11 接口规范》及医联工程的接口标准规范。

5. 优化系统友好程度

上海申康医院发展中心组织各医院系统升级，优化医生互认界面，帮助医生轻松阅览报告并辅助判断病情。

6. 实现医院机构间项目调阅

静安区、闵行区、金山区等已实现区内医疗机构间的项目调阅，金山区还实现了市民群众手机端调阅，普陀区、虹口区、松江区等实现了绝大部分区内医疗机构间的调阅。

（二）实现统一互认项目、办法、范围和质量管理要求

1. 实现全市统一的互认项目

首批实现的全市统一的互认项目包含医学检验项目和医学影像资料项目两大类 44 项，其中医学检验项目 35 项、医学影像项目 9 项。

2. 实现全市统一的互认办法及范围

同级医疗机构之间属互认项目的医学影像检查和医学检验结果，原则上应互相认可。二级及以下医疗机构对上级医疗机构属互认项目的医学影像检查和医学检验结果，原则上应予认可。

3. 实现全市统一的质量管理要求

修订《上海市医疗机构临床实验室质量管理规范（2019 年）》和《上海市放射诊断质控标准（2019 年）》，对检查检验科室的管理制度、岗位职责、操作规范、结果报告等全环节进行了统一和规范。

截至 2019 年底，上海市互认人次占门诊复诊人次的 18.3%。互认项目达 104.5 万次，其中检验项目互认数量前三名为肾功能、肝功能、C 反应蛋白测定，检查项目前三名为胸部电子计算机断层扫描（computed tomography，CT）平扫、胸部正位 X 线片、头颅 CT 平扫。互认项目累计节约费用达 1 757.79 万元。

三、进一步推进上海医疗机构间信息互联、互通、互认的建议

评价一项政策实施之初，重要的不是政策效果，而是政策能否平稳运行。凡是阻碍医疗机构间信息互联、互通、互认政策罗平稳、顺利运行的因素，我们将之视为需要解决的问题或障碍，对此，本文进一步厘清利益链条关系，从完善制度角度出发，提出政策建议。

（一）由医保部门出手，理顺医疗检查检验背后的利益链

近年来，国家围绕推动公立医院回归公益性的相关政策频出。药品零加成、耗材零加成等带给部分曾经以药品耗材利润为重要盈利点的医院一定的运营压力。在其他收入无法弥补利润差距的情况下，检查检验的创收成为医院规避自身利益风险的重要部分。加之检验科室本身就有不少的投入与运转成本，越好的机构、越贵的仪器就会有越多的投入，医院对于成本回收的渴望就越强烈。强烈的愿望被医院转化成对检验科室的绩效和对开单医生的绩效。因此，医检结果的互联、互通、互认意味着检验科室业务量的锐减，开单医生薪酬额的减少，器械成本回收难度的加剧，以及医院自身利润的巨大缩水。可以预期，检查检验背后的利益掣肘将是未来阻碍政策平

稳推进的原因之一，不能仅靠行政命令推行。

对此，我们建议由医保部门出手，理顺医疗检查检验背后的利益链。一是设置读片费用。此举的目的是使得后为患者诊疗的医疗机构也有一定利润，以形成正向激励，弥补医疗机构因检查费减少而导致的激励因子缺失。在费用水平设置上，鉴于我国实际情况，建议运用经济学分析原理对医疗机构医疗检查检验的互联、互通、互认总成本进行分析，定量估计医院的损失总额、其他成本及单次挂号的边际成本，为读片费的设置提供依据。二是进行医疗检查检验的“一致性”评价。目前，由于上海市级医疗机构水平较相似，政策推行的阻力较小，但仍面临着同级医疗机构间不同检查设备及医务人员的诊断水平参差不齐的压力。未来，随着上海分级诊疗制度的进一步推进，更多患者是医疗机构间的纵向流动，因此，政策将推行至不同级别的机构。然而事实是，有的小医院为节省费用，常忽略检验检测设备的常规校验(即每日设备开启时进行设备质量参数监测和校正，所需花费约占设备总价值的 15%)，致使医疗检查检验质量难以保证。基于此，建议由医保部门组织专家组或授权第三方机构对各检验机构(包括第三方独立检验机构)或科室进行医疗检查检验的一致性评价，评价内容包括实验室环境、检查检验设备、检查检验报告单、上岗人员资质等。评估通过后，授予该机构医保定点检验结果互联互通、互认、医疗机构，费用由医保统一支付，所用医保费用可从相应节省的费用中支出。医保定点检验结果互联、互通、互认医疗机构资格实行动态化管理，建立退出机制，形式上可参考上海医保定点药店的常态化履约考核机制。

(二) 从法律或条例层面，明确“互认”所致的医疗权责认定

是否要进行医疗检查检验，起主导性和决定性作用的角色是医生。诊断结果由医生出具，自然误诊的责任也由医生承担。目前，医疗纠纷采用的是举证责任倒置规则，也就是说，若出现医患纠纷，所有来自本院的医疗检查检验结果都会被作为证据呈现(目前我国医疗事故鉴定部门还不认可外院的检查检验报告)，参与检查检验的医生与参与诊断治疗的医生均需承担法律后果。因此，在如今医患关系较为紧张的大背景下，要求患者进行重复检查，是医生出于减少误诊率、留存本医院检查资料以保障自身合法权益的一种“防御性医疗行为”。实行医疗检查检验的互联、互通、互认会带来责任界限不明确的问题，尤其是完成辅助检查、出具检查报告方和进行诊断方之间，以及初步诊断和复查诊断方之间的责任边界难以界定。当医疗事故发生时，患者和多个医院间容易出现医患纠纷，预期医疗机构之间可能会出现责任推诿的情况。

对此，我们建议从法律或条例层面，明确互认所致的医疗权责认定。可以组织法律界和医疗界人士，共同探讨医院互联、互通、互认检验结果的责任认定和责任分担，并建立相应的裁判机制，如“首检负责制度”。同时，要切实落实患者的知情同意与选择权，以保障医疗机构、医生和患者的合法权益，让医生从不确定的责任担忧中解脱出来，使机构间医疗检查检验的互联、互通、互认政策真正成为推动医疗环境完善的有力抓手。

(三) 将重复检查检验纳入绩效考评，考评结果与绩效挂钩

医疗学科是经验科学。经验在客观上使得重复检查、过度检查与合理检查之间的界线并不清晰。医生可有自我主张，用各种理由让患者重新检查，如原有的检查不准确、原来的检查机构

设备不够前沿、原有的检查不清晰容易被“误读”、所需检查的侧重点不同等，成功将重复检查包装成医疗正常需要。这也是医疗检查检验结果互联、互通、互认难以被医院临床所遵循的症结所在。

对此，我们建议基于检验检查项目知识库，组建专家组建立重复检查检验认定规则库（如基于患者唯一代码，同一项目名称＋项目编码，两次检查间隔＜重复执行最短周期，可判定为重复检查），构建重复检查检验提示系统。由卫生健康委定期对各大医院的重复检查检验情况进行考评，考评结果向社会发布，并与医院院长的绩效挂钩。需要注意的是，只要诊治医生按照其专业的医学知识、技术及态度对外院出具的检查检验报告慎重审查，我们并不能轻易否认医生的职业专业与职业水平，一口认定其为故意重复检查。有效的方式为，若系统提示是重复检查（尤其是患者原本的医疗检查检验结果是由医保认定的医疗检查检验结果互联、互通、互认医疗机构所出具的），但医生以个人专业判断坚持认为患者应当进行重复检查的，需写明重复检查的医学必要性、采纳外院报告所可能导致的误诊误治后果等，再由医保或卫生部门组织专家进行审评。

除上述外，医疗信息安全性涉及患者的隐私权，需要被重点关注与保护。建议设置监管机制，限定患者影像资料的可及权限，规范患者影像资料的储存及使用流程制度，保证患者信息安全。

参考文献

［1］赵玉兰，张瑞，李雅杰，等. 黑龙江省区域医疗影像数据中心项目的设计与建设. 生物医学工程与临床，2016，20(2)：198－202.

［2］梅文华，刘冠佳，常奕，等. 珠海市区域医疗信息平台的建设及实施. 中国医院，2016，20(2)：50－52.

［3］Association C B. Personal information protection and electronic documents act[J]. Canadian Bar Association, 2008(2): 52－56.

［4］秦宇龙. 宁夏中医医疗信息共享平台启动. 中医药管理杂志，2018，26(24)：113.

［5］陈荃，代涛，李新伟，等. 英国卫生决策支持系统发展与启示. 中国循证医学杂志，2012，(4)：371－373.

市级医院住院一站式服务发展现状及思考

杨　丽　沈　仙　常　健　王清江

【导读】 住院一站式服务已成为医疗卫生行业整合相关资源、优化服务流程、提高患者体验的重要举措。世界各国及全国各地积极拓展服务内容,完善服务体系。上海市作为创新发展的先行者,已陆续在市级医院推进住院一站式服务,在提高医院运行效率、改善患者就医体验等方面取得了一定的成效。文章系统整理了国内外住院一站式服务的开展状况、项目内容及建议对策等,调研分析了上海市住院一站式服务的发展背景、管理模式、工作成效,提出贯彻落实国家卫生健康委"进一步改善医疗服务行动计划"和上海申康医院发展中心"改善服务、提高质量、控制费用、便民利民"的工作要求,需要进一步加强软硬件投入,围绕患者需求不断优化服务功能,尽快制定形成统一的管理规范和服务标准。

住院一站式服务是科学合理使用有限医疗资源,将传统出入院流程再造,提高医院管理,保障患者安全,提高患者就医体验的新型医院服务模式。国内外积极拓展住院一站式服务的内容,不断完善服务体系,目前对其命名及形式尚未统一,我国处于初期探索阶段。

一、研究背景和意义

(一) 住院一站式服务理念的提出

住院一站式服务理念起源于20世纪70年代的欧美发达国家,日益攀升的住院医疗服务需求与相对有限的医疗资源之间的矛盾,促生了新的服务模式,表现为"预入院/预住院"服务模式,即为患者提前办理入院手续,系统分配虚拟床位,住院检查提前进行的一种住院模式。此后,该理念逐渐推广,在传统的出入院服务的基础上,住院患者的医疗服务向"入院前"和"出院后"进行双向延伸,更好地达到了减少平均住院日、缩短非医疗等待时间、有效利用医疗资源、保障医疗安全的目的。

第一作者:杨丽,女,研究员。
作者单位:上海申康医院发展中心(杨丽),上海交通大学附属第一人民医院(沈仙、常健),复旦大学附属肿瘤医院(王清江)。

（二）国内外发展住院一站式服务的进展

住院一站式服务在以英国、德国、美国、澳大利亚、日本等为代表的发达国家趋于成熟，体现在住院前、住院中及出院后的全程管理中。Crosby 等的研究最早强调了择期手术患者的住院前检查的重要性。Hazel Fellows 等[1,2]详细介绍了建立预入院门诊的目的、意义、检查内容、要求、护士职责等一系列内容。预入院检查有效减少了等待检查的时间，对于手术科室床位周转效果尤为明显[3-5]。日本、德国、美国等国家通过实施出院相关服务，搭建了一座沟通患者、家属、社区之间的互助桥梁，确保患者在出院后能获得持续性指导、照顾等服务[6-8]。

2008 年，卫生部颁布的《医院管理评价指南（2008 版）》将“平均住院日”列为医院绩效评价指标，我国北京、武汉、南京、无锡、上海、成都、温州等地区的医院陆续开展了住院一站式服务，多举措并举改善患者就医体验。

台湾地区的长庚医院，通过集中提供一站式出入院服务，在每个住院病区设置专门的医事服务人员，针对账单、病历等材料，为患者实时答疑或办理相关业务，减少患者多次排队，形成出院患者护理站一站式结算作业流程。

二、市级医院住院一站式服务的发展现状和初步成效

近年来，市级医院住院患者人数、手术量逐年递增，医疗资源供不应求，“住院难、手术难”问题受到关注。自从 2009 年海军军医大学第一附属医院（以下简称“长海医院”）探索性地开展入院前“一站式检查”以来，上海交通大学医学院附属仁济医院（以下简称“仁济医院”）南院、上海交通大学附属第一人民医院（以下简称“上海市第一人民医院”）、同济大学附属第十人民医院（以下简称“上海市第十人民医院”）、上海交通大学附属胸科医院（以下简称“上海市胸科医院”）等多家市级医院积极推进“住院一站式服务”项目，为患者提供覆盖入院前、住院时、出院后的全程集约化服务，优化、整合医院相关资源，持续改善就医体验。

（一）发展现状

1. 年服务量和主要服务功能

“住院一站式服务”是在传统出入院服务的基础上，通过流程再造和集约化服务，对住院患者在主要临床诊疗服务之外的其他医疗和非医疗服务进行整合，为住院患者提供全过程、规范化和集约化服务。至 2019 年底，已有 14 家市级医院开展住院一站式服务，共覆盖临床科室 189 个，年服务患者 21.79 万人次，有 13 家市级医院有意愿在 1～2 年之内开展。

市级医院住院一站式服务的主要功能包括住院床位统筹协调、入院准备（相关检查检验项目）、出入院手续办理、健康宣教、便民服务及出院随访等。其具体服务内容包括：床位统筹协调、入院登记预约、入院通知及注意事项告知、出入院手续办理、患者入院评估与处置、出入院健康宣教、入院知情同意及告知书签字、入院后常规检查与检验项目、出院未出检查报告通知、出院患者随访、康复机构转介服务等。上海市第一人民医院、上海交通大学附属第六人民医院（以下简称“上海市第六人民医院”）东院、上海市第十人民医院、上海交通大学医学院附属瑞金医院北

院、上海市公共卫生临床中心等医院提供的服务项目已超过20项。

2. 准入的科室和病种

市级医院开展住院一站式服务准入的科室和病种主要可分为以下3类[9]。

(1) 服务于日间手术病种：住院一站式服务主要服务于日间手术患者，重点满足日间手术流程的服务需求。

(2) 服务于重点科室/重点病种：住院一站式服务主要服务于医院的重点科室或重点关注病种等，满足此类学科患者周转及快速康复流程的服务需求。

(3) 服务于全院内外科室或所有手术科室：住院一站式服务面向外地患者(缓解外地患者等候入院问题)或全院所有患者。

3. 主要管理模式

目前，上海市级医院已开展住院一站式服务的医疗机构主要有以下共同特点[9]：① 大多设置独立区域，部分整合原本的便民服务，一站式集中提供出入院服务，减少患者往返奔波于多个部门；② 聚焦入院前或手术前的检查检验项目，可缩短预约检查的无效等待时间；③ 开发配套信息平台，特别是检查预约、预处置医嘱、床位调配等信息系统。

根据住院一站式服务场所及检查完成时间点，可分为A～C 3种服务模式[10]：① 模式A(入院前＋集中)，入院前，在医院独立设置的专门区域内，一站式完成入院常规检查及检验项目，结算为门诊费用。② 模式B(入院后＋集中)，入院后，在医院独立设置的专门区域内，一站式完成入院常规检查及检验项目，结算为住院费用。③ 模式C(入院后＋分散)，医院设置一站式出入院区域，地点分散在各住院楼(靠近出入院管理科或医技科室)。门诊开立预住院和预处置医嘱，患者办理入院时即时显示术前检查医嘱套餐。在一站式服务中心完成生命体征测量、化验采血、心电图等常规检查项目，并通过一站式服务中心信息系统登记预约后到相关医技科室完成磁共振成像、CT等检查(优先检查并结算为住院费用)。分散式分布、集中化管理，不对现有医疗服务流程做大的改变。

(二) 初步成效

实施住院一站式服务模式后，通过检查项目的统筹预约、床位资源的合理安排、入院服务一站式提供，各家医院均能够缩短术前住院时间及平均住院天数、提高床位使用率、改善患者就医体验，同时优化临床人力配置。

1. 提高床位使用率，缩短平均住院天数和无效等待时间

仁济医院南院开展住院一站式服务后，在手术人次及难度提高的情况下，床位使用率提高4.5%，平均住院天数较之上海市三级综合医院均值减少1.06天。上海交通大学附属胸科医院自探索专科医院住院一站式服务集约化管理以来，在提高床位使用率、降低平均住院时间和术前等待时间及改善患者住院体验等方面，也取得了明显成效。通过集约化管理，规范了出入院宣教、术前检查等诊疗流程，减少了人力资源配置，缩短了无效的术前住院时间。同时，由于床位周转加快、平均住院天数缩短，医院可以服务更多的患者，从而减少患者等候入院时间[9-13]。

2. 优化服务流程，改善患者就医体验

以上海市第一人民医院为例，在推进住院一站式服务项目中，梳理和优化相关服务流程，改

善患者就医体验，住院患者满意度比实施项目前提高 5.5%。一是引入支付宝、微信等非现金支付方式，自助办理出入院手续；二是推出床旁结算业务，避免患者来回奔波，减少患者等候时间；三是引进智能预约平台（集成挂号、入院、检查、手术、随访等环节预约功能），以手术前检查预约为例，入院前一天电话及短信告知患者注意事项（如空腹或留尿等检查前准备），按检查项目布局合理预约检查时间，减少检查前等待时间及患者在多个检查部门间往返距离等；四是通过发放宣教单及滚动播放疾病相关健康教育视频，让患者了解疾病相关知识，缓解患者的焦虑。

3. 增强规范性和计划性，降低患者诊疗费用

长海医院通过住院一站式服务做到“3 个 3”，即确保患者 3 天内完成检查，检查完成 3 天内收治入院、收入院 3 天内完成手术或开始治疗，有效缩短了入院后等待手术时间和平均住院时间，部分降低了患者医疗及非医疗费用。上海市第十人民医院实施住院一站式服务后，医院推进的八大加速康复（ERAS）外科的患者均次药费从 7 761 元下降到 6 165 元。

4. 规范化集约化服务，优化护理人力资源

由于患者健康教育、患者入院告知及注意事项、医嘱审核、静脉采血、检查预约等常规工作前移至住院一站式服务中心，减少了病区护理人员入院接待的相关工作，同时改善了病区出入院高峰期的病区工作秩序。据统计，仁济医院南院每个病区平均每年可减少护理人员 553 小时的非护理工作时间。

三、政策建议

市级医院开展住院一站式服务以来，积累了一定经验，但仍需要继续完善管理机制，优化服务流程。

（一）总体思路

贯彻落实国家卫生健康委“进一步改善医疗服务行动计划”和上海申康医院发展中心“改善服务、提高质量、控制费用、便民利民”的工作要求，充分利用上海领先的互联网平台和医疗资源优势，以规范建设和服务建设为突破口，统筹推进，切实达到患者期待的“疗效高、服务好、时间短、费用低”的要求。

（二）相关建议

1. 进一步加强软硬件投入和支持

开展住院一站式服务，最好设置在相对独立的区域，并配备良好的硬件设施，可以为患者带来更好的服务体验。针对部分市级医院反映现有医疗区域均已超饱和使用、很难专门设置独立场所开展住院一站式服务的情况，可以考虑依托信息化统一管理、合理设置分散式分布服务点的管理模式。同时，推进住院一站式服务工作需要信息化建设的同步推进，结合医院实际工作情况开发适用的信息系统，更好地支撑优化和再造服务流程，减少相关服务人员的重复性工作。

2. 围绕患者需求，不断优化服务功能

建议优化床位资源协调机制，鼓励“共享床位绩效奖励”制度，鼓励全院床位共享。借助医院

智慧化的信息平台，体现“信息多走路、患者少走路”的智慧便民理念，推进支付方式和服务流程优化。贯通患者住院全过程信息链，规范出院随访工作，实现医疗服务的标准化和同质化。完善出院后延伸服务，发挥上海市健康信息网、市级医院医联信息平台及医联体互通优势，探索将已度过急性期的患者协调转介至区域内康复机构、二级医院或社区服务中心。

3. 形成统一的管理规范和服务标准

目前，市级医院对于住院一站式服务的定位和主要功能已经取得共识，同时结合医院实际情况在管理模式、开展科室及规模、准入病种方面等各具特色，但尚未形成统一的管理规范和服务标准。因此，需要进一步加强对住院一站式服务工作的交流和宣传，建议相关主管部门尽快建立相关管理规范和服务标准，推动市级医院服务模式的改革和发展[10,11]。

参考文献

[1] Hazel F, Brian L, Linda B, et al. Orthopaedic pre-admission assessment clinics: part 1. J Orthop Nurs, 1998, 2(4): 209 - 218.

[2] Hazel F, Brian L, Linda B, et al. Orthopaedic pre-admission assessment clinics: part 2, J Orthop Nurs, 1999, 3(2): 60 - 66.

[3] 徐玲红. 基于信息系统的住院流程优化. 信息系统工程，2015，(10)：119 - 121.

[4] 金伟，吴丽. 关于推行“预人院”制度解决看病难的途径探讨. 中国药物经济学，2013，(5)：34 - 35.

[5] Brian L. Developing the role of the nurse in the orthopaedic outpatient and pre-admission assessment settings: a change management project. J Orthop Nurs, 2002, 6(3): 153 - 160.

[6] 卢珏薛，小玲. 出院计划的研究进展. 中华护理杂志，2014，49(6)：709 - 711.

[7] 孙皎. 介绍日本出院计划发展的近况. 吉林医学，2006，27(4)：398 - 400.

[8] 赵莉，李东. 德国医院出院管理模式及对我国的启示. 护理研究，2014，28(8)：2936 - 2937.

[9] 杨丽，王清江，常健，等. 上海市级医院住院一站式服务发展现状评估. 中国医院，2019，23(1)：7 - 8.

[10] 常健，李萍，滕知轶，等. “智慧医疗”助力一站式住院服务模式的实践与思考. 中国医院，2017，21(12)：1 - 3.

[11] 王清江，杨丽，常健，等. 上海市级医院“住院一站式服务”探索与思考. 中国医院. 2019，10(1)：1 - 3.

[12] 娄洁琼，侯旭敏，王懿，等. 外科手术患者的集中式住院服务管理模式实践. 中国医院，2019，23(1)：9 - 11.

[13] 赵慧丽，侯冷晨，胡龙军，等. 分散式管理下出入院服务中心在加速康复外科中的实践与效果评价. 中国医院，2019，23(01)：12 - 14.

上海市药学门诊现状及患者认知情况调查

杨 燕 唐 密 何江江 应寅清 戴秋霞 吴文辉

【导读】 文章通过问卷调查和数据分析，详细介绍了上海市各级医疗机构开展药学门诊的现状，认真分析了面临的形势，系统梳理了存在的问题，提出了促进上海市医疗机构药学门诊发展的政策建议。

2017 年 12 月，187 家医疗机构中有 90.91%(170 家)医疗机构开设了药物咨询窗口，但仅有 25.67%(48 家)医疗机构开设了药师门诊，且开设时间较短(开设时间在 1 年内的占比高达 70.83%)[1]。经过一年多的发展，目前上海地区开设药师门诊的医疗机构已达 70～80 家。在过去的一年里，医疗机构药师门诊的开展现状、进展成效以及存在的问题尚不清楚。为此，进一步开展对药学门诊领域的研究，具有重要的理论价值与实践意义。

一、调查目的和方法

(一) 调查目的

本文通过设计问卷对上海市二、三级医疗机构药学门诊开展情况进行调查，了解运行现状，利用 SWOT 分析方法分析内部优势和劣势、外部环境机会和威胁，在此基础上提出促进上海市医疗机构药学门诊发展的政策建议。

(二) 调查方法

对上海市 103 家二、三级医疗机构发放了药学门诊现状调查问卷，回收了 74 份，问卷回收率为 71.84%，其中有效问卷 71 份，有效率为 95.95%。有效问卷中，三级医疗机构 35 家，二级医疗机构 36 家。问卷内容包含医疗机构级别、是否开设药学门诊、药学部门人员情况、药学门诊人员情况、药学门诊服务情况等。

第一作者：杨燕，女，助理研究员。
通讯作者：吴文辉，男，上海市卫生健康委员会药政管理处处长。
作者单位：上海市卫生和健康发展研究中心(上海市医学科学技术情报研究所)(杨燕、唐密、何江江)，复旦大学附属华山医院(应寅清)，上海市卫生健康委员会(戴秋霞、吴文辉)。

二、调查分析

（一）门诊开设情况

1. 开设数量

有效问卷中，开设有药学门诊的医疗机构共56家；未开设药学门诊的医疗机构共15家，其中3家即将开设。未开设原因包括综合实力欠缺、资质不足、人员紧缺、医院场地有限无可用诊室、专科医院需求较低的特殊属性等。

2. 开设形式

33家医疗机构仅有药师单独坐诊药学门诊，9家医疗机构仅有医师、药师联合门诊，14家医疗机构既开设单独门诊又开设联合门诊，占比见图1。

3. 开设类别

24家医疗机构仅开设综合药学门诊，21家医疗机构仅开设专科药学门诊，11家医疗机构同时开设综合药学门诊和专科药学门诊，占比见图2。

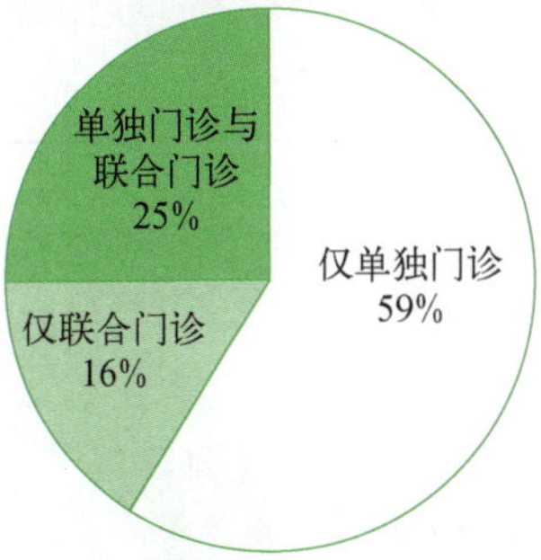

图1 不同药学门诊形式医疗机构数占比

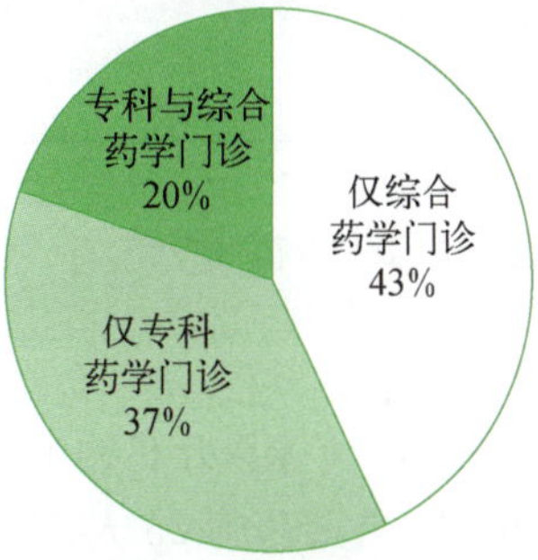

图2 不同药学门诊类别医疗机构数占比

4. 服务方向

被调查的医疗机构中，开设药学门诊的医疗机构56家，在所有的药学门诊类型中，全科药学门诊最为常见，抗凝药学门诊和慢性病药学门诊分列第2、3位，具体药学门诊服务方向及开设数量见表1。

表1 开设不同药学门诊服务的医疗机构数量与开设时长

药学门诊服务方向	开设数量	平均开设时长（小时/周）
全科药学门诊	28	10.17
抗凝药学门诊	9	6.86
慢性病药学门诊	7	4.00
内分泌药学门诊	7	4.57
呼吸科药学门诊	5	9.00
老年病药学门诊	4	17.33

续 表

药学门诊服务方向	开设数量	平均开设时长(小时/周)
疼痛药学门诊	4	9.33
肿瘤药学门诊	4	9.00
妊娠用药药学门诊	2	14.00
肾内科药学门诊	2	6.00
房颤专病医药联合门诊	1	8.00
联合药学门诊	1	12.00
睡眠障碍专病医药联合门诊	1	4.00
糖尿病母婴专病医药联合门诊	1	4.00
皮肤病药学门诊	1	4.00
心内科医药联合门诊	1	12.00
血液科医药联合门诊	1	4.00
药学综合门诊	1	20.00
中医科药学门诊	1	4.00
其他	10	7.50

(二) 人员及硬件设施情况

1. 总体情况

本次调查涉及的56家医疗机构中,门诊药师总数为279人,其中临床药师251人,普通药师25人,未知3人。总体而言,药学门诊坐诊药师中本科及以上文化水平占比达到98.56%,具有主管药师职称的人员占多数。

2. 紧缺情况

开设药学门诊的医疗机构中,25.00%的医疗机构提供药学门诊服务的药师非常紧缺,48.21%的医疗机构提供药学门诊服务的药师比较紧缺,详情见图3。

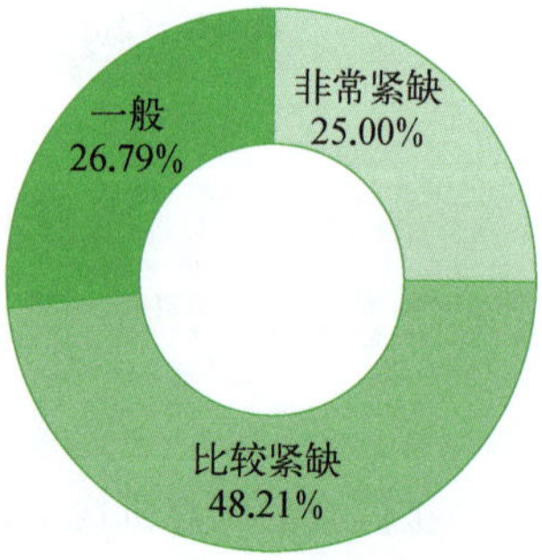

图3 开设药学门诊医疗机构药学门诊坐诊人员紧缺情况

3. 设备情况

62.50%的医疗机构缺乏药学门诊工作规范或指南等指导性文件,59.93%的医疗机构缺乏药学门诊坐诊药师绩效考核标准。10.71%的医疗机构具有专用的药学门诊工作系统,大部分医院使用纸质表格或者Office软件简单记录,详情见图4。

(三) 外部环境支持

1. 领导和药师支持

23.21%的领导对药学门诊非常重视,42.86%的领导对药学门诊比较重视,医疗机构内药师超过70%对药学门诊持积极态度,详情见图5和图6。

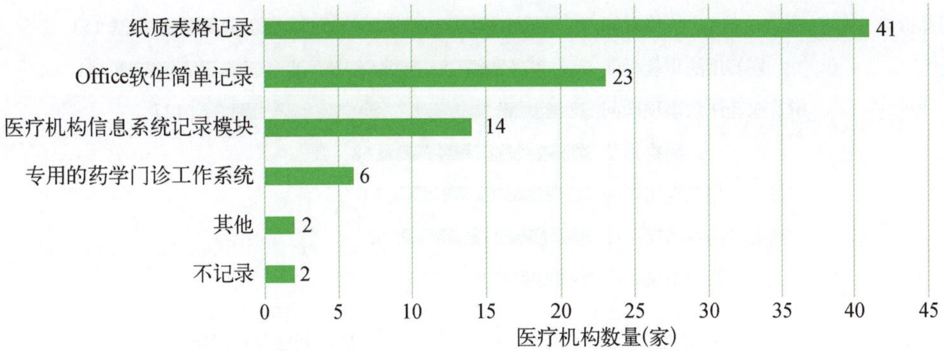

图 4　不同就诊情况记录方式的医疗机构数量

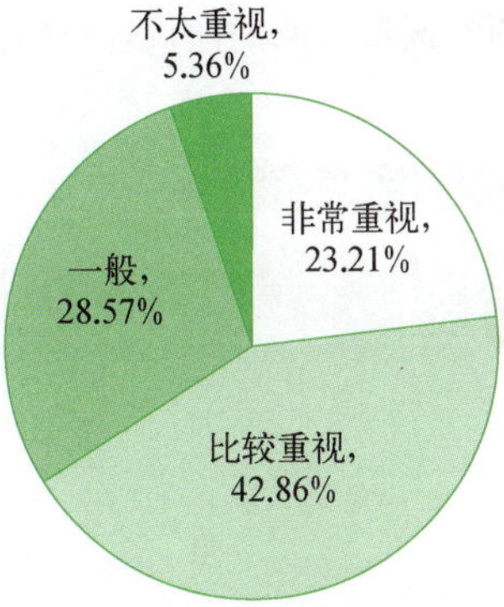

图 5　医疗机构领导对药学门诊的重视程度

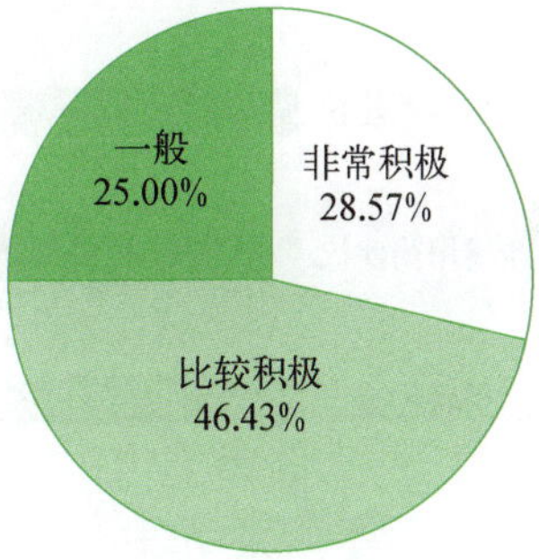

图 6　医疗机构药师对参与药学门诊的态度

2. 宣传

78.57%的医疗机构通过医疗机构公众微信号进行药学门诊的宣传，73.21%的医疗机构通过医务人员进行宣传，详情见图 7。

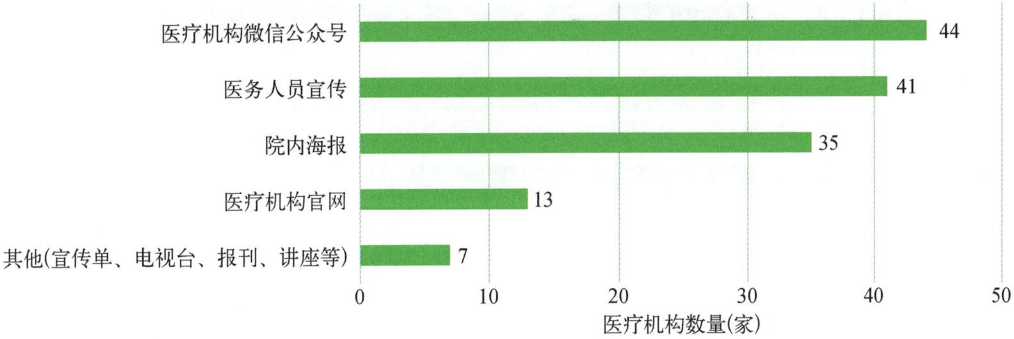

图 7　医疗机构药学门诊宣传方式

（四）服务内容及效果

从对医疗机构的统计来看，在开设药学门诊的医疗机构中，单个药学门诊平均解决问题的数量详见图 8。

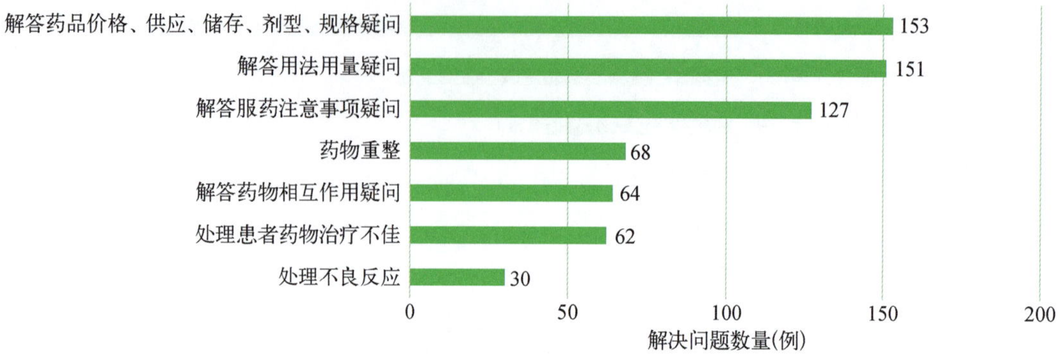

图 8　医疗机构药学门诊解决问题数量

医疗机构药学门诊提供药学建议 112 条/年，主要是调整剂量方面的建议，具体建议见图 9。

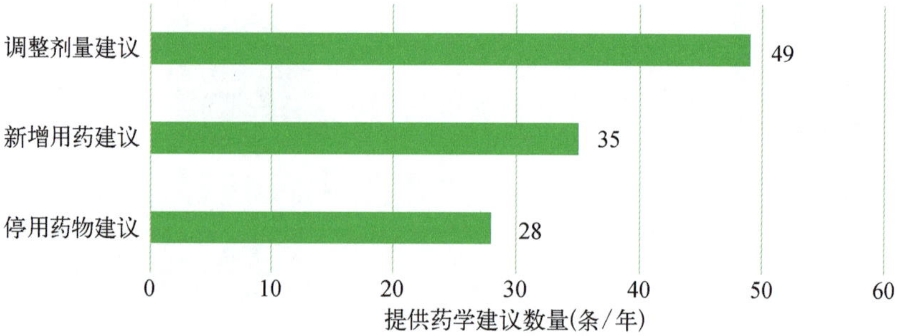

图 9　医疗机构药学门诊提供药学建议情况

医疗机构药学门诊开展合理用药指导 295 人次/年，用药依从性评估 272 人次/年，开展健康教育 186 人次/年；随访 166 人次/年，见图 10。

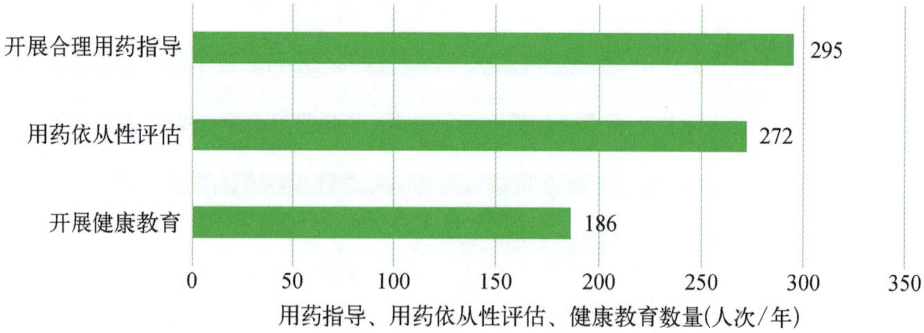

图 10　医疗机构药学门诊开展用药指导、用药依从性评估、健康教育情况

三、调查结论

（一）药学服务在医疗机构中的重要性日益凸显

有研究显示，药学服务的开展可以减少药物的不良反应，预防某些药源性疾病的发生，促进

药物的合理使用，提高药物的依从性和治疗效果，控制药品费用的增长，促进有限医疗资源的合理分配。药学服务已经成为现阶段医疗机构保障安全、合理用药、促进医疗资源合理分配的工作重点和发展方向，在医疗机构中的重要性日益凸显。药学门诊服务是药学服务中的重要组成部分，建立药学门诊已经成为医院药学发展的重要方向之一。在对上海市二、三级医疗机构药学门诊开设的现状调查中发现，在调查的 71 家医疗机构中有 56 家开设了药学门诊，药学门诊的建立得到了医疗机构内部多方的支持：已开设药学门诊的医疗机构中有 66.07％的领导对药学门诊的开设比较重视，医疗机构内超过 70％的药师对药学门诊的开设呈现积极的态度，医生转诊成为药学门诊的患者中的主要来源。

（二）部分医院已在药学门诊的建立上进行了深入探索

一项对上海地区的医疗机构开展药师门诊的现状调查显示，截至 2017 年 12 月，187 家医疗机构中已有 48 家医疗机构开设了药师门诊，经过 1 年多的发展，目前上海地区开设药师门诊的医疗机构已达 70～80 家，在此次调查的 56 家医疗机构中，高达 78.57％的药学门诊开设时间为 1～3 年，甚至 5.36％的药学门诊开设时间长于 4 年。药学服务方向有全科药学门诊、抗凝药学门诊、慢性病药学门诊、内分泌药学门诊、呼吸科药学门诊、老年病药学门诊、疼痛药学门诊、肿瘤药学门诊、妊娠用药药学门诊、肾内科药学门诊等，既有综合门诊，也有专科门诊。可见，前期上海市部分医疗机构在药学门诊的建立上进行了深入探索，积攒了一些经验，可为上海市医疗机构药学门诊的设立提供参考。

（三）药学人员已具备相应素质

本次调查已开设药学门诊的 56 家医疗机构中，门诊药师总数为 279 人，其中为临床药师的有 251 人，占比高达 89.96％，有 84.59％的门诊药师参加过临床药师培训。从学历上看，药学门诊坐诊药师中以硕士研究生学历为主，占比 46.95％，本科及以上学历占比高达到 98.56％；从职称上看，主管药师、副主任药师及主任药师的占比分别为 66.31％、12.90％和 3.58％，超过 80％的药师职称为中级及以上。可见，上海市二、三级医疗机构药学人员已具备相应素质，可以支撑药学门诊的开设。

（四）医疗机构缺乏药学门诊出诊的相关专业人员

上海市二、三级医疗机构药学门诊开展现状的调查结果显示，25.00％的医疗机构表示提供药学门诊服务的药师非常紧缺，48.21％的医疗机构表示比较紧缺，26.79％的医疗机构表示一般紧缺，没有任何医疗机构表示不太紧缺和非常不紧缺。同时，在医疗机构药学门诊所有坐诊药师的基本情况中，10.04％的药师不是临床药师。在访谈中了解到，医疗机构中大多数药师都集中在窗口发药，仅有 10％～20％的药师能够胜任药学门诊工作，符合药学门诊出诊资质的药学人员比较缺乏。

（五）药学门诊的概念及认知有待推广

上海市二、三级医疗机构药学门诊开展现状的调查结果显示，临床医生在患者中具有较高威信，高达 69％的患者在遇到用药疑问时会首选的咨询对象是医生，而首选药师的仅为 8％。在咨询过用药问题的患者中，44.19％的药品咨询发生在医生诊室，仅 11.63％的用药咨询在药学门诊。同时，通过患者对药学门诊的认知调查显示，74%的患者对药学门诊不太了解。在实地调查中也发现，在已经开设药学门诊的医疗机构中，导医台相关人员也对药学门诊完全不了解，药学门诊的概念和认知有待推广。

四、政策建议

（一）加强临床药学人才培养体系建设，提高药学人员知识水平

与发达国家严格的教育体系及与社会需求相适应的教育规模相比，我国的药学人才培养存在着明显缺陷，一方面教学内容无法满足临床需要，另一方面药学人才的供给与需求不相符。因此，政府有关部门需协同高等药学院校在借鉴国外先进经验的基础上，结合我国国情对传统药学教育模式进行改革，加强临床药学人才培养体系建设。从医疗机构的实际需要出发，在教学过程中适当减少化学相关课程和学时，增加对生物医学、临床治疗学、医学心理学、医患沟通学等知识的学习，并加强临床实践能力的培养，培养出实用型并与临床发展相适应的临床药学人才。为进一步提高药学人员的整体水平，政府部门应控制或减少高等药学教育以下的办学规模，积极培养高学历专业人才。

（二）落实操作流程和规范，保障药学门诊开展有章可循

医疗机构结合自身的实际情况，参照目前国内已公布的药学门诊服务试行标准和服务规范，制定并落实适用于本医疗机构的专业性指导操作文件和流程规范，对药学门诊服务的组织与制度建设、人员资质管理、服务范围、信息管理、开展各项服务项目与内容、服务过程、质量控制与评价改进等内容进行明确。同时，进一步明确药师的职责和权限，使每一步服务流程都有章可循，有利于保障药学门诊服务的质量。在明确药师职责权限的基础上，药师与医护人员分工协作，有利于最大限度地发挥药师的作用，为药学门诊的可持续发展奠定良好的基础。

（三）加大对药学门诊的宣传，提升药学门诊的认知水平

药学门诊作为一种新的医疗服务模式，中国药学门诊尚处于探索推广阶段，调查显示，医疗机构管理者、医务人员及患者对药学门诊了解较少，这对药学门诊的开展十分不利。因此，建议医疗机构加大对药学门诊的宣传，对内向医院管理者、医护人员宣传药师开展门诊药学服务的重要性和必要性，鼓励医药交流；对外向患者宣传药学门诊的形式和服务内容，并对医疗机构以往药学门诊开设取得的成绩进行宣传，说明药师参与药物治疗的积极作用。同时，药师也应通过多种途径参与患者的治疗过程，逐渐改变患者对药师的既往观念，发挥临床药师在患者治疗中的作用，让患者切身感受到药学服务带来的积极作用，提高患者对临床药师的信任度。最终通过宣传，提高医疗机构、医生、患者、社会对药学门诊的认知度。

参考文献

［1］毕娟，杨云云，谌介秀，等．上海地区医疗机构开展的药师门诊现状调查与分析．药学服务与研究，2018，18(4)：26－29．

上海市医务人员开展互联网诊疗服务意愿调查与分析

何 达 吴 宏 孙明明 石 瑛 喻惠敏

【导读】 基于当前医疗资源紧张、群众普遍反映看病难的现实情况，互联网诊疗服务的概念一经提出就获得了极高的社会关注度。伴随互联网成长的一代人强烈呼吁开通互联网诊疗服务，以BAT(B指百度，A指阿里巴巴，T指腾讯)为代表的互联网公司也纷纷在互联网诊疗服务领域投资布局。但提供互联网服务的主体——医务人员，他们是怎么看待这个概念呢？又有哪些因素会影响他们支持或反对开展互联网诊疗服务？只有了解了医务人员开展互联网诊疗服务的意愿，明确他们的考量因素，才能让医疗卫生管理部门更加有的放矢地管理和完善互联网诊疗服务。

医疗资源不足和浪费并存是影响我国居民医疗获得感重要原因，且随着我国老年人口比例的不断攀升和慢性病患病率的不断提高，资源紧张带来的问题越发严峻。以互联网的形式提供传统诊疗服务，可以有效提高医疗服务效率。在5G时代，发展互联网诊疗已成为一种国际趋势。为进一步规范互联网诊疗行为，保证医疗质量和医疗安全，2018年9月，国家卫生健康委、国家中医药管理局印发了《关于印发互联网诊疗管理办法(试行)等3个文件的通知》(国卫医发〔2018〕25号)，制定了《互联网诊疗管理办法(试行)》《互联网医院管理办法(试行)》《远程医疗服务管理规范(试行)》。在此基础上，2019年8月，上海市卫生健康委发布《上海市互联网医院管理办法》。

上海市拥有先进的医学教育体系、人才队伍、医疗服务体系等，致力于建设成为亚洲医学中心城市，发展互联网诊疗具有先天优势[1]。医务人员是开展互联网诊疗服务的重要主体，了解上海市医务人员对于开展互联网诊疗服务的意愿状况和影响因素，有助于更好地发展互联网医疗，提高政策制定的针对性。为此，本研究开展了对上海市医务人员互联网诊疗服务意愿的问卷调查。

一、数据来源与研究方法

(一) 数据来源

研究采用自助填表的形式，发放针对上海市各级医院及社区卫生服务中心的问卷，各医院及

第一作者：何达，女，助理研究员。
作者单位：上海市卫生和健康发展研究中心(上海市医学科学技术情报研究所)(何达、石瑛、喻惠敏)，上海市卫生健康委员会(吴宏、孙明明)。

社区卫生服务中心按照填写说明邀请相应医务人员参与问卷调查。入选条件：选取相应的全职医务人员（含内科医生 1 名，外科医生 1 名，妇产科医生 1 名，儿科医生 1 名，中医科医生 1 名，辅助科室医生 1 名）填写问卷；若无相应科室医生，可随机选择同样数量的对象（专科医院和社区卫生服务中心可根据实际情况填写）。

共收回有效问卷 1 632 份，问卷有效率为 81%。通过 SPSS 25.0 对问卷进行缺失值处理和信效度分析，各维度量表题进行可靠性分析的 Cronbach's α 值在 0.683～0.834，对医务人员基本情况及认知、行为和态度进行因子分析的 KMO 系数值为 0.585，$P<0.001$，说明问卷整体信效度良好，变量之间存在相关性且这份数据适合做因子分析。

（二）研究方法

本研究通过文献研究、专家访谈和实地调研了解上海市互联网诊疗服务的实际情况并选择可能影响医务人员参与互联网诊疗服务意愿的关键指标。从医务人员的个人基本信息（性别、年龄、学历、职称、职位、所在科室）、个人所在机构情况（机构性质、机构对于医务人员开展互联网诊疗服务支持程度、备案要求）、个人行为或态度（是否具有相关经验、个人对上海市开展互联网诊疗服务的态度、对所在机构开展互联网诊疗服务的态度、对所在科室开展互联网诊疗服务的态度、是否有时间和精力开展互联网诊疗）3 个方面分析。

运用 SPSS 25.0 对数据进行标准化处理，并通过构建二元 Logistic 回归模型，对医务人员参与互联网诊疗服务的意愿及影响因素进行分析。

二、结果与分析

（一）医务人员个人及其所在机构基本情况

1 632 份有效医务人员问卷中，女性占 61.9%，年龄段为 31～45 岁医务人员占 63.5%，博士、硕士、本科及以下文化程度占比分别为 5.3%、21.4%、73.2%，医务人员所在科室为内科的占比最高达 19.5%，高级、副高级、中级和初级职称占比分别为 4.3%、16.4%、58.1%、21.1%，普通医务人员和科室主任占比分别为 79.0%、21.0%，基层医疗机构的占比最高达 42%，公立医疗机构和民营医疗机构占比分别为 90.9%、9.1%。

（二）医务人员对于互联网诊疗服务的态度

1. 医务人员对于上海市发展互联网诊疗服务的总体态度分析

以医务人员对于上海市发展互联网诊疗服务的总体态度为因变量，二元 logistic 回归分析结果显示，64%的医务人员对于上海市发展互联网诊疗服务持明确支持态度。在医疗机构性质因素中，以公立医疗机构作为参照，$B=-0.228$，$P<0.05$，说明民营医疗机构医务人员对于上海市发展互联网诊疗服务的态度更为积极；在医疗机构对医务人员开展互联网诊疗支持程度和备案要求因素中，P 值均<0.05，且 B 值均>0，说明医务人员所在医疗机构对于医务人员开展互联网诊疗服务支持力度越大、备案要求越高，医务人员对于上海市发展互联网诊疗服务的态度则更为乐观，见表 1。

表 1 医务人员对上海市发展互联网诊疗总体态度的二元 Logistic 回归分析结果

	B	标准误差	瓦尔德	自由度	显著性	Exp(*B*)
性别	0.060	0.060	1.000	1	0.317	1.062
年龄分组	0.043	0.075	0.335	1	0.563	1.044
文化程度	0.077	0.068	1.265	1	0.261	1.080
医疗机构性质	−0.228	0.071	10.165	1	0.001	0.796
科室	−0.231	0.060	14.759	1	0.000	0.794
职称	−0.137	0.078	3.100	1	0.078	0.872
职位	0.106	0.064	2.737	1	0.098	1.112
类似经验	0.082	0.079	1.069	1	0.301	1.085
医疗机构支持程度	1.010	0.073	191.957	1	0.000	2.745
备案要求	0.256	0.071	13.145	1	0.000	1.292

2. 医务人员对于所在医疗机构开展互联网诊疗服务的态度分析

以医务人员对于所在医疗机构开展互联网诊疗服务的态度为因变量，二元 logistic 回归分析结果显示，87.3%的医务人员对于所在医疗机构开展互联网诊疗服务持明确支持态度。在科室类别因素中，内科（科室 1）、外科（科室 2）医务人员对于所在医疗机构开展互联网诊疗服务的态度更为支持（$P<0.05$，$B>0$）；在医疗机构态度因素中，$B=0.786$，$P<0.001$，说明医疗机构对于医务人员开展互联网诊疗服务支持力度越大，医务人员对于所在医疗机构开展互联网诊疗服务的态度则更为支持，见表 2。

表 2 医务人员对所在机构开展互联网诊疗服务态度的二元 Logistic 回归分析结果

	B	标准误差	瓦尔德	自由度	显著性	Exp(*B*)
性别	−0.005	0.085	0.004	1	0.952	0.995
年龄分组	−0.018	0.099	0.032	1	0.858	0.983
文化程度	0.079	0.102	0.592	1	0.442	1.082
医院性质	−0.171	0.09	3.608	1	0.057	0.843
科室			17.03	5	0.004	
科室(1)	0.504	0.208	5.845	1	0.016	1.655
科室(2)	0.81	0.254	10.206	1	0.001	2.249
科室(3)	−0.432	0.366	1.393	1	0.238	0.649
科室(4)	0.017	0.373	0.002	1	0.964	1.017
科室(5)	0.161	0.25	0.416	1	0.519	1.175
职称	0.026	0.106	0.062	1	0.804	1.027
职位	−0.101	0.082	1.518	1	0.218	0.904
类似经验	0.095	0.117	0.668	1	0.414	1.1
医疗机构支持程度	0.788	0.109	51.877	1	0	2.199
备案要求	0.016	0.094	0.03	1	0.863	1.016

3. 医务人员对于所在科室开展互联网诊疗服务的态度分析

以医务人员对于所在科室开展互联网诊疗服务的态度为因变量，二元 logistic 回归分析结果显示，89.3%的医务人员对于所在科室开展互联网诊疗服务持明确支持态度。在科室类别影响因素中，内科（科室 1）医务人员对于科室开展互联网诊疗服务的更加支持；在医疗机构态度因素中，$B=0.866$，$P<0.001$，说明所在医疗机构对于医务人员开展互联网诊疗服务支持力度越大，医务人员对于所在科室开展互联网诊疗服务的态度也会更为支持，见表 3。

表 3 医务人员对所在科室开展互联网诊疗服务态度的二元 Logistic 回归分析结果

	B	标准误差	瓦尔德	自由度	显著性	Exp(*B*)
性别	−0.068	0.090	0.565	1	0.452	0.934
年龄分组	0.069	0.105	0.423	1	0.515	1.071
文化程度	0.073	0.107	0.467	1	0.494	1.076
医院性质	−0.188	0.099	3.581	1	0.058	0.829
科室			8.323	5	0.139	
科室(1)	0.507	0.221	5.267	1	0.022	1.660
科室(2)	0.452	0.278	2.645	1	0.104	1.572
科室(3)	−0.209	0.372	0.315	1	0.575	0.812
科室(4)	0.257	0.365	0.496	1	0.481	1.293
科室(5)	0.038	0.271	0.020	1	0.889	1.039
职称	−0.051	0.112	0.205	1	0.651	0.951
职位	−0.138	0.084	2.668	1	0.102	0.871
类似经验	−0.068	0.103	0.437	1	0.509	0.934
医疗机构支持程度	0.866	0.123	49.449	1	0.000	2.379
备案要求	−0.086	0.098	0.778	1	0.378	0.917

（三）上海市医务人员自身开展互联网诊疗服务的影响因素分析

以医务人员是否有时间和精力参与互联网诊疗服务为因变量，二元 logistic 回归分析结果显示，67.8%的医务人员认为自己有时间和精力开展互联网诊疗服务。在医务人员性别因素中，$B=0.167$，$P=0.006$，说明相较于女性医务人员，男性医务人员开展互联网诊疗服务的时间和精力更为充足；在医疗机构性质影响因素中，$B=-0.147$，$P=0.02$，说明相较于公立医疗机构，民营医疗机构医务人员参与互联网诊疗服务的时间和精力更为充足；在科室类别为妇产科（科室 3）的因素中，$B=-0.475$，$P=0.019$，说明妇产科医务人员参与互联网诊疗服务的时间和精力较少；在个人类似经验因素中，$B=0.249$，$P<0.01$，说明有过开展互联网诊疗服务经验的医务人员更加有时间和精力开展互联网诊疗服务；在医疗机构态度因素中，$B=0.382$，$P<0.001$，说明所在医疗机构对于医务人员开展互联网诊疗服务支持力度越大，医务人员开展互联网诊疗服务的时间和精力更加充足，见表 4。

表 4　医务人员是否有时间和精力开展互联网诊疗服务影响因素分析结果

	B	标准误差	瓦尔德	自由度	显著性	Exp(B)
性别	0.167	0.06	7.629	1	0.006	1.181
年龄分组	0.049	0.069	0.499	1	0.48	1.05
文化程度	0.091	0.063	2.068	1	0.15	1.095
医疗机构性质	−0.147	0.063	5.407	1	0.02	0.863
科室			10.695	5	0.058	
科室(1)	−0.019	0.161	0.014	1	0.905	0.981
科室(2)	0.147	0.187	0.619	1	0.431	1.159
科室(3)	−0.475	0.202	5.513	1	0.019	0.622
科室(4)	−0.205	0.251	0.671	1	0.413	0.814
科室(5)	−0.329	0.175	3.515	1	0.061	0.72
职称	0.069	0.072	0.921	1	0.337	1.072
职位	0.022	0.061	0.13	1	0.718	1.022
类似经验	0.249	0.055	20.594	1	0	1.283
机构支持程度	0.382	0.06	40.595	1	0	1.465
备案要求	0.046	0.059	0.616	1	0.433	1.047

（四）上海市医务人员开展互联网诊疗服务的意愿分析

以医务人员对于上海市发展互联网诊疗服务的总体态度、对于所在医疗机构开展互联网诊疗服务的态度、对于所在科室开展互联网诊疗服务的态度为变量，两两进行相关性分析发现，Pearson 相关性在 0.01 的显著性(双侧检验)上都非常显著，可以推断出医务人员对于上海市、对于所在医疗机构、所在科室开展互联网诊疗服务的态度之间存在着明显的正相关(表 5)，上海市医务人员整体对于互联网诊疗服务态度积极。

表 5　上海市医务人员开展互联网诊疗服务的态度变量相关性分析

		总体态度	总体态度	总体态度
总体态度	Pearson 相关性	1	0.387①	0.330①
	P 值(双尾)		<0.000 1	0.000 1
	个案数	1 632	1 632	1 632
对机构态度	Pearson 相关性	0.387①	1	0.715①
	P 值(双尾)	0.000		0.000
	个案数	1 632	1 632	1 632
对科室态度	Pearson 相关性	0.330①	0.715①	1
	P 值(双尾)	<0.000 1	<0.000 1	
	个案数	1 632	1 632	1 632

①在 0.01 级别(双尾)，相关性显著。

但医务人员能否真正参与互联网诊疗仍然受时间和精力的限制，尤其是女性医务人员、公立医疗机构医务人员、妇产科医务人员、没有相关经验的医务人员。同时，医疗机构对医务人员的支持力度也是影响医务人员开展互联网诊疗服务的重要因素。

三、讨论与建议

本次调查发现，医务人员个人年龄、文化程度、职称、职位等人口学因素基本未对医务人员的态度产生显著影响。一方面，可能与医务人员普遍学历较高、思想开放有关，年龄、职称、职位等表面因素不能成为影响个人态度的显著原因；另一方面，可能与互联网诊疗服务本身具有较强的优势有关。结合调查发现的促进或限制因素，可以从以下 4 个方面提高上海市医务人员互联网诊疗服务的参与度。

（一）建议对女性医务人员、民营医院医务人员和妇产科医务人员给予更多关注

科学的互联网诊疗服务应是方便患者，同时满足医务人员个人需求。

在本研究中，女性医务人员普遍认为自身参与互联网诊疗服务的时间和精力相对匮乏。由于上海市社区卫生服务中心数量多，且社区卫生服务中心中女性医务人员居多[2]，因而上海市女性医务人员明显多于男性医务人员。在社会环境、社会角色定位、自身生理和心理因素的影响下[3]，女性医务人员还面临着工作压力大、工作强度高、薪酬待遇低等问题。建议针对不同性别医务人员，各医疗机构或科室应制定合理的工作分配机制，避免线上诊疗与线下诊疗的冲突，适当考虑女性医务人员生理和心理需求。

对于开展互联网诊疗积极性较高的民营医院医务人员，政府部门、医院应大力支持并规范引导。在被调查医务人员中，公立医院医务人员占比更高，但是民营医院医务人员对于互联网诊疗服务更为支持。同时，民营医院医务人员参与互联网诊疗服务的时间和精力也更为充足。有研究发现，我国民营医院已经进入快速增长期、服务量也在增加，但仍然存在抗风险能力差、学科建设薄弱等制约发展的问题[4]，服务差异化是未来民营医院的发展趋势。合理发挥上海市民营医院医务人员的力量开展互联网诊疗，将有益于上海市互联网诊疗服务行业及民营医院的发展。

针对工作繁忙、压力大的妇产科医务人员，各医疗机构考虑更多的应是妇产科中适合在线诊疗的项目，在减轻妇产科医务人员工作压力的同时，鼓励其参与互联网诊疗。妇产科医务人员参与互联网诊疗服务的时间和精力相对匮乏，主要是因为妇产科工作具有责任重、精神压力大、服务对象特殊、服务内容隐私性强等特点[5]。随着社会进步，妇产科患者对医疗体验也提出了更高的要求，可通过互联网诊疗实现。

（二）建议医疗机构加强对医务人员参与互联网诊疗服务的支持力度

互联网诊疗服务的初步放开对于医疗行业既是机遇，也是挑战，医疗机构等相关卫生部门对医务人员的支持力度直接影响到医务人员参与互联网诊疗的积极性。

医疗机构有必要为医务人员购买互联网诊疗服务相关的医疗责任保险，为医务人员和患者

分担互联网诊疗可能带来的风险;针对互联网诊疗服务,各医疗机构须完善绩效考核分配机制,合理分配医务人员工作分配时间并以薪酬的形式调动医务人员参与互联网诊疗服务的积极性;国外学者 Deborah McGREGOR, Melanie KEEP 等[6]提出为确保医务人员对电子健康(或互联网诊疗)做好适当准备,可以在高等教育和实践中引入新的学习,提供给医学生与电子健康接触的机会,因此,建议各医疗机构对医务人员展开互联网诊疗服务的定期培训,规范医务人员诊疗行为并提高医务人员对互联网诊疗服务的熟悉程度。

(三) 建议政府部门进一步完善互联诊疗服务相关政策

在调研过程中,医务人员反映较多的问题还包括医疗纠纷、信息安全、支付方式等问题。政府部门应不断完善互联网诊疗服务相关政策,出台实施细则,尽快将互联网诊疗服务相关内容纳入医保,增加医务人员参与互联网诊疗服务的保障与信心;针对不同性质医疗机构,政府部门可以建立差异化激励机制,对于开展互联网诊疗服务积极性较高的民营医院医务人员应严格准入、加强监管并引导其发展。

(四) 建议相关科研机构加强对互联网诊疗服务的持续性研究

近年来,国家大力支持互联网医疗行业发展,互联网诊疗相关研究日益深入,如孙陈敏、田侃[7]探讨"互联网+"背景下移动医疗发展现状,认为我国移动医疗的发展前景广阔,但目前仍存在如轻问诊模式尚不成熟、医师资格审查不严谨、信息安全隐患等问题。陈秀彦、李文源等[8]基于整合型科技接受模型(UTAUT 模型)和价值接受模型(VAM 模型),编制医生群体对互联网医疗使用意愿调查问卷并进行问卷的信效度分析。黄珊子、谢颖倩、周毅等[9]调查发现,开展互联网平台支持下的艾滋病诊疗"一站式服务"后,HIV 筛查阳性者转介成功率提高,有利于病例的早发现、早诊断、早治疗。

上海是全国首个移动 5G 试用城市[10],分析上海市医务人员开展互联网诊疗服务的意愿,具有代表性意义。随着规范管理我国互联网诊疗相关政策的逐步出台,应鼓励各级别、各类型医疗机构医务人员参与互联网诊疗,因此本文没有区分医院级别或类别对医务人员互联网诊疗服务意愿的影响。建议相关科研机构持续挖掘互联网诊疗服务的潜在优势,探讨适合互联网诊疗服务的项目,探索新应用,促进医务人员有效开展互联网诊疗服务。

参考文献

[1] 何达.上海:互联网医疗政策如何"接地气".健康报,2019-08-31(003).

[2] 周徐红,荆丽梅,刘坤,等.卫生人才激励机制改革背景下医务人员满意度研究.中国全科医学,2017,20(19):2334-2337.

[3] 陈丰.医务女性人才现状与发展对策研究——基于上海浦东新区的调查.华东理工大学学报(社会科学版),2014,29(1):96-101,116.

[4] 赵彦涛,朱梦蓉.我国民营医院发展趋势和面临的困境与机遇.医药导报,2019,38(2):276-278.

[5] 徐雅文.浅谈妇产科医生在临床工作中应具备的素质.卫生职业教育,2017,35(20):137-138.

[6] Deborah M G, Melanie K, Melissa B, et al. Preparing E-health ready graduates: A qualitative focus group study. Studies in health technology and informatics, 2017, 239: 91 - 96.
[7] 孙陈敏,田侃."互联网+"背景下移动医疗发展现状研究.卫生经济研究,2019,36(8):42 - 44.
[8] 陈秀彦,张远妮,邓光璞,等.医生群体对互联网医疗使用意愿调查问卷的编制及信效度分析.中国全科医学,2019,22(33):4116 - 4122.
[9] 黄珊子,谢颖倩,周毅,等.互联网平台支持下的艾滋病诊疗"一站式服务"HIV筛查阳性者的转介状况研究.中国艾滋病性病,2019,25(2):178 - 181.
[10] 上海市人民政府.上海成全国首个移动5G试用城市[EB/OL].(2019 - 03 - 31). http://www.shanghai.gov.cn/nw2/nw2314/nw2315/nw43978/u21aw1377760.html[2019 - 11 - 15].

电子票据在公立医院的应用及风险防控

张海斌　王晓影　徐　华　庄逸骏　厉奇伟　赵　亮

【导读】 新时代的网络技术和大数据技术的发展催生了数字经济，"数字"作为新时代的标志，深刻影响着社会的各个方面。在此时代背景下，电子票据应运而生，医疗电子票据在公立医院中的应用与推广也是大势所趋。文章通过讨论电子票据在公立医院中应用的场景及可能面临的风险，探讨风险控制的可能方法，为电子票据稳妥落地公立医院提供建议。

一、导论

随着互联网与信息技术的发展，"数字"作为新时代的标志，深刻影响着社会的各个方面。在此时代背景下，电子票据应运而生。作为一种数字化结算凭据，电子票据尽管在我国起步较晚，但在国家的政策推动下，正快速在全国试点和推广展开。公立医院是财政票据应用范围较广，应用频次较繁复的场所之一，为适应人民群众日益增长的医疗服务需求，不断提高服务质量与群众的获得感，电子票据在公立医院的应用正恰逢其时。

2012 年，财政部陆续颁布《财政票据管理办法》《关于推进财政票据电子化改革的方案》，启动财政票据电子化改革。2015 年 11 月，国家税务总局印发《关于推行通过增值税电子发票系统开具的增值税电子普通发票有关问题的公告》，明确指出：电子发票的基本用途、法律效力和基本使用规定等与税务机关监制的增值税普通发票相同，并规定自 2016 年 1 月 1 日起，增值税电子普通发票可作为报销凭证，首次从税务角度确认了电子发票的法律地位[1]。

2015 年 12 月，财政部与档案局联合发布《会计档案管理办法》，规定单位内部形成的属于归档范围的电子会计资料及取得符合《中华人民共和国电子签名法》的外部资料，可仅以电子形式保存，形成电子会计档案。2016 年 12 月，国务院发布《"十三五"卫生与健康规划》，要求坚持把人民健康放在优先发展的战略地位，提升医疗服务水平，加快健康产业发展。2017 年 6 月，财政部颁布《关于稳步推进财政电子票据管理改革的试点方案》，明确电子票据的概念、基本特征和管理要求，提出加快推广运用财政电子票据，该方案与《会计档案管理办法》共同从财务角度确定了电

基金项目：2019 年度卫生健康政策定向课题"电子票据在公立医院的应用及风险防控"（课题编号：2019HP23）。
第一作者：张海斌，男，高级会计师。
作者单位：上海交通大学医学院附属第九人民医院（张海斌、王晓影、徐华、厉奇伟、赵亮），上海市卫生健康委员会（庄逸骏）。

子票据的合法地位[2]。

2018年10月，国家卫生健康委颁布《关于公立医院开展网络支付业务的指导意见》，提出公立医院要积极推进使用电子医疗票据[3]。同年11月，财政部发布《关于全面推开财政电子票据管理改革的通知》，要求各地区和各部门积极规划和全面推开财政电子票据管理改革工作[4]。2019年7月22日，国家财政部颁布《关于全面推行医疗收费电子票据管理改革的通知》，文件明确各地区应在充分总结财政电子票据改革试点经验的基础上，在2020年底前全面推行医疗收费电子票据管理改革，推广运用医疗收费电子票据[5]。

2018年杭州G20峰会发布的《二十国集团数字经济发展与合作倡议》指出：数字经济是指以使用数字化的知识和信息作为关键生产要素、以现代信息网络作为重要载体、以信息通信技术的有效使用作为效率提升和经济结构优化的重要推动力的一系列经济活动[6]。

信息网络技术的发展，使得现代社会正飞速驶入数字高速公路。2013年6月，京东开出国内第一张电子发票。次年6月，中国人保与国家税务总局北京市税务局电子发票服务平台正式实现对接，完成电子发票全过程管理及电子化入账，中国人保成为国内第一家同时具备开具和接收电子发票的企业。自2016年起，增值税电子发票系统在全国推行。截至2016年年底，我国电子发票开具金额已达到4.5万亿元。

医疗与教育，这些与现代生活最息息相关的行业同样需要拥抱数字化，实现改革升级。2017年6月19日，财政部印发《关于稳步推进财政电子票据管理改革的试点方案》，选择北京、黑龙江、浙江(宁波)、福建(厦门)、贵州、云南、湖南、重庆等地区，国家开放大学、华侨大学等中央单位，试点开展财政电子票据管理改革工作[2]。2017年9月，广州市妇女儿童医疗中心在支付宝的帮助下成为全国首家推出电子票据的医院。随后一年时间中，南昌大学第二附属医院、浙江省台州市中心医院、杭州市第一人民医院、四川大学华西医院与宁波市第一医院陆续报道成功推出医疗财政电子票据。由于医疗行业涉及民生，医务人员及患者对电子化信息的认知和接受程度各不相同，因此电子票据在医疗系统的顺畅推行有待深入研究探索。

二、电子票据收费业务在公立医院应用分析

医院收入是指医院开展业务活动依法获得的资金，主要包括医疗服务收入、财政补助收入、科教项目收入和其他收入。医疗服务收入管理主要包括医疗业务价格管理、医疗收入结算、医疗退费、医疗收费票据管理等业务，医院应设计相应管控流程，切实有效地防控收入业务在不同环节中存在的风险。

公立医院的医疗服务收费项目繁多，收费业务的数据量庞大。通过现有电子票据的政策研究，医疗机构电子票据的收费业务和退费业务的流程如图1、图2所示。

可见，电子医疗票据生成后上传财政部门、卫生健康委、医保中心等政府监管部门，业务数据涉及财政票据管理系统、医院电子票据管理系统、医院信息系统、会计核算系统、会计档案管理系统等各方部门的信息系统。因此，医疗电子票据通过互联网信息化手段，与财政部门、卫生健康委、医保中心、医院和患者等相关各方共享医疗电子票据信息，实现多部门多系统的跨平台数据共享，有效提高财政票据监管效率和医疗机构票据管理水平，方便医保部门和患者对医疗服务所

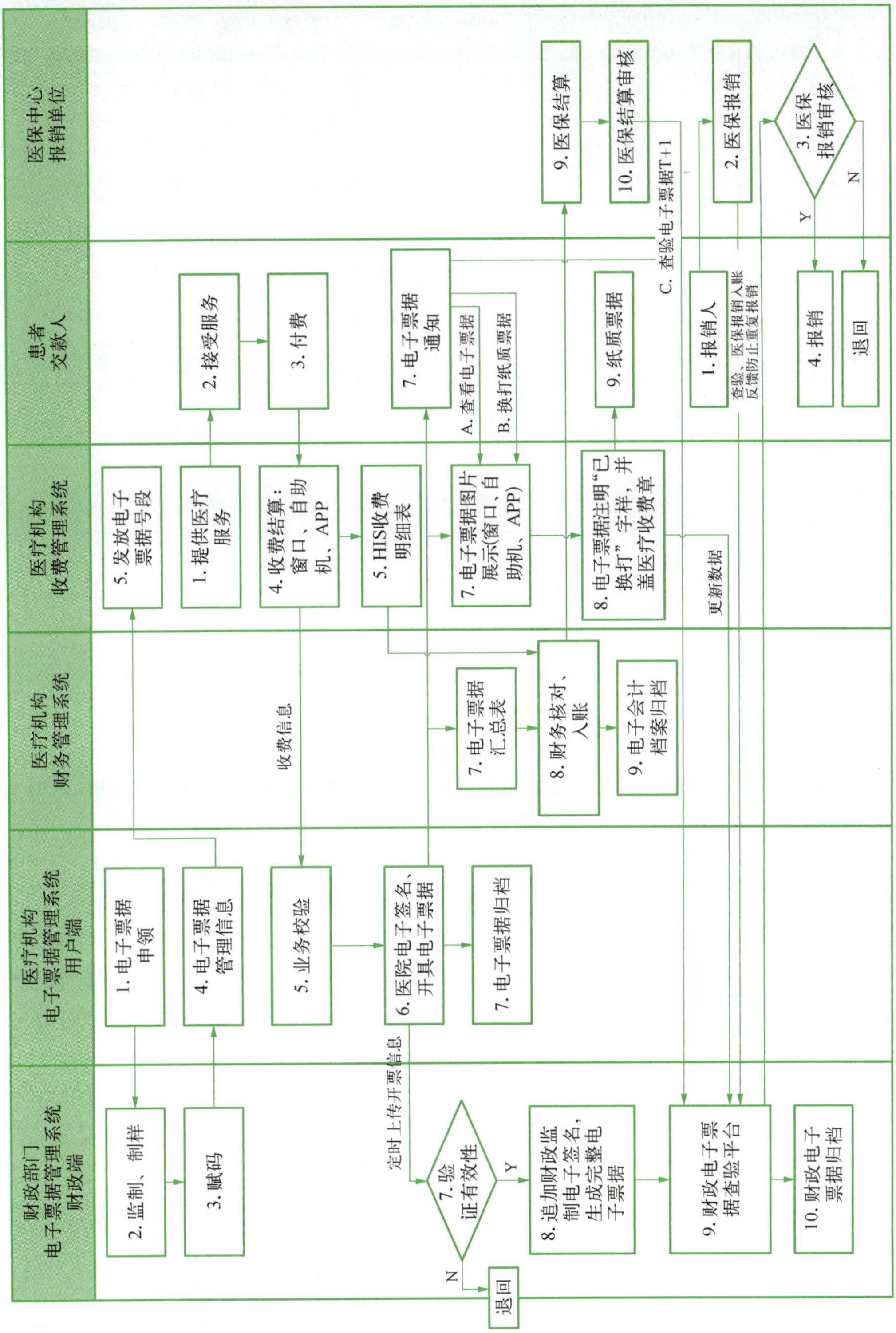

图1 医疗收费业务电子票据流程

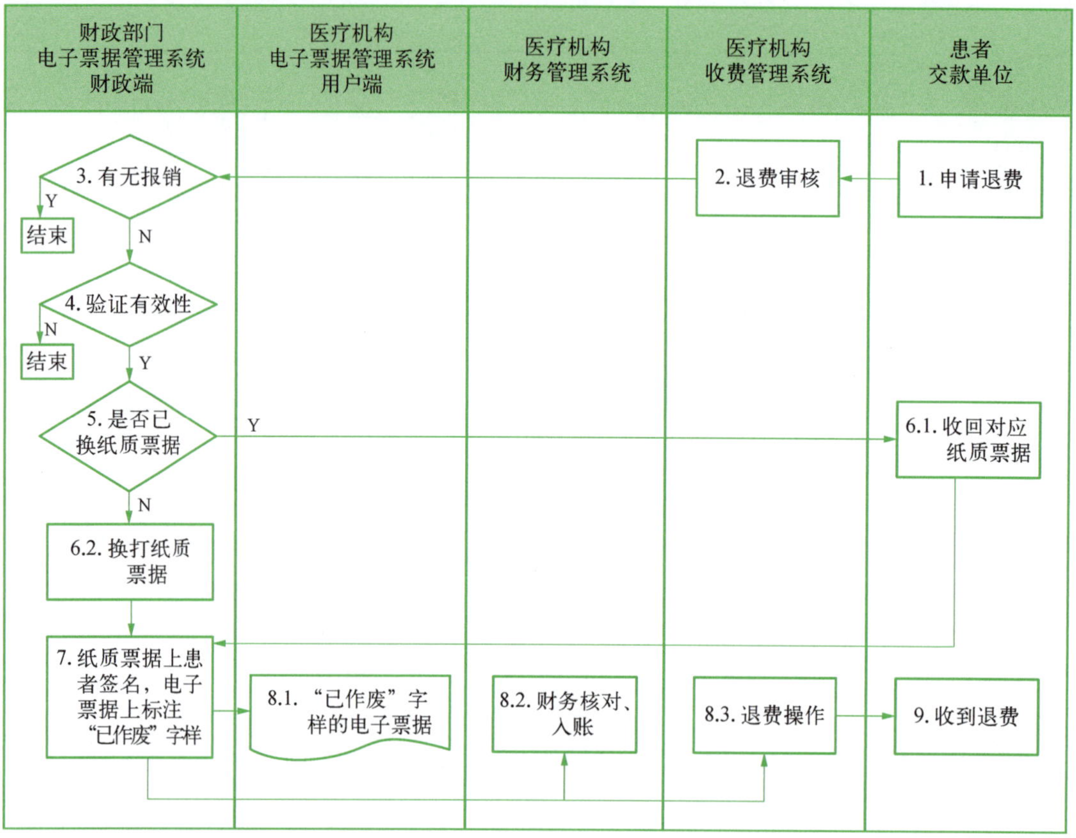

图 2　医疗退费业务电子票据流程

产生的收费数据结算、统计和查询的需求。目前来看，无论是从政策的顶层设计、信息技术的支撑保障方面，还是医院自身的管理水平方面，都具备了推行电子票据的条件。

（一）财政政策的顶层设计为电子票据的顺利实施清除了政策障碍

《中华人民共和国电子签名法》《电子商业汇票业务管理办法》《网络发票管理办法》等相关规制电子票据的法律法规和其他规范性法律文件的出台，确定了电子票据的适用范围，明确了电子票据相关主体间的权利义务，保障了电子票据的法律效力，弥补了我国票据法律制度因为电子票据而出现的不完善之处，促进了电子票据的发展。

《关于全面推行医疗收费电子票据管理改革的通知》（财综〔2019〕29 号）的主要内容包括：一是决定了医疗收费电子票据管理改革的全面推行，统一全国医疗收费票据式样、做好信息系统改造和对接、规范医疗收费电子票据报销入账及归档；二是规范全国统一医疗收费票据填列，包括规范医疗门诊收费票据填列，规范医疗住院收费票据填列，明确“其他信息”栏项目信息；三是进一步强化保障措施，具体为抓好落实工作，加强沟通交流，做好宣传工作。

财综〔2019〕29 号文件的出台，使得电子票据推行有了政策的支持，消除了原先电子发票推行的种种阻碍，使电子票据工作在全国范围内的推广有了保障与依托，促进医疗收费电子票据顺畅流转、安全传输、规范使用、便捷查询[5]。

(二) 信息技术的发展为电子票据的实施破除了技术壁垒

"互联网+"时代的到来,给医疗电子票据在全国进行大范围的推行提供了技术支持。依托现代信息网络技术,着力建设科学完善的医疗收费电子票据模式。

一是构建医疗收费电子票据安全保障体系。从系统、数据、管理等多个维度构建安全体系,消除系统漏洞,杜绝安全隐患,确保医疗收费电子票据在生成、传输、储存等过程中,始终保持真实性、完整性与唯一性。

二是建设医疗收费电子票据信息共享和运用机制。医疗收费电子票据实行网络在线认证方式,通过医疗收费电子票据管理系统来进行电子票据的真伪查验和流转。建立全国统一的医疗收费电子票据接口和信息共享机制,做到全国医疗收费电子票据一站式查询、真伪查验和报销入账等。

三是建立医疗收费电子票据监督检查体系。结合医疗收费电子票据管理工作,建立事前、事中、事后全流程管理体系。加强医疗收费电子票据开具的事前审核,严格按照规定设置医疗收费项目、标准等信息。及时开展医疗收费电子票的事中检查,掌握医疗收费电子票据的开具信息,发现并解决医疗收费电子票开具过程中存在的问题。建立医疗收费电子票据的事后检查工作规范,防止医疗收费电子票据重复报销、恶意退费套取资金等问题的发生。

(三) 公立医院改革推动现代化的医院管理团队建设

精细化科学管理,有效促进医院管理水平的提升,使得医院能够以更加高效、优质的管理,全面促进服务质量的提升,为人民群众提供更好的服务。精细化管理的实现,全面优化了管理模式,充分提高了管理水平,为医院长远发展打牢基础[7]。

公立医院财务工作的精细化科学管理,激发了职工的工作积极性,营造了良好的工作氛围,给财务内部控制精细化管理工作的开展营造条件,构建与完善了财务内部控制管理体系、全面预算管理体系,并且将其纳入日常管理工作中,提高公立医院财务管理水平,优化管理模式,增强医院财务内部控制执行效力。

加强医院流程管理,完善制度建设,对医疗收费电子票据的使用制订相关的规章制度来加以管理,尤其医疗退费的监督与审核是重中之重。精细化管理不断优化医疗服务的流程,提高医院的服务水平与质量,有效地提高了管理效率,提升了医院的核心竞争力。

三、电子票据收费业务风险分析

风险管理就是要识别出直接或间接影响医院运营目标达成的风险,并通过定量、定性的工具对这些风险进行评估,找出其中对目标实现影响最大的那些风险,从而根据医院的风险偏好确定适当的风险应对策略及方案[8]。风险是客观存在的,无法被完全消除或控制,只有通过风险管理,才有可能将风险的影响控制在可承受范围内。

为了解电子医疗票据的潜在实施风险,设计发放调查问卷,向财政局、卫生健康委、公立医疗机构、社区卫生服务中心等专家共发放问卷138份,回收138份。通过SPSS 25.0分析问卷,结果如下:

对“电子票据在公立医院应用风险点”的选项统计中，专家们的意见首先集中在医疗项目退费流程的安全性(占 23%)；其次是患者对电子票据的接受程度(占 22%)；再次是医保报销渠道是否通畅(占 21%)。其中，财政专家认为，电子票据在公立医院应用的风险点主要是医疗项目退费流程的安全性。公立医疗机构认为，电子票据在公立医院应用的风险点除了退费流程安全性外，还有患者对电子票据的接受程度。卫生健康委专家认为，电子票据在公立医院应用的风险点除了上述两项外，还有医保报销的渠道是否通畅。电子票据应用风险点交叉分析情况如图 3 所示。

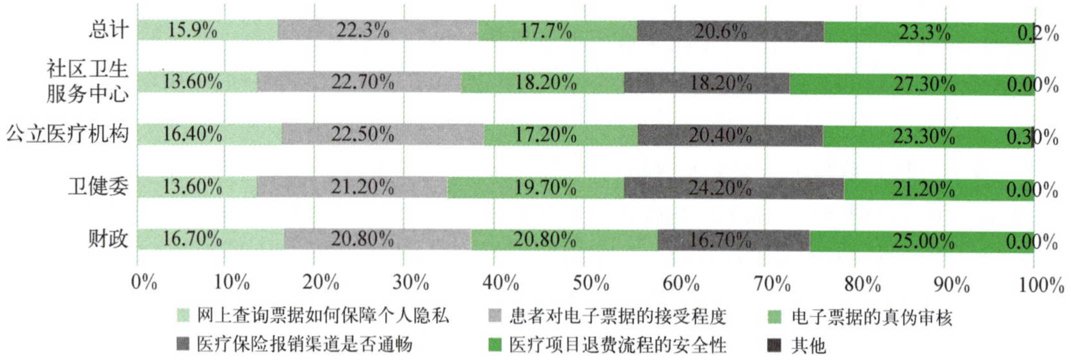

图 3　电子票据应用风险点交叉分析情况

结合医疗机构电子票据的收费业务和退费业务的流程图和调查问卷结果，分析总结电子票据应用中的主要风险点包括以下几点。

(一) 本地数据安全风险

随着大数据技术的发展，数据库在民生领域获得越来越广泛的应用。作为 HIS 的核心，本地数据库可实现对患者就诊信息和行政管理信息的收集、传输及整理，既为临床科室提供患者信息档案，又为诊疗提供科学的数据依据，同时也为医疗收费行为提供科学服务。

然而，患者就诊信息记录差错会直接影响临床医生的诊断治疗方案，增加医患矛盾，使医院声誉受到影响；而医疗收入不符合国家有关法律法规和政策规定、收费价格不符合国家规定范围与标准时，违规收费将导致医院受到行政处罚或经济损失；信息系统中收费项目等文档信息新增、变更及停用未得到适当审批或复核，可能导致数据录入错误，影响收款结算，将造成会计核算差错。

(二) 电子票据退费业务风险

电子票据退费业务存在一定的风险，以摄片项目退费为例，在纸质票据的退费模式下，当患者来院退摄片费，医生会在原来纸质票据上写清楚退哪几个项目，然后再从系统中把该项目删除，患者再到放射科去进行确认，取消登记，最后来窗口时，工作人员可以把纸质发票上医生所写的项目，与系统中删除的项目做一下比对，如果吻合就可以退费，两者不符就是有问题的，需要重新确认，降低了风险发生的概率。

现在，在电子票据的退费模式下，由于采用非套打模式，患者自行 A4 纸打印票据，可能产生误删除退费的操作风险。同样以摄片退费业务为例，医生直接在系统中把收费项目删除，然后患者去放射科取消登记，最后来窗口的时候，因为缺少复核程序或纸质凭证，一旦医生或者相关科室出现纰漏(如错退、漏退)的可能性就会上升，甚至可能把患者需要拍的部位退掉了，留下了不需要拍的部位，耽误患者的就诊，给医院造成经济或声誉上的不良影响。

此外，电子票据非套打模式和患者自行打印票据，也将导致患者恶意退费风险及内部人员利用职务之便退费套现的舞弊风险。例如，在某个场景下，某位患者就诊后打印一份电子票据去单位、医保局或者保险公司等相关部门报销后，再打印一份来医院退费，工作人员很难去甄别该发票是否已经进行过报销，尤其是一旦该患者确实有些检查没做过，经过相关部门确认符合退费的条件，就会允许患者退费。另外，内部人员利用职务之便私自打印发票，医生或者相关科室的人员如果没有严格复核就签名或授权同意，会导致退费谋利的舞弊财务风险。

(三) 数据通信交互风险

“互联网+”的时代，计算机信息系统中的电子信息互联互通，大大提高了工作效率，提升了工作质量，有效节约了劳动力成本。智慧医院的实现依赖于强大的互联网技术，为人们提供了极大的便利。计算机信息系统作为开放性的网络，渗透社会生活的各个领域，它的稳定性和安全性也成为风险控制重点关注的内容。电子票据管理系统的特殊性在于，它既是通过医院内网与 HIS 系统连接，又是通过外网和财政票据管理平台相连接，作为内网与外网信息交互的计算机信息系统，数据通信交互安全性问题尤为重要。

例如，当网络系统设施遭到故意破坏时，配置信息被篡改，这将导致患者隐私泄露、个人信息被盗取，医院数据资料错误或丢失。而用户越权操作系统，将造成数据异常；电脑病毒侵入蔓延，引起网络瘫痪系统崩溃。除了以上人为因素导致的数据风险，还有系统故障导致的通信交互风险。例如，系统维护更新不及时或遭遇停电等不可抗力事件将导致硬件故障、系统瘫痪、数据丢失，从而影响整个就医流程，使医院声誉受到损害。

(四) 电子医疗票据重复报销风险

由于上海电子票据确定采用非套打的模式，由患者自行 A4 纸打印票据，重复打印电子发票进行多次报销难以甄别。补偿性与补充性报销难以辨别是否已经进行过报销，以及如果已经报销，报销比例与报销的金额难以确定。电子票据系统目前的局限性所造成的电子票据信息不全，可能会对报销造成负面影响。例如，甲类、乙类与自费项目的报销比例不一样，会影响报销的金额。

例如，当由于 HIS 与医疗电子票据管理系统不是实时同步而存在时间差时，这导致了财政局、医保局及医疗机构不能及时的查询电子发票的状态。例如，患者是前几天来就诊，前面的数据已经上传至医疗电子票据库，然后今天来办理了退费手续，紧接着拿着打印的发票去医保报销，由于信息没有及时上传，这条退票记录医保局不能查询到，而错误地给他办理了报销手续。

此外，报销单位对电子发票不认可、不接受，可能导致电子票据法律效力不足，以及医疗保险报销渠道不够通畅，这将阻碍电子票据的推广与普及。医疗保险报销渠道不通畅或报销单位不联网造成报销困难，也将影响患者体验，使患者产生抵制情绪，从而不利于电子票据推广。HIS与医疗电子票据管理系统不是实时同步，这会导致报销部门无法及时了解票据状态，从而加剧电子票据风险。

（五）执行过程中被认可程度

传统的就医流程已经深入人心，当电子发票突然出现，患者更容易产生习惯性排斥，加之患者身体不适和情绪不佳，导致他们不愿去了解电子发票的操作规范，把所有的问题都交给工作人员，一步一步完成看病流程，加重患者对医院工作人员的依赖性。此外，如果没有充分的政策宣传，患者不知道目前医院电子票据实施后的新的就诊流程，进入医院后会无所适从，必须依靠医院工作人员的帮助。因此，电子票据的推行本身是为了方便患者、减少排队、缩短就诊时间，但缺乏沟通学习将导致患者排斥和增加医院的工作成本。

例如，医院的自助机服务推出至今，老年人对其的接受程度还是很低，目前为止仍然使用程度不高，需要工作人员的引导，可以想象电子票据对于老年人，同样将是一种新的冲击。

医院各个部门需要了解电子票据的流程，不能各自为政。不进行彻底的电子票据改革，将导致医院内部电子票据的改革速度不统一，不彻底。如果由财务处单独负责电子票据的管理和实施，其他相关部门却不了解实施过程，将会造成财务部门压力过大，电子票据推进阻力重重。

四、电子票据应用中的风险控制

风险控制是指医院立足于自身风险损失承受能力，梳理现有风险管控措施，在衡量风险管控成本与效益基础上，研究应对风险策略的过程。通常风险控制策略包括风险承担、风险规避、风险分担、风险降低等[8]。

通过风险矩阵分析（图4），对各项风险的管理优先顺序为退费业务风险＞社会认可风险＞数据通信交互风险＞重复报销风险＞本地数据安全风险。

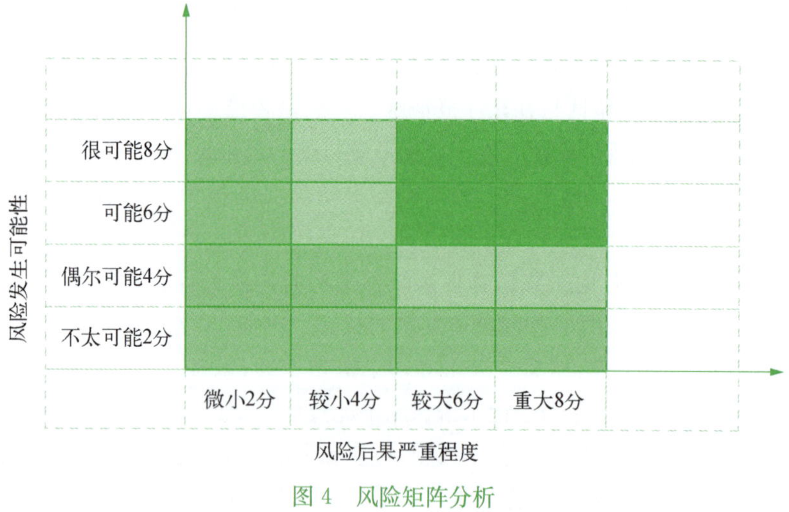

图4　风险矩阵分析

(一)电子票据退费业务风险

1. 完善医院信息系统

传统纸质发票退费都以凭证为基础,也就是我们传统意义上说的原始凭证及其相关科室的主任签字为基础,缺失了这些必要的审核流程将给医院内部财务部门及业务部门造成损失风险。实施电子票据后,以前纸质的时候收费窗口可以承担一部分的联络,必要时可以手工操作,而现在必须在医生工作台完成。这对 HIS 要求需要更高,权限的划分需要更加明确,一旦没有明确责任,比纸质的退费过程更加烦琐,会增添患者退费波折。因此,建议如果医生删除的项目,与其他相关科室确认的项目不符,系统能够有所提示。另外,如果能够在退票时把电子票据打印出来,让医生按照原来纸质票据的退费流程进行退费,就可以增加退费风险控制,继续在纸质凭证上签名盖章完成退费。

2. 规范退费制度

严格审查退费发票,防止未满足退费条件,或者是未经适当审批的收费被错误的退费。严格限制退费权限,把权限放给指定的人员进行操作,增加相关人员的责任心,降低风险系数。优化退费流程,退费前必须先去查验该发票是否已经有过报销,严格审核,遵照退费流程操作。

3. 加强员工职业道德与警示教育

提高员工的职业修养与政治觉悟,坚决杜绝内部风险,保障退费工作正常运行。未雨绸缪,防微杜渐,把恶意退费与员工舞弊风险控制到合理范围内。

4. 完善信息系统和电子票据退费制度

退费制度的规范执行都将直接影响到电子票据退费业务的安全,从而维护医院的正常就医流程和经济效益,为医院的正常运行保驾护航。

(二)社会认可风险

加强政策宣传力度,提高电子票据的认知度,可从以下几个方面加以控制。

1. 及时性

及时通过各个途径,让患者对电子发票的认知程度得到提高。加强媒体、广告、海报等方面对电子发票进行宣传,让患者了解电子发票较纸质发票的便利性,让他们可以快速转变观念,从而更好地推进电子发票的改革。

2. 针对性

针对电子发票与传统发票的区别,医院可以做出针对性的对比,将之以各种形式告知患者,使患者在潜移默化之中,抱着尝试的态度使用电子发票,如果开始的效果达到预期,可以先使一部分患者使用起来,成为电子发票改革的先行者,从而帮助完成电子发票的快速推进。

3. 合作性

积极去其他医疗机构学习,了解并学习其他医院如何准确快速地实施电子发票,大家取长补短,研究出一套更好的电子发票系统,从而使整个电子发票体系形成,互惠互利,加强交流,合作共建。

4. 时效性

了解关注上级单位、财政部门、医保中心、国库等对电子发票新的认识和阐述,在变化中推进电子发票的有效实施，使得医院和患者可以快速通过磨合期，将电子发票改革彻底付诸实践。

电子发票的实施推广和铺开顺利与否，需要提高公众对医疗电子发票的认知度和接受度及政府的政策宣传力度。同时，加强医院内部统一培训，提高医院内部配合度。

（三）数据通信交互风险

医疗电子票据的应用依赖于成熟的网络信息技术，电子票据管理系统通过医院内网和 HIS 系统相连接，同时利用外网和财政票据管理平台交换票据信息。通过防火墙等安全防线建立，为医疗电子票据信息传输构建良好的网络环境；对数据进行有效加密处理保障了数据信息的安全；数据定期备份和制订应急预案，以防范交互通信系统故障或不可抗力事件发生时，将风险产生的影响度尽量减小到可控范围；通过完善的安全管理制度，保障数据通信系统正常运行，保障医院医疗业务正常运行。

合理布局医院内网和外网通道，与外部网络连接，需要构筑有效的防火墙对网络环境进行优化，赋予路由器、网关等各类安全单元，建立多道安全防线，即规避风险。同时，也可通过加强系统、数据安全减轻风险。一方面，要加强系统安全，对数据信息系统安装有效的杀毒软件，及时更新升级；对数据传输进行加密处理，使用系统的用户设置身份和密码认证权限；严格限定外部网络的进入，设置安全密码保护。另一方面，要加强数据安全，严格执行数据备份和恢复制度，对计算机设备使用情况进行定期检测，做好日志分析，使设备系统良好运行，信息资料得到保护。此外，接受采取措施后的固有风险。建立完善的信息系统安全管理制度和监督机制，建立信息管理责任小组，明确职责，多渠道监控，制订详细的网络系统故障应急预案，建立安全监督检查制度。

综上，数据通信交互风险的防范，既要考虑系统在运行过程中正常处理数据及存储数据，也要考虑系统在运行过程中不受外界因素的感染。同时，通过建立安全防线、制订应急方案计划、电子数据信息备份等手段，减轻或者规避数据通信交互风险产生的后果及影响。

（四）电子票据重复报销风险

完善财务信息系统建设，在财务报销系统设置报销申请时就增加上传电子发票环节，对于系统识别出的重复报账发票，报销人将无法生成报销单，从源头规避可能带来的财务风险。

完善报销制度，强调报销前必须要去查询该票据的状态是否已经退费。医疗电子票据信息库中电子票据如果已经报销过，能否有所提示。如果信息库做不到能够提示，可以与前去办理报销的人员借助个人诚信通过事先约定，签订一个免责条款规避风险。优化报销流程，建设一个完备的网络信息系统，加强管理、提高工作的效率、精简报销流程。

建立一个报销时可供报销单位时时查询发票当前状态的网站或是信息系统。做到信息当日交互，票据隔日报销，这样就可以避免因为信息不是实时上传而产生报销风险，把电子票据重复报销风险控制在一个可以接受的范围之内，保证医疗电子票据的顺利推行。

通过加强宣传力度与制定相关的法律法规，保证电子发票的法律基础，提高其认知度。结合完备的信息系统与优化报销流程等活动，可以把报销风险控制在一个可以接受的范围之内，保证电子医疗票据的顺利推行。

（五）本地数据安全风险

建立健全 HIS 数据信息监管制度，成立数据质量监控小组，分级监控、责任明确，不定期进行多渠道检查、抽查，定期查看数据库日志文件，发现问题及时处理。通过人员管理、软件维护、质量监控等有效风险控制活动，将 HIS 数据库数据信息维护更新风险控制在合理范围内。具体可从以下三点予以控制。

1. 准确性

安排专人管理，设置使用权限，使数据正确性得到有效保障。专人管理，设置不同人员特定使用权限。数据库由信息、财务部门安排专人进行维护管理，设定专人权限，并且定期对相关人员进行学习培训，加强医疗项目政策文件的学习，随时掌握国家医疗卫生最新政策动态，及时更新项目数据库，达到风险规避的效果。

2. 及时性

通过政策文件学习，保证数据库信息的及时更新；通过加强软件维护和质量监控减轻风险。例如，采用最新防火墙技术，引进专业防木马软件，加强数据库日常维护管理，及时更新升级软件系统，设置自动更新，定期利用补丁对数据库系统漏洞进行维护修复，同时做好数据定期自动备份，保障数据信息系统正常运行。

3. 完整性

组织质量监控小组定期检查，提高 HIS 数据库数据信息完整性，本地数据库的准确与完整程度直接影响到医院收费行为的规范，因此数据库的维护更新是非常必要的。

在维护更新中，注意确保数据的完整性与准确性，又要确保数据的可用性与实时性，同时通过制订数据库维护人员管理制度、应变恢复计划、电子信息档案相关资产重新布置等手段，减小或规避本地数据安全风险的后果及影响，保障医院医疗秩序的正常运行。

五、结论

综上所述，电子票据在公立医院的应用具备了必要的外部和内部环境，但必须重视电子票据在公立医院的使用、管理和监督等方面可能存在的风险隐患，通过完善电子票据法律法规、加强医院信息化建设、制订相关流程制度、合理配置权限等措施，有效实现风险控制，为电子票据在公立医院的顺利推行和安全应用保驾护航。

参考文献

［1］国家税务总局. 关于推行通过增值税电子发票系统开具的增值税电子普通发票有关问题的公告（国家税务总局公告〔2015〕84 号）. 2015.

［2］财政部. 关于稳步推进财政电子票据管理改革的试点方案（财综〔2017〕32 号）. 2017.

［3］国家卫生健康委员会. 关于公立医院开展网络支付业务的指导意见（国卫财务发〔2018〕23 号）. 2018.

[4] 财政部.关于全面推开财政电子票据管理改革的通知(财综〔2018〕62号).2018.
[5] 财政部.国家卫生健康委,国家医疗保障局.关于全面推行医疗收费电子票据管理改革的通知(财综〔2019〕29号).2019.
[6] 赖小科.迎接“数字经济”时代.杭州金融研修学院学报,2019,(9):4.
[7] 王襄兵.立足实际构建精细化医院管理模式的思考.智库时代,2019,(2):4,6.
[8] 韩芸,唐盛军.医院内部控制规范建设的实施路径与思考.现代经济信息,2018,(16):52-53.

普陀区基于分级诊疗的互联网医疗模式探索

朱震东　徐征宇

【导读】 运用"互联网＋医疗"模式推动分级诊疗制度的有效实施，积极探索线上线下服务模式革新。建立居民、社区、医院一体化的"统一预约、统一支付"信息平台，患者可在网上完成预约挂号、当日挂号、在线缴费、诊间支付、排队候诊、就诊报告等功能，改变挂号、缴费、取药排队时间长而就诊时间短的"三长一短"现象，从而提升患者就医体验。普陀区结合"互联网＋医疗"的快速发展契机，积极建设"统一预约、统一支付"平台，极大方便了就医患者，提供了"互联网＋医疗"的普陀区模式。

一、背景和意义

"互联网＋医疗"是以互联网为载体、以信息技术为手段(包括移动通信技术、云计算、物联网、大数据等)，与传统医疗健康服务深度融合而形成的一种新型医疗健康服务业态的总称[1]。2015 年 7 月，国务院出台了《关于积极推进"互联网＋"行动的指导意见》(国发〔2015〕40 号)[2]，推广在线医疗卫生新模式作为"互联网＋益民服务"的一项工程被纳入其中。随着信息技术的发展与互联网对社会生活影响程度的不断加深，网络预约挂号和移动支付等新的就医模式已经成为医院现场窗口挂号和缴费的重要补充，且呈逐步扩大趋势[3]。

随着医改不断深化，传统医疗开始发生翻天覆地的变化，"互联网＋"医疗应用快速发展。互联网医疗通过实时交互、互联互通等技术促进医疗资源的整合，为老百姓和医生提供重要平台，对于缓解我国医疗卫生资源分布不均衡，实现优质医疗资源纵向流动，提供实时、便捷、优质的便民惠民服务，改善就医体验和缓解医患矛盾等方面将发挥巨大作用。

普陀区常住人口约 128.9 万人，目前优质医疗资源缺乏，资源布局并不均衡。患者看病就医存在无序现象，患者看病前很难获取医院和医生的信息，就医时存在排队、不断往返、取报告再次就诊时间不确定等诸多不便。普陀区结合"互联网＋"医疗的快速发展契机，积极建设"统一预约、统一支付"平台，极大方便了就医患者。

第一作者：朱震东，男，上海市普陀区卫生健康委员会医改信息管理办公室主任。
作者单位：上海市普陀区卫生健康委员会(朱震东、徐征宇)。

二、普陀区"统一预约、统一支付"平台总体架构

（一）总体架构

普陀区"统一预约、统一支付"平台总体架构如图1所示，平台提供基于区域医疗资源池的预约服务，成立资源管理中心，实现区域医疗资源(号源、医技资源、床位资源)的统一管理，既体现公共医疗资源的公益性，也为市场化的预约渠道提供支撑。下面重点介绍资源管理中心和统一支付。

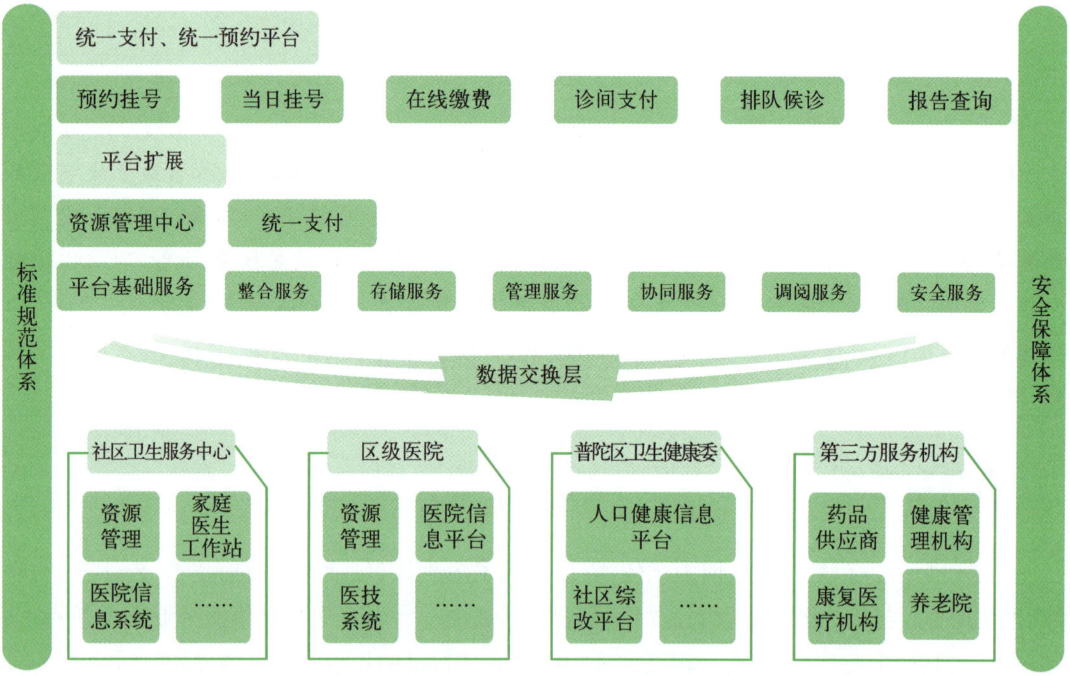

图1　普陀区"统一预约、统一支付"平台总体架构

（二）建设统一资源池

平台针对服务资源进行池化，目前已经涵盖了普陀区区级医院和社区卫生服务中心的门诊及专家号源、上海市级预约资源池提供的全市共有号源、上海申康医院发展中心面向普陀专供的号源及儿科医联体资源。在充分体现资源公益属性的同时，调动市场渠道的积极性，使渠道服务商不必受各类资源及技术条件限制，能够专注于自身服务的特长，通过渠道间合理的竞争，最终使居民获得更加优质的规范服务。资源类型主要包括以下几种。

1. 门诊号源

门诊号源包括各级医疗机构的普通(不含急诊)、专科、专病等各类门诊号源，医院可根据管理要求以科室或者指定医生为单位进行管理。

2. 专家号源

专家号源包括市、区级医疗机构的专家号源(含特需号源)，根据专家个人的排班情况进行管理。

3. 医技资源

医技资源包括区内医院对应时间周期内的医技设备信息，建立医技设备资源数据库，整合区域内的所有可用设备资源及后续更新信息。

4. 床位资源

床位资源区域内医院对应时间周期内的床位信息，整合区域内的所有可用床位资源及后续更新信息，建立床位资源数据库。

（三）建设统一支付管理平台

建设统一支付管理平台，实现普陀区分级诊疗体系中多家医院与各自多家资金通道方（第三方支付机构、银行、银联）的资金流打通。屏蔽医院信息系统（Hospital Information System，HIS）与外部多家系统分别对接的复杂接口，统一不同版本 HIS 的支付接口，简化业务处理流程，集中支付管理，完善医院的电子化对账。依托该平台，内部应用只需接入一个统一的接口就能实现对不同支付场景的覆盖，而且场景判断将由统一支付管理平台进行判断，提高了接入效率。支付渠道管理服务架构如图 2 所示。

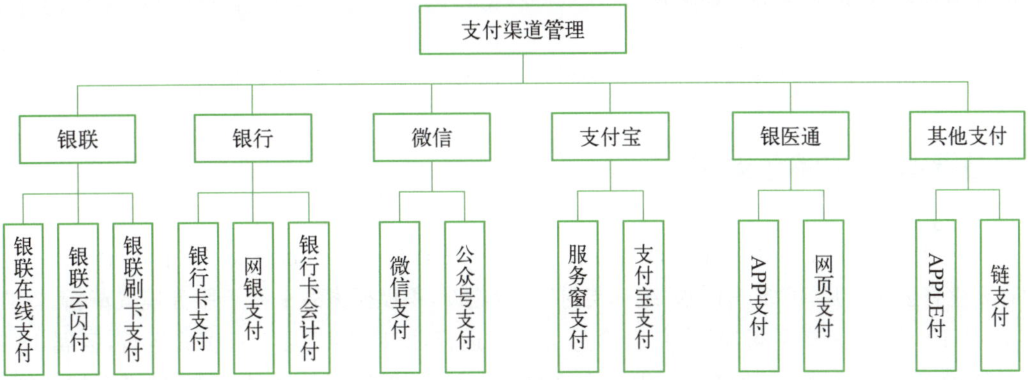

图 2　支付渠道管理服务架构

（四）主要功能

普陀区“统一预约、统一支付”平台主要在区级平台建立面向居民的移动应用终端，利用平台采集到的医疗卫生数据，为居民提供各项便捷服务。核心应用包括预约挂号、当日挂号、在线缴费、诊间支付、诊间预约、排队候诊、报告查询等。

1. 预约挂号

依托统一资源池，用户可以按照医院、科室选择预约的时间段号源进行预约，按照预约时间前往医院挂号就诊。纯自费用户可以直接在移动端完成在线支付，用户支付后，可以直接去诊室就诊。医保用户需要在医院签到付费后再去诊室就诊。

2. 当日挂号

用户可以通过当日挂号服务，对当天有挂号号源的医院科室进行挂号，按科室或按医生，选择具体的时间段后，选择就诊人，可以进行在线支付，用户支付后，可以直接去诊室就诊。

3. 在线缴费

通过在线缴费服务,用户可以通过移动端进入缴费账单页面,选择就诊人,直接完成诊间缴费。缴费完成后可以直接去做检验检查或药房取药。

4. 诊间支付

用户完成挂号后,进入诊间就诊。医生通过问诊,对用户的健康状况进行诊断,在医生工作站为用户开具处方(包括药品处方、检验/检查处方及治疗处方),同时询问用户是否在线支付(包括微信、支付宝、云闪付及信用就医支付)。如果用户选择在线支付,针对医保用户,医生将其医保卡/社保卡插入医保读卡器,直接为用户结算医保部分费用,同时通过扫码墩,为其结算自费部分费用;针对纯自费用户,医生直接通过扫码墩,为其结算全部诊疗费用。用户在完成缴费后,在移动端直接收到缴费信息、药房取药信息及检验/检查的提示信息。

5. 诊间预约

对于复诊患者提供诊间预约。

6. 排队候诊

用户在医院完成在线挂号后,可以通过移动端享受候诊查询服务,选择就诊人,查看排队候诊的详情,同时包括了专家候诊及普通科室候诊。

7. 报告查询

用户可以方便地通过移动端享受就诊报告查询服务,查看检验、检查报告。

三、主要做法和特色效果

2017 年 7 月,在上海市卫生和计划生育委员会(现上海市卫生健康委)指导下,普陀区卫生和计划生育委员会启动"统一预约、统一支付"平台建设,积极探索线上线下服务模式革新。2017 年 10 月 19 日,"上海普陀健康"微信公众号上线试运行,2018 年 7 月 1 日正式运行,区属 18 家二、三级医院,专科医院和社区卫生中心全部接入,通过与"统一预约、统一支付"平台的功能对接,优化服务流程和加强健康管理的效果初步显现。2018 年 12 月,"上海普陀健康"的"统一预约、统一支付"平台获上海市首批 30 个"创新医疗服务品牌"之一。

(一) 主要做法

1. 以患者为中心,推进"互联网+医疗健康",改善医疗服务

普陀区老龄化程度高,60 岁以上老年人占比 32%以上,前来就诊患者中,老年人占比 90%左右。针对社区老龄化现状,普陀区尽量设计简便的操作流程,开发的"上海普陀健康"居民移动端,无须绑定老年人本人手机(子女手机亦可),便能完成检查、化验、付费等所有步骤。经抽样调查,52%的社区居民表示完全可以接受这种模式。

2. 以健康为中心,切实推进社区健康服务,做实"健康守门人"

普陀区打造家庭医生对签约居民"谁签约、谁管理、谁看病"健康管理模式。一方面是针对十四大重点人群推出家庭医生签约电子服务包,在工作站设置小护士"诊间提醒",帮助家庭医生及时掌握需要健康管理服务的人群,使家庭医生对管理对象、管理任务、管理结果随时了解。另一

方面，积极引导居民加强自我健康管理，在全区每家社区服务中心和站点布设“健康云”健康小屋，市民健康云与“统一预约、统一支付”平台无缝衔接，实现居民自我健康管理数据互联互通，家庭医生通过工作站和移动端能及时了解和干预居民健康。通过规范“诊前、诊中、诊后”的社区健康管理路径，不仅提高了家庭医生团队的工作实效，而且提升了居民健康管理的积极性和获得感。

3. 以结果为导向，聚焦机制突破，打造智慧医疗服务体系

普陀区卫生健康委不仅把“统一预约、统一支付”平台建设作为一个项目，还将其作为打造智慧医疗服务体系的重要抓手。将工作目标纳入单位绩效考核，各单位制订年度、月、周目标。建立项目例会制度，医院厂商一并参加，问题、责任落实到人，每周反馈、跟踪进度。为了统一思想和认识，提出了“普陀医生、护士不仅要会看病护理，而且个个都是挂号员（诊间预约），也是收费员（诊间收费、床边支付）”。各单位修订绩效考核管理，加大奖惩力度。

（二）特色和效果

通过两年来的卫生健康信息化系统建设，普陀区所有综合性医院达到五级电子病历水平，所有社区卫生服务中心均达到电子健康档案应用水平等级评审五级应用水平，为智慧医疗服务建设打下基础。普陀区卫生健康委在区域卫生健康综合管理平台上，建设“统一预约、统一支付”平台，并在平台基础上改进家庭医生签约服务，与市民“健康云”无缝衔接。主要特色体现在四个“全”，即开展全渠道预约服务、打通全途径支付方式、打造全流程就诊服务、开展全方位健康管理。

1. 开展全渠道预约服务

在自助预约、电话预约、网站预约的基础上，开通微信预约和诊间预约。居民通过绑定“上海普陀健康”微信公众号，可以查看并预约全区区属医疗机构所有 374 个门诊科室和 756 名专家 1 个月内的门诊号源，预约时间精确至 1 小时以内；需要复诊的患者可以由医生在诊间完成下次就诊预约；需要检查的患者可以在诊间预约检查时间，精确到半小时，不需要到检查科室或者检查预约中心预约。老人就诊可以绑定子女手机，由子女通过“亲情账户”代为预约挂号和支付。截至 2019 年年底，居民移动端共计绑定就诊卡 7.48 万张，通过各类途径预约就诊 180.51 万人次。

2. 打通全途径支付方式

在银联和现金支付等传统手段的基础上，所有医疗机构全部开通支付宝、微信和云闪付支付，患者除了可以在收费窗口和自助机上付费，还可以在线支付，或者通过扫描二维码或刷移动 POS 机，进行诊间支付、床边支付、护士站办出入院，减少了反复排队付费的时间。截至 2019 年底，“统一预约、统一支付”平台已完成支付 590 万笔，医疗费用交易总金额 8.57 亿元（不含医保费用），全区公立医疗机构移动支付率达 33.38%患者就诊时间平均缩短 2/3 以上，就医体验大大提升，医院门诊大厅大排长龙的现象得到有效改善。

3. 打造全流程就诊服务

依托“上海普陀健康”居民移动端，打造“诊前、诊中、诊后”全流程的就诊服务。诊前，通过微信公众号发布信息，帮助患者了解医院、选择医生、预约挂号；诊中，通过就诊引导、在线支付、检查报告推送等功能，优化就诊流程，改善就医体验；诊后，开展医生咨询、健康宣教，并为居民提供

电子健康档案查询，提高居民健康自我管理能力。在全流程就诊服务中，居民享受“诊前、诊中、诊后”全程消息推送服务。截至 2019 年年底，“上海普陀健康”居民移动端推送消息约 973 513 条。

4. 开展全方位健康管理

开发“上海普陀健康”医生移动端，向 259 名家庭医生全覆盖发放健康管理专用手机，推动建立家庭医生“谁签约、谁管理、谁看病”健康管理模式。家庭医生通过“移动家医”模块，实现移动签约、健康档案、慢病随访、健康咨询等在线功能，健康管理更加便捷、高效、智能。截至 2019 年年底，普陀全区家庭医生“1＋1＋1”签约共 45.52 万人，其中通过移动端签约 9.08 万人，建立健康档案 68 105 份。

四、展望

信息化手段是推动互联网医疗的有效工具，下一步普陀区将继续做好“统一预约、统一支付”平台建设的推广和应用，一是加大政策宣传，进一步扩大“上海普陀健康”和“健康云”使用范围和应用深度；二是广泛收集患者和医生使用反馈，反复优化系统设置和功能模块；三是将平台数据作为家庭医生签约服务绩效考核的重要依据，不断做实“签、管、看”健康管理模式。在此基础上，打造区域智慧医疗服务体系，为老百姓的健康做好保障。

参考文献

[1] 孟群.“互联网＋”医疗健康的应用与发展研究.北京：人民卫生出版社，2015.
[2] 国务院.国务院关于积极推进“互联网＋”行动的指导意见（国发〔2015〕40 号）.2015.
[3] 杜曼，李翔等.“互联网＋”背景下医院挂号缴费模式的机遇与挑战.中国医院管理，2016，36(8)：42－43.

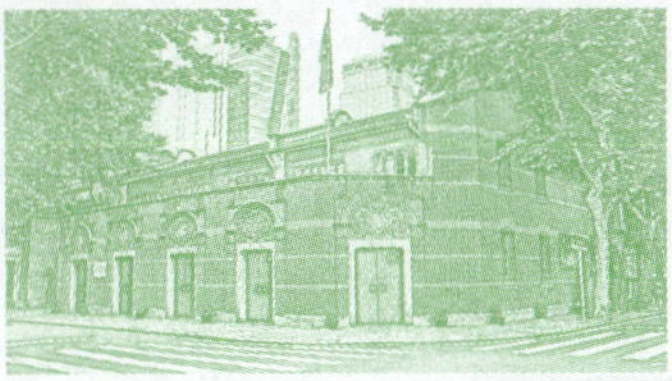

第四章 公共卫生

上海市户籍人口期望寿命、婴儿死亡率、孕产妇死亡率三大健康指标已连续十年保持国内领先，并已达到世界发达国家和地区水平。这份令人满意的成绩单，离不开大量与市民健康息息相关的公共卫生服务项目的落地，以及高效率的卫生行政监督执法对公共卫生安全的保障。本章将以社区居民大肠癌筛查、新型流感疫情应对策略、建设职业健康管理平台策略、社区2型糖尿病高危人群筛查等内容为切入点，探索从“专病”到“专人”的公共卫生服务供给侧改革思路；以卫生行政监督执法预防预警机制研究和卫生热线控烟工单处理效率研究为突破口，以期提升卫生行政监督的执法效率，构建基于防范风险的执法共识，积极推进卫生行政监督主体向服务型政府转变。

上海市卫生行政监督执法预防和预警机制研究

卢　伟　朱素蓉　谢洪彬　袁璧翡　蒋收获

【导读】 有些不确定性(风险)是无法消除的。风险规制是通过技术手段和制度规则提高对风险的预测,在不确定性中作出最佳选择。执法资源是有限的,“更好的执法”即有效控制风险且边际成本趋于最小化。公共卫生安全的外部性、生命健康的不可逆性和代际性决定了预防原则在卫生监督中的重要性。这要求进行风险识别、评估,以风险特征对管理对象分级分类,对高风险予以警示,增加执法频次,并对违法行为进行纠偏。这有别于传统以行为违法性判断为核心的执法。要实现“更好的执法”需要执法者与管理对象基于防范风险的共识,充分对话、协商与合作,建立公开、透明、非惩罚性的风险报告系统,并运用充分的软法依据即法律形式之外的标准规范体系自我规制。

一、研究的相关概念及理论基础

(一) 行政执法、卫生监督、监管、规制、治理

行政执法有广义、狭义和最狭义之分。广义上,行政执法是相对于立法、司法而言的,指以行政机关为代表的行政主体对法律的执行和实施,包含所有行政活动方式;狭义上,行政执法是指行政机关实施的行政处理行为,包括行政许可、行政征收、行政给付、监督检查、行政处罚等多种行为;最狭义的行政执法仅指监督、检查、处罚、强制措施等行为[1]。本文中使用的是广义概念,卫生行政执法是对卫生相关法律法规的执行和实施。通俗意义上卫生行政执法与卫生监督的内涵一致,指卫生行政机关、法律法规授权的组织、受委托组织及其工作人员依法行政,执行和实施适用法律,实现国家卫生管理的活动[2]。

在英文中规制和监管都用“regulation”来表示。在我国,监管使用最为广泛,指政府及其授权机构或其他依法设立的组织通过制定相应的政策和法律、法规,对具体产业所展开活动进行监督、管理及干预[3]。规制是一个跨学科研究领域,经典定义指“公共机构对那些社会群体重视的活动所进行的持续集中的控制[4]”,另一种较为宽泛且适合现今的界定是“有意使用权利,

基金项目:上海市卫生健康委员会卫生政策研究课题“上海市卫生行政监督执法预防和预警机制研究”(课题编号:2019HP19)。
第一作者:卢伟,男,主任医师,上海市卫生健康委员会监督所所长。
作者单位:上海市卫生健康委员会监督所(卢伟、朱素蓉、谢洪彬、袁璧翡、蒋收获)。

根据既定的标准，运用信息搜集和行为修正等工具，来影响其他当事人的行为”。治理(governance)则涵盖了非政府主体，承担着某种治理职能，并运用比传统政府部门工具更为多样化的手段，这一扩充后的理念强调国家与非国家主体之间的互相依赖，强调治理发生于较少科层、更多网络化体系的趋势，强调不同利益相关方，通过合作、权力下放和权力授出，整体性的审视各项法律和政策，以更为灵活、弹性的方式来制定和执行政策，并通过反馈，对政策予以修正[5]。

本文认为监管、规制、治理有相同的本质内涵，都是政府管理公共事务、提升治理能力和实现现代化国家建构的工具。国外的政府规制研究已自成体系，我国的监管则源于计划经济时期的强制性措施，缺少法治的制度环境，从这一角度上来说，规制是监管的发展方向[6]。另有学者预见，随着全球网络化的兴起，新治理将吸纳规制国的话语[7]。十九届四中全会明确：“坚持和完善中国特色社会主义行政体制，构建职责明确、依法行政的政府治理体系。创新行政方式，提高行政效能，建设人民满意的服务型政府。”

（二）执法策略、执法金字塔

执法策略(enforcement strategy)指行政机关采取不同类型的行为及其作出的策略性选择。大致而言，行政机关往往在两种迥异的规制策略之间进行选择，即威慑式执法策略和遵从式执法策略。威慑式策略强调对违反规则行为的制裁，假定在足够的检查密度和充分的惩罚强度之下，违法者及潜在的违法者能够受到震慑而不再违法。遵从式策略强调合作而非对抗，强调安抚而非压制，意在预防危害而非惩罚，关注的是修复而非报复。作为政府规制理论的一个经典模型，回应性规制最为重要的贡献在于以“执法金字塔”(enforcement pyramid)这一范式来调和威慑式执法与遵从式执法之间的张力(图1)[8]。“精明规制”(smart regulation)金字塔从两个方面重新构建和扩展了执法金字塔，主张多重政策工具与多元化规制主体能够产生更好的规制效果(图2)[9]。

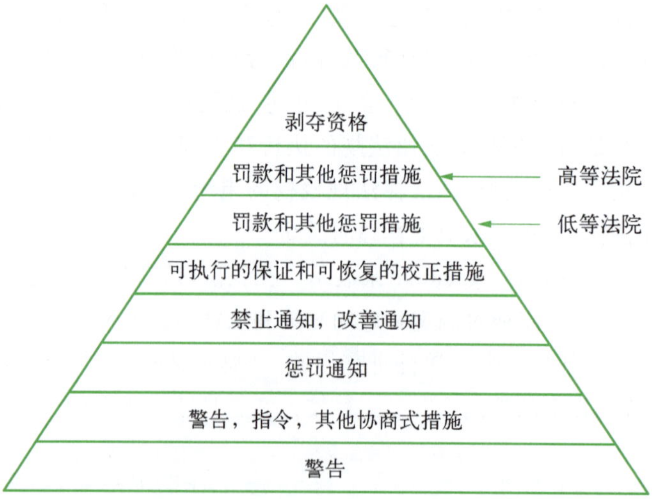

图1 John Braithwaite“执法金字塔”

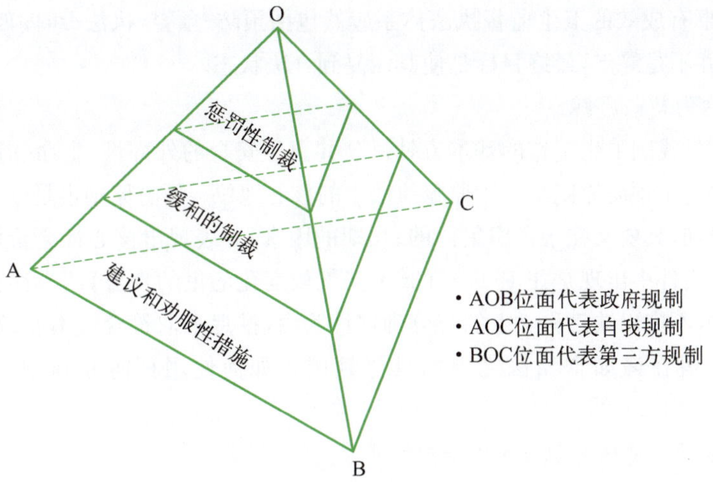

图 2 “精明规制”金字塔

二、卫生监督执法的应然探索：以预防为主要原则的回应规制策略

（一）何为“更好的执法”

1. 风险的有效识别与控制

无论自然界还是人类社会，风险都无法完全消除。健康服务市场信息不对称、医疗技术的不确定性、执法资源有限等情况下，不可能实现医疗和公共卫生安全的零风险。卫生监督执法只能通过机制构建，合理分配现有执法资源，识别风险，并将其控制在公众和社会可承受的一定范围内。正如道格拉斯所评论：“我们做的每种选择都被不确定性包围。大量风险分析涉及将不确定性转化为概率的尝试。”同时，规制不仅是治愈之道，也是疾病之源，更多的规制自身也是风险因素，如寻租和选择偏倚。“双随机”监督抽查制度正是一种将风险的不确定性转为概率的尝试。

2. “理性人”假设：执法质量、效率与成本的综合选择

“更好的执法”是一种理想状态，假设执法者和被管理者都是“理性人”：执法者能精确识别并评估风险、计算执法成本，并预判社会损害和收益。而被管理者能权衡违法成本和守法成本，并作出是否遵守规定的回应。“更好的执法”即有效地控制风险且边际成本趋于最小化。事实上，执法成本收益往往难以精确量化，只能以简约模糊的方式评估。因此，选择事前规避风险和事后法律问责已经成为经济和社会规制中的永恒主题。

（二）如何实现“更好的执法”

1. 卫生监督执法“预防-预警-执法-纠偏”体系

规制体系包含了一般控制体系所共有的三重元素：第一，规范、标准或规则；第二，监督或反馈机制；第三，对偏离规范的行为进行纠正的机制。卫生监督执法是对卫生相关法律法规的执行和实施，执法活动的边界不仅是对违法违规行为进行处罚和行政强制，而且通过监督执法对健康服务市场主体行为进行预警和纠偏，形成约束和价值导向，从而维护市场秩序，保护公民健康权

益。由此，一个卓有成效的卫生监督执法体系应然包括预防-预警-执法-纠偏四个环节，形成闭环，“一罚了之”并不是终点，最终目标是使其恢复到合法状态。

2. 预防为主的核心原则

“预防为主”是我国卫生工作的基本方针。公共卫生安全的外部性、生命和健康风险的不可逆性和代际性决定了预防原则在卫生监督执法中的核心地位。预防原则也是欧盟健康、环境、食品规制的核心原则，其要义在于考虑集体的、长期的因素，并表现出核心社会价值的共鸣。预防原则首次在国际文件中出现是在1992年的《关于气候变化的里约宣言》：“当存在严重或不可逆转的损害威胁时，不应以缺乏科学上的充分确定性为由，推迟采取符合成本有效性的措施，去预防环境恶化。”欧盟在诸如食品法之类的具体领域就如何使用预防原则制定了专门的指南[Regulation(EC)178/2002]。

3. 以优质数据为基础的动态风险分析和预警

基于预防原则的监督执法包括：识别风险，评估风险，以风险特征对管理相对人进行分级分类，确定执法对象的优先次序，将执法资源聚焦高风险对象。这是一种对风险的研判，有别于传统执法中以行为违法性判断为核心。优质充分的数据信息资源是实现“更好的执法”的必要条件。

4. 执法主体与管理相对人之间的合作规制

基于监测和风险研判，发布警示信息-相对人获得信息-相对人及利益相关人作出反应，这一治理过程中涉及诸多间接、非正式的行政行为，比如协商、谈判，且不具有强制力[10]。如果削减了管理相对人向执法者提供信息的义务，执法者难以获取足够信息，所进行的风险识别与决策也将产生偏倚。要实现优质充分的数据资源，需要执法者与管理相对人有充分的对话、协商与合作，亦即“回应性”，区别于传统威慑性策略中的命令与对抗。

5. 软法治理：法律形式之外的标准规范体系

软法虽无法律上的强制力，但能充分弥补硬法的滞后性和过刚性。我国属大陆法系，卫生相关法律法规内容滞后，修订程序漫长，很多内容可操作性不强。完善的标准体系能很好地弥补这些缺陷。其一，标准体系比硬法更为细致，操作性与要求更为明确，使得管理相对人自我规制有据可循。其二，也为预警提供了缓冲空间，标准即阈值，接近或超过阈值即触发预警。

三、卫生监督执法的实然困境：放得开、管不住的风险增加

（一）管理对象基数庞大，执法人员配备不足

卫生监督管理对象基数庞大。2012～2018年全市被监管单位数量有增无减（表1）。根据2018年《中国卫生和计划生育年鉴》，2017年上海市诊疗人次数达265 794 415，门急诊人次数达261 528 412，住院患者手术人次达2 113 144。

卫生监督员总量配备不足。上海市政府发布的《上海市区域卫生规划（2011—2020年）》（沪府发〔2013〕6号）、《关于推进健康服务业高质量发展加快建设一流医学中心城市的若干意见》（沪府发〔2018〕25号）均提出：到2020年本市每万名常住人口配备的卫生监督员数量达到0.75名。而2007～2017年以全市常住人口数为分母，在编卫生监督员为分子，计算出本市每万人口

卫生监督员数量分别为0.49、0.49、0.48、0.48、0.46、0.48、0.47、0.45、0.44、0.42,2017年更是下降至0.40,下降趋势明显。

表1 2012～2018年上海市被监管单位基本情况

年份	医疗执业类被监管单位(家)	公共卫生类被监管单位(家)	医务人员(人)
2012年	5 451	55 527	163 969
2013年	5 615	76 363	173 426
2014年	5 580	78 041	182 525
2015年	5 375	75 705	192 600
2016年	5 407	61 878	201 749
2017年	5 670	82 241	211 138
2018年	6 124	91 620	218 271

(二)以传统威慑式策略为主,对抗性明显,回应性不足

我国传统的行政执法方式带有计划经济时代"全能型""高权型"政府的鲜明印记,往往认为执法就是"管理和被管理""处罚和被处罚"的关系,执法策略呈现鲜明的威慑式特征。威慑式执法策略的主要因素包括:依赖正式、准确的规则,对规则进行字面解释,依赖法律专家的意见,对统一性的要求,对规制对象的不信任等。在威慑式执法模式中,监管者和被监管者处于相互对立的地位,监管成本和守法成本都十分高昂,执法资源被用于发现违法、证明违法行为和惩罚违法者。

(三)事前监管的预防功能弱化,传统的静态化要素准入和先证后核消极许可制度出现

现有的准入制度存在静态化要素准入的现象特征。行政审批部门和监管部门难以掌握生产经营者、医疗卫生机构动态情况,通常只能对资金、设备、场地、人员、制度等静态要素尤其是硬件提出具体要求。申请者投入大量精力准备申报材料,往往以获证为目标,未必真正关心自身承担的主体责任。审批更多是在形式上符合准入要求,并不意味着生产经营者、医疗卫生机构真正具备资质且行为持续合规。

行政许可的本质是一般禁止的个别解除,这种属性决定了其最基本的预防功能。简政放权淡化了这一功能。以公共场所卫生行政许可、消毒产品生产企业卫生许可中告知承诺、证照分离、先证后核制度为例,看似只是对许可程序进行了调整,将一般许可"申请-形式审查-实质审查-发证"中的实质审查环节后移,变为"申请-形式审查-发证-实质审查-不符合条件则撤销许可",但其实质更接近消极许可[11]。积极许可默认所有人均无资格从事特定活动,在审查确定符合法定条件后,准予特定个体从事特定活动;而消极许可则是默认所有人均有资格从事特定活动,只有在审查发现不符合法定条件时,再予以排除。两种制度的逻辑截然相反,体现出政府对市场、社会的介入程度有很大差别。执法实践中,告知承诺、先证后核后审查发现不符合法定条件,退出市场的比例特别小。《关于推进健康服务业高质量发展,加快建设一流医学中心城市的

若干意见》要求加快健康服务业“放管服”改革，激发健康领域社会投资活力，推进市场准入审批制度改革，完善社会办医疗机构审批制度，先行放开100张床位及以上的社会办医疗机构、全科诊所和中医诊所的规划限制，二级及以下医疗机构的设置审批和执业登记实施“两证合一”，实行直接执业登记；简化社会办医的审批流程等内容。许可门槛的降低，实质审查改为资料审查、审批改备案，这些市场培育措施无疑进一步扩大了监管风险。

（四）事中监管的“双随机”制度与卫生监督的专业技术性冲突

“双随机”监督抽查制度是国务院明确要求各级政府部门积极探索推广的新型监管模式，即建立市场主体名录库（或管理对象名录库）和执法检查人员名录库，通过摇号等方式，从市场主体名录库（或管理对象名录库）中随机抽取检查对象，从执法检查人员名录库中随机选派执法人员。随机而不随意，抽查一定的样本量以了解整体情况，解决执法力量不足及由此引发的监管不到位等问题；用制度限制监管部门的自由裁量权，有效避免权力寻租现象；通过两个随机抽样的匹配，执法人员与检查对象之前的固定关系链被打破，为各类市场主体营造出公平竞争的发展环境。然而，“双随机”制度在卫生健康行业的运用中受到诸多限制。“随机”更多应用于质量的抽查，是结果检查，而卫生监督工作具有预防性和前瞻性，必要时要对监管对象进行风险排摸，对高风险单位和根据投诉举报情况，开展精准监管。技术性、多样性与“随机”相冲突，抽样对象的同质性是随机抽样的基础，而卫生监督检查具有较高的“技术性”与“多样性”，不仅检查对象同质性较难满足，检查方法的“技术性”与检查内容也千差万别。执法人员亦难满足较好的“同质性”，培养所有执法人员对所有专业具有完备的监督检查能力十分困难[12]。

（五）事后监管：“静态审批-预防预警动态机制欠缺-投诉举报-运动整治-补丁式政策调整”

从宏观层面看，我国医疗体制改革是从计划经济向市场经济转变的过程，从以政策和行政命令直接调节社会市场关系为主向法治社会间接治理为主的转变[13]。医疗卫生的特殊性决定了卫生健康行政部门对民众诉求需要有相当程度的回应性，受其委托执法的监管机构也不可避免地承接了这一功能。监督部门的执法从行政审批到行政处罚通常需要综合考量政治、经济、社会等影响[14]，而非单纯的健康风险分析和法律法规规范性文件的执行。这导致卫生监督部门在监管公共卫生和医疗服务市场时存在缺位、越位和错位的现象，表现为选择性执法。从微观上看，各级卫生监督机构往往是花费大量的时间和精力应对来自社会各方的投诉和举报，处于被动监管状态，“灭火式”地疲于应对各种纠纷处理、媒体曝光，缺乏前瞻性的预防和预警机制，增加了事后查处的工作量和监管成本。近年来，多个监管部门开始倡导社会共建共治共享，但并未改变监管部门单打独斗的格局，监管部门仍然依靠运动整治和“补丁式”政策调整回应社会舆论压力。

四、构建卫生监督执法预防和预警机制的使然路径

（一）逻辑起点：健康服务市场的促进者和监管者双重角色

我国与西方国家监管的基本假定不尽相同。西方国家关注政府在纠正市场失灵过程中的作

用，我国是在全能主义制度惯性下彰显监管型国家特征，并经历了从计划经济到市场监管的独特变迁路径[15]。在健康中国发展战略由上至下的推动下，监管部门试图培育和维护市场、纠正市场失灵，同时还兼容了公平公正的社会价值目标，面对一个既缺乏依法执业意识而第三方主体又不成熟的市场环境，市场失灵和市场机制不健全带来的风险交织并存。因而，监管者除直接干预违法行为外，还应该为第二、三方主体创造必要前提，以分担规制功能。规制的任务不只是执法者来检查是否合规合法，而是更多地鼓励市场主体设置自己的内部控制与管理体系。执法的任务远非被动地监督相对人是否出具“纸面上的制度体系”，还要求其积极证明内部管理体系在实际运行，对其风险管理措施加以审查。同时，监管方应制定精细的标准规范体系，并提供依法执业的培训和服务，鼓励相对人获取自我规制所需的法律法规知识和技能。

（二）重视预防原则，增加遵从式策略，根据不同的监管对象采用不同的策略

基于风险的规制必然是动态的过程性监管，而非静态的要素审查，特别强调合作而非对抗。被监管者有着与监管者相同的目标，意在预防风险。回应性监管理论认为，应构建一种超越政府或市场的复合式监管模式，包括以教育和劝解为基础的自我监管，以警告和强化执行为基础的自我监管，以及以外部调查、民事制裁甚至是刑事制裁等为手段的强制性监管[16]。当被监管者的类型多样，并具有浓重商业气息时，比如社会办医疗机构，更适于威慑式监管模式。当被监管者类型相对均一，而且有着深厚的职业伦理时，比如学校和托幼机构，更适于采用遵从式监管模式。回应性监管要求权变，医疗服务监管机构要针对不同类型医疗机构的特点，进行量体裁衣式的监管[17]；应有执行力，能对医疗服务事件及时依法进行监管；应考虑相应的事实要素、法律规范和相关因素，依法行使裁量权；应能够同医疗服务活动中的其他监管机构，和其他利害相关人进行协商；应奉行谦抑性原则，尽量以最简化的、给相对人限制最少的手段，尽可能低的成本，实现监管目标；监管机构不仅要让被监管者符合最低限度的监管要求，还要有促使其不断改进自身医疗服务绩效的激励。

（三）应用社会信用体系的声誉约束机制，构建信用监管制度

社会信用体系的价值在于以公平、公正为理想，促使人们遵守社会规范和公序良俗，管制和约束自己的行为，有德是获利的必要条件，善具有了诱惑力，道德交易可行，形成普遍合作的“契约”体系[18]。2019 年 7 月，国务院办公厅印发了《关于加快推进社会信用体系建设构建以信用为基础的新型监管机制的指导意见》（国办发〔2019〕35 号），明确“以加强信用监管为着力点，创新监管理念、监管制度和监管方式，建立健全贯穿市场主体全生命周期，衔接事前、事中、事后全监管环节的新型监管机制”，确立了信用监管在构建新型监管机制中的基石地位。

政府职能部门或法律法规授权的具有公共管理职能的机构围绕自身的监管职责范围，对履职过程中制作或获取的管理相对人信用信息开展归集、评价，并据此对相对人实施差异化的监管措施即为信用监管。卫生监督信用监管制度包括信用信息采集、信用信息评价评级、信用结果的内部外部应用及信用修复。信用评价评级是通过采集卫生监督机构履职过程中形成的管理相对人违法、违规、违约等信用行为信息，综合评判其守法、守规、履约的能力、意愿与风险。主要评级维度包括践约度、合规度和诚信度，具体采集的信用信息包括行政许可、监督检查、行政处罚等过

程中的各种违法违规违约信息，以及其他相关部门推送的涉及医疗卫生的信用信息。对信用评价评级为警示级别的单位提前介入，对评价为失信的单位开展联合惩戒，以逐出市场(图3)。

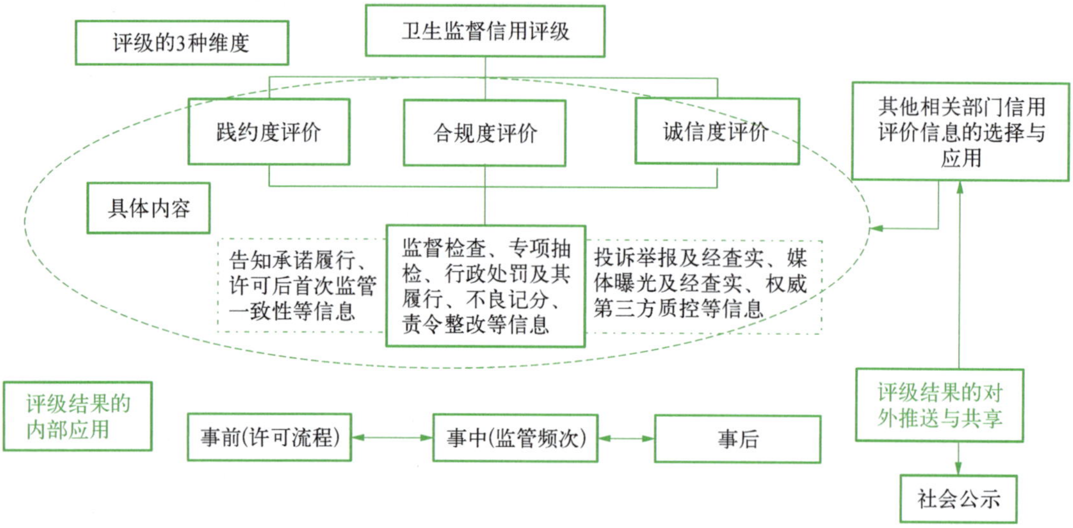

图3　卫生监督信用评价评级的逻辑构架

(四) 应对信息不对称，建立风险信息交流制度，“用脚投票”的市场选择

风险规制的目的不在于消除风险，而是通过各种各样的技术手段和制度规则使风险变得可控，提高风险认知，在风险不确定的情况下作出最佳的选择[19]。公共卫生和医疗服务市场因其专业技术性具有典型的信息不对称特征。建立风险信息交流制度，包括信息的生产、披露、传播、反馈，提高消费者和患者的风险认知能力，让消费者“用脚投票”，创造充分竞争的市场，更好地实现预防功能。医疗健康风险信息交流主体构成包括：政府部门、专家学者、媒体、患者、消费者、行业协会、非政府组织、医疗机构等市场主体。信息流动的通畅与否是风险交流机制能否发挥作用的关键，构建必要的平台和机制以保证信息流动的通畅，避免利益相关方基于自身利益阻断信息的传递链条。本市卫生监督机构已构建了多个信息平台，包括双公示、搜医网、现制现售水信息平台、健康从业人员信息查询平台、微信公众号等，但综合检索功能欠缺；应进一步区分受众的范围和特征，实现风险信息的精准推送，并建立平台的利用和反馈机制。目前多元化的信息传播机制尚未出现，缺少非营利性的第三方医疗健康相关信息平台，营利性的平台太多且充盈着虚假信息，阻碍了风险信息的正常传播。

(五) 建立基于大数据算法监管的风险预警信息平台

建立公开、透明、非惩罚性的风险报告系统。信息通信技术的迅猛发展使得信息收集和处理变得越来越容易，使得监管决策更为科学、公平、公正。同时，数据支持下的监管可以实现自动化、智能化，从而提高监管的及时性和效率，这被称为用算法监管(algorithmic regulation)。其核心是一个基于算法的监测系统，通过收集和分析与监管环境相关的众多动态组件的数据，通过实时持续的观测、分析、预警和干预来控制风险，以实现预期目标。在基于信息化平台的全程实时监控系统中，将监督过程分解到最小、最基本要素，实现要素监测管理。区别于传统的终末质量管理，监督警示监控系统将监测点分布于所有要素和环节，形成严密、全面、连续的监测网络，可实时进行信息搜集、信息传递、信息处理和风险识别。基于大量监测信息，借助相关领域专业人士的技术经验准确、实时地对危机征兆进行科学、有效的判断，并及时发出警示响应。针对及时准确的警示信息，应当建立快速响应应对机制，相关责任主体应当立即采取措施控制，充分发挥不同责任主体之间的协同效应，在最短时间内将风险控制在最小范围。

（六）建立现代预防预警性约谈制度，制定非型式化行政行为的程序性规定

在执法实务中，在政府与社会多元主体的合作规制过程中最大量使用的行为是无法类型化的行政行为，这些行为无法纳入传统行政行为法框架但有的却具有行政活动的性质[20]。由于合作规制大多数是社会主体之间的协商合作及社会主体与政府之间合意承担的过程和结果，具有非强制性，这意味着未来的行政行为体系需要增加对非强制性行为、弱权利行为的关注。约谈作为一种非形式化的行政行为，呈现出明显磋商色彩，可被视为一种面向现代行政活动、富有高度灵活性的执法工具[21]。约谈是一种非常灵活、非型式化的行政行为，不同类型的约谈制度所遵循的标准和程序存在差异，制度功能也不一样。2019 年 2 月 15 日起实施的《上海市医师不良执业行为记分管理办法(试行)》(沪卫计规〔2019〕1 号)规定："医师不良执业行为记分达到 4 分及以上的，医师的主要执业机构在收到《医师不良执业行为记分通知书》之后的两周内，应对医师进行约谈。"这种场景下的约谈与传统案件处理过程中的谈话制度内涵迥异，是一种预警和告诫，增强了风险信息捕捉能力。从约谈的法律后果来看，单独的约谈行为并不必然产生行政法意义上的强制力，更多的是后续行政行为的前置程序，在发现健康风险与发生违法行为之间，发挥预防和警示作用，是一种辅助性工具。为了应对协同合作行为的挑战，我国行政行为的性质、法律适用以及行政程序等都应作出相应的变革。

参考文献

[1] 邵超杰. 行政执法柔性化操作空间研究. 东华大学，2017.

[2] 杨芙蓉. 试论行政指导在卫生行政执法中的运用. 苏州大学，2009.

[3] 李璐. 基于激励规制理论的我国公立医院政府监管模式研究. 华中科技大学，2012.

[4] Selznick P. Focusing organizational research on regulation. California: University of California Press, 1985: 363.

[5] Abbott K, Snidal D. The governance triangle: Regulatory Standards Institutions and the Shadow of the State. Princeton: Princeton University Press, 2009.

[6] 张丽娜. 我国政府规制理论研究综述. 中国行政管理，2006，12：87－90.

[7] 罗伯特·鲍德温，马丁·凯夫，马丁·洛奇. 牛津规则手册. 宋华琳，李鸻，安永康，等译. 上海：上海三联书店，2010：87.

[8] Ayres I, Braithwaite J. Response Regulation: Transending the deregulation debate, Oxford:

Oxford University Press，1992：35 - 38.
[9] 张红.走向"精明"的证券监管.中国法学，2017，6：149 - 166.
[10] 罗豪才，宋功德.行政法的治理逻辑.中国法学，2011，2：5 - 26.
[11] 张力.先证后核、消极许可与规制工具试验.中国行政管理，2019，5：39 - 45.
[12] 乔淑英，谢洪彬，朱素蓉，等.卫生计生监督"双随机"原则合理运用的探讨.中国卫生监督杂志，2017，24(2)：132 - 135.
[13] 于瑶.改革开放以来我国政府治理转型研究.东北师范大学，2019：67.
[14] 戴治勇.执法经济学：以转型时期的中国法治为研究对象.北京：法律出版社，2018：15.
[15] 胡颖廉."中国式"市场监管：逻辑起点、理论观点和研究重点.中国行政管理，2019，5：22 - 28.
[16] 陈少威，范梓腾.数字平台监管研究：理论基础、发展演变与政策创新.中国行政管理，2019，6：30 - 35.
[17] 宋华琳.医疗服务监管的国际经验及启示.中国卫生政策研究，2009，2(4)：53 - 58.
[18] 姜涌.社会信用体系的他律性建构.广东社会科学，2019，196(02)：71 - 77.
[19] 段礼乐.市场规制工具研究.北京：清华大学出版社，2018：244.
[20] 邹焕聪.社会合作规制的运作机理与行政法治回应.行政论坛，2013，20(3)：85 - 89.
[21] 卢超.社会性规制中约谈工具的双重角色.法制与社会发展，2019，25(1)：144 - 161.

上海市社区居民大肠癌筛查效果研究

付　晨　陈　昕　陈　文　施　燕　鲍萍萍
顾　凯　蒋虹丽　龚杨明　彭　鹏　吴春晓

【导读】 大肠癌是上海市发病第2位的恶性肿瘤，人群筛查可以有效降低死亡率。2011年上海市政府将"社区居民大肠癌筛查"新增为重大公共卫生服务项目，是国内首次以社区为实施主体，以公共卫生服务的方式提供癌症筛查服务。2014～2016年，上海市向1 118 958位居民提供大肠癌初筛服务，发现癌前期病变病例11 398人，阻断了大量大肠癌病例的发生，检出大肠癌病例1 852例，早期比例达到了41.4%，是筛查前上海市平均水平的3.5倍。卫生经济学评估显示，与未筛查时的疾病进展结果相比，长期的增量成本效果比是20 698元/生命年，与上海市经济发展情况相比，是有价值的二级预防手段。大肠癌筛查是"医防融合"的典型案例，居民参与率高，满意程度好，总体满意度达到96.6%，获得公众高度认可。通过筛查工作的开展，提升了社区癌症防治能力，建立了可持续的人群癌症筛查工作模式，形成了具有推广性的管理经验。

上海市疾病预防控制中心历年肿瘤监测数据显示，上海市居民大肠癌发病率上升最为明显，无论男性、女性都已经是第二位最常见的恶性肿瘤。大肠癌发现时中晚期居多，全市的早期比例水平仅为11%，而同期美国的平均水平已经达到了40%。从公共卫生层面上来看，现在国际公认有3种癌症是可以通过筛查来降低死亡率的，分别是大肠癌、乳腺癌和宫颈癌。可以通过筛查提高大肠癌早期发现的比例，降低死亡率；并通过发现高危人群，及时开展肠镜检查，还可以发现癌前期病变，尽早地治疗，从而切实地降低远期发病率[1-5]。证据显示，在癌前期病变得到尽早治疗的人群中，其今后的发病率要低于一般的人群[6,7]。

为降低上海地区大肠的癌死亡率和发病率，上海市自2011年起将大肠癌筛查新增为本市重大公共卫生服务项目，筛查工作自2013年正式启动以来，至2016年已完成了两轮筛查，本文将通过最近完成的对2014～2016年期间筛查效果的评估，探讨基于人群的癌症筛查工作的收获、面临的挑战和政策建议。

基金项目：重大公共卫生服务项目。
第一作者：付晨，男，研究员，上海市疾病预防控制中心主任。
作者单位：上海市疾病预防控制中心(付晨、施燕、鲍萍萍、顾凯、龚杨明、彭鹏、吴春晓)，上海市卫生健康委员会(陈昕)，复旦大学公共卫生学院(陈文、蒋虹丽)。

一、上海市社区居民大肠癌筛查发展历程

（一）基于社区居民的大肠癌筛查试点

在循证决策的思路下，社区居民大肠癌筛查从适宜技术到人群开展经过了充分的试点论证，在闵行区七宝社区成功完成了项目试点和前期探索工作。七宝区社区户籍人口 11 万，是一个老龄化程度较高的城镇，同时兼有城市和农村居民，具有很好的代表性。2008 年七宝社区的社区诊断报告指出：慢性病已经成为影响该社区居民健康的首要因素，在死因排位中，肿瘤占第 1 位，循环系统疾病占第 2 位，其中大肠癌的发病率较高，而早发现率较低。上海市疾病预防控制中心经过市卫生局的批准，决定由七宝区社区卫生服务中心承担试点任务，并联合复旦大学附属肿瘤医院、闵行区卫生局、闵行区疾病预防控制中心、闵行区中心医院、闵行区肿瘤医院等单位做好组织协调与技术支持工作。2008～2011 年，共筛查了 2.78 万人，初筛阳性率达到了 13.7%，有 3 900 多人参加了肠镜检查，肠镜检查顺应性达到了 50%以上，确诊了 663 例癌前期病变和 75 例肠癌，其中早期病例 42 例，早发现率（56%）提升显著。七宝区社区的成功试点也推动了整个闵行区提前开展社区居民大肠癌筛查工作，建立了高危人群管理队列，定期实施随访及筛查，为开展大规模人群筛查提供了科学依据，最终促成了该项目的全市推广。

（二）大肠癌筛查纳入本市重大公共卫生服务项目

2011 年，在“医疗卫生体制改革”的大背景下，为降低上海市大肠癌死亡率和发病率，提升市民对于大肠癌早发现的认识，在七宝区社区大肠癌筛查试点成功的基础上，上海市人民政府发布了《上海市人民政府关于印发上海市深化医药卫生体制改革近期重点实施方案的通知》（沪府发〔2011〕18 号）和《关于组织实施本市基本公共卫生服务项目和重大公共卫生服务项目的意见》（沪府办发〔2011〕63 号），将“社区居民大肠癌筛查”新增为本市重大公共卫生项目。2012 年 11 月 9 日，市卫生局、市财政局、市人力资源和社会保障局联合下发了《关于组织开展本市重大公共卫生服务项目“上海市社区居民大肠癌筛查”的通知》（沪卫疾妇〔2012〕46 号），按照《上海市社区居民大肠癌筛查实施方案》，向全市符合条件的常住居民提供大肠癌筛查服务。

（三）社区居民大肠癌筛查的流程

按照“知情、同意、自愿、免费”的原则，项目为本市常住人口中 50～74 岁人员提供大肠癌社区初筛服务。项目流程可分为确定目标人群、宣传动员、工作人员培训、知情同意、初筛服务、信息管理 6 个环节。全市各社区卫生服务中心根据《上海市社区居民大肠癌筛查项目工作规范》要求，为筛查对象提供初筛服务。在完成初筛登记后，居民在社区卫生服务中心接受危险度评估和/或粪便隐血试验（免疫法粪便隐血试验法）检测，社区卫生服务中心根据初筛结果，向完成初筛的所有对象发放书面的初筛结果通知。初筛阳性对象自愿凭《初筛阳性结果通知》到定点医疗机构或其他医院进行进一步诊断性肠镜检查，如有必要，接受后续的诊疗服务。初筛阴性对象也会被告知再次参加初筛的时间。

二、上海市社区居民大肠癌筛查实施成效评价

（一）筛查实施顺利，检出结果稳定，效果显著

2014～2016 年筛查项目实施期间，全市共有 1 118 958 位居民登记参加大肠癌筛查项目，其中 98.1%的居民在社区卫生服务中心完成了包括危险度评估和两次便隐血检测在内的免费初筛检查。初筛阳性人数达到 284 287 人，阳性比例为 25.9%。其中，29.1%的初筛阳性者即 82 729 人进行了肠镜检查，分别检出息肉 9 866 人，检出率为 898.8/10 万（男性为 1 223.6/10 万，女性为 665.7/10 万）；检出腺瘤 11 398 人，检出率为 1 038.4/10 万（男性为 1 519.4/10 万，女性为 693.1/10 万）。诊断出大肠癌患者 1 852 人，人群检出率为 168.7/10 万（男性为 233.9/10 万，女性为 121.9/10 万）。在明确分期的 1 359 位大肠癌患者中，早期比例为 41.4%，是筛查前本市平均水平的 3.5 倍（表 1）。

表 1　2014～2016 年上海市社区居民大肠癌筛查情况

筛查情况	2014～2016 年		
	男	女	合计
登记人数（人）	467 458	651 500	1 118 958
初筛完成（人）	458 665	638 991	1 097 656
初筛完成比例（%）	98.1	98.1	98.1
初筛阳性人数（人）	122 124	162 163	284 287
初筛阳性比例（%）	26.6	25.4	25.9
肠镜人数（人）	38 300	44 429	82 729
肠镜比例（%）	31.4	27.4	29.1
息肉人数（人）	5 612	4 254	9 866
息肉检出率（/10 万）	1 223.6	665.7	898.8
腺瘤人数（人）	6 969	4 429	11 398
腺瘤检出率（/10 万）	1 519.4	693.1	1 038.4
肠癌人数（人）	1 073	779	1 852
肠癌检出率（/10 万）	233.9	121.9	168.7
肠癌明确分期人数（人）	801	558	1 359
肠癌明确分期比例（%）	74.7	71.6	73.4
肠癌早期人数（人）	343	219	562
肠癌早期比例（%）	42.8	39.2	41.4

（二）居民满意度高，获益感强，健康宣教取得成效

社区居民对大肠癌筛查项目的参与度高、依从性好。经抽样调查，参加过筛查的受访居民对

项目的总体满意率达到了96.6%，并对今后继续参加疾病筛查表现积极。受访者们对社区卫生服务中心的满意度高达97.7%，对医院的满意度为90.4%。

根据受众特点，相关单位编写了各类科普材料，组织了形式丰富的健康宣教活动，通过立体化的宣传平台，很好地实现了大众健康科普目的。参加筛查的居民对大肠癌有关健康教育的总体满意率为96.3%，认为“癌症早发现”重要的比例达到95.8%，69.4%知晓大肠癌可能出现的常见肛肠症状，而未参加筛查的居民对此认知率仅为57%。鉴于市民对项目的广泛知晓和充分肯定，在项目周期的财政投入和计划筛查量之外，2016年市政府“实事项目”追加了为30万社区居民提供免费筛查服务的资金。

（三）筛查对于长期健康结果影响的成本效果显著

通过对筛查工作的市级和区级财政投入、筛查对象的肠镜检查费用、腺瘤和大肠癌患者的住院治疗费用及其他在筛查过程中产生的费用进行调查收集，结合大肠癌疾病自然史中各状态间的转归概率，采用Markov模型对大肠癌筛查的成本效果进行分析。在2014～2016年大肠癌筛查项目中，共检出腺瘤患者10 653人、进展期腺瘤患者745人，通过模型模拟患者25年的长期健康结果，筛查检出患者可比未筛查时多挽救3 067个生命年。综合各项筛查费用进行分析，与未筛查时的疾病进展结果相比，长期的增量成本效果比是20 698元/生命年。2017年上海市人均GDP为126 634元/年，以该值的3倍为阈值，社区居民大肠癌筛查项目的增量成本效果远低于阈值，具有显著的成本效果，相当于每投入1元，将产生6元效益，是具有价值的二级预防手段。

三、上海市社区居民大肠癌筛查工作中获得的经验

（一）制定科学、可行、明确的工作方案

周密计划有利于项目顺利启动，确保部门、机构间的有序合作，提高人群对干预项目的接受度，即使存在依从性问题，也能保证人群筛查的检出效果。最初，工作方案可以借鉴他地、他国的项目实施经验，但重要的是在当地的卫生服务体系环境下进行必要的、一定规模的项目试运行，在开展全市范围的筛查前，形成基本固定的、经得起检验的工作方案，仅在方案的实际操作中进行细则性的补充说明，确保筛查执行及其效果的稳定性，减少因方案本身不规范、不明确导致的工作人员低效甚至错误。

（二）加强各司其职、合作无间的专业工作队伍建设

具体包括完善工作网络，加强对工作人员的专业能力培训，形成有序、协作、高效的工作机制。项目开始前应正确评估已有的工作基础和队伍建设的薄弱点，将强化薄弱环节的标准化培训作为项目实施的重要内容之一。在项目实施初期及时查找工作网络盲点盲区、工作人员能力不足、工作机制不健全、衔接不畅的具体问题。根据质量控制的反馈，判断实施状况不佳是偶发性问题，还是普遍存在的人员能力或机制设计问题；根据评估结果，对好的经验进行总结，对可能提升筛查效果的环节，尤其专业队伍的因素，应予以重视并改进。

（三）依靠专家之力解决多学科交叉问题

筛查和诊断方案制定、治疗手段选择及评估、全程质量控制和项目评估支持循证决策等不同环节，需要有关专家参与其中建言献策，项目管理必须建立起流行病学、临床医学、卫生管理、卫生统计等多学科专家对话与合作的平台，并确保在项目管理方的协调下，专家团队能够及时跟进项目进展。医防融合体系更为成熟，由上海市卫生健康委牵头，以市疾病预防控制中心大肠癌防治专业委员会所在6家三级医院为市级筛查支持中心，对项目定点医疗机构开展肠镜检查质量、病理检查质量和大肠癌规范诊疗质量控制，保证了定点医疗机构项目工作质量。今后，市级筛查支持中心还将在大肠癌高危对象、重复阳性对象等重点人群的规范随访等工作中提供强有力的技术保障。

（四）能够在问题导向下及时作出合适的资源调配

大肠癌的人群初筛只是癌症综合防治中的一环，后续具备可接受的且可获得的检查或检验手段及治疗方案，在配有人、财、物等资源的情况下，早诊早治才能实现其健康价值。根据项目实施经验和有关的评估意见，为了更好地达成筛查成效，在确保社区工作人员完成项目的积极性、定点医疗机构设置特别是肠镜资源等方面，上海市以筛查项目为契机，对大肠癌综合防治进行了适时的资源投入与调整。基于筛查参与者的诊疗信息，项目评估也初步描述了当前医疗条件下大肠癌患者住院治疗的资源消耗情况，有利于为今后决策改善提供依据。

（五）着力加强质量可靠、可溯源、可联通的数据信息管理

首先，应建立筛查登记数据标准，建立并不断完善筛查人群数据库，基于本项目运作经验的数据管理方案已成为行业标准，即“疾病控制基本数据集第 23 部分：大肠癌筛查登记”（中华人民共和国卫生行业标准 WS 375.23—2016）；其次，应印证数据质量的可靠性，通过多途径数据的互相比对与补充，对筛查进展持续评估的结果分析等方式检验数据质量，如项目专用的“大肠癌筛查登记管理系统”、肿瘤登记与死亡登记等来源的数据之间应具有逻辑关系；最后，应实现跨部门、多数据库的信息联通，原始数据分布在社区卫生服务中心、疾病预防控制中心、多个医疗机构或卫生健康信息存储平台，联通群体筛查数据与个体医疗数据，是实现癌症防治医防结合策略的重要支持。

四、对于筛查工作的进一步建议

（一）评估并进一步探索优化筛查策略

原则将是细分目标人群，针对不同情况设定不同的筛查流程。在此原则下，优化策略的具体思路可能有三方面：一是调整初筛技术的组合，二是改变初筛技术，三是因情况设定筛查频率。

（二）对肠镜直接应用于筛查的价值进行评估

肠镜检查是发达国家医生经常向居民推荐的筛查方式。鉴于肠镜对大肠癌及相关疾病的检出水平，考虑上海市社区居民对肠镜的接受程度，结合大肠癌筛查策略优化的上述思路，有必要

对肠镜直接作为部分高危人群的筛查手段、将其作为初筛阳性患者的确诊手段等不同方案，进行比较性的评估。

（三）更好地完善与利用多平台数据

提高筛查参与者相关诊疗信息的数据质量，借项目评估机会，将有关结果反馈给医疗机构及卫生信息管理部门，为进一步完善数据质量、提高可用性提供建议。可考虑拓展新的数据来源，也可以在随访或与医疗机构合作，同步开展小规模的、具有内推性的抽样调查。

执行政府重大公共卫生项目，在本市退休居民中实施大肠癌筛查项目，是一项切实有效、惠及百姓的项目，体现了公共服务的公益性、公平性和可及性。随着本市人口老龄化的加剧和市民对健康类公共服务需求的日益增长的需求，这项服务将面临长期、艰巨的挑战，需要在工作机制、管理制度上不断自我调整完善，提高服务的受益面和有效性。

参考文献

[1] Zauber A G, Winawer S J, O'Brien M J. Colonoscopic polypectomy and long-term prevention of colorectal-cancer deaths. N Engl J Med, 2012, 366(8): 687 - 696.

[2] Stock C, Knudsen A B, Lansdorp-Vogelaar I. Colorectal cancer mortality prevented by use and attributable to nonuse of colonoscopy. Gastrointest Endosc, 2011, 73(3): 435 - 443.

[3] Jacob B J, Moineddin R, Sutradhar R. Effect of colonoscopy on colorectal cancer incidence and mortality: An instrumental variable analysis. Gastrointest Endosc, 2012, 76(2): 355 - 364.

[4] Hewitson P, Glasziou P, Watson E, et al. Cochrane systematic review of colorectal cancer screening using the fecal occult blood test (hemoccult): An update. Am J Gastroenterol, 2008, 103(6): 1541 - 1549.

[5] Pignone M P, Flitcroft K L, Howard K, et al. Costs and cost-effectiveness of full implementation of a biennial faecal occult blood test screening program for bowel cancer in Australia. Med J Aust, 2011, 194(4): 180 - 185.

[6] Centers for Disease Control and Prevention (CDC). Vital signs: Colorectal cancer screening test use-United States, 2012. MMWR Morb Mortal Wkly Rep, 2013, 62(44): 881 - 888.

[7] US Preventive Service Task Force, Bibbins-Domingo K, Grossman DC, et al. Screening for colorectal cancer: US Preventive Services Task Force Recommendation Statement. JAMA, 2016, 315(23): 2564 - 2575.

新型流感疫情应对策略研究

黄晓燕 袁政安 何 懿 陈 昕 徐奕丽 刘 杰 宋耀君

【导读】 近十年，上海市有效应对了甲型H1N1流感和人感染H7N9禽流感2次新型流感疫情，建立起了一套较完善的预警和应对体系。本文系统性回顾了疫情进展与应对策略，并梳理了预防控制的关键措施，包括健全的城市公共卫生预防和应急处置体系，有效的部门间协调和社会动员机制，动态地开展疫情研判。同时，在流感应对计划、监测信息分析、公共卫生风险评估、风险沟通等方面提出建议，为新型流感疫情的准备、防控和应对等工作提供参考。

2019年，"流感大流行"被列为全球十大公共卫生威胁之一[1]，任何一种流感病毒新亚型出现或旧亚型重现都可能导致流感暴发和流行的发生[2]。20世纪的3次流感大流行正是由于流感病毒新亚型的出现而引起的[3]。21世纪初，新型甲型H1N1流感被WHO宣布为新世纪第一次流感大流行，2013年人感染H7N9禽流感病例首次在上海被发现并在上海及其他省市不断出现。WHO和世界动物卫生组织在上海考察H7N9禽流感防控时认为，上海市已经建立起了一套完善的预警和应对体系，相关做法值得推广和借鉴[4]。本文通过回顾上海市应对新型流感疫情的实践和防控策略，分析讨论应对关键措施及决策依据，并提出今后城市预防和应对新型流感疫情的策略建议。

一、应对实践和策略调整

（一）甲型H1N1流感

2009年4月，甲型H1N1流感疫情在北美暴发；5月上旬我国内地报告了首例输入病例，5月下旬上海发现了首例输入病例；6月，世界卫生组织将全球流感大流行警戒级别提升至最高级别六级。

1. 按照甲类传染病管理，防止病例境外输入

疫情初始阶段，病例以境外输入为主，国家将流感定为乙类传染病，并按照甲类管理。上海

基金项目：上海市卫生应急工作能力评价的研究（课题编号：2016HP015）。
第一作者：黄晓燕，女，上海市疾病预防控制中心应急管理处副处长。
通讯作者：宋耀君，男，上海市疾病预防控制中心党委书记。
作者单位：上海市疾病预防控制中心（黄晓燕、袁政安、何懿、徐奕丽、宋耀君），上海市卫生健康委员会疾病预防控制处（陈昕、刘杰）。
本文已发表于《中国卫生资源》2019年7月第22卷第4期。

市政府组建了应对甲型 H1N1 流感联防联控工作机制，有 30 余家单位加入该机制，并实行集中办公，制定了专项防控工作方案，保障全市防控和应对工作有序、有效、科学地开展。医疗卫生部门和口岸检验检疫部门通力合作，对所有国际航班实施远机位停靠和登机检疫，对每一例入境可疑病例及机上密切接触者做进一步诊断；对确诊病例进行隔离治疗；对确诊病例的密切接触者实施为期 7 天的隔离医学观察，观察其健康状况。

2. 防控本土第二代病例

2009 年 7 月初，随着本土第二代病例的不断增多，按照国家防控策略调整的要求，对甲型 H1N1 流感由甲类管理转为乙类管理。上海市联防联控工作机制的成员单位不再集中办公。对确诊病例实施分类救治，轻症病例在社区医生指导下居家自愈。对密切接触者不再集中医学观察，由所在社区卫生部门实施医学随访。对学校、养老机构等重点场所、重点人群加强防控措施，防范社区暴发和传播。

3. 强化疫苗接种，防止疫情社区传播

甲型 H1N1 流感疫情按照“散发-聚集性发病-季节性流感形式传播”逐渐发展[5]，2010 年 8 月 10 日，WHO 宣布甲型 H1N1 流感的大流行期结束。城市防控工作进入常态化管理，甲型 H1N1 流感并入季节性流感范畴，转为丙类管理。以防控疫情学校和社区传播、缓解疫情整体危害为目标，着力推行甲型 H1N1 流感疫苗的自愿免费接种，重点对医疗卫生人员、中小学生与教职员工等重点人群开展接种，不再开展密切接触者追踪管理。

（二）人感染 H7N9 禽流感

2013 年 2 月下旬，在对不明原因肺炎病例的主动搜索中，上海市先后发现了多例重症肺炎病例，国家卫生计生委会于 3 月底确认为全球首次发现的新型人感染 H7N9 禽流感病例。

1. 迅速启动全市流感流行应急预案三级响应

在宣布发现新型流感病毒后，迅速启动市联防联控工作机制和流感大流行应急预案三级响应。强化人感染 H7N9 禽流感病例的发现，全市所有流感监测点实行日报告制度，所有开设发热门诊的医疗机构开展不明原因肺炎疑似病例的主动搜索。加强对学校、幼托机构、养老机构等场所和涉禽职业人员的流感样病例监测。农业部门加强动物 H7N9 禽流感监测和排查，对感染家禽及相关物品进行无害化处理。

2. 切断传染源，关闭活禽交易市场

相关研究表明，上海市 90%感染 H7N9 禽流感病例与活禽市场暴露及活禽有关[6]，且在后续新发病例仍不断出现的情况下，2013 年 4 月初上海市实施暂停全市所有活禽交易，暂时关闭活禽交易市场的措施。对于确诊病例加强救治，按照“病例集中、资源集中、专家集中”的原则，将病例统一转送至定点医疗机构进行救治，组建市级专家医疗队，分批进驻，充实救治力量。

3. 取消应急响应，转入常态化管理

2013 年 4 月 21 日以后，上海市无新发人感染 H7N9 禽流感病例报告。经市级专家组会商研判，综合考虑上海市和其他地区疫情发展趋势，且没有证据证明新型病毒存在持续的人间传播，2013 年 5 月 10 日，为期 1 个多月的应急响应行动宣布结束，继续保留市联防联控工作机制并转入常态化管理，防控工作以及时发现和救治散发病例为重点。2013 年底，根据国家策略，将人感染 H7N9 禽流感纳入乙类传染病管理。每年农历正月初一至公历 4 月 30 日期间季节性关闭活禽市场成为常态，相关管理措施延续至今（表 1）。

表 1　不同阶段上海市应对甲型 H1N1 流感和人感染 H7N9 禽流感的防控策略

类　型	首发地区	防 控 初 期	防 控 中 期	转为常规防控
甲型 H1N1 流感	墨西哥	参照甲类传染病管理；防止境外输入；全球流感大流行最高级别预警	按照乙类传染病管理；防控本土第二代病例发生	参照季节性流感防控；按照丙类传染病管理；开展疫苗接种；加强监测，了解毒株变迁情况
人感染 H7N9 禽流感	中国上海	启动全市流感大流行应急预案三级响应级别；加强病例搜索发现，及时救治	加强源头控制，关闭活禽市场；集中资源开展医疗救治；防控第二代病例发生	适实调整应急响应级别；按照乙类传染病管理；季节性关闭活禽市场成为常态

二、城市防控关键措施和决策依据

（一）健全公共卫生和应急处置体系

2003 年抗击严重急性呼吸综合征（SARS）疫情后，上海市政府推动构建“一案三制”的卫生应急体系，加大对公共卫生服务体系的投入力度，连续实施了 3 轮“上海市公共卫生体系建设三年行动计划”，构建了以疾病预防控制、医疗救治、卫生监督为核心的公共卫生体系和覆盖城乡的突发公共卫生事件应急响应体系，编织起一张城市公共卫生的“安全网”。传染病监测预警能力、应急网络实验室检测能力不断提高，为及时发现新型 H7N9 禽流感病毒、掌握全市甲型 H1N1 流感疫情变化趋势提供了技术支撑。新型流感疫情发生后，市政府立即启动突发公共卫生事件应急机制和全市疫情联防联控工作机制，根据流感大流行防控工作预案开展全方位的应急响应措施，确保了城市疫情防控工作得以有力、有序、有效、有度地开展。

（二）有效开展部门间协调和社会动员

落实突发事件应对措施需要多部门合作和社会各界的配合，在应对新型流感疫情中，由市政府统一指挥，实行联防联控工作机制，30 余个组成部门和单位、区级政府、专业机构各司其职、密切配合，在疫情监测、病例发现与救治、流行病学调查、密切接触者追踪与管理、病原溯源和动物疫情监测、市场监管、健康教育和卫生宣教、药品与防护用品供应、信息发布和经费保障等方面实现了防控工作无缝衔接。在应对甲型 H1N1 流感疫情中，通过卫生、口岸检疫、公安、旅游、商务等部门和区政府的通力合作，围绕初期“围堵”的防控策略，落实入境检疫、病例追踪、集中医学观察等各项措施。在应对人感染 H7N9 禽流感疫情中，各部门紧紧围绕“控制疫情源头”防控策略，在确认新型禽流感 1 周后即作出了暂停所有活禽交易，关闭活禽交易市场，对受到疫情影响的家禽养殖从业者给予政策补贴等一系列重大决策。

（三）科学研判为应对决策提供依据

明确新型流感疫情防控目标层次：一是及时发现新型流感病例或新型流感病原体；二是避

免新型流感病毒的传播，底线是防止社区传播，严防新型流感大流行并造成严重后果。为了达成防控目标，在疫情发展初期，选择了类似于 SARS 防控的“围堵策略”[7]。随着对新型流感疫情了解的不断深入，防控策略根据疫情的传染性、病例表现、社会危害等实际情况进行科学调整，更加突出防控的针对性和可持续性，不同特点的新型流感疫情的防控策略和适用情形，详见表 2。

表 2 不同特点的新型流感疫情的防控策略和适用情形

序号	疫情特点		防控策略	适用情形
	传染性	重症病例和死亡率		
1	强	高	“围堵”防控策略；采取最严格的应对措施；开展全社会卫生应急动员	SARS 疫情（2003 年 中国）；新型流感发生初期（疫情特点未知情况）
2	强	低	加强人群监测；防控疫情社区传播	甲型 H1N1 流感（2009 年 全球）；季节性流感
3	低	高	重点人群监测和不明原因肺炎病例主动搜索；加强救治，降低病死率	人感染 H7N9 禽流感（2013 年 上海）；人感染 H5N1 禽流感（2006 上海）
4	低	低	个案处理	

2009 年甲型 H1N1 流感疫情传染性强，口岸围堵和密切接触者管理的防控效率随着疫情发展逐渐降低，同时考虑到感染病例病情温和、病死率水平接近季节性流感[8]、预防接种有效[9]等特点，防控策略逐渐由严密围堵转为缓解整体疫情[10]。2013 年人感染 H7N9 禽流感疫情的防控策略也随着研究的深入不断调整，在深入了解疫情传播途径和传播强度、易感人群、临床表现、病死率[11-13]后，疾病监测转为以重点人群监测和不明原因病例主动搜索为主，对感染病例实施集中治疗以降低病死率，关闭活禽市场的措施被证明有效降低了人感染的风险[14]。通过防控实践可知，面对新型流感疫情，需尽快开展疫情特点的研判，为政府部门应对决策提供科学依据。

三、应对信息流感疫情的相关建议

由于流感病毒的持续变异，未来仍将面临新型流感的暴发和流行的威胁[15]。为了提升新型流感发现和应对能力，准备措施包括强化卫生应急体系、完善流感应对计划、加强技术研发、提升全民健康素养等方面。

（一）强化城市公共卫生应急体系，完善流感应对计划

制定完善城市应对新型流感暴发和流感大流行的计划，由政府主导，加强部门间合作，细化各部门和社会各界在疫情应对中的工作职责，从政策规划层面明确对城市公共卫生体系和相关应急响应部门持续稳定的投入，确保一旦应急响应，相关防控措施可以及时有效开展。探索突发公共卫生事件的应急作业中心和应急作业网络建设[16]，更好地发挥信息沟通和指挥协调枢纽作用，强化突发公共卫生事件应对处置的核心能力，推进卫生应急学科和卫生应急队伍建设。

（二）强化拓展疾病监测，整合分析综合监测信息

强化流感监测网络，整合不同渠道、不同部门间的疾病监测信息，发展基于病原学监测、症状

监测、事件监测的流感综合监测系统[17]。加强与农业、林业、环境等其他部门的交流合作,及时获取动物间流感疫情动态信息。利用地理信息系统、大数据技术等,直观地展示所在城市和其他地区流感疫情的监测情况、科研进展和相关新闻资讯。定期对收集到的流感综合监测信息进行分析,掌握本地区流感流行态势、毒株变异情况及疫情暴发风险,及时发现发病率陡然增高、重症病例增多等异常情况。此外,经常性评价现有准备、防控网络、应急响应机制,填补或加强存在的空白点和薄弱环节。

(三) 开展突发事件风险评估,针对性制定防控策略

一旦发现新型流感疫情,及时并持续地开展突发事件公共卫生风险评估工作,科学研判疫情的特点和可能造成的后果。在疫情发生的初期,由于对新型流感病毒的认知有限,采取最严密的疾病防控和应急响应措施,最大限度地控制疫情扩散,为研究新型流感特点和社会卫生动员争取时间。随着对疫情了解的深入,比对表 2 的各类适用情形,结合其他疫情应对实践经验,选择更具针对性、更有效率、可持续开展的防控策略。

(四) 科学开展应急物资储备,加强疫苗和特效药品研发

开展必要的疫苗、床位、抗病毒药品的储备,采用依靠市场和社会资源,采用分散和集中储备、合同和实物储备、政府和企业储备相结合的方法。对于常用抗病毒药品、疫苗、防护物资等市场供应充足物资,可以采用资金储备和合同储备;而对于特异性诊断试剂、特效药品等由于受到技术限制而无法快速生产采购的物资,可以适当地进行实物储备,并建立轮换使用机制避免浪费。将开展新型流感研究和创新研发纳入流感应对计划,加强流行病学、病原学、发病机制等方面的研究,改进现有监测、发现、诊断和治疗流感的手段和措施。

(五) 加强风险沟通宣传,提升全社会健康素养

针对新发疫情加强舆情信息监测,面向公众主动开展风险预警提示和风险沟通,积极回应社会关切,善于利用科学依据引导舆论,避免不实谣言引起社会恐慌。加强流感方面的健康教育,利用传统媒体和新媒体,加强传染病防治法律法规、流感科普知识和日常个人防护等方面的宣传,提升公众自我防范意识,改善公众健康行为。大力推进健康城市建设,强化健康促进,凝聚各方共识,把健康政策融入多部门政策的制定过程,采取健康政策优先理念,切实提升全社会健康素养。

参考文献

[1] World Health Organization. Ten treats to global health in 2019. https://www.who.int/emergencies/ten-threats-to-global-health-in-2019[2019-05-22].

[2] 曾光. 中国应对流感大流行的对策分析. 国外医学:流行病学,2005,32(6):321-323.

[3] 柯昌文,林锦炎. 新型流感病毒出现和流感大流行. 华南预防医学,2007,33(2):27-29.

[4] 世界卫生组织. 上海通报会文字实录 http://www.wpro.who.int/china/topics/h7n9_influenza/

transcript_20130422/zh/[2019-05-22].

[5] 陈国平,李芙蓉,刘红,等.甲型流感大流行的流行病学概述.中华疾病控制杂志,2011,15(7):619-621.

[6] 陈健,毛盛华,胡家瑜,等.人感染禽流感流行特征与防控策略.第二军医大学学报,2013,34(6):585-590.

[7] 曾光.我国如何应对甲型流感的几个关键问题.中华流行病学杂志,2009,30(5):421-423.

[8] 卫生部.甲型H1N1流感已成为北方地区季节性流感.http://tv.cntv.cn/video/C10336/d9ae6d0bc8324ef591dd999d17f49a37[2019-05-22].

[9] Liang X F, Wang H Q, Wang J Z, et al. Safety and immunogenicity of 2009 pandemic influenza A H1N1 vaccines in China: A multicentre, double-blind, randomised, placebo-controlled trial. Lancet, 2010, 375(9708): 56-66.

[10] 施国庆,曾光.中国应对流感大流行的策略和措施.中国急救复苏与灾害医学杂志,2009,4(6):358-360.

[11] 韩明锋,冉献贵,赵凤德,等.国内102例人感染H7N9禽流感特点初步分析.传染病信息,2013,26(2):68-70.

[12] Liu D, Shi W, Shi Y, et al. Origin and diversity of novel avian influenza a H7N9 viruses causing human infection: phylogenetic, structural, and coalescent analyses. Lancet, 2013, 381(9881): 1926-1932.

[13] 王琦梅,刘社兰,陈恩富.人感染禽流感流行病学研究进展.中华预防医学杂志,2017,51(2):183-187.

[14] Yu H, Wu J T Y, Cowing B J, et al. Effect of closure of live poultry markets on poultry-to-person transmission of avian influenza A H7N9 virus: An ecological study. Lancet, 2014, 383(9916): 541-548.

[15] World Health Organization. Global Influenza Strategy 2019-2030. Geneva: World Health Organization, 2019: 31.

[16] 孙辉,徐敏,牛艳,等.卫生应急作业中心的跨国比较研究.现代预防医学,2014,41(12):2191-2193.

[17] 吴洁,刘丽红,邹惠英,等.流感监测网络现况及展望.现代预防医学,2016,43(10):1880-1883.

上海市公共卫生服务供给侧改革的思考

——从“专病”到“全人”

陈小丽　魏雪辉

【导读】 上海市民三大健康指标已连续十多年保持国内领先，并达到世界发达国家和地区领先水平。上海市民这份漂亮的“健康成绩单”，离不开上海市高水平的医疗卫生服务和大量公共卫生服务项目的落地实施。但是，多年来公共卫生服务一直按照“专病”的思路分散供给，形成大量“烟囱式”服务信息，无法综合利用，造成了服务供需双方体验感均不高。文章从落实《“健康上海2030”规划纲要》和《健康上海行动》的高度，梳理了目前上海市提供的主要公共卫生服务项目，剖析了存在的问题和主要成因，介绍了局部地区的整合探索实践，据此提出“全人”供给理念，即根据市民所处的生命周期或所处的健康状态，提供整合型医疗卫生服务，加大公共卫生服务供给侧改革力度，希望为全市乃至全国公共卫生服务模式转变提供有益参考。

2019年2月14日，上海市卫生健康委发布市民三大健康指标：2018年上海户籍人口期望寿命83.63岁，其中男性81.25岁，女性86.08岁；上海市婴儿死亡率3.52‰；孕产妇死亡率1.15/10万，三大健康指标连续十多年保持国内领先，并达到世界发达国家和地区领先水平[1]。上海市民这份漂亮的“健康成绩单”，离不开上海市高水平的医疗卫生服务和大量公共卫生服务的落地实施。如全市245家社区卫生服务中心为居民提供了大量的公共卫生服务，包括各类人群的健康体检、重点疾病筛查及慢性病健康管理等[2-4]。但是，限于多年来公共卫生发展的固有理念，以“专病”为视角的服务供给方式，各病种或条线间缺乏有机整合，形成大量“烟囱式”的服务信息，无法有效综合利用。

《“健康上海2030”规划纲要》和最新发布的《健康上海行动》均提出要转变健康服务模式，优化健康服务供给，构建“以人民健康为中心的整合型医疗服务体系”[5,6]。本文从落实《“健康上海2030”规划纲要》和《健康上海行动》的高度，梳理了目前本市提供的主要公共卫生服务的现状，提出“全人”式公共卫生健康供给模式，希望为全市乃至全国层面的公共卫生健康服务供给侧改革提供有益参考。

第一作者：陈小丽，女，上海市金山区卫生健康委员会副主任。
作者单位：上海市金山区卫生健康委员会(陈小丽、魏雪辉)。

一、"专病式"公共卫生服务供给的现状

（一）公共卫生服务主要项目

本文梳理了目前上海市245家社区卫生服务中心供给的主要公共健康服务类项目，不包括急性传染病防控类项目，以及以科研为主要目的的一些监测类项目。按照项目开展的目的意义、覆盖人群、内容特点等，本文将这些项目归为重点人群体检类、重点疾病筛查类、重点专病管理类、预防接种类、调查问询类五大类，详见表1。

表1　2019年上海市社区卫生服务中心提供的主要公共卫生健康服务项目

类　别	主　要　项　目	主　要　特　点
重点人群体检类	0～3岁儿保门诊、3～6岁儿童"六一"体检、7～18岁在校中小学生健康体检、19～59岁居民健康体检、60岁及以上老年人健康体检，以及计生特殊困难家庭、精神障碍患者、党员等特殊人群的健康体检，从业人员健康体检等	低水平、广覆盖，不同社区开展的范围和标准不同；主要按照年龄段来划定服务范围，部分又兼具身份特征，服务对象多有重叠
重点疾病筛查类	糖尿病高危人群筛查、高血压易患人群筛查、脑卒中高危人群筛查、糖尿病慢性并发症筛查、心脑血管病筛查、大肠癌筛查、妇女"两病""两癌"筛查、重点人群肺结核筛查、慢性阻塞性肺疾病筛查等	综合成本高，检出率低；筛查后与专病管理存在衔接空白；与综合体检类服务、专病管理类的整合需求较强
重点专病管理类	针对已经确诊的慢性病患者开展的随访管理，主要有高血压、糖尿病、脑卒中、肿瘤等主要慢性非传染性疾病及其高危人群，以及病毒性肝炎、肺结核、艾滋病等主要的慢性传染性疾病	单病种管理模式，对一人患多病者缺乏一体化管理视角；患病人群基数庞大，管理难度大，容易导致"重数量、轻质量"
预防接种类	0～6岁儿童的预防接种、普通人群的二类疫苗（如人乳头瘤病毒疫苗、流感疫苗、乙肝疫苗）接种、60岁及以上老年人的肺炎疫苗接种，以及水痘等疫情暴发发生后的应急接种等	居民接受度高，组织发动成本较低，如能与其他体检类、筛查类服务一并开展，效果更佳；与其他公共卫生信息系统无法互联互通
调查问询类	健康素养监测调查、中医健康素养监测调查、居民健康自评，以及中医体质辨识、老年人体检中的问询、慢性病危险因素调查、膳食营养调查、公共场所控烟监测调查等	抽样调查为主，侧重于群体，与居民个体健康管理无衔接；多为"运动式"开展

（二）主要存在的问题

1. 服务重叠低效

上述五大类服务项目在服务内容、覆盖人群上或多或少都有重叠，以"专病"为视角提供服务时，难免"只见专病不见人""重数量、轻质量"，造成卫生资源的低效利用[7]。比如具有特定慢性病风险的老年人，如果同时又具有某种特殊身份（如精神障碍患者、计生特殊家庭等），则其在同1年内可以获得一般性老年人体检、特殊人群体检、重点慢性病筛查及某类慢性病的日常随访管理等多个服务，内容多有重叠，服务却经常是独立提供的。

2. 信息系统不通

按"专病"模式提供的公共卫生服务，一般情况下也开发了相应的"烟囱式"信息系统。这些系统分散于各项目的牵头机构，数据不能互通共享，后续缺乏应用。如老年糖尿病患者，其体检信息存在于区级平台老年人体检系统中，其慢性并发症筛查结果分别存在于上海市第六人民医

院、上海市眼病防治中心各自开发的筛查系统中，而日常随访管理信息又存在于上海市疾病预防控制中心的健康管理系统中（表 2）。同一服务对象的不同服务信息割裂存在，无法整合利用[8]。

表 2　2019 年上海市主要公共卫生健康服务项目信息系统运用情况

类　别	服务名称	任务来源	全市有无统一的信息系统	数据是否与区级居民健康档案互联互通
重点人群体检类	0～3 岁幼儿儿童保健门诊体检	上海市妇幼保健中心	有	是
	3～6 岁儿童“六一”体检	上海市妇幼保健中心	有	是
	19～59 岁及 60～64 岁居民健康体检、党员体检	上海市各区/镇政府	无	—
	65 岁及以上老年人健康体检	上海市卫生健康委基层处	无	—
	计生特殊困难家庭体检	上海市卫生健康委家发处	无	—
	从业人员健康体检	上海市卫生健康委监督所	无	—
	精神病患者体检	上海市精神卫生中心	无	—
	毕业班学生体检	上海市教育委员会	无	—
	在校中小学生健康体检	上海市卫生健康委	无	—
	儿童、青少年视力和屈光监测	上海市眼病防治中心	有	否
	儿童、青少年口腔巡回防治	上海市口腔病防治院	有	否
重点疾病筛查类	糖尿病高危人群筛查	上海市疾病预防控制中心	有	否
	糖尿病并发症筛查	上海市第六人民医院	有	否
	糖网病视网膜筛查	上海市眼病防治中心	有	否
	脑卒中高危人筛查	复旦大学附属华山医院	无	—
	社区居民大肠癌筛查	上海市疾病预防控制中心	有	否
	高血压易患人群筛查	上海市疾病预防控制中心	有	是
	妇女“两病”“两癌”筛查	上海市、区妇联	无	—
	重点人群肺结核筛查	上海市疾病预防控制中心	无	—
重点疾病管理类	高血压	上海市疾病预防控制中心	有	是
	糖尿病	上海市疾病预防控制中心	有	是
	脑卒中	上海市疾病预防控制中心	有	是
	恶性肿瘤	上海市疾病预防控制中心	有	是
	病毒性肝炎	上海市疾病预防控制中心	无	—
	肺结核	上海市疾病预防控制中心	有	是
	严重精神障碍患者	上海市精神卫生中心	有	否
预防接种类	0～6 岁儿童的预防接种	上海市疾病预防控制中心	有	是
	在校生疫苗补种	上海市疾病预防控制中心	有	是
	普通人群的二类疫苗接种	上海市疾病预防控制中心	有	是
	60 岁及以上老年人肺炎疫苗接种	上海市疾病预防控制中心	有	是
	水痘等暴发疫情后的应急接种	上海市疾病预防控制中心	有	是
	成人疫苗补种	上海市疾病预防控制中心	有	是

续 表

类别	服务名称	任务来源	全市有无统一的信息系统	数据是否与区级居民健康档案互联互通
调查问询类	健康素养监测调查	上海市健康促进中心	有	否
	中医健康素养监测调查	上海市卫生健康委中医处	有	否
	居民健康自评	上海市疾病预防控制中心	有	否
	中医体质辨识	上海市卫生健康委中医处	无	—
	老年人体检调查问卷	上海市卫生健康委基层处	无	—
	慢性病危险因素调查	上海市疾病预防控制中心	有	否
	膳食营养调查	上海市疾病预防控制中心	有	否
	公共场所控烟监测	上海市健康促进中心	有	否
	学生常见病监测干预	上海市疾病预防控制中心	有	否

3. 供需双方满意度低

从服务主体看，基层每年根据上级要求被动完成大量任务，每次都要重新组织发动，项目本身的意义和服务深度有限，医务人员缺乏主动性、积极性，职业价值体现感较差，疲于应付[9]。从服务对象看，反复动员后对于服务项目实际的体验度、获得感较差、满意度较低；同时因信息系统割裂、数据分散，服务对象甚至不能获得一份完整的服务结果报告。有些人纯粹是为了配合完成任务，甚至是为了获得小礼品，与项目初衷背道而驰。从实际效果来看，项目的普惠性也有所削弱，有些服务对象因为配合度高经常接受服务，而有些群体则基本不会参加[10]。

（三）产生上述问题的主要原因

“专病”式服务供给现状表象在基层，但根本原因在于传统的公共卫生服务理念缺乏人本思维，不适应“以人民健康为中心”的新的发展要求，每个项目的管理机制过于分散，顶层设计不够全面、系统[11]。现代医学越来越专业化，疾病的分类也越来越细，但从基层公共卫生健康服务供给的本质来看，应该着眼于去整合，而非加剧这种割裂式服务和“烟囱式”系统的倾向。

1. 市级层面

从机制上看，各服务项目从市级专业机构布置时，就是以专病或条线形式自上而下的。在服务项目设计时，没有充分考虑不同项目之间整合供给的可能性，没有考虑到基层实际提供服务的困境。越是在市级层面，专业分化越细，管理部门多头，客观上也难以整合。

2. 区级层面

区级层面习惯性地按照市级层面设置主管科室和对应条线，强调上下对应，同样造成了无法有效整合。另外，为了如期完成上级要求，尽快推进基层任务，区级部门也缺乏整合动力。

3. 社区层面

多数社区卫生服务中心的科室设置上也参考了市区的管理模式，诸如预防科、基层科、社区科、妇幼科等，同样不利于某些服务的合并供给。具体任务分工上，不同的项目承担主体不同，项目的完成情况与个人绩效挂钩，如果整合后没有相应的考核和分配机制调整，将导致具体工作人员积极性的下降。而社区多年形成的“医”与“防”分割，不同条线间的合作积极性均不高，客观上造成来自公共卫生条线的项目很难与家庭医生服务进行整合。

二、以“全人”视角提供健康服务的必然

（一）贯彻健康为中心的理念必然要求“全人”视角

《“健康中国 2030”规划纲要》和《健康上海行动》，均明确提出要从“以治病为中心”向“以健康为中心”转变，医疗卫生服务理念更注重居民健康水平的整体提升。从发展趋势看，整合的根本意义在于落实“以人为本”“价值为先”的卫生健康服务基本理念，更加注重居民的实际需求和感受[12]。公共卫生健康管理必将以疾病发生发展和防治全过程为主线，注重以个体为中心的临床诊疗与以人群为基础的预防服务的体系整合、流程优化和技术融合，促进健康管理全程、全周期、全方位的无缝衔接。

（二）实施家庭医生签约制度必然需要“全人”服务

从长远看，家庭医生要成为医疗资源利用的守门人，建立起有序的分级诊疗机制；家庭医生要成为居民健康的守门人，对签约对象提供全程的健康管理。按照国家要求，到 2020 年将力争实现让每个家庭拥有一名合格的签约医生，每个居民有一份电子化的健康档案，推进使用居民就医“一卡通”，用活用好电子健康档案，进一步整合妇幼保健、计划生育、预防接种、传染病报告、严重精神障碍等各相关业务系统，促进社区卫生服务与其他公共服务、志愿互助服务的有机融合[13]。

（三）转变公共卫生健康服务供给模式必然通过“全人”路径

虽然基本医疗和基本公共卫生服务在筹资与支付模式上存在差异，但其在公共产品等属性上具有同质性，两者的统筹管理也将成为发展趋势[14]。在现有卫生资源总量有限的情况下，居民健康服务的需求逐年高涨，这势必要求公共卫生健康服务在供给时要更加高效，有限的卫生资源要发挥更大的健康保障效应。

（四）升级居民电子健康档案必然着眼“全人”目标

上海市居民健康档案信息系统起步于 2003 年，建设目标是“记录一生、服务一生、管理一生”。目前诊疗、体检等信息和部分建设慢性病（高血压、糖尿病）管理信息已经整合进入电子健康档案，通过今年已全面上线的上海市民“健康云”App，市民可直接登录进入个人健康档案，实时查询，实现自我管理。但是，由于众多公共卫生“烟囱式”系统的存在，数据散在各牵头的管理机构，导致电子健康档案中仍缺失了大量公共卫生健康服务的数据。因此，今后进一步优化“全人全周期”的居民电子健康档案，实现与所有公共卫生服务系统的全面对接，动态采集，是卫生信息化发展的必然要求。从现有信息技术水平看，完全能够做到破除各类信息的“孤岛”和“烟囱”，支撑各种微观、宏观的系统整合的设想[15]。

三、“全人”视角服务供给的已有探索

（一）服务理念和模式的整合探索

中国台湾地区的健保系统一直在亚洲享誉盛名，其“全人”的服务理念也已经扎根于每个服

务机构和从业人员的日常点滴中。中国台湾地区的公共卫生服务项目做得不多，但做得精。最普遍、民众反响最好的是每3年一次的免费成人健康检查和四癌筛查——大肠癌、乳腺癌、宫颈癌、口腔癌[16]。符合筛查条件的民众持健保卡可以自行选择到经过医政部门认可的任何医疗机构进行筛查。同时，民众在就诊过程中，如符合筛查条件的系统会自动跳出提醒框，医生可及时提醒患者进行筛查。成人健康体检和“四癌筛查”全部免费，各医疗机构根据筛查数量与健保局结算费用。此类体检和筛查无须专门组织发动，而是嵌入日常的诊疗服务中，随来随检，简单方便、医疗机构适度竞争，竭力提供更好的服务体验，深受民众的赞誉。

（二）管理部门的整合探索

新一轮机构改革后，长宁区卫生健康委主要的业务科室有公共卫生科（基层卫生科）、医政科；静安区卫生健康委有公共卫生科、医政科（基层卫生科），即基层卫生（社区卫生）不再单独作为一个条线设置，而是并入医政条线或者公共卫生条线。另虹桥街道社区卫生服务中心将所有的医政类、公共卫生类、基层卫生类、妇幼保健类等业务合并为一个业务管理部。这些科室设置调整体现了管理机制上的“医”与“防”融合，是基层探索业务整合的最基础保障。

（三）基层服务模式的整合探索

2019年，金山区卫生健康委系统梳理了区级层面上所有的体检类及筛查类项目，下发通知：对60岁及以上的计生特殊困难家庭，将其可享受的老年人体检和计生特殊家庭体检两个项目整合起来，提高体检标准，并允许其在套餐范围内自行选择个性化体检项目。金山区工业区社区卫生服务中心创新业务模式，推出常态化门诊筛查体检，将本区域的18～59岁居民体检、60岁及以上老年人体检、糖尿病高危人群筛查、大肠癌筛查、妇女“两病”筛查5项重点筛查体检类服务整合在一个门诊区域集中开展，由家庭医生预约各自管辖区域范围的居民来提供综合服务，大大减少了居民被重复发动、往返奔波之苦。

（四）信息系统的整合探索

2019年金山区卫生健康委在金山区卫社区卫生服务中心试点，通过对本区自建信息系统的改造，将糖尿病并发症筛查、糖尿病高危人群筛查、脑卒中高危人群筛查与老年人体检进行了有机整合，60岁及以上老人只要来一次（通常在一年一度的老年人健康体检中），就可以同时享受上述4项公共筛查体检类服务。静安区卫生健康委于2019年最新上线慢性病一体化管理系统，目前内置了高血压、糖尿病、脑卒中、慢性阻塞性肺疾病、慢性肾病5个主要病种。此系统是以居民个体为单位，实现了家庭医生以“全人”的视角对签约对象提供综合健康管理服务，打破以往5个病种5次随访的服务方式，为慢性病患者的综合随访和全程管理提供了强有力的支撑。

四、主要政策建议

从既有的探索经验看，公共健康服务类项目的整合具有较高的可行性和明显的经济和社会效益，广受基层医务人员及服务对象的认可和欢迎。虽然不同层面有不同的整合路径和空间，但基层的探索都是局部“治标式”的。最治本、最高效彻底的整合还应该是市级层面，由一个强有力的部门牵头，切实转变发展理念，正视现状问题，借鉴发达地区经验和基层已有的探索，系统梳理，整体谋划，下决心在“十四五”期间一揽子解决问题，率先将本市的公共卫生健康服务模式真正转变为“全人、全程”。

（一）转变服务供给理念

突出问题导向、群众导向和效果导向，全面审视固有的自上而下、各自为政、自成一体的管理惯性思维，坚持从基层实际和居民需求出发来考虑管理变革和制度创新。

从某种程度上讲，公共卫生健康服务模式的转变应该与现有的行政审批、政务服务改革的“一门式”“一站式”“最多跑一次”的基本理念是异曲同工的。衡量一个地区的公共卫生服务水平，不仅要看宏观的人群健康核心指标，看服务项目的数量范围，也要看每个项目微观的运行机制和性价比，看基层服务提供主体和服务对象的满意度评价。

要抓住以下两个重点。

一是调动医务人员的积极性。要真正做强、做实社区卫生服务中心的平台功能和明确其服务主体地位，必须首先要尊重和发挥基层服务人员的主体作用和能动性，将“要我做”转变为“我要做”。具体来说，在经过系统整合后，要大幅为基层减负，留出时间空间，允许基层医疗卫生机构根据区域居民的实际需求和自身服务特色及能力，开展差异化服务，激发医务人员内生的职业价值感，而非被动完成工作数量。

二是提高居民的获得感。要围绕社区居民的基本健康服务需求，提供整合、高效、优质的服务，将“要我来”回归“我要来”。卫生健康部门不再耗费大量的精力去“找”人来做低效服务，而是做实、做精每个项目，将重心和精力放在切实提高服务质量上。

（二）优化服务供给内容

从覆盖居民全生命周期的角度，按照公共服务均等化、高质量、可持续的原则，对现有项目作系统梳理和深度论证。推出“上海市民公共健康服务项目包”，向社会广泛宣传，让市民了解在不同的生命周期，可享受什么样的基本卫生健康福利，哪些是普惠性的，哪些是特定的，哪些是自然享受的，哪些是要申请才能享受的。

一是服务包设计要科学合理。要将有限的卫生资源投入到解决最重大的公共卫生问题中，要切实回应群众主要的健康需求，尽可能设置人群覆盖面广的、临床价值显著的服务项目[12]。应允许符合条件的人群叠加享受更高水准的卫生健康福利。有特殊人群、特殊疾病的项目也应尽可能打包整合在一般性项目和日常诊疗中，形成一体化服务模式。要精简控制各类主要以管理或是科研为目的开展的项目，尽可能通过信息化等方式开展，不给基层和居民增加太多额外负担。

二是服务包内容要动态调整。服务包推出之后，原则上其内容应相对固定，但也需要动态调整机制。对于不再是当下亟需优先解决的问题，有些项目应及时收缩或者退出；对于新的需要重点解决的健康问题，应能适时进入服务包，进入、退出均应建立相应的评估管理机制，尤其对于新进服务包的项目，要严格论证，充分考虑基层的服务能力以及相应的资源投入，同步建设的信息系统要与现有的居民电子健康档案和区综合管理平台实时对接，不得另起炉灶，再搞一套；对于不能融合的、非必需的、实际效价比不高的项目，则暂缓审批。

（三）创新服务支付模式

一方面，可以考虑在现有的基础上继续做大。市级层面要本着基本公共卫生服务均等化原则，统筹各部门的健康服务相关经费，由一个部门统一整合后下达，完成年度“上海市民公共健康服务项目包”的提供。在此基础上各区甚至镇、街道可根据自身财力，为辖区居民选购其他更有针对性的卫生健康服务，形成本区（镇、街道）的卫生健康服务包。另一方面，借鉴中国台湾地区的经验，将部分公共筛查类、体检类服务纳入医疗保险、商业保险范畴，政府进行适当补贴[17,18]。鼓励居民个人增强保健意识，主动筛查、定期体检，相关的费用由各类社会保险、商业保险予以支持。扩大筹资渠道，鼓励慈善机构、民间团体、企业或个人捐赠等方式，扩大公共卫生健康服务经费大盘子[19]。

（四）升级服务信息平台

以区域信息高质量互联互通为目标，整合所有“烟囱式”“孤岛式”信息系统，全面对接居民电子健康档案，使之真正实现“动起来”“活起来”。

每个业务系统的设计要综合考虑从服务到管理，从应用到归集，本着“三个方便”（方便基层服务人员运用、方便居民自我管理、方便各级专业机构管理）的原则，开放所有市级系统接口与区级平台的对接功能，尽可能将各类业务数据落地或回推至本地。区域信息平台建设要支撑各项服务供给的整合开展，对于已经成熟但尚未进入居民电子健康档案的各类服务数据，要加快整合，充实市民“健康云”中的居民电子健康档案内容[7,20]。

综上，上海在建设全球卓越城市和亚洲医学中心的进程中，公共卫生健康服务模式也应相应变革，使 2 400 万市民享受到更高质量的服务，为提升市民健康水平作出更大的贡献。

参考文献

[1] 上海市人民政府. 去年上海户籍人口期望寿命 83.63 岁市民健康三大指标连续十多年保持国内领先. http://www.shanghai.gov.cn/nw2/nw2314/nw2315/nw4411/u21aw1362510.html [2019-09-14].

[2] 上海市卫生健康委员会. 关于印发《2019 年上海市疾病预防控制工作要点》的通知. http://wsjkw.sh.gov.cn/zxghjh/20190318/63487.html [2019-09-14].

[3] 上海市卫生健康委员会. 关于印发《2019 年上海市妇幼健康工作要点》的通知. http://wsjkw.sh.gov.cn/fybj2/20190313/63449.html [2019-09-14].

[4] 上海市卫生健康委员会. 关于印发《上海市老年人健康管理服务规范》的通知. http://wsjkw.sh.gov.cn/jcws2/20180815/58126.html [2019-09-14].

[5] 上海市人民政府. “健康上海 2030”规划纲要. http://www.shanghai.gov.cn/nw2/nw2314/nw2319/nw12344/u26aw55477.html [2019-09-14].

[6] 上海市人民政府. 上海市人民政府印发《关于推进健康上海行动的实施意见》的通知(沪府发〔2019〕16 号). http://www.shanghai.gov.cn/nw2/nw2314/nw2319/nw10800/nw11407/nw44286/u26aw62576.html [2019-09-14].
[7] 汤真清,李潇骁,钟姮,等. 上海市基层医疗卫生服务现状分析. 中国卫生资源,2018,21(5):428-432.
[8] 张敏,王长义,戴舒红,等. 深圳市基本公共卫生服务工作中存在的问题及建议. 中国初级卫生保健,2019,33(5):10-12.
[9] 汤真清,王玲,钟姮,等. 上海市社区卫生服务供需双方满意度调查. 中国卫生资源,2018,21(5):441-445.
[10] 刘晶. 以居民满意度的视角分析山西省基本公共卫生服务项目的实施现状及其影响因素. 山西医科大学,2019.
[11] 邓峰,高建民,吕菊红. 公共卫生管理的新视角:协作性公共管理. 中国卫生质量管理,2014,21(1):115-118.
[12] 袁建华,徐丹丹,李萍萍. 基于需求度与满意度的山东省农村公共服务供给优先序研究. 山东农业大学学报(社会科学版),2018,20(2):14-22.
[13] 国家卫生健康委员会. 卫生部关于规范城乡居民健康档案管理的指导意见. http://www.nhc.gov.cn/wjw/gfxwj/201304/e08ccbfccc9740a6891b4c4c0c97e637.shtml [2019-09-14].
[14] 王洪兴,张韬,龚幼龙. 基本医疗服务与基本公共卫生服务在“保基本”中的同质性分析. 中国全科医学,2014,17(19):2201-2203.
[15] 胡红濮,秦盼盼,雷行云,等. 我国全民健康信息化发展历程及展望. 医学信息学杂志,2019,40(7):2-6.
[16] 郭楚英,吴靖平. 台湾与上海金山地区医院管理现状比较. 健康教育与健康促进,2017,12(4):389-391.
[17] 徐望红,石菊芳,刘国祥,等. 癌症筛查筹资的国际比较及启示. 中国卫生经济,2018,37(7):88-92.
[18] 廖小燕. 台湾地区全民健保对大陆基本医疗保险制度改进的启示. 西南政法大学,2015.
[19] 张勇. 当前我国公共卫生投入存在的问题及对策研究. 劳动保障世界,2018,29:54-55.
[20] 康昆展. 档案信息化云平台公共卫生服务发展思考. 办公室业务,2019,15:52-53.

上海市社区口腔健康服务能力现状及对策研究

张 浩

【导读】 口腔疾病是影响上海市居民健康的常见病、多发病。社区健康服务机构为居民提供基本的口腔疾病防治服务，是保障与促进居民口腔健康的基础。文章结合上海市口腔健康管理架构，参考国内外成功经验，提出要控制口腔疾病发生、提升全民口腔健康水平，关键在一级预防，即要加强社区口腔健康服务能力建设。文章阐述上海市基层口腔健康服务工作现状，分析近年来基层口腔医务人员数量减少、防治能力滞后等问题，提出了健全本市口腔健康服务网络、建设口腔健康联合体、探索建立全人群全生命周期的口腔健康模式及将优质民营口腔机构纳入社区口腔健康服务体系等建议，旨在建立完善社区口腔公共卫生人才培养机制和激励机制，巩固和提升上海市社区口腔健康服务能力。

一、研究背景

（一）我国及本市口腔疾病现状

我国口腔健康形势不容乐观，以龋病、牙周病为代表的口腔疾病十分普遍，造成了巨大的疾病负担和经济损失。2015～2016 年开展的第四次全国口腔健康流行病学调查显示，我国 5 岁儿童乳牙患龋率为 71.9%，12 岁少年恒牙患龋率为 38.5%，中老年人患龋率高达 89.0%和 98.0%，牙周健康率仅为 9.1%和 9.3%[1]。同期，上海市 5 岁和 12 岁儿童的患龋率分别为 68.9%和 32.9%，低于全国平均水平，但仍处于较高水平；老年人牙周健康状况较差，65～74 岁年龄组的牙周健康率仅为 7.4%，低于全国平均水平。

（二）国外实践经验

要控制口腔疾病，提高民众口腔健康水平，必须以疾病预防和健康促进为重点，建立高效广覆盖的社区口腔健康服务体系[2]。以芬兰、美国、泰国等为例简要说明。

1972 年，芬兰国会通过初级卫生保健行动立法，将口腔保健作为初级卫生保健的重要内容，

基金项目：上海市卫生健康委员会大调研课题“社区口腔健康服务能力调研”。
第一作者：张浩，男，上海市卫生健康委员会副主任。
作者单位：上海市卫生健康委员会（张浩）。

并建立社区卫生保健中心网络，每个社区设有一名口腔医生负责组织口腔卫生保健，重要社区增设一名主管口腔医师助理，协助开展口腔健康促进和预防工作[3]。经过多年努力，芬兰12岁儿童龋均（即龋齿牙数，包括龋坏、已充填及因龋缺失牙）从1970年的11降至1991年的1左右，防龋工作成效巨大。

美国是首个实施公共饮水氟化防龋的国家，建立了发达的口腔诊所和商业口腔医疗保险系统，美国民众健康状况良好。此外，针对口腔健康和口腔健康服务不平衡等现象，美国政府实施了“口腔健康与初级保健实践的整合”（integration of oral health and primary care practice, IOHPCP）项目，经口腔保健技能培训的初级保健专业人员，包括护士、助产士、医生和助理医生参与到社区口腔健康服务中，以实现口腔健康服务更为广泛的覆盖[4]。牙科之家（dental home）是美国较有特色的口腔健康服务模式，即在幼儿≤12月龄时，医务人员（包括初级保健儿科医生和/或口腔医生）与家长密切合作，为幼儿提供全面、持续、协调、以家庭为中心的口腔健康服务[5]。研究表明，该模式可显著降低龋病风险，能有效控制高危、低收入人群中低龄儿童龋的流行[6]。

在发展中国家里，泰国的社区口腔健康服务值得借鉴。1981年，泰国将口腔健康保健纳入初级卫生保健，逐步建立以初级卫生保健机构为依托的农村社区口腔保健服务系统。该系统基层组织是村卫生保健室，由经培训的初级卫生保健工作者提供口腔预防保健和转诊服务；其上级机构为口腔保健中心，通常由1名口腔医生、4名治疗师及5名椅旁助手组成，提供各种诊疗服务，并为村卫生室提供指导[3]。

可见，建立完善的社区口腔健康服务体系，实施预防为主策略，对保障和促进居民口腔健康水平至关重要。《中国防治慢性病中长期规划（2017—2025年）》要求“社区卫生服务中心和乡镇卫生院逐步提供口腔预防保健等服务”。《健康口腔行动方案（2019—2025年）》也明确提出“完善口腔健康服务体系，加强口腔专业人力资源建设”。

二、上海市社区口腔健康服务现状

（一）社区口腔健康服务机构职能定位

经过七十多年的口腔病防治实践，上海市建立了以“政府主导、各级预防保健机构业务指导、社区卫生服务中心为执行主体”的口腔健康服务体系。社区口腔健康服务组织是口腔疾病防治网络的“网底”，主要负责为辖区居民提供口腔疾病预防、口腔疾病诊疗、口腔健康教育、口腔疾病及影响因素监测和口腔卫生信息管理等服务，还参与口腔公共卫生课题研究工作。

1. 口腔疾病预防

为3～18岁儿童及青少年提供局部用氟、窝沟封闭、预防性充填等基本口腔公共卫生服务。

2. 口腔疾病诊疗

为社区居民提供口腔常见病、多发病的基本诊疗服务，包括龋齿充填、根管治疗、拔牙、洁治、义齿修复等基础口腔临床诊疗服务。

3. 口腔健康教育

开展"9.20"全国爱牙日、"6.1"儿童口腔健康宣传日等主题宣传活动和日常口腔健康科普宣传，面向辖区社区及学校开展多种形式的口腔健康教育和健康促进活动，指导居民科学开展自主口腔健康管理，增强公众口腔健康意识和素养，引导全人群形成自主自律的口腔健康生活方式。

4. 口腔疾病监测

每年开展重点人群口腔疾病及影响因素监测，包括在园、在校儿童口腔健康检查，老年人口腔健康检查等，定期开展全人群口腔健康流行病学调查。

5. 口腔卫生信息管理

为社区居民建立口腔健康档案，完善本辖区居民口腔卫生服务数据库。

（二）社区口腔健康服务基本情况

截至2019年8月，全市共有社区卫生服务中心242家，除浦东新区老港社区卫生服务中心外，均承担口腔公共卫生服务职责。其中208家（86%）可提供口腔临床诊疗服务。

1. 口腔公共卫生服务项目

各社区卫生服务中心普遍开展口腔健康教育宣传、口腔健康检查、建立口腔健康电子档案、幼儿乳牙涂氟防龋、恒牙窝沟封闭、预防性龋齿充填、口腔健康监测等基本口腔公共卫生服务（图1）。大部分社区卫生服务中心开展敬老院老年人口腔健康检查，部分社区卫生服务中心参与孕产妇人群口腔健康管理、职业人群口腔健康管理及残障儿童口腔健康服务等项目。城区社区卫生服务中心开展孕产妇人群口腔健康管理和敬老院老年人口腔健康检查等项目多于郊区。

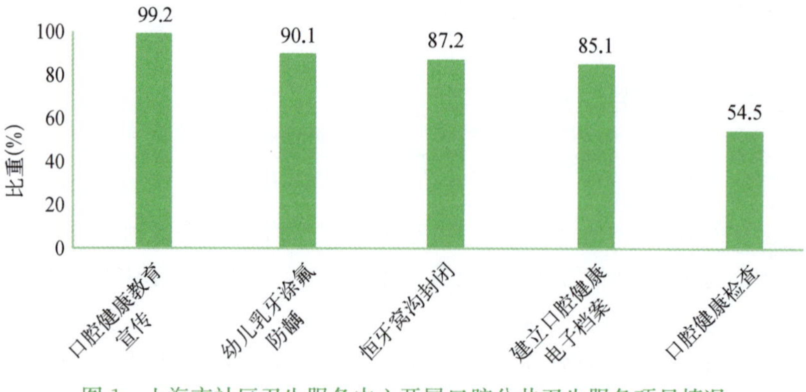

图1 上海市社区卫生服务中心开展口腔公共卫生服务项目情况

2. 口腔诊疗项目

80%以上的社区卫生服务中心可开展龋齿充填、根管治疗、拔牙和龈上洁治，部分机构可提供义齿修复（48.8%）、儿童口腔治疗（47.1%）和龈下刮治（26.0%）。少数社区卫生服务中心可实施牙周手术、口腔种植和正畸治疗（图2）。

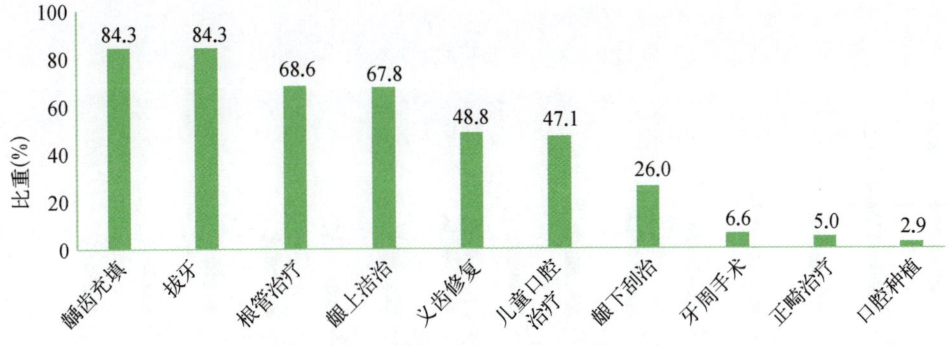

图 2 上海市社区卫生服务中心开展口腔诊疗服务项目情况

(三) 社区口腔健康服务机构建设情况

1. 口腔公共卫生人力资源情况

目前上海市社区卫生服务机构中从事或参与口腔公共卫生的人员合计 760 人。与 2016 年调查结果相比，减少 5%(表 1)。从空间分布看，各区基层口腔公共卫生人员分布不平衡，虹口区、青浦区和松江区社区口腔公共卫生人员大于 5/10 万居民；普陀区、杨浦区、金山区、嘉定区等不足 2.5/10 万居民，难以满足当前口腔公共卫生服务工作的要求(图 3)。

表 1 2016 年和 2019 年上海市社区卫生服务中心口腔公共卫生人力资源情况

	2016 年	2019 年	2016～2019 年变化情况
总人数	800(人)	760(人)	−5.0%
年龄	40.8±10.4(岁)	37.8±9.2(岁)	−3.0(岁)
年龄分组			
≤25 岁	35(人)	46(人)	+31.4%
26～40 岁	407(人)	432(人)	+6.1%
41～55 岁	230(人)	248(人)	+7.8%
≥56 岁	112(人)	34(人)	−69.6%
未提供年龄信息	16(人)	0(人)	
教育程度			
中专及以下	151(人)	38(人)	−74.8%
大专	200(人)	205(人)	+2.5%
本科	439(人)	507(人)	+15.5%
硕士及以上	10(人)	10(人)	0.0%
工作性质			
专职	—	233(人)	—
兼职	—	527(人)	—

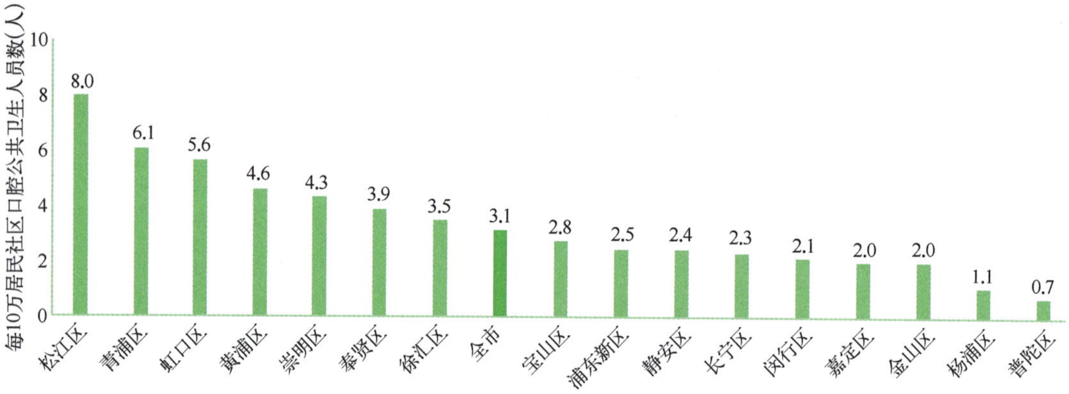

图 3　2019 年上海市各区每 10 万居民社区口腔公共卫生人员分布情况

2. 口腔临床人力资源情况

上海市社区卫生服务中心从事口腔临床工作的在职口腔执业医生共 510 人，口腔护士 266 人。平均每家社区卫生服务中心拥有 2 名口腔临床医生，1 名口腔科护士，郊区和城区社区无差异(表 2)。34 家(14%)社区卫生服务中心无口腔执业医生，不开展口腔诊疗服务。66 家(27.3%)社区卫生服务中心仅有 1 名口腔医生(表 3)。

表 2　2019 年上海市社区卫生服务中心拥有口腔临床医护人员数情况

	城　区	郊　区	P 值
医生数(人)	2.1±1.4	2.1±2.2	0.862
护士数(人)	1.1±0.7	1.1±1.4	0.75

表 3　2019 年上海市社区卫生服务中心口腔临床医生分布情况

医生数(人)	城区社区卫生服务中心(n=79)		郊区社区卫生服务中心(n=163)		全市社区卫生服务中心(n=242)	
	数量(家)	比重(%)	数量(家)	比重(%)	数量(家)	比重(%)
0	11	13.9	23	14.1	34	14.0
1	12	15.2	54	33.1	66	27.3
2～3	50	63.3	61	37.4	111	45.9
≥4	6	7.6	25	15.3	31	12.8

3. 口腔科仪器设备情况

每家社区卫生服务中心平均配备牙科综合治疗椅 2.6 台，便携式牙椅 0.8 台，小型移动便携式多功能设备 0.6 台，口腔 X 光机 0.7 台，银汞调和机 1 台，加酶清洗机 0.8 台和紫外线消毒车 0.7 台，7 家配备了牙科 CT 机(表 4)。

表 4　2019 年上海市社区卫生服务中心口腔相关医疗设备配备情况

设备名称	城　区	郊　区	P 值	合　计
牙科综合治疗椅	2.7±1.7	2.5±2.6	0.028	2.6±2.3
便携式牙椅	0.2±0.5	1.1±0.9	<0.001	0.8±0.9

续 表

设备名称	城 区	郊 区	*P* 值	合 计
小型移动便携式多功能设备	0.2±0.4	0.8±0.8	<0.001	0.6±0.8
口腔 X 光机	0.7±0.7	0.7±0.7	0.301	0.7±0.7
牙科 CT 机	0.0±0.0	0.0±0.2	0.062	0.0±0.2
银汞调和机	1.0±0.6	1.0±0.8	0.671	1.0±0.7
加酶清洗机	0.8±0.5	0.8±0.7	0.418	0.8±0.6
紫外线消毒车	0.5±0.9	0.8±1.2	0.001	0.7±1.1

（四）工作成效

本市社区口腔卫生服务机构是居民口腔健康管理服务的执行主体，开展了大量口腔疾病防治工作。以 3～18 岁学生为例，2018 学年全市口腔健康检查覆盖 1 918 所学校 714 708 人，口腔综合防治措施干预 418 757 人。口腔健康检查和干预的幼儿园及学校覆盖率 77.7%，口腔疾病干预的儿童覆盖率 49.6%，恒牙早期龋齿充填率 63.0%。完成适龄龋高危儿童窝沟封闭 49 359 人，窝沟封闭覆盖率 63.0%，窝沟封闭牙数 132 125 颗，高危儿童窝沟封闭牙齿均数 2.68 颗。

据第四次全国口腔健康流行病学调查数据显示，我国 12 岁儿童恒牙龋患率为 34.5%，而上海仅为 17.7%；我国 12 岁儿童龋齿中经过充填治疗的牙齿比例为 16.5%，上海充填率高达 60.4%，均为全国最优水平。

三、存在的主要问题

（一）社区口腔卫生人力资源配置不足

近年来，上海市社区口腔医生流失、招聘困难等情况日趋严重，导致社区口腔公共卫生人员严重不足，中心城区和远郊尤为突出。兼职口腔公共卫生人员的比例从 2014 年的 45.6%上升到 2019 年的 69.3%，67.8%的工作人员平均每周从事口腔公共卫生工作的时间不超过 1 天。

与此相对的是，居民对口腔健康的需求不断提高，社区口腔健康服务内容不断丰富、服务量不断上升。例如，2014～2019 年，上海市适龄龋高危儿童窝沟封闭人数从 3.9 万人增加到 5.0 万人，儿童口腔健康综合干预人数从 25.9 万增加到 42.4 万，儿童涂氟防龋逐步纳入基本公共卫生服务项目。按照现行政策，除了常规在门诊提供的口腔医疗服务外，在学校开展的口腔疾病防治适宜技术，如涂氟、窝沟封闭、龋齿充填等基本口腔公共卫生服务也需口腔执业医师来操作。但当前本市社区口腔医师占从事或参与口腔卫生服务人员的比例仅为 34.2%。

“健康上海行动”提出“社区要承担全人群、全生命周期的口腔健康服务”，而社区口腔人力资源短缺已经成为制约上海市口腔公共卫生事业发展的最大瓶颈，特别是社区口腔执业医师紧缺是社区口腔健康服务面临的最严重、最根本的问题。

（二）社区口腔医疗服务能力弱

社区口腔医疗是由社区口腔医生为居民提供的，以门诊为主要形式的基本口腔医疗服务。

一方面，调研发现，社区口腔医生缺乏导致服务供给不足。11.2%的社区卫生服务中心未设置口腔科，部分设有口腔科的社区卫生服务中心没有口腔医生，导致无法提供口腔诊疗服务，社区口腔门诊服务量远远不能满足社区居民口腔诊疗需求。另一方面，社区口腔医生年龄结构不合理且缺乏专业培训，口腔诊疗技术能力更新滞后，能开展的诊疗项目较为有限且质量堪忧。15.7%社区卫生服务中心未能提供龋齿充填和拔牙服务，31.4%未开展根管治疗，32.2%未开展龈上洁治，51.2%未开展义齿修复。社区卫生服务中心的口腔健康服务供给远远不能满足社区居民大量的"拔、补、镶"等口腔基础治疗需求。

（三）社区口腔防治硬件设施缺乏

12.4%的社区卫生服务中心无综合治疗椅，43.0%无口腔 X 光机，无法提供基本口腔疾病诊疗。进入社区和学校开展现场口腔疾病防治工作必需的设施欠缺，40.1%的社区卫生服务中心无便携式牙椅，56.2%无小型移动便携式多功能设备，50%无紫外光消毒车，限制了现场口腔健康服务的开展。

四、原因分析

社区口腔人力资源不足，服务能力较弱和设备设施不足是当前上海市社区口腔卫生服务面临的普遍问题，其中人力资源不足是核心问题，而导致这一问题的原因有以下两方面。

一是人事薪酬制度无法体现口腔健康服务的价值。2019 年调查显示：48.3%社区口腔医生税后年薪不足 10 万元，绝大部分(98.8%)低于 15 万元，与二、三级公立医院及非公立医院或诊所中口腔医生的收入差距较大，社区口腔公共卫生人员的职业满意度低。此外，受绩效总额限制，社区卫生服务中心承担国家和本市专项调查、疾病筛查干预等项目性工作，人员劳务无法获得合理补偿。此外，上海市口腔医疗服务的市场化程度较高，2019 年上海市非公立口腔医疗单位已超过 1 300 家，从业医生超过 4 500 人。市场化导致社区口腔医生流动性大，职业的自由度大。因此，在当前社区服务中心人事薪酬制度下，口腔医生招不到、留不住的现象非常普遍。

二是社区口腔医生职业发展受限。当前口腔医学发展迅速，新方法、新技术、新材料层出不穷，而社区口腔门诊允许开展的诊疗项目有限，收费较低，一些新项目由于无收费而导致不能开展，社区口腔医生所掌握的技术方法传统且更新慢，职业发展受到限制。

五、对策建议

围绕贯彻落实《"健康中国 2030"规划纲要》《"健康上海 2030"规划纲要》《健康口腔行动方案(2019—2025 年)》和《健康上海行动(2019—2030 年)》要求，实现建立以预防为主，覆盖全人群、全生命周期的社区口腔健康服务体系，满足人民群众日益增长的口腔健康服务需求的目标，综合分析本市社区口腔健康服务能力和需求，提出以下 4 项工作建议。

（一）加强整体规划，完善本市社区口腔卫生服务体系

以全市口腔病防治三级网络为基础，整合口腔公共卫生和医疗资源，深化“医防融合”，建立和完善本市口腔健康联合体，促进口腔健康优质资源下沉社区。

1. 研究制定社区口腔卫生服务机构建设标准

结合社区卫生服务中心标准化建设，研究制定社区口腔健康服务配置标准，指导社区卫生服务中心规范设置口腔科或口腔健康管理室，促进社区卫生服务中心在设施设备配置、人员配备和服务内容等方面趋于同质化。

2. 强化市区两级口腔病防治专业机构建设

探索建立口腔健康联合体，市口腔病防治院加强对全市口腔公共卫生三级网络的业务管理和对社区口腔健康工作的技术支持，配合卫生健康管理部门开展体系调研和整体规划，开展适用于社区的口腔健康适宜技术研发和转化，加强对全市口腔健康服务的指导和质量控制。加强区级口腔病防治专业机构能力建设，强化对辖区社区口腔健康服务的业务指导、技术支撑和质量控制。

3. 建立完善口腔健康服务机构的协同衔接机制

强化口腔公共卫生相关专业机构与社区卫生服务中心之间的协同合作，促进孕产妇保健、儿童保健及慢性病社区健康管理与口腔健康服务的衔接，打造覆盖全生命周期、全人群口腔健康服务体系。

4. 探索建立社会办口腔医疗机构参与社区口腔公共卫生服务机制

引导社会办医成为本市口腔健康服务体系的重要补充，鼓励、引导和规范其参与口腔疾病防治和健康管理服务。

（二）创新工作机制，优化社区口腔卫生人员培养管理

研究制定社区口腔健康服务核心能力标准，加强人员培训和管理，切实提升社区口腔健康服务人员的能力和水平。探索社区口腔健康服务人才培养机制，加大对具有口腔健康教育、口腔疾病防治和口腔护理等综合能力的实用型、复合型人才的培养和培训力度。探索建立口腔卫生士培养机制、社区口腔护士规范化培训机制等，尽快充实基层口腔公共卫生服务人员。结合口腔健康联合体建设，推动和规范口腔医师多点执业，促进城郊之间、地区之间、不同所有制医疗卫生机构之间口腔医生合理流动。

（三）完善薪酬制度，稳定社区口腔卫生人才和队伍

充分考虑口腔卫生服务市场化程度高的现实状况，优化绩效分配，探索建立符合社区口腔卫生人力资源工作特点的绩效薪酬制度。

（四）加强口腔健康信息化建设

加快建设基于“上海市健康信息网”的口腔健康服务信息系统，推动实现口腔健康管理信息与慢性病管理信息、临床诊疗信息的互联互通，扩展口腔健康服务深度和广度，提高口腔健康管

理效率和效果。依托“上海市健康管理云”平台，实现口腔健康教育、口腔疾病风险评估、口腔健康信息查询等个性化服务，促进居民的自主口腔健康管理，提升居民获得感。

参考文献

[1] 王兴.第四次全国口腔健康流行病学调查报告.北京：人民卫生出版社，2018：11－44.

[2] Harnagea H, Lamothe L, Couturier Y, et al. From theoretical concepts to policies and applied programmes: the landscape of integration of oral health in primary care. BMC Oral Health, 2018, 18(1): 23.

[3] 卞金有.口腔公共卫生.南宁：广西科学技术出版社，2018：120－125.

[4] U.S. Department of Health and Human Services, Health Resources and Services Administration. Integration of Oral Health and Primary Care Practice. https://www.hrsa.gov/publichealth/clinical/oralhealth/primarycare/integrationoforalhealth.pdf[2019－11－16].

[5] 翁清清，张颖.儿童口腔健康管理模式——牙科之家.中国实用口腔科杂志，2019，12(8)：464－468.

[6] Kierce E A, Boyd L D, Rainchuso L, et al. Association between early childhood caries, feeding practices and an established dental home. J Dent Hyg, 2016, 90(1): 18－27.

建设职业健康管理服务平台策略研究

何雪松　赵　炜　王祖兵　梅灿华

【导读】 职业健康信息化建设是职业健康基础保障体系的重要组成部分，是提升政务服务效能、事中事后监管水平、群众满意度和获得感的必然之举[1]。文章坚持问题导向，突破传统思维范式，以“放管服”改革思路对职业健康信息化架构进行顶层设计，既建立了职业健康协同管理机制，又形成了寓管理于服务的工作模式，还为信息系统和大数据资源进一步形成职业健康“生态圈”打下基础，助力推进职业人群健康保护和实现职业病防治目标。

职业健康保护是劳动力等生产要素的关键保障，是产业发展和竞争力的重要支撑，关乎国民经济和社会稳定大局[2,3]。党的十八大以来，习近平总书记把保护劳动者职业健康放在更加突出的位置，在党的第十九次全国代表大会上强调，人民健康是民族昌盛和国家富强的重要标志，要完善国民健康政策，为人民群众提供全方位全周期健康服务。本次机构改革职能转隶为职业健康管理工作赋予了新的内涵和外延，并对新时代职业健康管理工作提出了新的更高要求[4]。为此，在本市职业健康管理信息平台规划设计中，我们运用“放管服”改革思路对信息化建设开展顶层设计，形成了《上海市职业健康管理服务平台项目建设方案》并被列入市政府2020年信息化建设项目目录。

一、建设背景

治理体系和治理能力现代化对职业健康信息化建设提出了新的更高要求。《中共中央关于坚持和完善中国特色社会主义制度推进国家治理体系和治理能力现代化若干重大问题的决定》指出，要推进数字政府建设，加强数据有序共享，依法保护个人信息[5]。《“健康中国2030”规划纲要》提出，要推动“互联网＋健康医疗”服务，创新互联网健康医疗服务模式，持续推进覆盖全生命周期的预防、治疗、康复和自主管理一体化的国民健康信息服务。要建立跨部门跨领域密切配合、统一归口的健康医疗数据共享机制[6]。《健康中国行动》具体要求开展“互联网＋职业健康”信息化建设，建立职业卫生和放射卫生大数据平台，利用信息化提高监管效率[7]。《国家职业病

第一作者：何雪松，男，副研究员。
作者单位：上海市卫生健康委员会(何雪松、梅灿华)，上海心源计算机技术有限公司(赵炜)，上海市化工职业病防治院(王祖兵)。

防治规划(2016—2020 年)》明确要将职业病防治纳入全民健康保障信息化工程,要充分利用互联网、大数据、云计算等技术做好防治工作[8]。《上海市职业病防治规划(2016—2020)》明确要求,加强部门间信息共享利用,搭建规范、兼容、开放的职业卫生大数据平台,探索运用大数据进行职业病风险预警和预防性监管[9]。

二、既往职业健康信息化建设中存在的主要问题

我国职业健康信息化建设虽然起步早、应用也比较广泛,但总体来说还处于起步阶段[10],主要存在如下问题。

(一) 职业健康相关各方独立建设信息系统,信息孤岛现象突出

职业健康主要涉及的相关方有三方面:一是监管方,主要是卫生健康主管部门、卫生监督部门、疾控部门、社区卫生服务中心的防保科,以及政府委托的各类质控中心;二是相对人,主要是用人单位和劳动者[11-13];三是第三方服务机构,主要是职业健康检查机构、职业病诊断机构、职业病鉴定机构、职业病治疗和康复机构、职业卫生技术服务机构等。此外,职业健康还涉及人社、民政、应急、环保、医保、工会等其他行政部门。在所有涉及的相关方中,都已建立相关信息系统,如监督部门的卫生监督管理平台、疾控部门的职业卫生管理平台、依托国家委使用的职业病和职业卫生信息监测系统、人社部门的工伤保险管理系统等,很多企业和第三方服务机构也都建立了相关职业健康信息系统。由于缺乏顶层设计和系统整合,不同地区、不同层级、不同部门、不同专业之间的职业健康信息数据无法及时交换和共享。

(二) 职业健康数据来源的唯一性问题无法解决,基础数据库未健全

由于各类职业健康信息系统相互割据数据无法互通,导致各方数据之间无法交叉印证,进而导致数据来源多头。如用人单位和医疗卫生机构都有主动报告职业病或疑似职业病的责任,但分别从不同的渠道报告后无法及时得到交叉印证并及时得到反馈;用人单位工作场所职业病危害因素的检测评价结果要定期向所在地卫生行政部门报告,但第三方检测单位的数据却没有归集,导致行政部门无法及时对用人单位报告的检测评价结果进行核实;职业病诊断和鉴定机构在开展职业病诊断和鉴定时,由于无法及时获得疾控部门的主动监测数据和监督部门的监督检查数据而无法做出及时精准判断;职业健康检查、职业病诊断鉴定、职业病报告、职业卫生评价等工作,都需要收集劳动者的基本信息、职业病危害接触史等信息,由于来源不同经常导致相关信息有很大出入。以上问题出现的主要原因就是职业健康数据来源多头,而非唯一,进而导致职业健康基础数据库不健全、不准确[14]。

(三) 信息化无法助力职业健康管理各方业务协同,管理效率有待提升

职业健康管理内容上包括工作场所职业病危害因素监测、职业病监测、职业病危害因素申报、“三同时”备案、职业健康检查机构备案、职业卫生技术服务机构审批、尘毒危害专项治理、监督执法、质控检查等工作,参与方涉及疾控部门、监督部门、医疗卫生机构、第三方检测机构

等[15]。这些机构有共同的对象，就是用人单位和劳动者，他们之间经常需要开展业务协作。例如，职业病诊断机构经常需要管理部门对用人单位开展调查；疾控部门对用人单位开展职业病监测和职业病危害因素监测时如发现异常情况，经常需要监督部门开展监督执法；用人单位开展职业病危害因素申报时，需要疾控部门和社区卫生服务中心开展督促和指导，同时由监督部门开展监督检查。部门和机构之间开展业务协作时，往往需要花费大量的时间和精力用于沟通协调。信息化助力，职业健康管理效率必定会得到极大提高[15-17]。

（四）职业健康信息化建设重管理轻服务，用户参与度不高

已有的职业健康信息系统，绝大多从管理者角度设计和建设，主要为了满足管理者自身管理需要，主要用于掌握管理对象的底数和各种执业情况[18]。相反，却很难看到有信息系统对管理对象（用人单位和劳动者）主动开放和提供服务。诚然，不开放固然有信息系统的安全性和隐私保护的考虑，但更多可能还是因为没有让相对人主动参与和为相对人主动服务的意识。《职业病防治法》第三条，职业病防治工作坚持预防为主、防治结合的方针，建立用人单位负责、行政机关监管、行业自律、职工参与和社会监督的机制，实行分类管理、综合治理[19]。如果用人单位的主动性不强、参与度不高、互动性不够，那么要想通过信息化来强化用人单位的主体责任落实将实现很难，职业健康信息系统的应用功能将不够全面[20]。

三、职业健康管理服务平台的功能定位和主体设计

（一）职业健康管理服务平台的功能定位

1. 全市一体化的职业健康管理与服务数据库

基于各类职业健康管理相关数据标准，以用人单位“一企一档”和接触健康职业病危害因素劳动者“一人一档”为基础，结合物联网设备实时监测数据，建立和完善涵盖企业、劳动者、政府监管部门、社会服务机构等角色的业务运管和社会服务于一体的区域化职业健康基础管理数据库，实现跨区域、跨层级、跨部门、跨专业的数据互联互通和实时共享。

2. 全市一体化的职业健康管理运行管控平台

建设职业健康管理的运行管控平台，实现职业病防治工作要求和决策部署，并通过实时数据统计分析与大数据展示，使各级政府管理部门、监督机构、疾控部门通过该平台及时动态掌握本辖区职业病防治工作现状，适时准确分析和评估辖区职业卫生状况，以进一步加强指导和管理，切实提高职业病危害预测预警能力，并为领导决策提供数据支持。

3. 全市一体化的职业健康协同业务平台

建设涵盖职业危险因素监测、劳动过程防护与管理、职业健康体检、职业病诊断鉴定、治疗和康复、职业病患者保障、监督执法于一体的职业病防治业务运行管理平台，将全市所有用人单位、劳动者、政府管理部门、监督机构、疾控机构、医疗机构、第三方技术服务机构等所有相关方纳入系统，实现职业健康相关业务全面信息化方式运作，建立全流程规范化、立体化的网上分级分条线业务运行模式，切实提升职业健康管理效能和服务能力。

4. 全市一体化的职业健康动态监测和风险评估体系

通过实现数据实时采集和即时上报，以及第三方检测机构、质控中心、疾控部门、监督机构等职业健康相关单位部门之间的信息互通与数据共享，对职业健康大数据进行抓取、清洗和转换，结合实际需求对数据进行加工处理并自动生成用人单位或劳动者的职业健康管理统计分析报告，同时开展动态跟踪、结果比对、风险识别，为管理部门、用人单位和劳动者提供个性化的风险评估报告，并提出职业健康干预措施。

5. 面向本市所有企业和劳动者的互联网化服务平台

通过引入互联网技术架构和线上服务体系，建立服务于本市所有企业和劳动者的网上业务办理与服务平台。基于后端业务管控平台的数据实时对接，实现相关政策法规、业务资讯发布、在线咨询、业务申报、业务指导、业务办理、在线培训、数据查询、信息反馈等互联网化服务功能。制定职业病防治机构、职业健康检查机构、劳动者的"互联网＋"解决方案，为服务对象与各业务部门之间构建线上对接渠道和健康"互联网＋"互动操作，提升政务服务和公共服务水平，提高企业和群众的满意度和获得感。

（二）职业健康管理服务平台的主体设计

1. 基于职业健康管理服务平台的业务模式重构

按照"资源整合、信息共享，需求导向、以人为本"的原则，以信息资源整合共享和数据开放利用为导向，以数据共享、业务协同、管理和服务一体化为抓手，以提升行政管理效能和服务水平为目的，在信息化支持下对职业健康管理业务模式进行重构(图 1)。

2. 职业健康管理服务平台的功能结构

职业健康管理服务平台涉及的跨层级用户角色众多、操作权限复杂，需要精细化、高效能运作的业务条线、管理层级和具体名目内容、政策标准很繁杂，主要包括四大功能模块(图 2)。

(1) 对外服务系统。对外服务系统主要针对用人单位、劳动者、社会公众等用户，主要包含 8 个模块，含 4 个中心，1 个平台，1 个专栏以及 2 个档案，所有的模块都支持电脑端、移动端、微信公众号等其他社交媒体访问。

(2) 内部管理系统。内部管理系统主要针对政府管理部门、内部相关业务部门、外部相关业务部门、第三方服务机构等用户，主要包括 8 个模块，含 4 个中心，2 个平台以及 2 个管理系统。所有的模块都支持电脑端和 Pad 移动端。

(3) 一体化数据库和大数据支撑环境和安全保障系统。一体化数据库和大数据支撑环境包含历史数据且内容多样化的一体化台账管理系统，实现数据的精细化管理、数据可溯源以及便于数据查询和统计等功能，为领导的辅助决策提供支持。

(4) 信息安全子系统，信息安全通过安全硬件与安全软件使政务云平台具备安全保障与服务能力，主要从用户身份认证、基于角色的数据访问控制、安全的数据集成几个方面全方位的确保信息的安全。

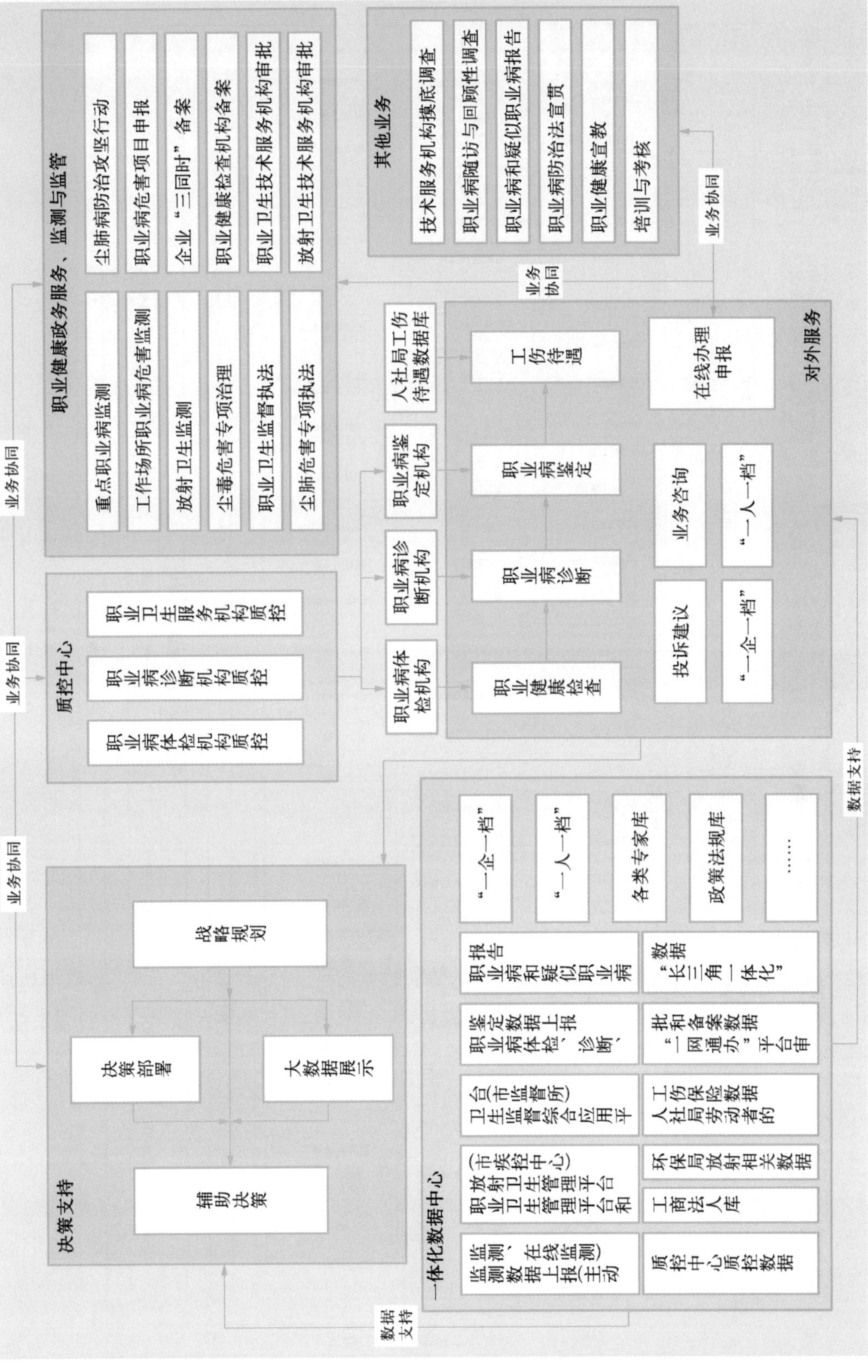

图 1　基于职业健康管理服务平台的业务模式

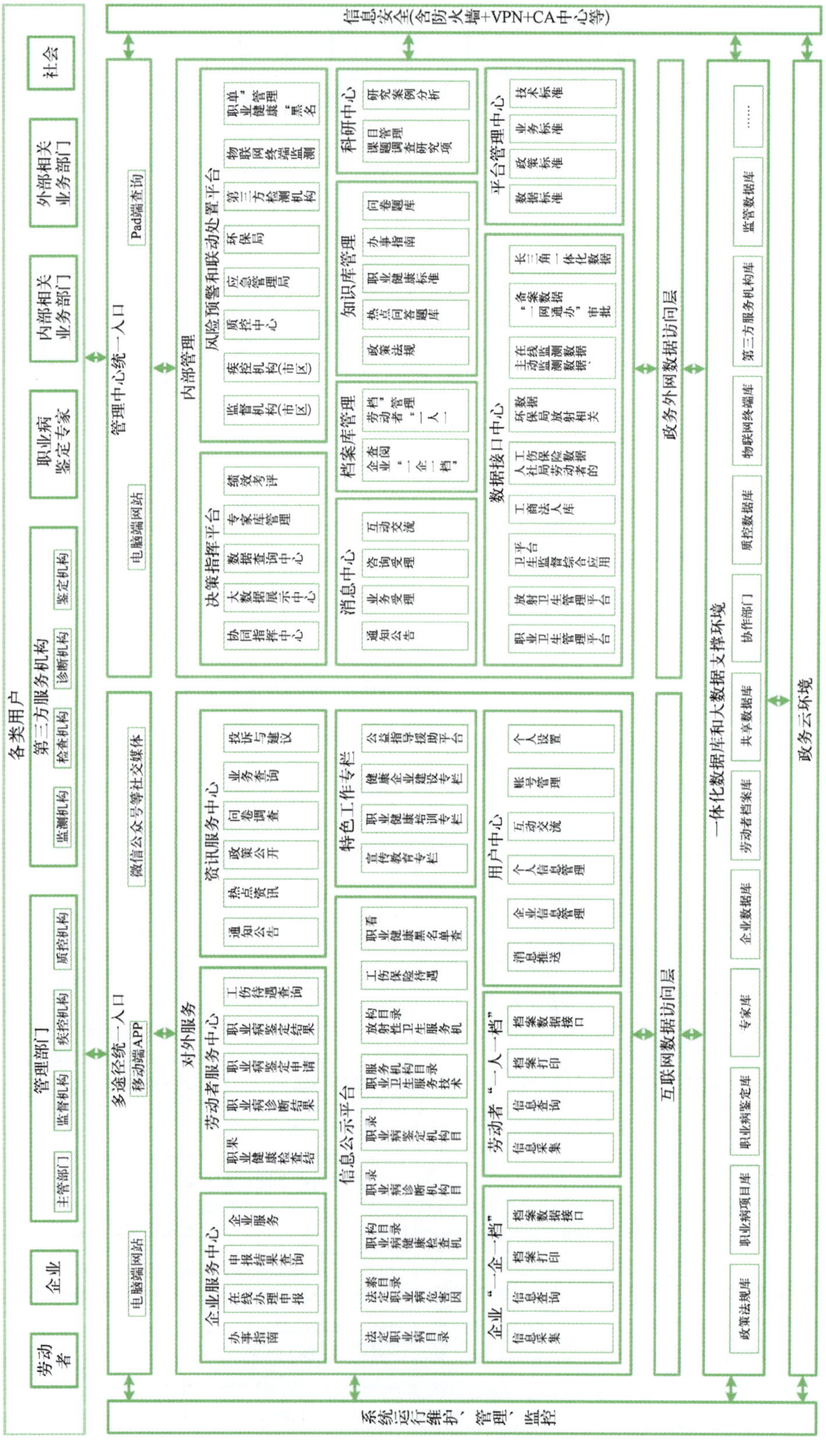

图 2 职业健康管理服务平台的功能结构

四、分析与讨论

（一）从内部来说重点突出业务协同和职能创新

平台致力于构建“开放、协作、创新、共赢”的生态系统，通过便捷的现代通信技术，利用“平台”提供的安全、统一、高效、便捷、实用的资讯发布、咨询服务、业务联动、大数据统计分析等功能，为各部门、各用户角色提供深度业务协同和职能创新的技术支撑。推进“互联网＋职业健康”，将职业危害项目申报、职业健康检查、职业病报告、重点职业病监测等信息统一到一个信息平台；推动建立部门间职业病防治信息互通共享机制；推进职业病患者全生命周期电子信息管理，改变“只报告、不追踪”的工作模式；定期对本市职业卫生大数据进行综合、统计、分析，编制年度报告，为全市职业病防治工作决策提供依据，并探索运用大数据，进行职业病风险预警和预防性监管。

（二）从外部来说重点体现“放管服”改革精神

平台业务模式中的六大块功能：决策支持、质控中心、政务服务、监测与监管、一体化数据中心、对外服务、其他业务。从功能模块可以看出，通过对内业务管控平台和对外服务平台的实时一体化联动，对过去传统工作模式进行大幅度优化升级，主要体现在：大力推进简政放权，采取全程网办方式大力提升相对人开展职业病危害因素备案、“三同时”备案、职业健康检查机构备案的便利性，通过数据共享大大减少相对人提交材料；大力加强事中事后监管，通过信息共享和协同监管提升监管效率，通过社会公示和第三方质控推进社会共管共治；大力提升政务服务效能，通过政务服务、信息服务、业务指导、预测预警、精准干预等服务手段，推进用人单位主体责任落实。

（三）从发展来说重点为系统拓展预留空间

平台系统能适应工作的变化特点，具备良好的输入输出接口，可为各种增值业务提供接口，如在线监测 GIS 电子地图、手机监控、智能识别等系统，具有随需应变的升级和扩展能力，同时，系统可以进行功能的定制开发，能够适应今后的发展需要。随着职业健康管理职能的不断深入，我们将坚持数据依法开放、信息互联互通、网络安全可控的原则，充分利用 5G、物联网、大数据、人工智能等信息技术，不断拓展职业健康管理服务平台的开发深度、应用广度和服务维度，逐步将职业健康管理服务平台建设成为向社会开放的信息平台和职业健康“生态圈”，不断提升职业健康智能监管和大数据服务的能力和水平。

参考文献

[1] Sparks K, et al. Well-being and occupational health in the 21st century workplace. Journal of occupational and organizational psychology, 2001, 74(4): 489 - 509.

[2] 本刊编辑部. 探索创新　积极推进职业健康工作. 劳动保护, 2019(12): 78 - 79.

[3] 沈峰.职业健康保护重在责任落实.中国商报,2019-08-13(P01).
[4] 习近平.习近平在中国共产党第十九次全国代表大会上的报告.http://www.qstheory.cn/llqikan/2017-12/03/c_112204942.htm[2019-12-22].
[5] 中共中央关于坚持和完善中国特色社会主义制度 推进国家治理体系和治理能力现代化若干重大问题的决定.http://qstheory.cn/yaowen/2019-11/07/c_1125202003.htm[2019-12-22].
[6] 中共中央国务院."健康中国2030"规划纲要.http://www.nhc.gov.cn/guihuaxxs/s3586s/201610/21d120c917284007ad9c7aa8e9634bb4.shtml[2019-12-22].
[7] 规划发展与信息化司.健康中国行动(2019—2030年).http://www.nhc.gov.cn/guihuaxxs/s3585u/201907/e9275fb95d5b4295be8308415d4cd1b2.shtml[2019-12-22].
[8] 国务院办公厅.国务院办公厅关于印发国家职业病防治规划(2016—2020年)的通知(国办发〔2016〕100号).2016.
[9] 上海市人民政府办公厅.上海市人民政府办公厅关于印发《上海市职业病防治规划(2016—2020年)》的通知(沪府办发〔2017〕80号).2017.
[10] 刘彬.试论我国职业卫生信息化发展趋势.安徽卫生职业技术学院学报.2019,15(4):1-2.
[11] 职业健康保护行动:劳动者个人行动.中国职业医学,2019,46(04):507.
[12] Moyce S C, Schenker M. Migrant workers and their occupational health and safety. Annual review of public health, 2018, 39: 351-365.
[13] Samano-Rios M L, Ijaz S, Ruotsalainen J, et al. Occupational safety and health interventions to protect young workers from hazardous work — A scoping review. Safety science, 2019, 113: 389-403.
[14] 李梦兰,张华东,王易,等.我国职业卫生信息化进程与展望.职业卫生与病伤,2018,33(5):320-326.
[15] Peckham T K, Baker M G, Camp J E, et al. Creating a future for occupational health. Annals of Work Exposures and Health, 2017, 61(1): 3-15.
[16] Andersen J H, et al. Systematic literature review on the effects of occupational safety and health (OSH) interventions at the workplace. Scandinavian journal of work, environment & health, 2019, 45(2): 103-113.
[17] Sorokin A E, Bulychev S N, Novikov S V, et al. Information Science in Occupational Safety Management. Russian Engineering Research, 2019, 39(4): 324-329.
[18] Yanar B, Amick III B C, Lambraki I, et al. How are leaders using benchmarking information in occupational health and safety decision-making?. Safety science, 2019, 116: 245-253.
[19] 全国人大常委会.中华人民共和国职业病防治法.2018.
[20] Yassaee M, Mettler T. Digital occupational health systems: What do employees think about it?. Information Systems Frontiers, 2019, 21(4): 909-924.

上海市卫生热线控烟工单处理效率分析

蔡雨阳　邵佳祺　贺梓桉　施莉莉

【导读】 文章对“12345”卫生热线控烟相关工单进行文本挖掘和统计学分析，测算《上海市公共场所控制吸烟条例》修正案颁布前后执法部门的工单处理效率，为多部门联动执法，提高控烟执法监督能力提供决策支持。

《世界卫生组织烟草控制框架公约》(*World Health Organization Framework Convention on Tobacco Control*, *WHO FCTC*)第 8 条要求：“每一缔约方应在国家法律规定的现有国家管辖范围内采取和实行有效的立法、实施、行政和/或其他措施，以防止在室内工作场所、公共交通工具、室内公共场所，适当时包括其他公共场所接触烟草烟雾”。近年来，越来越多的司法管辖区通过了法律禁止在公共场所吸烟，以保护公众免受健康危害[1]。上海市于 2010 年 3 月 1 日起实行《上海市公共场所控制吸烟条例》(以下简称“《条例》”)，其修正案于 2017 年 3 月 1 日起正式生效，堪称“最严控烟令”。当日起，上海市室内公共场所、室内工作场所、公共交通工具内禁止吸烟，单位或个人可通过“12345”市民服务热线进行控烟举报、投诉、咨询和监督。

“12345”市民服务热线对于市民反映的控烟情况进行汇总，每一通控烟相关电话记录都被制成一条详细的工单，主要包括内容描述、执法部门、处理描述、处理时间等。控烟执法部门是控烟工单派发和处理的主要单位，负责核实、解决和监督控烟工单中反映的具体问题，主要包括上海市卫生和计划生育委员会(以下简称“市卫生计生委”)、上海市食品药品监管局(以下简称“市食品药品监管局”)、上海市文化市场行政执法总队(以下简称“市文化市场行政执法总队”)、上海市住房保障和房屋管理局(以下简称“市住房保障和房屋管理局”)和上海市公安局(以下简称“市公安局”)等。

本文基于“12345”市民服务热线控烟工单，采用统计学分析和自然语言处理进行文本挖掘，从执法部门的角度系统分析处理控烟工单的数量、类型及效率等，对《条例》修正案颁布前后的控烟情况加以比较，更好地了解目前控烟态势，为多部门联动执法，加强控烟服务网络建设，提高控烟执法监督能力提供决策支持。

基金项目：国家自然科学基金重点项目“医疗与健康的价值链整合与管理”(课题编号：71432006)；国家社会科学基金面上项目“基于卫生热线大数据视角的医患关系研究”(课题编号：17BSH056)；上海交通大学智库引导性研究项目“数据驱动提升‘上海健康服务’品质”(课题编号：ZKYJ－2020014)。

第一作者：蔡雨阳，男，副教授。
通讯作者：施莉莉，女，助理研究员。
作者单位：上海交通大学医学院公共卫生学院、上海交通大学中国城市治理研究院、上海交通大学中国医院管理研究院(蔡雨阳、邵佳祺、贺梓桉)，上海交通大学医学院附属新华医院(施莉莉)。

一、研究对象和方法

（一）研究对象

研究对象为2015年1月1日至2018年6月12日上海市受理的“12345”市民服务热线控烟相关工单，共计48 945条。

（二）研究方法

文本数据采用Python（计算机程序设计语言）进行数据处理及统计分析。数据预处理包括对工单文字部分的数据采用脱敏处理、缺失值处理、字段去重、去除不相关数据等文字处理方法进行清洗，对工单中的非结构化数据进行提取和分类，建立关键词语料库，进而形成控烟工单数据库。利用自然语言处理等方法，借助无字典分词技术、领域条件随机域（conditional random field，CRF）模型、文档主题生成模型［又称隐含狄克雷分布（latent Dirichlet allocation，LDA）］模型及K-means聚类算法模型，对控烟工单数据库中的工单文本数据进行挖掘和统计学分析[2-4]。

二、研究结果

从处理工单的数量、类型及《条例》修正案实施前后的效率变化趋势等反映各执法部门控烟处理情况。

（一）处理工单数量

根据工单记录关键字段统计，处理工单数量排名前5位的执法部门，分别为市卫生计生委、市食品药品监管局、市公安局、市文化市场行政执法总队、市住房保障和房屋管理局，其处理工单总量分别为14 543条（占29.71%）、8 470条（占17.31%）、2 566条（占5.24%）、1 804条（占3.69%）、1 183条（占2.42%）（表1）。

表1　2015～2018年上海市执法部门处理的工单数量

执法部门	工单数量（条）	占比（%）
市卫生计生委	14 543	29.71
市食品药品监管局	8 470	17.31
市公安局	2 566	5.24
市文化市场行政执法总队	1 804	3.69
市住房保障和房屋管理局	1 183	2.42
其他	20 379	41.63
合计	48 945	100.00

（二）处理工单类型

各执法部门处理的工单均以“投诉举报类”工单为主，占工单总数的83.04%。“投诉举报类”工单以市卫生计生委和市食品药品监管局为处理工单的主要执法部门，前者处理的工单占工单总数的39.68%，后者处理的工单占工单总数的26.63%。除此之外，各执法部门处理“求助类”“咨询类”“意见建议类”及“其他类”工单数均较少（表2）。

表2　2015～2018年上海市执法部门处理的工单类型（单位：%）

执法部门	投诉举报类	求助类	咨询类	意见建议类	其他类	合计
市卫生计生委	39.68	4.76	4.33	2.13	0.01	50.91
市食品药品监管局	26.63	2.28	0.46	0.28	0.00	29.65
市公安局	7.83	0.77	0.26	0.11	0.01	8.98
市文化市场行政执法总队	5.54	0.56	0.15	0.07	0.00	6.32
市住房保障和房屋管理局	3.36	0.70	0.05	0.03	0.00	4.14
合计	83.04	9.07	5.25	2.62	0.02	100.00

（三）《条例》修正案颁布前后的效率分析

2017年3月即《条例》修正案实施月前后，各执法部门处理工单的效率发生了变化。本文引入相对效率的概念及计算公式，针对《条例》修正案实施前后的各执法部门的工单平均处理天数进行了统计分析，进一步了解上海市控烟政策的实施效果。

1. 工单平均处理天数

对2017年3月（《条例》修正案实施月）前后的工单平均处理天数分别进行统计，并对两样本 t 检验对政策颁布前后的工单平均处理天数进行了统计学检验（表3）。除了市住房保障和房屋管理局外，其他执法部门的平均处理天数差异均具有统计学意义。市食品药品监管局的平均处理天数在《条例》颁布后缩短近10%，市卫生计生委、市文化市场行政执法总队、市公安局三大执法部门的平均处理天数在《条例》颁布后有所延长。其中，市卫生计生委的平均处理天数延长了约一倍。

表3　2015～2018年上海市执法部门工单处理效率 t 检验结果

单位名称	平均处理天数（颁布前）	平均处理天数（颁布后）	P 值
市食品药品监管局	12.173	11.032	0.000
市卫生计生委	6.535	12.263	0.000
市住房保障和房屋管理局	11.644	11.727	0.814
市文化市场行政执法总队	10.229	12.903	0.000
市公安局	11.864	13.041	0.001

注：$P<0.05$。

2. 工单处理相对效率

考虑到工单数量对工单平均处理天数的影响，本文引入新变量——相对效率来对工单处理进行讨论，即：

相对效率系数＝月平均工单数/工单平均处理天数

月平均工单数是各执法部门某个时间段每个月分别处理的平均工单数量，工单平均处理天数是各执法部门某个时间段分别对每个工单的平均处理天数。相对效率系数受月平均工单数和工单平均处理天数两个指标的影响：月平均工单数增多，工单平均处理天数减少，则相对效率系数增大，处理效率越高；月平均工单数较少，工单平均处理天数增加，则相对效率系数减小，处理效率越低。通过比较各执法部门之间、各执法部门自身在政策实施前后的相对效率系数，初步评价各执法部门的处理效率及各自在政策实施前后对工单的处理效率有无变化。本文定义的相对效率系数是一个相对概念，仅用于执法部门之间、执法部门在政策实施前后的处理效率的比较，该数值本身并不代表实际效率。

《条例》修正案实施前各执法部门的相对效率系数以 2015 年 1 月至 2017 年 2 月平均工单数量与工单平均处理天数的比值计算，《条例》修正案实施后各执法部门的相对效率系数以 2017 年 3 月至 2018 年 6 月平均工单数量与工单平均处理天数的比值计算。各执法部门在《条例》修正案实施后相对效率系数均有所增大，可以发现各执法部门在工单数量增加、工作量加大的同时，工作效率并没有下降，反而有所提升(表 4)。

表 4 《条例》实施前后上海市执法部门工单处理相对效率

单位名称	政策实施前			政策实施后		
	月平均工单数量(条)	平均处理天数(天)	相对效率系数	月平均工单数量(条)	平均处理天数(天)	相对效率系数
市食品药品监管局	54.65	12.17	4.49	460.07	11.03	41.70
市卫生计生委	42.62	6.54	6.52	874.20	12.26	71.29
市住房保障和房屋管理局	11.35	11.64	0.97	56.47	11.73	4.82
市文化市场行政执法总队	9.73	10.23	0.95	99.27	12.90	7.69
市公安局	21.54	11.86	1.82	129.93	13.04	9.96

综合考虑工单数量之后，市卫生计生委虽然在颁布《条例》后平均处理天数比颁布前增长了近一倍，但效率并没有下降。无论在《条例》修正案实施前或后，市卫生计生委都是各执法部门中相对效率系数最高的，一定程度上体现了其工单处理的效率较高。

三、结论

(一) 执法部门积极响应控烟政策的更新

大部分执法部门处理工单的平均天数在《条例》修正案颁布后没有出现显著的上升，但个别执法部门的平均处理天数有所增加。

市住房保障和房屋管理局、市公安局等执法部门每月处理工单的平均时间走势相对平稳，在《条例》颁布前后没有出现显著的差异，归因于其在工单处理数量上原本的基数小，且《条例》修正案颁布前后工单处理数量的变化较小，没有明显的增加，对其平均处理工单天数未能产生显著影响。

市卫生计生委在《条例》修正案实施后出现了月平均处理天数的突然上升，与市卫生计生委在《条例》修正案颁布后工单数量的骤增、监管职责加重有关。市卫生计生委在工单分发流程中属于兜底单位，且《条例》修正案对其控烟场所进行了更改，明确增加工作场所为其控烟执法管理场所，管辖范围扩大、职责扩增带来工作量暴增，对其平均处理工单天数产生一定的负面影响。

（二）亟须建立科学的处理效率评价体系

根据对各执法部门平均处理天数的分析研究可以发现，若仅凭借工单处理天数的长短加以评价工单处理的效率是不准确的，即：工单处理天数长，处理效率低；工单处理天数短，处理效率高。本文引入相对效率的概念来对工单处理进行讨论，针对《条例》颁布前后的对比变化，一定程度上考虑到《条例》修正案颁布前后工单数量的变化对处理天数的影响，更客观地描述工单处理的效率情况。

为了更为科学合理地分析工单处理的效率情况，应系统地对相关指标加以评估与联系[5]，建立并不断完善更为系统的评价体系，从而更好地了解控烟处理的执行效率情况，为之后的管理提供可靠的决策支持。执法对控烟工作开展与成效息息相关，但同时也需要科学的评估和执行，才能真正提高我国控烟效果，从而达到全民健康的目标[6]。

（三）控烟需要民众、执法部门、政府共同努力

要更好地推进控烟，一方面有赖于执法部门积极查处，加强联动执法；另一方面也有赖于畅通群众举报途径，加大举报奖励力度，发动广大人民群众参与到控烟执法中来，实现全民控烟。

目前来看，在《条例》修正案颁布后，控烟立法与执行在衔接上还存在不畅。因此，必须总结控烟的好经验、好做法，更好地完善国家层面的控烟立法，从而使控烟执行起来更有法律依据，也更有社会舆论氛围和群众基础[7]。多方共同努力才能真正做好控烟。

参考文献

［1］World Health Organization. 2014 Global progress of report on implementation of the WHO framework convention on tobacco control. Switzerland：WHO，2015.

［2］伯德，克莱因，洛普. Python 自然语言处理. 东南大学出版社，2010.

［3］Taweh Beysolow Ⅱ. What is natural language processing? California：Apress，2018.

［4］袁军鹏，朱东华，李毅，等. 文本挖掘技术研究进展. 计算机应用研究，2006，23(2)：1－4.

［5］Borland R，Young D，Coghill K，et al. The tobacco use management system：analyzing tobacco control from a systems perspective. American Journal of Public Health，2010，100(7)：1229－1236.

［6］谢莉，姜垣. 控烟投入的全球经验. 慢性病学杂志，2017，18(10)：1118－1121.

［7］许辉. 控烟需要科学立法更需要严格执法. 检察日报，2018－11－07(006).

上海市社区 2 型糖尿病高危人群筛查效果研究

黎衍云　施　燕　程旻娜　严　非
蔡　淳　杨沁平　吴　菲　陈　昕

【导读】《中国 2 型糖尿病防治指南》指出，在糖尿病发展的各个环节，尤其是高危阶段和疾病早期进行分级管理和筛查，采取不同的干预措施，不仅可延缓甚至可以逆转糖尿病的进展，这体现了更加积极的糖尿病综合管理理念。文章基于第四轮公共卫生三年行动计划“利用健康大数据完善上海市糖尿病预防与控制服务体系”项目中 35 岁及以上常住居民糖尿病风险评估和高危人群筛查的相关数据，对项目的实施效果、居民满意度及成本效果和成本效用进行综合评价，为制定糖尿病防治政策提供依据，促进合理安排配置卫生资源。

上海市作为国际性大都市，在经济社会发展过程中，城市化和老龄化日益加剧，同时不良生活方式的潜移默化影响日益加大，糖尿病已经成为威胁上海市居民健康的主要因素和重要的公共卫生问题。2000 年上海市人民政府颁布的我国第一个区域性慢性病防治规划《上海市预防与控制慢性非传染性疾病中长期规划(2001—2015 年)》和 2004 年上海市卫生局颁布的《上海市社区糖尿病防治指南》已经将糖尿病防治作为重要内容列入其中，并于 2011 年已将社区糖尿病筛查纳入基本公共卫生服务，要求社区卫生服务中心按照相关临床指南和国家基本公共卫生服务要求开展高危人群筛选和筛查。

然而，现有相关糖尿病指南和工作规范虽然对 2 型糖尿病诊断进行了细致的阐述，但如何筛查并不详尽。同时由于我国地域辽阔，区域发展不平衡，民族多样化，致使在筛查的人群、方法、阈值，以及简便易行的一线筛查工具等方面缺乏统一的认识。本文旨在通过开展基于健康大数据的上海市 35 岁以上常住居民糖尿病风险评估和高危人群筛查，加强上海市居民电子健康档案、疾控慢病管理平台及临床诊疗信息等现有健康大数据的综合利用，规范和简化上海市社区糖尿病筛查工作流程，从而提高上海市居民糖尿病知晓率，使糖尿病患者得到早发现、早诊断和早治疗。

基金项目：第四轮公共卫生三年行动计划“利用健康大数据完善上海市糖尿病预防与控制服务体系”(课题编号：GWIV3.2)。
第一作者：黎衍云，男，副主任医师；施燕，女，主任医师，上海市疾病预防控制中心慢性非传染病与伤害防治所所长。
通讯作者：陈昕，女，上海市卫生健康委员会疾病预防控制处处长。
作者单位：上海市疾病预防控制中心(黎衍云、施燕、程旻娜、杨沁平、吴菲)，复旦大学公共卫生学院(严非)，上海市第六人民医院(蔡淳)，上海市卫生健康委员会(陈昕)。

一、研究对象与方法

（一）研究对象

研究对象为上海市社区年龄≥35 岁的常住居民（包括上海市户籍居民和上海市居住满 6 个月的非上海市户籍居民）。

（二）研究方法

研究内容主要包括社区糖尿病高危人群筛查和卫生经济学评估两部分。社区糖尿病高危人群筛查工作主要内容包括利用健康大数据筛选目标人群、目标人群糖尿病患病风险评估、高危人群登记和高危人群血糖筛查。卫生经济学评价从筛查的开展情况、成本构成、筛查的经济效率、社区居民 2 型糖尿病患病率与漏诊率等资料的分析入手，综合运用数据包络分析、决策树模型、成本-效果分析等，对照现行的自由就诊模式，对上海市 35 岁及以上社区居民 2 型糖尿病筛查策略进行评价。

二、研究结果

（一）筛查结果

1. 研究对象总体情况

截至 2017 年 12 月，累计完成糖尿病风险评估 101.1 万人，新发现并登记糖尿病高危人群 77.2 万，其中男性占 43.4%，女性占 56.6%，平均年龄为 62.97±12.04 岁；45 岁及以下、45～54 岁、55～64 岁、65～74 岁、74 岁及以上人群分别占 7.9%、15.3%、31.2%、29.4%和 16.1%。对其中的 32.5 万高危人群进行糖尿病筛查，其中男性占 40.7%，女性占 59.3%，平均年龄为 60.19±11.50 岁；45 岁及以下、45～54 岁、55～64 岁、65～74 岁、74 岁及以上人群分别占 11.4%、18.0%、32.9%、28.2%和 9.4%，规范筛查率为 97.98%（表 1）。

表 1　2016～2017 年上海市各区 2 型糖尿病风险评估及筛查完成情况

区	目标人群风险评估数（人）	高危人群登记数（人）	筛查人数（人）	规范筛查人数（人）	规范筛查率（%）
黄浦区	45 340	41 968	15 009	14 806	98.65
徐汇区	55 928	27 698	19 069	18 666	97.89
长宁区	43 458	38 650	14 699	14 473	98.46
静安区	72 722	71 732	15 928	15 334	96.27
普陀区	46 354	45 035	14 379	14 219	98.89
虹口区	36 534	34 779	14 225	14 134	99.36
杨浦区	41 028	37 928	12 396	11 720	94.55
闵行区	46 476	21 809	12 278	11 987	97.63
宝山区	71 924	34 990	18 561	17 734	95.54
嘉定区	25 993	24 170	13 618	13 447	98.74

续 表

区	目标人群风险评估数(人)	高危人群登记数(人)	筛查人数(人)	规范筛查人数(人)	规范筛查率(%)
浦东新区	208 113	201 795	64 558	63 938	99.04
金山区	48 713	37 336	17 297	16 791	97.07
松江区	74 824	51 495	29 930	29 597	98.89
青浦区	28 280	15 119	11 291	11 110	98.40
奉贤区	93 896	47 472	28 425	27 476	96.66
崇明区	72 188	39 791	23 420	23 094	98.61
合　计	1 011 771	771 767	325 083	318 526	97.98

2. 糖尿病及糖尿病前期检出率

新诊断糖尿病患者 37 084 名，平均检出率 11.4%；新诊断糖尿病前期患者 48 163 名，平均检出率 14.8%(表 2)。其中男性糖尿病、糖耐量减低(impaired glucose tolerance，IGT)和空腹血糖受损(impaired fasting glucose，IFG)检出率分别为 12.7%、10.9%和 3.9%，女性糖尿病、IGT 和 IFG 检出率分别为 10.6%、11.4%和 3.5%。

表 2　2016～2017 年上海市各区 2 型糖尿病及糖尿病前期检出率

区	糖尿病(%)	糖耐量减低(%)	空腹血糖受损(%)
黄浦区	1 463(9.7)	2 050(13.7)	732(4.9)
徐汇区	1 653(8.7)	1 474(7.7)	671(3.5)
长宁区	1 351(9.2)	1 349(9.2)	317(2.2)
静安区	1 746(11.0)	1 699(10.7)	475(3.0)
普陀区	1 541(10.7)	1 151(8.0)	718(5.0)
虹口区	1 443(10.1)	1 173(8.2)	426(3.0)
杨浦区	2 350(19.0)	1 357(10.9)	916(7.4)
闵行区	1 773(14.4)	1 859(15.1)	453(3.7)
宝山区	1 856(10.0)	1 878(10.1)	746(4.0)
嘉定区	1 370(10.1)	1 118(8.2)	274(2.0)
浦东新区	6 809(10.5)	8 796(13.6)	2 333(3.6)
金山区	1 877(10.9)	1 071(6.2)	1 056(6.1)
松江区	4 281(14.3)	5 039(16.8)	1 076(3.6)
青浦区	1 111(9.8)	1 401(12.4)	279(2.5)
奉贤区	2 743(9.6)	2 586(9.1)	665(2.3)
崇明区	3 717(15.9)	2 296(9.8)	729(3.1)
合　计	37 084(11.4)	36 297(11.2)	11 866(3.7)

3. 不同危险因素糖尿病及糖尿病检出率

糖尿病及糖尿病前期检出率随年龄呈明显上升趋势(图 1)。除年龄外的其他糖尿病危险因素中，具有糖调节受损史的居民其糖尿病检出率最高，达到 37.4%，其次为有一过性类固醇糖尿病病史(26.4%),因此在今后的社区糖尿病管理工作中应重点加强糖尿病前期患者的筛查和管理(表3)。

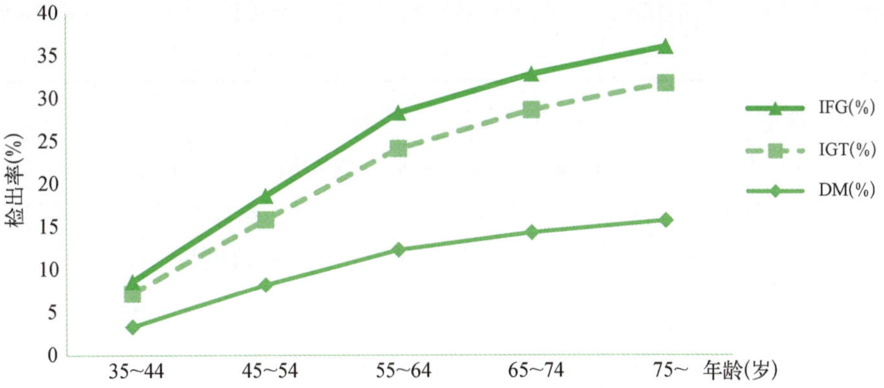

图1 不同年龄组糖尿病及糖尿病前期检出率

注:DM代表糖尿病,IGT代表糖耐量减低,IFG代表空腹血糖受损。

表3 2016～2017年上海市不同危险因素2型糖尿病及糖尿病前期检出率

危险因素	糖尿病检出率(%)	糖尿病前期检出率(%)
有糖调节受损史	37.4	
一级亲属中有2型糖尿病家族史	15.1	14.3
高血压	15.4	16.0
血脂异常	15.8	16.5
动脉粥样硬化性心脑血管疾病	15.4	16.1
有一过性类固醇糖尿病病史	26.4	18.4
长期接受抗精神病药物和(或)抗抑郁症药物治疗	10.5	10.9
静坐生活方式	10.7	12.3
超重或肥胖(BMI≥24 kg/m^2)	13.9	14.5

4. 不同空腹末梢血糖切点糖尿病检出率

对不同空腹末梢血糖切点检出率进一步分析发现,在所有的空腹末梢血糖<5.6 mmol/L的172 257名筛查对象中仅有0.7%(1 139人)人被新诊断为糖尿病,大部分新诊断的糖尿病患者(96.3%)集中在空腹末梢血糖≥5.6 mmol/L的人群中(表4)。因此在后续的实际筛查工作中对于空腹末梢血糖<5.6 mmol/L的筛查对象,可以不用进行空腹静脉血糖检测。

表4 2016～2017年上海市不同空腹末梢血糖2型糖尿病及糖尿病前期检出率

空腹末梢血糖(mmol/L)	筛查人数(人)	糖尿病(%)	糖尿病前期糖耐量减低(%)	糖尿病前期空腹血糖受损(%)
<5.6	172 257	1 139(0.7)	501(0.3)	69(0.0)
5.6～8	103 588	20 214(19.5)	26 539(25.6)	7 849(7.6)

续 表

空腹末梢血糖(mmol/L)	筛查人数(人)	糖尿病(%)	糖尿病前期糖耐量减低(%)	糖尿病前期空腹血糖受损(%)
≥8	10 075	9 020(89.5)	44(0.4)	24(0.2)
合计	285 920	30 373(10.6)	27 084(9.5)	7 942(2.8)

5. 满意度评价

对所有参加早发现的居民进行满意度和后续筛查意愿调查发现，筛查对象对项目的总体满意度为 98.7%，对项目内容、组织形式、现场安排以及服务态度的满意度分别为 98.5%、98.5%、98.4%和 98.7%。另有 97.3%的社区居民愿意在今后的生活中接受类似形式的筛查服务。

（二）卫生经济学评价

本研究分别构建短期成本-效果模型和长期成本-效用模型，从新发现患者数量(短期)和长期治疗的效用(长期)两个角度对糖尿病筛查策略开展卫生经济学评价。

1. 增量成本效果比

根据开展筛查策略和不开展筛查策略的成本和效果模拟结果，计算得到增量成本效果比为：

$$ICER = (C_{S1} - C_{S0})/(N_{S1} - N_{S0}) = (12\text{亿} - 2.5\text{亿})/(109\text{万} - 18\text{万}) \approx 1\,000\text{元}/\text{例}$$

ICER 为增量成本效果比(incremental cost-effective ratio)；C_{S1} 代表根据上海市 2017 年人口情况，实施“筛查”策略产生的累计成本；C_{S0} 代表实施“不开展筛查”策略产生的累计成本；N_{S1} 代表根据上海市 2017 年人口情况，实施“筛查”策略累计新发现的 2 型糖尿病患者数量；N_{S0} 代表实施“不开展筛查”策略累计新发现的 2 型糖尿病患者数量。

结果表明，相对于“不开展筛查”策略，实施“筛查”策略为多发现 1 例新患者需要额外投入成本 1 000 元。

2. 增量成本效用比

综合模拟结果的成本和效用信息，得到增量成本效用比为：

$$\begin{aligned} ICUR &= (C_{S1} - C_{S0})/(QALYs_{S1} - QALYs_{S0}) \\ &= (641.2\text{亿元} - 596.4\text{亿元})/(1\,409.2\text{万 QALYs} - 1\,400.1\text{万 QALYs}) \\ &\approx 49\,000\text{元}/\text{QALY} \end{aligned}$$

ICUR 为增量成本效用比(incremental cost-effective ratio)；QALY 为质量调整生命年(quality adjusted life year)；C_{S1} 代表根据上海市 2017 年人口情况，实施一次“筛查”策略产生的长期(30 年)累计成本；C_{S0} 代表实施“不开展筛查”策略产生的长期(30 年)累计成本；$QALYs_{S1}$ 代表根据上海市 2017 年人口情况，实施一次“筛查”策略可获得的长期(30 年)累计质量调整生命年；$QALYs_{S0}$ 代表实施“不开展筛查”策略可获得的长期(30 年)累计质量调整生命年。

结果表明，相对于“不开展筛查”策略，实施“筛查”策略长期而言为拯救 1 QALY 需要额外投入成本 49 000 元。由于该额外投入远小于最新报告的上海市人均国民生产总值 116 562 元(2016 年)[1]，根据世界卫生组织的推荐意见[2]，“筛查”所增加的成本完全值得。

三、结论与建议

（一）主要结论

1. 项目成效明显，实现糖尿病防治健康关口前移

通过对现有居民电子健康档案、疾控管理平台以及临床诊疗信息等多来源数据进行有效整合，构建基于健康大数据的糖尿病高危人群评估工具，进一步规范上海市糖尿病高危人群登记、筛查和管理工作。累计完成风险评估 101.1 万人，新发现并登记糖尿病高危人群 77.2 万，并对其中的 32.5 万高危人群进行糖尿病筛查，新诊断糖尿病患者 37 084 名，新诊断糖尿病前期患者 48 163 名。筛查对象项目总体满意度为 98.7%，有 97.3%的社区居民愿意在今后的生活中接受类似形式的筛查服务。2017 年上海市社区居民糖尿病知晓率为 63.01%，较 2009 年的 60%提高了 3.01%，增幅为 5.02%。

2. 项目筛查模式完善，经济有效

以往上海市糖尿病患者的发现主要依靠患者就诊，但许多糖尿病患者没有明显的临床症状，仅会通过体检或其他疾病就诊时发现高血糖。本项目依托电子健康档案筛选高危人群后，通过空腹末梢血糖和空腹静脉血糖（或口服糖耐量试验）的方式开展筛查具有良好的成本-效果和成本-效用本研究的成本-效果模型模拟结果显示，相比目前不开展筛查而言，在上海市 35 岁及以上社区人群中开展糖尿病筛查的增量成本-效果比约为 1 000 元/例患者；进一步成本-效用模型模拟结果显示，长期而言增量成本-效用比约为 49 000 元/QALY，远小于同期上海市人均生产总值水平。根据世界卫生组织对成本-效用分析的评价标准建议，本研究支持目前在上海市 35 岁及以上人群中开展糖尿病筛查工作。因此，本项目通过社区主动筛查的方式，有效提高上海市糖尿病患者的发现水平，为早期发现、早期干预糖尿病患者提供了基础。

3. 项目技术适宜，易于推广

本项目采用联合筛查技术，主要由问卷风险评估、空腹血糖和口服糖耐量三部分组成，这三部分对临床医护人员而言属于比较基础的操作，掌握起来并不困难。此外，本项目所需的仪器也并非昂贵的大型设备，社区卫生服务中心筹备这些设备没有困难。因此，从技术和设备的角度而言，本项目采用的糖尿病筛查技术易于被社区接受和采纳。

（二）问题与建议

1. 主要问题

部分居民尤其是职业人群糖尿病预防意识仍然不足。通过多年的发展，上海市糖尿病防控政策支持环境基本形成，防治体系日趋完善，防治效果初现成效，但居民危险因素暴露状况未得到明显改善，患病率仍然呈继续上升的态势。居民对糖尿病对个人、家庭、社区和整个社会产生的严重危害和巨大的经济影响的认识仍然不足。与此同时，职业人群由于工作和时间的原因，接受社区糖尿病防治服务的主观性、积极性不高，在有机会获得糖尿病健康管理服务的情况下仍明确拒绝。

基层支撑能力有待提升。上海市糖尿病防控所遵循的原则、制定的策略和采用的技术措施已经比较成熟,但由于社区防控队伍的技术能力尤其是疾病筛查、规范诊疗与康复指导的能力差,未能为居民提供真正有效的健康管理服务;另外,基层队伍任务繁重,除需承担基本医疗和公共卫生服务外,大量的临时性项目工作也落地在社区,导致基层不堪重负。

筛查项目众多,未能有效整合。由于此次筛查仅针对糖尿病开展,项目过于单一,并且未与其他筛查或基本公共卫生服务整合,因此项目对居民的吸引力尚可进一步提高。同时,单独开展筛查也使各机构承担了大量额外的组织、协调和保障工作。此外,居民未按社区卫生服务中心的预约赴约检查,各社区居民对糖尿病筛查的需要差异大,以及社区卫生服务中心人力资源不足,是阻碍筛查工作顺利实施的重要问题。

社会参与慢性病防控的积极性有待进一步发挥。上海市在全市建立起了众多的患者自我管理俱乐部和健康促进志愿者队伍,一定程度上对上海市糖尿病防治工作发挥了作用,但规模相对较小,大量的健康促进、环境保护社会组织和志愿服务行动及个人、家庭、社区、非政府组织等相关利益相关方尚未被发动起来,相关资源未能有效整合,未建立成熟的工作机制。

2. 建议

现阶段应在上海市 35 岁及以上社区高危人群中对 2 型糖尿病开展主动筛查。国内外研究表明[3-9],早期筛查和干预不仅可以明显降低高危人群 2 型糖尿病的发病风险,还能够显著降低与 2 型糖尿病相关的全因死亡率。本研究结果显示,在上海市 35 岁及以上人群中开展糖尿病筛查可以使患者得到有效的早发现、早诊断和早治疗,且筛查对象对项目的总体满意度为 98.7%,有 97.3%的社区居民愿意在今后的生活中接受类似形式的筛查服务。因此,建议进一步明确基本公共卫生服务包的内容和服务流程,将糖尿病筛查与其他公共卫生服务进行整合,在上海市电子健康档案建设完善的地区逐步推广常规开展 35 岁及以上社区居民 2 型糖尿病筛查。

进一步推进健康数据尤其是健康体检数据的互联互通、信息共享及标准化建设,实现大数据综合管理和数据深入挖掘。进一步完善上海市健康数据标准化建设,实现上海市健康数据尤其是健康体检数据互联互通、信息共享,丰富健康档案及社区糖尿病管理信息源,灵活利用健康大数据开展糖尿病全程管理,贴近市民糖尿病防控需求,提高管理效率。逐步开设居民糖尿病防控信息查询系统,实现个人糖尿病相关信息实时查询,运用大数据综合管理和数据挖掘技术,及时分析居民糖尿病防治需求,既可方便家庭医生为社区居民提供优质、便捷、安全、有效的综合卫生服务,又可提高居民参与的积极性。

落实家庭医生签约,探索职业人群健康管理新模式。以社区家庭医生签约服务为抓手,推进糖尿病防治体系的进一步落实,从而实现项目的常态化、长效化管理。针对职业人群社区糖尿病防治参与度不高等问题,试点企事业单位糖尿病管理,加强职业人群糖尿病防治,探索功能社区糖尿病防治新模式。

常规开展糖尿病筛查后应定期开展卫生经济学评价,并采纳最新的循证医学证据,不断改进筛查方案。由于卫生经济学评价结果对模型中部分指标(如高危人群中空腹末梢血糖<5.6 mmol/L 的概率等)非常敏感,因此,在常规开展社区人群 2 型糖尿病筛查后,应定期开展卫生经济学评价,并根据最新的循证医学证据更新筛查政策。

参考文献

[1] 上海市统计局. 2017 年上海统计年鉴. http://www.statssh.gov.cn/html/sjfb/201801/1001529.html [2018-10-27].

[2]《中国药物经济学评价指南》课题组. 中国药物经济学评价指南(2011 版). 中国药物经济学, 2011,(3): 6-9,11-48.

[3] Pan X R, Li G W, Hu Y H, et al. Effects of diet and exercise in preventing NIDDM in people with impaired glucose tolerance: The Da Qing IGT and Diabetes Study. Diabetes Care, 1997, 20(4): 537-544.

[4] Herman W H, Ye W, Griffin S J, et al. Early detection and treatment of type 2 diabetes reduce cardiovascular morbidity and mortality: A simulation of the results of the Anglo-Danish-Dutch Study of Intensive Treatment in People With Screen-Detected Diabetes in Primary Care (ADDITION-Europe). Diabetes Care, 2015, 38(8): 1449-1455.

[5] Simmons R K, Rahman M, Jakes R W, et al. Effect of population screening for type 2 diabetes on mortality: long-term follow-up of the Ely cohort. Diabetologia, 2011, 54(2): 312-319.

[6] Feldman A L, Griffin S J, Fharm E, et al. Screening for type 2 diabetes: Do screen-detected cases fare better? Diabetologia, 2017, 60(11): 2200-2209.

[7] Qiao Q, Jousilahti P, Eriksson J, et al. Predictive properties of impaired glucose tolerance for cardiovascular risk are not explained by the development of overt diabetes during follow-up. Diabetes Care, 2003, 26(10): 2910-2914.

[8] Barry E, Roberts S, Oke J, et al. Efficacy and effectiveness of screen and treat policies in prevention of type 2 diabetes: Systematic review and meta-analysis of screening tests and interventions. BMJ, 2017, 356: i6538.

[9] Selph S, Dana T, Blazina I, et al. Screening for type 2 diabetes mellitus: a systematic review for the U. S. Preventive Services Task Force. Ann Intern Med, 2015, 162(11): 765-776.

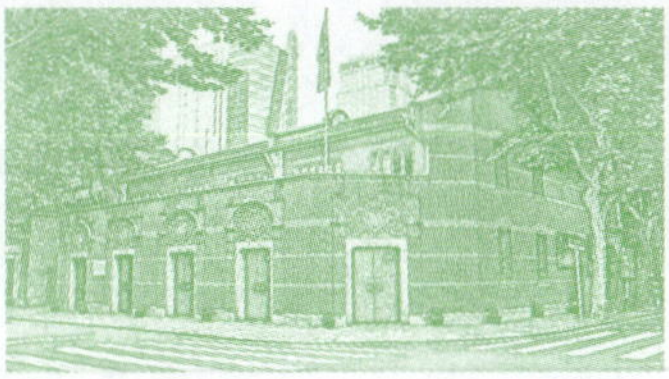

第五章 基层卫生

基层卫生是医疗卫生事业的重要组成部分。卫生健康工作的“两个重点、一个转变”,即继续解决“看病难、看病贵”两个重点问题,实现以治病为中心向以人民健康为中心的转变,以及人民群众日益增长的健康需求,为基层卫生服务带来了新的机遇,也对基层卫生供给提出了新的要求。本章将对社区卫生服务开展综合评价,就社区卫生服务中心的基本服务项目及标化工作量进行研究,剖析家庭医生签约服务费政策实施现况及对策,探讨安宁疗护服务的现状与政策建议,以期为进一步提升基层卫生服务质量,深化社区卫生服务综合改革提供参考。

上海市2018年度社区卫生服务综合评价结果研究

张静雅　杨　超　张天晔　钟　姮
何江江　万和平　汤真清　卓文彬　晏嫦君

【导读】 为全面了解2018年度上海市各区社区卫生服务工作现状，文章在系统介绍上海市社区卫生服务综合评价指标体系及其特点的基础上，从社区卫生服务中心的功能任务与资源配置、基本医疗、基本公卫、业务管理、综合管理和满意度6个方面分析了上海市社区卫生服务综合评价结果，并提出了具体的政策建议，为深化社区卫生服务综合改革提供参考。

为全面评价社区卫生服务中心的服务质量、运行机制、监管机制和补偿机制，推动建立以家庭医生服务为核心的社区卫生服务模式，加强各区对社区卫生服务管理和提升社区卫生服务质量的重视程度。2019年1月，上海市卫生健康委依据《关于印发〈上海市社区卫生综合评价指标(2018年度)的通知〉》(沪卫计基层〔2019〕001号)，组织上海市各区对辖区内社区卫生服务中心开展2018年度社区卫生服务综合评价工作。基于此，通过上海市此次综合评价的分析结果，为进一步提高基层服务能力和深化社区卫生服务综合改革提供依据与政策建议。

此次调查242家社区卫生服务中心(含分中心)，所有数据是基于此次调查得来的数据。

一、上海市社区卫生服务综合评价指标体系介绍

(一) 指标体系特点

指标体系的构建突出了国家标准这一核心主线，即《社区卫生服务中心服务能力标准(2018年版)》[1]，并融入上海基层卫生特色工作，以此为基础设计的指标体系框架分为两个层面：一是"优质服务基层行"指标，包括社区卫生服务中心的功能任务与资源配置、基本医疗、业务管理和综合管理的指标体系；二是国家基本公共卫生服务项目评价指标，是国家卫生健康委每年组织专家赴各省开展现场考核的指标，该部分指标体系及评审标准的制定按照《国家基本公共卫生服务规范(第三版)》和《国家基本公共卫生服务项目绩效考核指导方案(2015)》[2]。在此基础上，还增

第一作者：张静雅，女，科员。
作者单位：上海市健康促进中心(张静雅、万和平)，上海市卫生健康委员会(杨超、张天晔、钟姮)，上海市卫生和健康发展研究中心(上海市医学科学技术情报研究所)(何江江、汤真清)，上海市质量协会用户测评中心(卓文彬)，上海市徐汇区康健街道社区卫生服务中心(晏嫦君)。

加了两个层面，一是满意度第三方测评指标，这是社区卫生服务机构服务效果最直接的外在表现；二是数据质量，为确保数据有效性，保障评价结果的多重应用。

（二）指标体系的主要内容

指标体系较之前的版本有了新的突破，结合国家卫生健康委、国家中医药局启动的“优质服务基层行”活动，并融入上海基层卫生特色工作及《国家基本公共卫生服务规范（第三版）》等内容，对评价指标体系进行了更新完善，形成2018年度社区卫生服务综合评价指标体系，共四部分内容：“优质服务基层行”指标，含4个一级指标、33个二级指标、122个三级指标；公共卫生指标，含4个一级指标、18个二级指标、47个三级指标；满意度指标，含3个一级指标、15个二级指标、115个三级指标；数据质量，含1个一级指标、2个二级指标（表1）[3]。

表1 上海市社区卫生服务综合评价指标体系（单位：个）

分类指标	一级指标	二级指标数量	三级指标数量
“优质服务基层行”	功能任务与资源配置	6	29
	基本医疗	7	35
	业务管理	10	36
	综合管理	10	22
公共卫生	组织管理	3	5
	资金情况	1	6
	公共卫生服务	13	34
	基础情况	1	2
满意度	职工满意度	7	43
	患者满意度	6	66
	签约居民满意度	2	6
数据质量	数据质量	2	—

二、上海市社区卫生服务综合评价核心指标结果及分析

（一）“优质服务基层行”

1. 功能任务与资源配置

全市242家社区卫生服务中心（含分中心）每家平均服务人口数为6.85万人，机构布局总体较为合理，但有近25%的社区机构服务人口过多。设施设备均能达标。全市181家（74.79%）社区卫生服务中心家庭病床建床率平均值为0.29%，195家（80.58%）社区卫生服务中心的家庭病床建床率低于评审标准值（城区0.5%，郊区0.2%），其中远郊地区低于市标准值。全市有60.74%（147家）的社区卫生服务中心的每万服务人口全科医生数低于评审标准值（3.3人），全市平均3.35人。全市仅远郊地区有1家社区卫生服务中心未配套区级支持政策。

2. 基本医疗

全市社区卫生服务中心每个家庭医生平均服务人口数均值为1151.76人，23家（9.50%）社

区卫生服务中心高于市标准上限值(2 000 人)。全市常住居民签约覆盖率平均值为 39.56%,222 家(91.74%)社区卫生服务中心达到评审标准值(30%)。全市社区卫生服务中心重点人群签约覆盖率平均值为 70.84%,213 家(88.02%)社区卫生服务中心达到评审标准值(60%)。全市社区卫生服务中心签约医疗机构组合就诊率平均值为 71.07%,仅 52 家(21.49%)社区卫生服务中心达到评审标准值(80%),其中仅远郊地区高于评审标准。全市社区卫生服务中心签约社区就诊率平均值为 48.50%,58 家(23.97%)社区卫生服务中心达到评审标准值(60%),其中仅远郊地区高于评审标准。全市开展安宁疗护的 219 家社区卫生服务中心安宁疗护服务覆盖率平均值为 17.75%,85 家(35.12%)社区卫生服务中心达到评审标准值(40%)。

3. 业务管理

全市 246 家社区卫生服务中心都有针对不同专业卫生技术人员的"三基"培训内容、要求、重点和培训计划。全市社区卫生服务中心抗生素处方比例平均值为 6.69%,所有社区均低于评审标准(20%),其中远郊地区相对较高。全市社区卫生服务中心静脉点滴处方比例平均值为 2.82%,所有社区均低于评审标准(20%),其中远郊地区相对较高。全市社区卫生服务中心基本药物使用金额占全部药品总金额比例平均值为 89.66%,207 家(85.54%)社区卫生服务中心达到评审标准值(85%)。

4. 综合管理

全市 89 家(36.78%)社区卫生服务中心是上海市住院医师规范化培训社区教学基地。信息化方面,全市 242 家社区机构支持医疗、健康档案、公共卫生、检查检验等信息互联互通,236 家社区信息系统支持双向转诊和远程医疗的开展。科研管理方面,213 家社区近 3 年至少承担 1 项区级或市级及以上科研课题,209 家社区注重课题研究结果产出和转化,127 家社区 2016～2018 年度有市卫生计生委及相同级别的重点项目及课题的立项,112 家社区 2018 年度发表在核心期刊及以上的论文数量达到 3 篇及以上。

(二) 公共卫生服务

100%的社区卫生服务中心的公共卫生经费规范使用。76.86%的社区卫生服务中心的电子健康档案建档率达到评审标准(75%以上),全市社区卫生服务中心的电子健康档案建档率平均值为 84.14%。老年人健康管理率达到 67%以上的社区有 109 家,占 45.04%,其中城区老年人健康管理率最低(39.84%)。慢性病管理方面,大部分社区卫生服务中心能够很好地完成高血压、糖尿病和严重精神障碍患者的管理任务。全市社区卫生服务中心高血压患者规范管理率 86.83%,96.68%的社区达到 60%以上;高血压管理人群血压控制率 85.44%,99.59%的社区达到 40%以上。全市社区卫生服务中心糖尿病患者规范管理率 87.10%,99.17%的社区达到 60%以上;糖尿病管理人群血糖控制率 65.26%,94.61%的社区达到 40%以上。严重精神障碍患者规范管理率 98.37%。妇幼保健方面,大部分社区卫生服务中心能够完成既定要求,其中早孕建册率有一定的提升空间,全市仍有 14.94%的社区未达到评审标准(85%)。

(三) 满意度

根据上海市质量协会用户评价中心的数据,居民总体满意度为 88.91%(样本 3 935 份),处于较满意水平。签约居民对门诊服务、家庭医生服务的满意度有所上升，而对住院服务、老年护理服务的满意度较去年有不同程度的下降。门诊服务方面，康复服务、基本药物配备方面满意度相对较低；家庭医生服务方面，家庭医生服务内容的总体满意度相对较低，居民未签约的主要原因是“不知道签约后能获得怎样的好处”。住院服务中，病房餐饮的满意度较低，可进一步提升完善。“床位太少，住不进”是居民未入住老年护理机构或对其服务不满意的主要原因。

社区卫生服务中心员工总体满意度为 86.16%(样本 402 份)。社区卫生服务中心的员工对工作激励满意度相对较低，为 80.40%，其中“对目前的收入水平感到满意”和“收入与付出成正比”这两项满意度明显低于其他项目。表明员工们认为付出和收获不成正比，在人力资源配置和工资薪酬方面有待改进，工作认同方面，社区卫生服务中心工作业务较为繁忙，工作人员感觉工作劳累等。调查结果还显示，社区卫生服务中心员工希望增加培训机会，社区能够关心并帮助员工做好职业规划，同时保障医务人员安全，构建良好工作环境，提升医务人员社会地位和工资待遇。

三、完善上海市社区卫生服务工作的政策建议

(一) 加强社区平台建设，提升社区服务平台的功能延伸

打造社区卫生服务中心平台，将平台作为基层社区治理的重要组成，理顺平台与政府、家庭医生、社会资源、市场资本之间的关系，形成平台现代管理制度，优化平台治理机制，提升治理手段、服务能力与管理水平。现阶段可在原有居住生活社区的基础上探索工作场所功能社区的建设，通过平台功能的延伸，整合现有的各类企事业单位的内设医疗机构和社会医疗资源。将社区卫生服务中心打造成提供全生命周期、全需求层次的整合型服务平台。提高居民从社区卫生服务中心平台获得各种不同层次医疗卫生服务的针对性、全面性与有效性，满足居民不同层次、不同生命阶段的健康服务需求。

(二) 提升社区卫生服务能力，打造高质量服务

全科医生的素质和数量决定了卫生服务的质量，对社区卫生服务能力的提升起到了促进的作用。目前上海市每万服务人口拥有全科医生 3.35 人，按照每万名常住人口拥有 4 名全科医生的标准，尚有缺口 1 495 人[4]。针对全科医生的人才缺口，可以通过以下措施改善：一是加强规范化培训、全科转岗培训等多种途径的培训[5]，充实社区医务人员队伍，鼓励和引导医学背景的相关人员积极参加紧缺专业的职业技能培训；二是大力开展农村地区助理全科医师规范化培训，培养一批较高素质的乡村社区医生队伍[6]，同时要提高护理人员的医疗和护理服务能力，分担基层临床医生的工作任务；三是加大医学院校对社区卫生服务中心的支撑力度，将社区卫生服务中心作为其临床教学与培训基地，形成医学院校与社区卫生服务中心间教学相长的支持联动关系；四是建立二、三级医疗机构帮扶社区卫生服务中心的长效机制，鼓励二、三级医院的医生下沉到社区卫生服务机构[7]，全面提升社区医务人员临床与健康管理技能。

(三) 激发机构运行活力，提高人员积极性

在综合预算管理与全面预算管理的基础上，按照社区卫生服务中心基本项目、标化工作量、

服务质量等,合理核定财政对社区卫生服务中心完成基本项目的运行补充机制,在保证社区公益性的同时,发挥财政资金的引导作用和医保资金的保障作用。研究制定基于中心平台的外部市场化购买机制,主要包括购买项目、标准、流程和质量监管等。对政府应提供的基本卫生服务但中心内部市场暂时提供不了的基本卫生服务进行市场化购买,满足居民多层次健康需求,同时,引入竞争机制,助推政府办社区卫生机构提高运行质量与效率,调动医务人员积极性。

(四) 依托互联网和人工智能,提高社区效能

通过推动建立基于数据标准与信息化支撑的社区卫生服务新模式,以家庭医生制度构建为主线,发挥社区卫生服务平台功能,包括对各类资源的整合配置与科学利用,以及对居民健康的持续管理,在现有面向居民提供基本医疗和公共卫生服务的基础上,形成针对性的签约服务、分级诊疗、处方延伸及费用审核服务。通过信息技术、健康管理和人工智能诊疗助手的有效融合,整合居民个体、各级医疗卫生机构、专业站所、各类社会健康管理与保险机构的资源,使家庭医生成为居民健康、卫生资源与卫生费用的"守门人",促进健康持续提高、资源有效利用、运行科学规范。

(五) 改善服务质量,提升社区就医体验

以居民和患者需求为导向,提供针对性、个性化的医疗和公共卫生服务,改善基本医疗和公共卫生服务的服务模式,从过去的按上级要求和按照诊疗标准提供服务转变为按照居民和患者需求提供服务,有效提升患者和居民的社区就医体验。同时要广泛宣传动员,扩大患者自我健康管理组织和社区健康志愿者队伍,提高群众的健康知晓率[8],促进社区医疗和公共卫生服务项目积极落实,确保群众受益,提升患者和社会公众的获得感。

参考文献

[1] 国家卫生健康委员会、国家中医药局. 关于开展"优质服务基层行"活动的通知(国卫基层函〔2018〕195 号). 2018.

[2] 国家卫生计生委办公厅,财政部办公厅,国家中医药局办公室. 关于印发国家基本公共卫生服务项目绩效考核指导方案的通知(国卫办基层发〔2015〕35 号). 2015.

[3] 上海市卫生健康委员会. 关于印发上海市社区卫生综合评价指标(2018 年度)的通知(沪卫计基层〔2019〕001 号). 2019.

[4] 上海市人民政府办公厅. 关于本市改革完善全科医生培养与使用激励机制的实施意见的通知(沪府办规〔2018〕34 号). 2015.

[5] 上海市卫生健康委,上海市卫生和发展研究中心,上海市健康促进中心. 上海市 2017 年度社区卫生服务综合评价报告. 2018.

[6] 何江江,钟姮,汤真清,等. 上海市 2015 年度社区卫生服务综合评价研究. 中国全科医学,2017,20(34):4242-4247.

[7] 汤真清,康琦,钟姮,等. 2014—2015 年上海市基层卫生人力发展现状与对策. 中国卫生资源,2017,20(5):406-411.

[8] 汤真清,王玲,钟姮,等. 上海市社区卫生服务供需双方满意度调查. 中国卫生资源,2018,21(5):441-445,451.

上海市社区卫生服务中心基本服务项目及标化工作量研究

叶迎风　杨　超　张天晔　张馨予　王　冬　应晓华

【导读】 社区卫生服务是卫生工作的重要组成部分。2015 年，上海市印发《上海市社区卫生服务中心基本服务项目目录》。近年来，居民日益增长的健康需求对社区卫生服务供给提出了新要求。项目组通过梳理 74 份 2011～2018 年国家、上海市及上海市各区发布的社区卫生服务中心基本服务工作相关政策文件，形成新增 26 项、修改 40 项的项目修订池；采用 4 轮德尔菲专家咨询法，共请 12 位政策制定者暨管理者、政策研究者、政策执行者暨实践者进行筛选和相应标化工作量确定，最终新增 21 项，修改 20 项。其中，基本诊疗服务类修改 1 项；基本公共卫生服务类新增 21 项，修改 19 项。文章对社区卫生服务中心基本卫生服务工作的边界予以补充完善，为社区基本卫生服务项目的调整方向提供政策建议。

一、研究背景

（一）《上海市社区卫生服务中心基本服务项目目录（2015 版）》的目标与成效

《上海市社区卫生服务中心基本服务项目目录（2015 版）》（以下简称《目录（2015 版）》）于 2015 年 2 月 5 日印发，明确与规范了社区卫生服务中心的基本卫生服务内容与边界，逐步建立了与服务项目、数量、质量、效率等匹配的资源投入、人员配置、运行管理、分配激励等机制。《目录（2015 版）》印发后，上海市各区卫生健康管理部门均予以施行，或参照该目录，结合辖区自身情况与居民需求，制定辖区内社区卫生服务中心基本服务项目目录。[1]

（二）新时期社区卫生服务的新要求

2015 年至今，我国经济发展进入新时期，医疗卫生事业发展迅速，人民群众健康需求日益增长。但是，新型城镇化、人口老龄化、疾病谱变化、医疗卫生资源分布相对不平衡、慢性病与传染病的疾病负担日益加重等多重健康问题都对社区卫生服务提出了新要求、新任务。社区卫生服务中心应履行为居民提供安全、有效、连续、综合的基本卫生服务的网底职能，同时，全面提升运

第一作者：叶迎风，男，博士。
通讯作者：应晓华，男，复旦大学卫生经济学教研室主任。
作者单位：复旦大学医学院（叶迎风、张馨予、应晓华）、上海市卫生健康委员会（杨超、张天晔、王冬）。

营与管理的规范化、精细化与科学化水平。2017 年 2 月，国家卫生计生委印发《国家基本公共卫生服务规范（第三版）》，规范国家基本公共卫生服务项目管理，是基层医疗卫生机构工作的重要内容。此外，2011 年至 2018 年 5 月，国家、上海市及上海市各区共印发 74 份与社区卫生服务紧密相关的政策文件，对社区卫生服务中心的基本卫生服务工作予以指导或补充完善，原有基本服务项目内涵部分发生了变化。

本研究通过社区卫生服务工作相关政策文件的检索和梳理，通过对政策制定者、政策执行者、政策研究者的咨询和组织讨论，本着基本性、可行性、导向性、机制性和指导性原则，对《目录（2015 版）》进行修订和完善。

二、现况和问题分析

（一）政策文件梳理

由国家和上海市及上海市各区发布的政策文件中，以《目录（2015 版）》印发后至 2018 年 5 月期间的政策文件为重点，筛选出与社区卫生服务中心基本服务工作直接相关的 74 份政策文件；3 名研究人员分别独立从这些政策文件中，总结提取潜在的基本公共卫生服务项目，与《目录（2015 版）》对比，在现有目录基础上进行社区卫生服务中心基本公共卫生服务项目的修订，包括新增基本服务项目，修改项目名称、内容或项目内涵有变化的基本服务项目，删减不再具有时效性的基本服务项目。最终生成项目修订池，相比《目录（2015 版）》，新增 26 项，修改 40 项，主要调整在基本公共卫生服务大类，修改 37 项，新增 23 项。

（二）专家咨询

项目组先后向上海市卫生健康委 4 位政策制定者暨管理者与 2 位政策研究者、上海市社区卫生服务中心 6 位政策执行者暨实践者进行 4 轮德尔菲专家咨询法。分别围绕政策文件纳入是否充分、目录建议是否满足政策制定者的管理需求、目录建议是否与政策执行者的实践经验一致、目录建议是否符合人民群众日益增长的健康需求、各变动项目的标化工作量参考值如何确定等问题展开。

第一、二轮专家咨询面向政策制定者暨管理者与政策研究者，结合实际管理需求，作以下调整：将各区制定的本区社区卫生服务中心基本服务项目目录相关政策文件纳入参考范围，以有新增项目的青浦区、杨浦区、虹口区社区卫生服务中心基本服务项目目录作为重点参考；呈现本研究与《目录（2015 版）》《国家基本公共卫生服务规范（2011 年版）》《国家基本公共卫生服务规范（第三版）》3 份文件的对比情况，在完成国家基本要求基础上打造上海市特色项目；对重要政策文件、热点问题、新兴问题进行补充梳理。

第三、四轮专家咨询面向 6 位分别来自长宁区、徐汇区、杨浦区、浦东新区、普陀区、青浦区的社区医疗卫生工作政策执行者暨实践者，根据社区卫生服务中心以往的实践经验、当前人民群众的健康需求、未来可预见时期内的发展，参考依据的政策文件，确定服务项目目录新增、调整的内容。对于新增和修改的服务目录项目，与《目录（2015 版）》项目建立关联或新增标化目录项目，并给出项目标化工作量参考值。

三、结果与思考

课题组通过梳理74份2011年后发布的政策文件，组织4次面向政策制定者、政策执行者、服务提供者的专家咨询会，历时10个月，形成了相较《目录(2015版)》新增21项、修改20项的修订意见，调整集中在基本公共卫生服务项目大类。各大类调整数量，详见表1。

表1 《上海市社区卫生服务中心基本服务项目目录》调整内容及相应数量

来源	总计(项)	类别					
		基本诊疗服务	基本公共卫生服务	重大公共卫生服务	社区康复服务	社区护理服务	家庭医生服务
《目录(2015版)》	141	25	76	3	8	26	3
新增	21	0	21	0	0	0	0
修改	20	1	19	0	0	0	0

项目目录中，基本诊疗服务项目大类修改1项，基本公共卫生服务大类新增21项，修改29项，其余部分无变动。

基本诊疗服务项目大类，依据《关于调整全国基层中医药工作先进单位建设标准部分指标的通知》《基层中医药服务能力提升工程"十三五"行动计划》，修改Ⅱ级项目明细1项，"中医门诊诊疗"Ⅱ级项目明细中"各种中医适宜技术"明确为"中药饮片、针刺、艾灸、刮痧、拔罐、中医微创、推拿、敷熨熏浴、骨伤、肛肠、其他类等项目中的6类以上中医药适宜技术"。

基本公共卫生服务项目大类Ⅰ级项目"A类疾病防控"，Ⅱ级项目新增2项，修改1项，Ⅱ级项目明细新增7项，修改11项。

依据《国家基本公共卫生服务规范(第三版)》的《传染病及突发公共卫生事件报告和处理服务规范》，Ⅱ级项目"传染病防治"修改1项，项目明细新增2项、修改4项。"传染病防治"Ⅱ级项目修改为"传染病防治和突发公共卫生事件处理"；新增"预防性服药""传染病疫情和突发公共卫生事件风险管理和应急预案制(修)订"，"传染病登记、报告和流行病学调查"修改为"传染病和突发公共卫生事件的发现、登记、相关信息报告、流行病学调查"，"传染源管理(疫点消毒等)"修改为"疫点疫区处理"，"重点传染病病人、密切接触者管理"修改为"传染病密切接触者和健康危害暴露人员的管理"，"疟疾、丝虫病、血吸虫病病人筛查和转诊"修改为"疟疾、丝虫病、血吸虫病病人筛查和转诊，重点传染病病人的医疗救治和管理"。

依据《国家基本公共卫生服务规范(第三版)》的《预防接种服务规范》及《上海市预防接种工作规范(2016年版)》，Ⅱ级项目"免疫规划"下项目明细修改3项。"预防接种不良事件的监测、管理及处理"修改为"预防接种不良事件的监测、报告、管理、调查及处理，包括疑似预防接种异常反应处理"，"预防接种证、卡、簿管理"修改为"预防接种管理和信息、证、卡、簿管理"，"疫苗及其冷链管理"修改为"疫苗的领发和冷链管理"。

依据《国家基本公共卫生服务规范(第三版)》的《严重精神障碍患者管理服务规范》，Ⅱ级项目"重性精神障碍患者管理"下项目明细修改1项，Ⅱ级项目下"严重精神障碍患者信息管理、干预和康复指导及健康体检”修改为“严重精神障碍患者信息管理、随访评估、分类干预和康复指导及健康体检”。

依据《国家基本公共卫生服务规范（第三版）》的《健康教育服务规范》及《国家卫生和计划生育委员会宣传司关于开展2017年健康素养促进行动的通知》《关于印发2017年度健康促进相关工作安排的通知》，Ⅱ级项目“健康教育与健康促进”下项目明细新增2项，修改2项，新增“健康支持环境建设”“健康自我管理小组建设”，“居民营养咨询与指导”修改为“开展公众健康咨询活动和个体化健康咨询教育”，“控烟干预”修改为“控烟干预、烟草流行监测及健康素养监测”。

依据《国家基本公共卫生服务规范（第三版）》的《卫生计生监督协管服务规范》，新增Ⅱ级项目“卫生监督类”，Ⅱ级项目明细新增3项、修改1项，新增的3项分别是“食源性疾病及相关信息报告、饮用水卫生安全巡查”“学校卫生监督：协助卫生计生监督执法机构定期对学校传染病防控开展巡访，发现问题隐患及时报告”和“计划生育相关信息报告”，将“配合卫生监督机构对非法行医和非法采供血进行监测与报告”修改为“定期对辖区内非法行医、非法采供血开展巡访，发现相关信息及时向卫生计生监督执法机构报告”。

基本公共卫生服务项目大类Ⅰ级项目“B类预防保健”中，Ⅱ级项目新增1项，Ⅱ级项目明细新增14项，修改8项。

依据《国家基本公共卫生服务规范（第三版）》的《居民健康档案管理服务规范》及上海市《关于进一步加强本市脑卒中高危人群筛查和干预工作的通知》，Ⅱ级项目“健康档案”中，修改Ⅱ级项目明细2项，“为高血压、糖尿病、肿瘤和职业病患者建立健康档案”修改为“为重点疾病患者和重点人群建立健康档案”，“为除上述人群外的居民建立健康档案”修改为“为除重点人群外的辖区内常住居民（指居住半年以上的户籍及非户籍居民）建立健康档案”。

依据《国家基本公共卫生服务规范（第三版）》的《高血压患者健康管理服务规范》《2型糖尿病患者健康管理服务规范》及上海市《上海市社区健康管理工作规范——慢性病综合防治（2017年版）》《关于进一步加强本市脑卒中高危人群筛查和干预工作的通知》，Ⅱ级项目“慢性病防治”下，Ⅱ级项目明细新增2项，修改4项。新增“脑卒中高危人群筛查”“脑卒中患者干预、随访、管理”，“35岁以上患者首诊测压登记”修改为“高血压筛查”，“高血压病人随访管理”修改为“高血压病人随访评估、分类管理”，“糖尿病高危人群筛查、干预”修改为“糖尿病及糖尿病并发症筛查”，“糖调节异常患者和糖尿病病人随访管理”修改为“糖调节异常患者和糖尿病病人分类随访管理”。

依据《国家基本公共卫生服务规范（第三版）》的《学校卫生服务》及《上海市儿童系统健康检查工作规范》《上海市托幼机构和中小学校消毒隔离工作要求》，Ⅱ级项目“学校卫生（健康管理）”下Ⅱ级项目明细新增3项，分别是“协助有关专业机构对校医（保健教师）开展业务培训”“托幼机构健康检查”“消毒隔离工作”。

依据《国家基本公共卫生服务规范（第三版）》的《孕产妇健康管理服务规范》，Ⅱ级项目“孕产妇保健”项目明细“产前健康检查”修改为“孕前、早、中、晚期健康管理”。

依据《国家基本公共卫生服务规范》的《0～6岁儿童健康管理服务》，Ⅱ级项目“儿童保健”项目明细“新生儿访视”修改为“新生儿家庭访视”。

依据《眼病防治工作规范》,Ⅱ级项目“眼病防治”Ⅱ级项目明细新增 3 项,分别是“社区眼病防治与患者信息管理”“青少年儿童眼保健,筛查与监测工作”“急性传染性结膜炎的预防与控制”。

依据《上海市居民口腔健康管理工作规范》(2017 年版),Ⅱ级项目“牙病防治”下,Ⅱ级项目明细新增 1 项,即“口腔健康筛查、防治、健教、信息管理”。

依据《国家中医药管理局办公室关于印发乡镇卫生院、社区卫生服务中心中医综合服务区(中医馆)建设指南的通知》《关于调整全国基层中医药工作先进单位建设标准部分指标》《国家基本公共卫生服务规范(第三版)》的《孕产妇健康管理服务规范》和《0~6 岁儿童健康管理服务规范》,新增Ⅱ级项目“中医预防保健类”,新增Ⅱ级项目明细 5 项,分别是“中医药参与应急工作”“运用中医药知识和方法,开展 2 种以上慢性病患者的中医药健康管理服务”“中医妇科”“运用中医药方法(如饮食起居、情志调摄、食疗药膳、产后康复等),开展孕期、产褥期、哺乳期保健服务”和“积极应用中医药方法,为儿童提供生长发育与疾病预防等健康指导”。

参考上海市现行服务标化目录与标化标准,结合社区实际工作单元,对基本服务目录中的 41 项新增或修改项目,推导或分解出新增的可标化项目 29 项,作为《上海市市社区卫生服务中心基本项目标化工作量指导标准(2015 版)》的补充,详见表 2。

表 2 《上海市市社区卫生服务中心基本项目标化工作量指导标准(2015 版)》新增项目标化工作量

新增基本服务项目相应的标化项目	建议标化工作量值及范围
刮痧	2(1~2)
敷熨熏浴	1.5(1.5~2)
流行病学调查	7(6~8)
预防性服药	1.5(1~2)
公众健康咨询活动	8(8)
健康素养监测、烟草流行监测	2.5(1~4)
传染病疫情和突发公共卫生事件风险管理和应急预案制(修)定	6(4~8)
食源性疾病及相关信息报告、饮用水卫生安全巡查	3(3~20)
学校卫生监督	3(3~10)
计划生育相关信息报告	2(2)
非法行医、非法采供血巡防、报告	10(3~20)
高血压筛查	1(0.5~1)
脑卒中高危人群筛查	3(3)
脑卒中患者管理	8(8)
糖尿病及糖尿病并发症筛查	3(3)
协助有关专业机构对校医(保健教师)开展业务培训	8(8)
托幼机构健康检查	6(6)
消毒隔离工作	6(6)
孕产妇管理	14(8~20)
新生儿家庭访视	3(3)

续 表

新增基本服务项目相应的标化项目	建议标化工作量值及范围
社区眼病防治与患者信息管理	1(1)
青少年儿童眼保健,筛查与监测工作	1(1)
急性传染性结膜炎的预防与控制	2(2)
口腔健康筛查、防治、健教、信息管理	2(2)
中医药参与应急工作	6(6)
慢性病患者的中医药健康管理服务	1(1～4)
孕产妇的中医药健康管理服务	1(1～4)
妇女的中医药健康管理服务	2(1～4)
儿童的中医药健康管理服务	1(1～4)

四、结论与建议

(一) 主要结论

《目录(2015版)》自2015年印发以来,明确与规范了社区卫生服务中心的基本卫生服务内容与边界,逐步建立了与服务项目、数量、质量、效率等匹配的资源投入、人员配置、运行管理、分配激励等机制,各区卫生健康管理部门结合辖区自身情况,制定了辖区内社区卫生服务中心基本服务项目目录。本研究结合政策研究者、政策制定者、政策执行者视角,通过梳理74份2011～2018年发布的政策文件,组织4轮面向政策制定者、政策执行者、服务提供者的专家咨询会,形成了《目录(2015版)》修订意见,重新明确了各项基本服务项目的内涵,结合近年来各个业务《目录(2015版)》条线的社区卫生服务中心基本工作安排,得出合理可行的基本服务项目新增21项,修改20项,标化项目29项。

(二) 挑战与建议

本研究仍存在一些问题值得后续探讨。

1. 基本服务项目增加与社区供给能力的平衡

随着居民不断增长的卫生健康服务需求,基本服务目录的项目新增及现有项目内涵的丰富和调整,重新界定社区卫生服务中心的服务内容和边界,必然会引起社区卫生服务中心工作负担的增加,而社区卫生服务中心人员的供给能力是有限的。因此,需要在基本服务目录的调整与社区实际工作能力之间找到平衡点。

2. 服务项目及其标化工作量的动态变化

服务目录的调整,不仅要考虑已出台的相关政策,也应体现管理者对长远阶段基层卫生服务调整方向的预期,体现政策的导向性。2019年9月,国家卫生健康委基层卫生健康司发出《关于做好2019年基本公共卫生服务项目工作的通知》,新增20项社区卫生服务中心基本公共卫生服务项目,主要包括地方病防治,职业病防治,重大疾病与健康危害因素监测,人禽流感、SARS防控项目，鼠疫防治，国家卫生应急队伍运维保障管理，农村妇女“两癌”检查项目，基本避孕服务项目，贫困地区儿童营养改善项目，贫困地区新生儿疾病筛查项目，增补叶酸预防神经管缺陷项目，国家免费孕前优生健康检查项目，地中海贫血防控项目，食品安全标准跟踪评价项目，健康素养促进项目，国家随机监督抽查项目，老年健康与医养结合服务管理，人口监测项目，卫生健康项目监督管理等。上海应结合本地实际情况进行实施。

新增标化项目的标化工作量后续应在专家咨询的基础上，根据工作耗费时间、工作难度等实际情况进行进一步精确测算，具体标化值可由各区参照市级指导标准，根据自身实际情况进行调整，并在实践中不断检验。

3. 不断完善绩效工作制度

基本服务目录的项目新增，需要配套投入的支持，包括人力资源投入与绩效工资制度的完善。应根据社区卫生服务新时期的功能定位、劳动强度，确定社区卫生绩效工资水平，充分调动医务人员积极性。此外，平台购买服务机制也需完善，对社区卫生服务中心整合资源，通过购买服务方式提升服务供给能力，在实施层面还需进一步畅通路径。

4. 信息化提供技术支持

应充分利用信息化技术优势，完善社区卫生服务基本项目、服务流程与运行管理各个环节的信息采集。建立市、区、社区联动的综合信息平台，自动生成、动态采集，客观提供全面、及时、准确的信息数据。

政策制定者与政策执行者可在后续的管理与实践工作中，根据需要对本目录进行调整。

参考文献

[1] 钟捷，许振慧，高冠戎，等. 社区卫生服务中心基本公共卫生服务项目内部评价指标的构建. 上海预防医学，2019，31(3)：232－237.

上海市家庭医生签约服务费政策实施现况及对策研究

张馨予 杨 超 叶迎风 张天晔 王 冬 应晓华

【导读】 上海市于2018年起实施家庭医生签约服务费政策。文章通过定性访谈，以及对245个社区卫生服务中心的定量问卷调查等，分析政策实施状况，为完善政策提供证据。研究显示：① 各区均已落实基本服务经费和绩效考核经费；② 社区对该政策总体评分为4.1分，满意度较高，且对绩效考核方案满意度超过77%，但各社区分配方案差异较大；③ 团队签约对象年医保费用增长率减少的仅50%左右，这是绩效考核主要失分项。研究建议：① 细化绩效考核控费指标，补充服务质量与结果指标；② 为社区管理签约居民提供信息化工具和支持；③ 加强不同政府部门与社区的沟通联动。

一、研究背景

2016年6月，国务院医改办等部委发布《关于印发推进家庭医生签约服务指导意见的通知》(国医改办〔2016〕1号)，提出要合理确定签约服务费、建立激励机制和绩效考核机制[1]；2018年10月，国家卫生健康委员会、中医药管理局出台《关于规范家庭医生签约服务管理的指导意见》(国卫基层发〔2018〕35号)，明确了签约服务费的内涵、来源和分配原则[2]。上海市于2017年发布《关于印发本市家庭医生签约服务费实施方案的通知》(沪卫计基层〔2017〕19号)，并在此基础上发布《关于印发本市家庭医生签约服务费实施细则的通知》(沪卫计基层〔2018〕9号)(以下简称《细则》)，于2018年起开始向家庭医生发放签约服务费。

《细则》规定，上海市家庭医生签约服务费由30%的基本服务经费和70%的绩效考核经费组成，前者可用于支付家庭医生助理外包服务、家庭医生管费用信息系统应用等成本；后者根据社区“有效签约”“有效服务”和家庭医生团队“有效控费”的考核结果拨付。政策实施1年以来，2018年度的绩效考核已经完成，各社区的签约服务费陆续下发。本研究的目的是了解2018年度上海市家庭医生签约服务费政策在各区、各社区的落实情况，明确实施过程中的问题和挑战，为后续政策改善提供依据。

第一作者：张馨予，女，博士。
通讯作者：应晓华，男，复旦大学卫生经济学教研室主任。
作者单位：复旦大学医学院(张馨予、叶迎风、应晓华)、上海市卫生健康委员会(杨超、张天晔、王冬)。

二、资料与方法

（一）资料来源

1. 焦点小组访谈

访谈上海市卫生健康委相关处室负责人，了解家庭医生签约服务费政策开展的背景、政策内容和落实现况，明确卫生健康委主要关注的问题。

2. 关键知情人访谈

分别访谈徐汇区、青浦区卫生健康部门及市医疗保障局相关负责人，从区级或社区的不同层面、市区或郊区的不同地域、卫生或医保的不同角度了解家庭医生签约服务费的实施现况、存在问题，以及其对绩效考核指标体系的意见。同时收集2018年部分区家庭医生签约服务分配指导意见、部分社区卫生服务中心签约服务费分配方案。

3. 报表资料收集

从上海市卫生健康委、上海市医疗保障局获取2018年各社区卫生服务中心及家庭医生团队绩效考核得分。

4. 问卷调查

在定性访谈的基础上，设计问卷开展定量调查，询问社区层面家庭医生签约服务费落实情况及其对绩效考核指标体系的意见和建议。问卷采用普查的方法，发放给上海市全部社区卫生服务中心的管理者填写。共回收237份有效问卷，各区问卷填写率均超过88%。

（二）分析方法

本研究采用描述性分析。对连续变量，用均值、标准差等描述，用 t 检验分析统计学差异；对分类变量，用百分比描述，用 χ^2 检验判断统计学差异；对定性资料，用归纳总结法进行整理。在区级层面进行分析，并按照市区（黄浦区、徐汇区、长宁区、静安区、普陀区、虹口区、杨浦区）和郊区（闵行区、宝山区、嘉定区、浦东新区、奉贤区、松江区、金山区、青浦区、崇明区）分层比较。

三、研究结果

（一）家庭医生签约服务费落实情况

1. 基本服务经费落实情况

各区均已启动基本服务经费的使用。在使用权限归属上，89.6%的社区的基本服务经费由社区卫生服务中心统一调配，3.6%的社区下发给家庭医生团队使用，6.8%的社区归区级统筹使用。在实际的使用范围中，60%以上的社区将其用于家庭医生助理外包服务和家庭医生管费用信息系统，40%的社区将其用于签约服务宣传、交通、人员协调或物资购买等。

2. 绩效考核经费落实情况

各区均出台了对社区绩效考核经费分配的指导意见。具体方案中，40%的社区单独计算了团队长的绩效，其中郊区的比例显著高于市区（$P=0.027$）；55%的社区有团队间分配方案，73%

的社区有团队内二次分配，28%的社区会根据地理位置、户籍人口比例等外部影响因素进行调整，上述3项在郊区实施的比例均高于市区，但无统计学差异。在分配对象上，家庭医生团队分配到的经费占66%；71%的社区将经费分配到行政人员，占比约为11%；87%的社区分配到了辅助科室(医技、药剂、后勤、信息等)，占比约为22%。

3. 社区满意度

按照1～5分打分，社区对本市签约服务费政策的总体满意度平均为4.13分。各社区整体对当前签约服务费分配方案的满意度平均为3.85分，其中“非常满意”(5分)和“满意”(4分)的占比为77.21%；家庭医生团队对当前签约服务费分配方案的满意度平均为3.86分，其中“非常满意”和“满意”的占比为77.63%。

(二) 家庭医生签约服务费绩效考核得分

各社区和家庭医生2018年度签约服务费绩效考核全市总分平均为71.78分，郊区显著高于市区($P=0.000$)，且集中分布在40～60分和80～100分两个分数段。

“有效签约”平均为15.91分，其中“签约覆盖率”市区得分显著高于郊区，“重点人群签约覆盖率”市区得分显著低于郊区($P=0.000$)。

“有效服务”平均分为34.10分，市区总体得分、各项指标得分和达标率均显著低于郊区($P<0.010$)。慢性病管理指标中，签约居民高血压管理率的达标率各区均较低，签约居民糖尿病管理率的达标率各区都很高；居民就诊指标中，签约医疗机构组合就诊率和签约社区就诊率，市区的达标率较低；签约居民年人均就诊次数达标率，市区仅为郊区的1/3。

“有效控费”由“签约居民人均医保费用”和“有效发现医保异常例数”两个指标构成。前者总体平均为21.78分，各区达标率均约50%。由于此项分值较大，因而在各指标中失分最多。

(三) 对家庭医生签约服务费绩效考核指标体系的意见反馈

1. 总体反馈

94%的社区认为当前每位签约对象每年120元签约服务费的额度合理。72%的社区认为当前30%的基本服务经费占比适中，也有19%的社区认为该占比偏高，可适当下调，因为可从其他口径得到家庭医生服务的成本补偿。

2. 对绩效考核指标体系的反馈

(1) 对已有指标的评价。总体上97.9%的社区认可当前的指标体系。68.4%的社区认可“有效签约”中的签约覆盖率指标，而认为其不合理的主要原因是会因为追求签约人数而影响服务质量；同时，对常住人口多为非户籍人口(非签约目标人群)的社区，签约覆盖率较难达标。

89.1%的社区认可“有效服务”中的签约居民高血压和糖尿病管理率指标；62.9%的社区认可签约医疗卫生机构组合和签约社区就诊率指标，认为其不合理的主要原因是市区和郊区达标难易程度不同和社区缺乏管理手段，难以影响居民选择。结合专家访谈结果，该类指标较难达标的根源可能是家庭医生尚未和签约居民建立亲密关系，从而引导其在基层社区卫生服务中心就医。61.6%的社区认可签约居民年人均就诊次数指标，认为其不合理的主要原因是该指标影响因素较多，如人口构成、疾病谱、经济水平、政策等。

50.6%的社区认可“有效控费”中的签约居民人均医保费用指标，认为其不合理的主要原因是社区难以控制总的人均医保费用、易受外部因素影响、指标未区分梯度。通过访谈了解到，当前计算费用增幅时已剔除分娩、死亡、突发大病（肿瘤、肾衰等）等不可控费用，未来的理想情况是家庭医生通过与居民建立紧密关系，提高居民社区就诊率，进而有效控制费用。66.7%的社区认可“有效发现医保费用异常例数”指标，认为其不合理的主要原因是未明确附加分计算的具体标准、无可通过信息系统进行核查等。

（2）对指标改善和新增的建议。询问家庭医生重点签约对象（长护保险参保者、肿瘤康复期、常见慢性病和精神疾病患者等）的目标签约率是否应进一步提高（当前规定为60%）；询问绩效考核经费分配是否应在团队间进一步拉开差距，严格做到奖优惩劣；调查显示，73%的社区希望在绩效考核经费分配上严格要求、拉开差距，27%的社区希望得到普惠式分配结果。

在新增指标方面，超过90%的社区认为有必要加入签约居民知晓率相关指标（知晓自己是否签约、知晓签约服务内容等）、服务质量相关指标（指导患者规范用药等）、服务结果相关指标（血压、血糖控制率，签约居民满意度等）。

社区还补充了其他建议，包括加大政府支持力度、加强宣传，需要更细致的政策解读等。

四、结论与建议

（一）主要结论

各区均已开始使用家庭医生签约服务费，并出台了区级层面的分配指导意见；多数社区制定了绩效考核经费的分配方案，考核结果在团队间拉开了一定差距，社区总体对该政策满意度较高。社区总体上对当前绩效考核指标体系较为认可，但仍有改善空间。

（二）问题与挑战

（1）市级和基层社区存在信息不对称。当前，基本服务经费的使用范围没有清晰的界定，社区对于政策的理解不够细致到位，使其在具体操作层面存在诸多困惑。

（2）绩效考核指标体系待进一步完善。2018年度绩效考核中，较多指标的分布呈偏态，控费指标未区分梯度，未能客观准确地反映家庭医生工作情况。

（3）各社区的政策执行情况差异较大，尤其是绩效考核经费的分配差异较大。虽然有区级的分配方案指导意见，各社区绩效考核经费的具体分配对象、分配比例、分配方法、分配结果等仍存在较大差异。

（三）政策建议

1. 优化绩效考核指标体系，根据考核结果，建立合理奖惩机制

（1）细化当前控费指标，调整计分方式，合理区分梯度，明确附加分计算的具体规则。

（2）补充服务质量和效果指标，促进家庭医生实现真正有效的签约服务。推动家庭医生建立与签约居民的亲密关系，增强信任感，在此基础上有效管理签约居民的健康，在短期内提高服务质量，进而在长期改善签约居民健康结果，控制其医疗费用的不合理增长。

(3) 根据上一年度考核结果的得分分布，调整当前指标目标值及计分方式，适当根据社区人口构成、地理位置等外部因素采取不同的调整系数。

(4) 严格按照考核结果分配签约服务费，拉开团队间差距，发挥签约服务费分配对家庭医生团队行为的调控作用，以此为抓手，激励其更好地发挥“守门人”的作用。

2. 为社区管理签约居民提供有效的支撑和工具，建立绩效考核结果反馈机制

(1) 完善家庭医生管费用信息系统，为家庭医生管理签约居民，尤其是对其医疗费用提供便捷有效的信息化支持，为家庭医生发现异常费用提供抓手。

(2) 将绩效考核结果及时反馈给社区和家庭医生，使其可以根据考核结果有针对性地不断改善签约服务工作。

3. 加强多部门沟通与联动，夯实签约服务费试行效果

家庭医生签约服务费推行伊始，医保与服务供方、区级与社区需要积极沟通，更好地明确政策的初衷、实施的细节、出现的问题，以不断改善政策，达到居民、社区卫生服务中心、卫生健康部门和医疗保障部门等多方的互惠共赢。

参考文献

[1] 国务院医改办，国家卫生和计划生育委员会，国家发展和改革委员会，等. 关于印发推进家庭医生签约服务指导意见的通知(国医改办发〔2016〕1 号). 2016.

[2] 国家卫生健康委员会，国家中医药管理局. 关于规范家庭医生签约服务管理的指导意见(国卫基层发〔2018〕35 号). 2018.

上海市安宁疗护服务现状与政策建议

李水静 施永兴 冯青云 毛懿雯 吴玉苗 张天晔

【导读】 自2012年上海市开展安宁医疗政府实事项目以来，上海市安宁疗护服务的发展取得了一定的实效，社会效益明显。文章收集了2018年上海市安宁疗护服务的政策措施、制度保障、机构运行、人才队伍建设与宣传教育等相关数据，调研分析了上海市安宁疗护机构的基本情况、服务现状及政策体系建设等，提出上海市安宁疗护事业发展仍面临的问题，建议进一步深入开展安宁疗护试点，完善服务体系，加强质量控制并扩大宣传。

安宁疗护是指为疾病终末期患者在临终前提供身体、心理、精神等方面的医护照护和人文关怀等服务，帮助患者舒适、安详、有尊严地离世[1]。安宁疗护实践以患者和家属为中心，以多学科协作模式进行，是实现医养结合和安宁疗护资源有序共享的一种创新服务模式。安宁疗护服务有助于提高生命质量，维护人的基本尊严，也有助于减少无意义的过度治疗，减少资源浪费，促进社会进步[2]。

2019年5月，国家卫生健康委办公厅下发了《关于开展第二批安宁疗护试点工作的通知》(国卫办老龄函〔2019〕483号)，确定上海市为唯一的试点省(市)，北京市西城区等71个市(区)为安宁疗护试点市(区)。为掌握上海市安宁疗护服务现状，包括政策措施、制度保障、机构运行状况、人才队伍建设与宣传教育，特别是机构和居家安宁疗护服务提供与需求等情况，上海市卫生健康委于2019年5月下发《关于开展2019年上海市安宁疗护基线调查的通知》，对全市设置临终关怀科、开展安宁疗护服务的机构进行基线调查，11月，又根据国家卫生健康委第二批试点的要求进行了补充调整，希望了解上海市安宁疗护服务的提供与需求情况，为国家级安宁疗护试点工作提供政策建议，推动上海市安宁疗护事业发展。

一、调查方法

本次调查运用文献研究、政策分析、现场调研和问卷调查等方法，问卷调查采用量性问卷调查法，共计发放调查问卷240份，有效回收问卷233份，有效回收率97.08%。其中“2018年度上

第一作者：李水静，女，上海市卫生健康委员会基层卫生处一级主任科员。
作者单位：上海市卫生健康委员会(李水静、张天晔)，中国生命关怀协会(施永兴)，上海市杨浦区四平街道社区卫生服务中心(冯青云)，上海市普陀区长征镇社区卫生服务中心(毛懿雯、吴玉苗)。

海市安宁疗护区级基线调查表”16 份,“2018 年度上海市安宁疗护项目单位基线调查表”217 份。收集分析了 2018 年上海市安宁疗护服务的政策措施、制度保障、机构运行、人才队伍建设与宣传教育等情况。

二、调查结果

1. 上海市安宁疗护机构情况

2018 年上海市注册有安宁疗护科的机构共 224 所,占全市医疗机构总数的 5.02%,调查共获得 203 家机构安宁疗护服务数据(共有 7 所机构无法提供 2018 年相关数据,5 所为 2019 年新建,1 所已注销,1 所停运)。其中 151 所为社区卫生服务机构,46 所为护理院,两者占机构总数的 90.78%;总核定床位 21 855 张,其中安宁疗护核定床位 1 224 张,占总床位数的 5.60%。上海市 16 个区均开展居家安宁疗护服务,2018 年居家安宁疗护服务人数为 893 人(表 1)。

表 1　2018 年上海市被调查医疗机构安宁疗护开展情况

区	被调查机构数(所)	安宁疗护门诊		安宁疗护病房				安宁疗护居家	
		开展数(所)	占比(%)	开展数(所)	占比(%)	核定床位(张)	实际开放(张)	开展数(所)	占比(%)
宝山区	21	3	14.29	7	33.33	73	66	10	47.60
长宁区	10	1	12.50	1	12.50	36	36	1	12.50
崇明区	9	3	33.33	7	100.00	46	85	1	14.29
奉贤区	12	5	41.67	4	33.33	33	78	9	75.00
虹口区	10	1	10.00	0	0.00	40	0	4	40.00
黄浦区	10	2	33.33	2	33.33	40	38	5	50.00
嘉定区	14	5	35.71	6	42.86	60	42	10	71.43
金山区	9	5	55.56	7	77.78	70	70	4	44.44
静安区	15	4	26.67	7	46.67	78	88	8	53.33
闵行区	17	8	47.06	15	88.24	150	136	10	58.82
浦东新区	26	12	46.15	18	69.23	177	175	13	50.00
普陀区	12	8	66.67	11	91.67	148	129	10	83.33
青浦区	9	2	22.22	5	71.43	51	41	3	33.33
松江区	9	3	33.33	4	80.00	46	32	2	22.22
徐汇区	15	5	33.33	12	80.00	102	90	13	86.67
杨浦区	19	7	36.84	5	26.32	74	74	7	36.84
合计	217	75	34.56	111	51.15	1 224	1 180	110	50.69

2. 上海市安宁疗护卫生人才队伍建设情况

2018 年上海市安宁疗护服务团队人数为 5 091 人,其中执业医师 974 人,占团队总人数的 19.13%,平均每万户籍人口拥有安宁疗护执业医师 0.65 人;注册护士 1 050 人,占团队总人数的

20.62%，平均每万户籍人口拥有安宁疗护注册护士 0.70 人；志愿者人数 2 794 人，占团队总人数的 54.88%。上海市安宁疗护机构从业人员获安宁疗护岗位培训证书者共 1 127 人，平均每万户籍人口拥有 0.75 人，每所安宁疗护医疗机构拥有 5.32 人（表 2）。安宁疗护岗位培训已初见成效。

表 2　2018 年上海市被调查地区安宁疗护服务团队人员状况（单位：人）

区	团队人员	执业医师（含执业助理医师）	其中全科医师	注册护士	志愿者	岗位培训
宝山区	101	40	26	38	18	76
长宁区	76	5	14	17	50	25
崇明区	66	31	27	31	2	49
奉贤区	286	110	100	96	40	64
虹口区	161	46	46	57	27	17
黄浦区	88	33	33	24	31	36
嘉定区	1 297	95	90	70	1 113	112
金山区	424	45	35	59	306	65
静安区	446	118	90	78	242	69
闵行区	523	106	101	105	264	98
浦东新区	548	88	48	133	296	121
普陀区	268	62	55	86	99	203
青浦区	106	3	22	40	57	44
松江区	72	19	17	32	13	28
徐汇区	472	104	100	134	207	65
杨浦区	157	69	69	51	29	55
合　计	5 091	974	873	1 051	2 794	1 127

3. 上海市安宁疗护服务供给情况

2018 年被调查机构中，开展安宁疗护门诊服务共 75 家，占调查机构总数的 34.56%，共计门诊服务 8 630 人次；开展居家安宁疗护服务的为 110 家，占调查机构总数的 50.69%，共计居家服务 893 人；开展安宁疗护病房服务的有 111 家，占调查机构总数的 51.15%，共计住院服务 4376 人。

在实际开展安宁疗护服务的 148 家机构中，同时开展门诊、居家与病房服务的有 51 家，占 34.5%，同时开展其中两项的有 44 家，占 29.7%，只开展其中一项的 53 家，占 35.8%。被调查机构总出院人数为 69 088 人，其中安宁疗护出院人数共计 4 154 人，安宁疗护出院人数占总出院人数占比为 6.01%。普通患者平均住院日为 104.53 天，安宁疗护患者平均住院日为 40.54 天，是普通患者的 38.78%；居家安宁疗护患者平均出院日为 69.75 天，是普通患者的 66.73%（表 3）。

表 3　2018 年上海市被调查医疗机构安宁疗护诊疗情况

区	门诊诊疗人次数	门诊安宁疗护诊疗患者		住院总人数（人）	安宁疗护住院		出院总人数（人）	安宁疗护出院		居家安宁疗护服务人数（人）
		人数（人）	占比（%）		人数（人）	占比（%）		人数（人）	占比（%）	
宝山区	4 069 969	202	0.005	6 547	235	3.59	6 473	217	3.35	29
长宁区	254 572	278	0.11	2 750	234	8.51	2 608	215	8.24	10
崇明区	1 138 495	90	0.01	4 605	121	2.63	4 732	134	2.83	1
奉贤区	1 519 297	251	0.02	2 012	125	6.21	1 973	108	5.47	182
虹口区	4 276 697	2	0.00	7 428	0	0.00	7 433	0	0.00	66
黄浦区	1 638 652	131	0.01	1 452	106	7.30	2 395	103	4.30	15
嘉定区	4 112 993	323	0.01	1 360	179	13.16	1 133	148	13.06	61
金山区	1 597 360	287	0.02	4 846	243	5.01	4 727	247	5.23	52
静安区	4 498 438	764	0.02	5 294	503	9.50	4 871	490	10.06	57
闵行区	8 118 723	534	0.01	4 402	481	10.93	3 636	534	14.69	73
浦东新区	7 547 350	915	0.01	7 786	570	7.32	8 954	436	4.87	128
普陀区	3 889 972	783	0.02	4 070	569	13.98	3 474	527	15.17	75
青浦区	1 088 445	131	0.01	1 389	46	3.31	1 332	36	2.70	22
松江区	889 398	39	0.004	2 412	176	7.30	2 436	169	6.94	5
徐汇区	4 540 953	3 407	0.08	4 228	636	15.04	3 658	659	18.02	78
杨浦区	3 689 683	493	0.01	9 153	152	1.66	9 253	131	1.42	39
合计	52 870 997	8 630	0.02	69 734	4 376	6.28	69 088	4 154	6.01	893

4. 上海市安宁疗护服务费用情况

2018 年上海市被调查医疗机构中，安宁疗护出院患者日均医药费用为 241.42 元，是普通患者日均医药费的 66.63%，其中药费占比最高，占安宁疗护日均医药费的 39.89%（表 4）。从日均费用来看，安宁疗护可以减少社会医疗公共资源不必要的浪费。

表 4　2018 年被调查医疗机构出院患者日均医药费用状况表

区	出院患者日均医药费用（元）	安宁疗护出院患者		
		日均医药费用（元）	其　中	
			日均药费（元）	占比（%）
宝山区	329.35	184.10	66.65	36.20
长宁区	424.28	535.19	230.55	43.08
崇明区	241.88	99.87	41.34	41.40
奉贤区	535.09	213.91	75.93	35.49
虹口区	743.58	0.00	0.00	/
黄浦区	300.90	322.71	177.76	55.08
嘉定区	144.00	219.73	81.95	37.30
金山区	336.95	255.33	91.24	35.73

续 表

区	出院患者日均医药费用(元)	安宁疗护出院患者		
		日均医药费用(元)	其 中	
			日均药费(元)	占比(%)
静安区	469.90	255.70	68.23	26.68
闵行区	712.75	122.13	28.66	23.47
浦东新区	372.87	254.34	122.20	48.05
普陀区	285.01	258.03	74.13	28.73
青浦区	148.68	146.88	62.69	42.68
松江区	215.00	240.90	91.17	37.85
徐汇区	192.65	241.55	115.41	47.78
杨浦区	300.80	293.94	80.98	27.55
合计(平均)	362.35	241.42	96.29	39.89

5. 老年人需求情况

在被调查的1 572名老年人中，1 261人(80.2%)身患慢性病，其中前三位慢性病分别是高血压(837人，66.38%)、糖尿病(203人，16.10%)、冠心病(30人，2.38%)；近半数老年人(720人，45.8%)自评健康状况一般，超过半数老年人(1 011人，64.3%)认为身体健康状况与去年相比基本不变；1 120人(71.2%)生活可以自理；292人(18.6%)介意谈论生死；641人(40.8%)生命末期选择在家中度过；1 279人(81.4%)在生命终末期希望选择对症治疗服务；985人(62.7%)不知道临终关怀服务。

6. 上海市安宁疗护患者及家属满意度情况

2018年上海市被调查医疗机构中，56.65%的医疗机构有满意度调查制度，其中安宁疗护患者满意度平均值为98.84%，家属满意度为99.34%(表5)。上海市自2012年开展安宁疗护市政府实事项目以来，各安宁疗护机构不断提升服务能力，获得患者及家属普遍好评。

表5 2018年上海市被调查医疗机构安宁疗护患者及家属满意度调查状况

区	被调查机构数(所)	安宁疗护患者及家属满意度调查制度		安宁疗护患者满意度		安宁疗护家属满意度	
		有(所)	占比(%)	调查人数(人)	满意度(%)	调查人数(人)	满意度(%)
宝山区	21	9	42.86	197	98.48	197	100.00
长宁区	8	2	25.00	234	100.00	234	100.00
崇明区	7	4	57.14	76	98.68	85	98.82
奉贤区	12	6	50.00	125	96.80	189	100.00
虹口区	10	3	30.00	45	95.55	45	95.55
黄浦区	6	2	33.33	39	100.00	39	100.00
嘉定区	14	12	85.71	118	100.00	118	100.00
金山区	9	6	66.67	221	99.55	221	100.00

续 表

区	被调查机构数(所)	安宁疗护患者及家属满意度调查制度		安宁疗护患者满意度		安宁疗护家属满意度	
		有(所)	占比(%)	调查人数(人)	满意度(%)	调查人数(人)	满意度(%)
静安区	15	9	60.00	527	100.00	543	100.00
闵行区	17	12	70.59	441	98.64	484	98.97
浦东新区	26	17	65.38	412	99.76	507	99.80
普陀区	12	11	91.67	303	99.67	499	99.40
青浦区	7	6	85.71	67	100.00	67	100.00
松江区	5	3	60.00	84	79.76	90	87.78
徐汇区	15	8	53.33	195	99.49	186	99.46
杨浦区	19	5	26.32	101	100.00	137	100.00
合计(平均)	203	115	56.65	3 185	98.84	3 641	99.34

7. 安宁疗护政策及资金投入情况

2018 年上海市 16 个区中,出台安宁疗护政策文件的有 8 个区,将安宁疗护纳入本区区域卫生发展规划的有 9 个区,安宁疗护纳入本区社区卫生服务发展规划的有 8 个区,制定本区安宁疗护发展规划的有 5 个区。50%以上地区和机构已将安宁疗护工作纳入政府重点工作或重要民生工程予以统筹部署,部分地区将安宁疗护纳入社区卫生服务中心基本工作目录,在绩效考核中加入安宁疗护相关指标(床位使用率、覆盖率、转介率等)。

在财政补助和专项资金投入保障方面,制定安宁疗护服务财政补助政策的有 8 个区,有安宁疗护工作财政专项资金的有 9 个区(部分地区无财政补助相关政策,但是有专项资金投入),开展安宁疗护服务所需基本设施设备专项投入的有 5 个区,以政府购买服务为患者提供安宁疗护服务支持的有 4 个区(表 6)。

表 6 2018 年被调查地区安宁疗护政策发展状况

区	出台安宁疗护政策文件状况		安宁疗护纳入区域卫生发展规划状况		安宁疗护纳入本区社区卫生服务发展规划状况		制定本区安宁疗护发展规划状况		安宁疗护工作财政专项资金状况		
	有	无	有	无	有	无	有	无	有	无	金额(万元)
宝山区		√		√		√		√		√	0.00
长宁区	√		√		√		√		√		338.00
崇明区		√		√		√		√		√	0.00
奉贤区		√		√		√		√		√	0.00
虹口区		√		√	√			√		√	0.00
黄浦区		√	√		√			√	√		1 815.00
嘉定区	√		√		√		√		√		29.12
金山区	√		√		√			√	√		60.00

续 表

区	出台安宁疗护政策文件状况		安宁疗护纳入区域卫生发展规划状况		安宁疗护纳入本区社区卫生服务发展规划状况		制定本区安宁疗护发展规划状况		安宁疗护工作财政专项资金状况		
	有	无	有	无	有	无	有	无	有	无	金额(万元)
静安区		√		√		√		√		√	0.00
闵行区	√		√		√		√		√		84.35
浦东新区	√		√			√		√	√		1 676.00
普陀区	√		√		√			√	√		398.46
青浦区		√		√		√		√		√	0.00
松江区		√		√		√		√		√	0.00
徐汇区	√		√		√		√		√		43.10
杨浦区	√		√			√	√		√		75.00
合　计	8	8	9	7	8	8	5	11	9	7	4 519.03

三、调查主要发现

（一）安宁疗护相关政策及制度保障初步建立

安宁疗护工作涉及卫生、民政、发改、医保、人社等多个部门。因此，安宁疗护相关政策出台需要各部门统筹和协调。上海市在探索政策措施和制度保障方面，找准了安宁疗护发展的关键点，初步形成和建立了安宁疗护政策措施和制度保障。但从整体而言，不同地区在安宁疗护政策措施制度方面存在差距，这可能与各区重视程度和投入资金水平有关。在财政补助和专项资金投入保障方面，部分地区暂无专项项目经费支持，相关补助政策界定不明确，不利于调动各区和安宁疗护服务机构各方积极性和主动性。

（二）安宁疗护服务体系初步完善，但仍呈碎片化

本次调查的 217 所机构中有综合医院 14 所、专科医院 1 所、社区卫生服务中心 151 所、护理院 46 所、医养结合机构 3 所(养护院＋医院或卫生室)、安宁疗护中心 2 所，以社区卫生服务中心为主体。总体而言，安宁疗护服务体系虽然初步建立，但是安宁疗护机构呈碎片化状态。多数地区尚未建立机构和居家安宁疗护相结合的工作机制，机构与机构间、机构与居家间的通畅合理转介机制尚未形成。

（三）服务需求巨大，人力资源不足

按户籍人口统计，2018 年上海市 65 岁及以上老年人占户籍人口的比例为 21.32%，高于全国平均水平 4.32 个百分点。人口死亡率为 566.65/10 万(以常住人口统计)，每年因疾病死亡 12.24 万人。面对如此庞大的老年人和疾病终末期群体及由此产生的巨大安宁疗护服务需求，提供安宁疗护的人力资源严重不足：2018 年上海市安宁疗护服务团队人数为 5 091 人，其中执业

医师 974 人(19.13%),注册护士 1 050 人(20.62%),此数据虽然领先于全国,但医务人员中绝大多数为兼职,而非专职。另外,安宁疗护服务机构基本集中在城区,郊区安宁疗护服务资源相对匮乏,资源分布不平衡,且居家安宁疗护服务数量和供给积极性明显不足。郊区对居家安宁疗护需求较大,需要得到进一步解决。

(四) 社会宣传逐年扩大,社会力量仍需参与

上海市新闻媒体和文艺团体持续关注安宁疗护,以电台、电视节目、话剧和图书等形式,对民众进行安宁疗护知识和生死教育,如 2016 年上海电视台播出的《人间世》第四集《告别》,2018 年上海戏剧学院演出《生命行歌》话剧,以及《老年人安宁疗护》《临终关怀学概论》《缓和医学理论与生命关怀实践》和《安宁护理与缓和医学》等著作的出版,均为大众提供了形式多样的生命教育。但是社会仍然普遍存在的"悦生而恶死"的态度使得人们认为死亡是生命的中断,年老、疾病、死亡或被人们有意识地抹除掉,或被无意地忽视掉,因此不愿意去思考这样一些必然要面临的现实[3]。安宁疗护是需要全社会共同关注的事业,推动社会公众树立正确的疾病观和生死观已刻不容缓,将安宁疗护服务纳入本市精神文明建设内容,增加安宁疗护宣传渠道,营造良好社会氛围,是提升城市文明水平的有效手段。

社会力量参与是安宁疗护事业发展不可或缺的动力,目前因为社会宣传教育的不足,参与的社会力量还不够,如志愿者群体还较小,社会办安宁疗护医疗机构还太少。安宁疗护有其特殊性,而社会力量也有其特殊性,必须通过有效的管理和规范才能起到事半功倍的效果。如相关志愿者等必须经过专业化的培训,才能与患者及家属开展有效的交流和服务。

四、政策建议

(一) 进一步深入开展安宁疗护试点

自 2012 年上海市开展安宁疗护政府实事项目以来,安宁疗护的发展取得了一定的实效,安宁疗护工作领先于全国,但仍处于起步阶段。大部分政策措施处于试点阶段,工作与服务也仅在部分安宁疗护服务的医疗机构内开展,尚未与社会其他机构形成安宁疗护利益共同体,试点比例较低。整体来看,各区安宁疗护发展程度差距较大,部分中心城区在政策措施、制度架构、机构建设等方面已初显成效,而郊区则刚刚开始探索。建议完善安宁疗护政策体系,做好顶层设计,制定安宁疗护战略性发展总体规划和体系建设指导意见,进一步推动上海安宁疗护事业的发展。

(二) 继续完善安宁疗护政策支持体系

继续探索和完善安宁疗护政策制度,按照保罗·萨缪尔森对公共产品的定义,安宁疗护服务也完全属于公共产品。在安宁疗护试点建设中,地方政府责任的有效履行是试点工作开展的有力保障。政府在安宁疗护服务承担的职责主要体现在规划责任、组织责任、筹资责任和监管责任 4 个方面;政府应承担设计者角色,在试点实施中政府有责任设计一套科学、完整、规范的制度体系,明确安宁疗护发展规划和政策体系。由上海市发改委牵头安宁疗护试点工作的政策协调;各级财政部门负责优化财政支出结构,在现有资金渠道内,按有关规定对安宁疗护服务开展试点工

作所需经费给予财力保障，确保安宁疗护服务顺利实施和推广。

医保收费补偿机制是当前推进安宁疗护建设的重要引导，发挥医疗保障制度对安宁疗护服务的“指挥棒”作用，是推进安宁疗护健康发展的关键环节，有利于安宁疗护服务模式的建立与实施。建议借鉴国内外现有成果，从上海市的市情出发，建立适合上海市的安宁疗护服务支付方式。在研究安宁疗护特色项目收费补偿机制的同时，研究与安宁疗护服务相配套的按床日收费与医保支付机制，提升医疗机构开展安宁疗护服务的积极性。

（三）加快培养安宁疗护服务人才，提升医护人员安宁疗护服务理念

安宁疗护专业人才的相对匮乏和安宁疗护理念的缺乏已经成为安宁疗护发展的重要瓶颈。目前安宁疗护服务机构的医护人员及团队人员多为兼职工作，采取措施加速培养、吸引和留住专业人才是当务之急。建议从执业医师、全科医师和注册护士转岗专业资质认证开始，逐步构建学历教育、岗位教育和继续医学教育的政策支持体系。一是以终末期患者或老年人需求为导向，建立分级分类的安宁疗护专业人才培养模式，明确安宁疗护专业人才的资质标准，着力构建系统化和专业化的人才教育培训体系。加强医护学生安宁疗护知识教育，鼓励医学（护理）院校将安宁疗护相关课程纳入临床医学必修课，鼓励在研究生教育中设立安宁疗护研究方向。二是规划安宁疗护工作人员的职业发展体系，形成科学合理的人员职业资格认证标准、职业培训体系、职业发展和职称晋升渠道。三是完善安宁疗护岗位执业资格培训教材，设立安宁疗护培训指导基地，建立安宁疗护专家库，发挥专家在学科建设、人员培训和制度建设等方面的重要作用。四是完善薪酬福利待遇体系，提高安宁疗护工作人员的待遇水平和社会地位。

（四）加强安宁疗护质量控制，制定标准规范

梳理安宁疗护服务项目清单，制定适用于各类型医疗机构的安宁疗护服务标准与管理规范，建立安宁疗护质控制度，提升安宁疗护学术与科研水平，建立市区安宁疗护培训中心、质控中心和科研中心。开展社区卫生服务中心和护理院等规范化无痛病区创建、安宁疗护示范基地和培训基地创建活动，培育一批运作规范、管理先进、服务优质的安宁疗护服务机构。

（五）加强宣传教育，培育健康的安宁疗护文化

人文关怀是安宁疗护服务中最重要的因素之一，通过心理支持、医患沟通，帮助患者应对情绪反应，通过尊重患者权利、完善社会支持系统、开展死亡教育和哀伤辅导以达到提高临终患者及其家人的生活质量的目的，是安宁疗护服务的必要条件，具有不可或缺性。各医疗机构在提供安宁疗护专业医疗护理服务的基础上，应注重文化建设和人文关怀，开展广泛的生死教育和社会宣传。

参考文献

［1］国家卫生和计划生育委员会．安宁疗护中心基本标准和管理规范（试行）．［2017－2－3］．

［2］国家卫生和计划生育委员会办公厅．安宁疗护实践指南（试行）．［2017－1－25］．

［3］陈雅雪，韩跃红．从临终关怀看死亡教育．昆明理工大学学报，2006，6(4)：15－19．

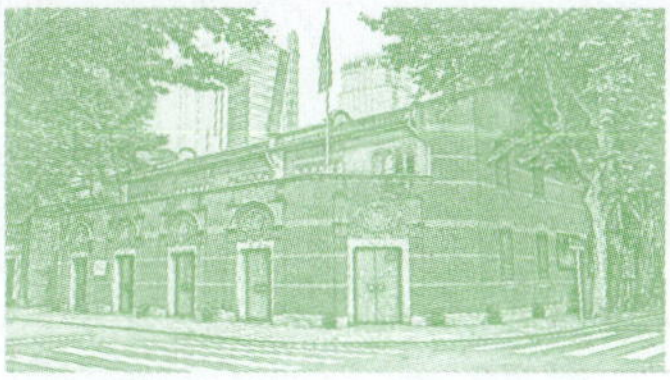

第六章

科技与人才

人才队伍建设和科技建设是“健康中国”和“健康上海”的重要组成部分。本章汇编了上海市临床研究体系、医学成果转化、科研竞争力等相关文章。在临床研究方面,《加强医疗机构临床研究能力建设策略研究》《上海市完善临床研究体系的探索与实践》两篇文章,介绍了上海市临床研究体系的现状与问题,并且结合国际经验提出了相应的建议。在医学科技成果方面,《医学科技成果转化激励政策分析》探索了医疗机构作为创新主体在科技成果转化过程中所获得的政策支持与仍然存在的实际阻碍。在医院建设方面,《上海市高水平研究型医院建设的内涵及评价标准研究》剖析研究型医院的概念内涵和关键特征,明确了研究型医院的具体评价标准。在科研竞争力方面,《2018年度上海市38家三甲医院科研竞争力分析》《2018年度上海市26家区级医院科研竞争力分析》从综合实力得分、强势学科及弱势学科情况、国家级科研项目、论文发表情况、专利情况、获奖情况等方面分析了2018年上海市三甲医院和区级医院的科研竞争力。在人力政策方面,《上海市卫生人力政策及发展状况研究》梳理党的十八大以来上海市卫生人员队伍发展现状,并就此提出上海卫生人员发展的建议。本章从各方面、各角度对科技发展和人才建设进行了分析,为今后上海市卫生系统的科技与人才建设提供参考。

加强医疗机构临床研究能力建设策略研究

徐崇勇　蒋小华　倪元峰　吴文辉
杜学礼　许明飞　杨　雪　韩春敏

【导读】 为完善上海市临床研究体系建设,支持生物医药产业高质量发展,文章系统概述了国际临床研究发展情况,全面梳理了上海市临床研究的现状和存在的主要问题,提出了推进研究型医院建设、促进资源开放共享、鼓励参与临床研究、加快重点领域突破、推进创新产品应用,以及完善制度保障等对策建议。

临床研究是医学研究的重要组成部分,也是支撑生物医药创新发展的关键因素。根据上海市委、市政府的决策部署,上海市应把握全球生物医药产业发展新机遇,以制度创新激发医学科技创新活力,不断提升临床医疗水平,增进人民健康福祉,搭建起临床医疗与生物医药产业联动发展机制与平台。为此,上海市需对标国际,进一步完善临床研究体系,支持生物医药产业高质量发展。

一、国际临床研究发展概况

临床研究能力是一个国家或地区生物医药创新发展的决定性因素。从全球来看,美国大波士顿地区、瑞士巴塞尔地区等跨国医药企业总部高度集聚区均为全球知名的临床研究高地。从我国来看,由于临床研究能力薄弱,导致95%的药物都是国外知识产权,95%的大型医疗装备来自进口,无一医药企业上榜全球医药企业50强。

根据发达国家经验,构建临床研究体系、提升临床研究策源力的共性策略是"政府支撑、整合资源、建设平台"。比如,美国在国立卫生研究院(National Institutes of Health, NIH)的主导下,整合政府和社会广泛资源,建立了由实验性治疗临床试验网络(由NIH临床中心、80个临床站点组成)和国家临床试验网络(由3 000多个站点组成)构成的全球最高水平临床研究体系,引领世界医学科技进步。又如法国卫生部于1993年设立了法国临床研究中心,并在全国23所教学医院建立了由54个临床研究基地组成的网络,为医药创新提供系统的支持和保障。再比如,日本

第一作者:徐崇勇,男,上海市卫生健康委员会规划发展处(研究室)处长。
作者单位:上海市卫生健康委员会(徐崇勇、蒋小华、倪元峰、吴文辉、许明飞、杨雪、韩春敏),上海健康医学院(杜学礼)。

厚生劳动省、经济贸易产业省和文部科学省共同推动日本临床研究体系和网络建设，形成了10多家核心机构、30家主要执行机构、1 600多家参与机构的综合体系，为日本的医药产业发展提供了全方位的支持。

在国际临床研究发展过程中，建设研究型医院已成为提高临床研究能力、推进医学科技创新发展的主流模式(医院分为3种类型：临床型医院、临床和研究结合型医院、研究型医院)。从实践来看，研究型医院的主要特征是具有高水平的临床研究能力、创新成果转化能力和疑难重症的诊治能力，它打破医学与相关学科之间的屏障，倡导“产、学、研、医”的高度融合，是医学技术创新的主体和医学成果转化的主体。比如，美国的梅奥诊所以不断创新的医学教育和世界领先的医学研究为基础建立综合性医疗体系，研究内容包括实验室基础研究及与患者直接相关的临床研究、人群健康与疾病研究，并将这些研究应用于“临床试验”的患者诊治和护理。

二、上海市现状与问题

上海市的临床研究水平位居我国前列。过去5年，上海市卫生系统共获得国家科技奖38项，占全国的28.3%，建立了一批国内领先、具有国际影响力的临床专科，临床医学等11个学科在教育部学科评估排名位于全国前列；血液病学、内分泌与代谢病学、心血管病学等16个优势学科在全国处于领先地位；肿瘤免疫与癌基因组学等领域达到国际先进水平。但对标国际最高标准、最好水平，还存在以下问题。

(一) 临床研究总量不足

目前国际上公认的临床试验注册平台ClinicalTrials. gov中，近三年上海市登记的有1 183项，仅占全球70 354项的1.68%，与全球领先的美国大波士顿地区所在的麻省(3 450项，占4.90%)差距明显；与北京市(1 565项，占2.22%)也有一定差距。

(二) 临床研究质量不高

国际知名的研究型医院均有大型科研专用平台，配套齐全，管理规范，集聚国际尖端人才，能极大催生高质量的临床研究成果。相比而言，目前上海市医疗机构的临床研究设备设施与高端前沿临床研究需求还有差距，临床研究和转化平台利用不足，再加上临床研究激励机制不健全，导致上海市临床研究质量不高、成果转化率偏低。如近三年，在ClinicalTrials. gov上登记的上海市参与的1 183项临床研究中，中美联合开展的多中心研究仅102项(占8.62%)，且牵头人均为美国的研究人员；在全球四大顶级临床医学期刊上发表的论文中，上海以通讯作者发表的论文仅24篇，占全球8 936篇论文量的0.27%。

(三) 临床研究效率不高

目前上海市临床研究工作缺少完善的政策支持体系和公共临床研究支撑平台，各个医院单打独斗，面临研究管理碎片化、有限资源分散化等问题，导致临床研究效率低、研究启动所需时间长(为先进国家的2～3倍)。

（四）临床研究驱动不足

主要表现：与美国等发达国家的临床研究资金来源多元化相比（包括政府、公益基金、社会捐助等），上海市临床研究投入渠道较为单一、相对不足（医院、医生发起的临床研究资助渠道主要是科研项目、自筹经费等）；导向激励不够，加之上海市三级医院医务人员临床任务繁重，导致临床研究“精力不济”，临床实验研究专职队伍发展缓慢，科研人力及辅助人员较为匮乏；医疗机构普遍存在“重论文、轻转化”现象，临床研究成果转化不足的问题比较突出，从国际上来看，研究型医院科研成果转化率普遍超过30%，有的甚至达到50%以上，但上海市目前仅为3%左右，在数量和质量上均处于较低水平。

三、对策建议

根据《上海市人民政府关于推进本市健康服务业高质量发展加快建设一流医学中心城市的若干意见》（沪府发〔2018〕25号）和《关于进一步深化科技体制机制改革增强科技创新中心策源能力的意见》的精神要求，现就完善上海市临床研究体系，支持生物医药产业发展，建议如下。

（一）推进研究型医院建设

2003年，国内首次提出“研究型医院”的概念。2011年，国家把推进研究型医院建设作为医院未来发展的重大战略。2017年上海市也正式把建设研究型医院写入医学科技创新发展“十三五”规划。

1. 推进一批研究型医院建设

制定研究型医院建设标准，强化临床研究能力、临床诊治能力、成果转化能力的评价。具体来说，评价一家医院是否属于研究型医院，主要是看它拥有重中之重临床医学中心或国家临床医学研究中心的数量、排名前3的学科/专科的数量、是否拥有药物临床试验管理规范（Good Clinical Practice，GCP）平台、是否能够牵头组织注册多中心临床试验（参与单位不可少于8家，不含药物临床试验）、是否拥有市级以上重点实验室/工程中心等指标。

上海市建设研究型医院的主要目标是对标国际最高标准、最好水平，下一步要强化重中之重学科建设，结合“腾飞计划”，推进上海市临床医学研究中心和医学协同创新集群建设，强化“医工结合”。到2020年底，上海市重点建设5家研究型医院，成为重大疑难疾病的诊疗平台、临床研究和技术创新的主体，引领上海市和国家临床研究发展。到2030年，涌现一批世界级的研究型医院，产出一批具有全球影响力的原创成果，成为全球医学创新网络的重要枢纽。

2. 完善研究型医院支持政策

重点要完善两方面政策：一方面，要鼓励参与制定重大疾病诊治规范和标准。支持研究型医院主持和参与国际多中心临床研究，在精准医学、转化医学等重点领域取得突破，形成一批具有国际话语权的重大疾病诊治规范和标准，学科建设与临床研究接近国际先进水平，重大疑难疾病的诊治能力保持全国领先。另一方面，要优化人事政策。主要是优化研究型医院的临床研究人员与临床医师比例，完善临床研究人员培养体系、职称评定标准和评价体系，改革临床研究人员绩效考核办法。

（二）促进临床研究资源和平台开放共享

关键是针对当前上海市临床研究需要，推动临床研究资源和平台开放共享，主要是包括6个方面。

1. 促进上海市医学公共资源开放共享

推进市级医疗机构临床生物样本库、基因库、生物医学数据库和医学科研数据库等资源开放共享。推动上海市“1＋1＋16”卫生健康信息平台向临床研究提供数据支持。

2. 建立开放共享的医学科研公共设施

以市级医院临床研究资源为核心，建立上海临床研究平台。基于上海临床研究平台，推动实验室开放共享。

3. 建立国际医学科技合作网络平台

依托上海医药临床研究中心、上海临床研究平台等平台，加大国际医学科技合作交流，支持上海市医疗机构和科研团队融入全球医学科技创新网络，与“一带一路”沿线国家（地区）共建联合实验室和研发基地，服务国家和上海市医学科技重大战略。对医学科研人员（包括“双肩挑”）因学术交流合作需要临时出国的，在出访次数、团组人数、在外天数和证件管理要求等方面，根据工作需要据实安排。特殊情况下，经所在单位和主管部门批准，科研人员可持普通护照出国，提高科研人员参与国际合作交流的便利性。

4. 建立医疗技术转化平台

坚持市场主导，利用国家转化医学中心、上海医药临床研究中心等平台，搭建医疗技术转化平台，推进临床研究网络建设，推动具有自主知识产权的成果实现临床转化应用与推广。同时，发挥生物医药园区、行业协会、医疗科技类社会组织等相关市场主体的作用，建立“产、学、研、医”对接平台，推动临床研究成果对接转化，培育国际一流的生命健康产业集群。

5. 组建专业临床研究联盟

以上海市临床试验机构所属专业或亚专业为切入点，试点建立专业临床研究联盟，为临床研究提供试验设计、研究者筛选、伦理审查、GCP核查、患者招募、药物警戒、生物统计等的全方位服务，并实现统一的受理业务申请、医学伦理审查、业务资源分配、质控标准建设、信息发布渠道、项目监督评价和数据交换使用。

6. 建设市级和区域临床研究伦理委员会

推进上海市和区域临床研究伦理委员会建设，完善伦理审查标准操作体系、质量认证体系、专业培训体系和科研咨询体系，促进临床科研项目伦理审查规范化。

（三）鼓励医疗机构和医务人员参与临床研究

关键是要按照《关于进一步深化科技体制机制改革增强科技创新中心策源力的意见》要求，研究制定上海市医疗机构和医务人员参与临床科研的绩效激励办法。

1. 鼓励医疗机构加强科研成果转化组织建设

支持市级医疗机构率先建立科研成果转化机构，专门从事科研成果转化工作。鼓励和支持医疗机构委托第三方服务机构开展技术转移服务。

2. 推动医疗机构临床研究项目库建设

加强部门协同，加大对医疗机构内“临门一脚”的生物医药临床研究项目的支持力度，培育更多的生物医药创新产品。

3. 完善医疗机构考评体系

将临床研究条件和能力纳入二级甲等以上医疗机构等级评审指标要求，将临床研究工作纳入市、区两级公立医院绩效考核指标体系。

4. 优化医疗机构职称管理体系

在医疗机构探索设立技术转移专业岗位，制定相关职称晋升评定的试行办法，为技术转移人才提供晋升通道。科研人员在科技成果转化中的绩效，可作为其职称（职务）评聘、岗位聘用的重要依据。鼓励临床医师和药师等参与临床研究，将临床研究工作业绩纳入高级职称申报考核内容。对于承担临床研究工作的医疗机构，适当提升其高级职称结构比例。

5. 建立以增加知识价值为导向的绩效激励机制

医疗机构和医务人员根据协议参与临床研究并获得相应的收益，不计入单位绩效工资总量。竞争性科研项目中用于科研人员的劳务费用、间接费用中绩效支出，职务科技成果转化奖酬支出，均不纳入单位绩效工资总量。专职临床研究人员经所在单位同意，可到企业和其他科研机构、高校、社会组织等兼职并取得合法报酬，可离岗从事临床科技成果转化等创新创业活动，兼职或离岗创业收入不受本单位绩效工资总量限制。对按照事业单位人数一定比例确定的高层次临床研究人才，单位可自筹经费，自定薪酬，其超过单位核定绩效工资总量的部分，不计入绩效工资总量。

6. 改革临床研究成果权益管理

允许医疗单位和临床研究人员共有成果所有权，鼓励医疗单位授予临床研究人员可转让的成果独占许可权。具有独立法人资格的医疗机构单位领导人员作为临床研究成果主要完成人或对研究成果转化作出重要贡献的，可获得现金、股权或出资比例奖励。对正职领导人员给予股权或出资比例奖励的，需经单位主管部门批准，且任职期间不得进行股权交易。

7. 加强长三角临床研究的合作

推进长三角临床研究战略协作，逐步实行规划联动、政策互通、成果对接、资源共享和生态共建。依托长三角罕见病实验诊断中心和长三角标准化代谢性疾病管理中心联盟建设，推动长三角临床研究合作，协同打造国际领先的优势学科群。

（四）加快临床研究重点领域突破

关键是要聚焦国际临床研究前沿重点领域加快创新突破，扎实促进生命科学和生物医药产业发展。

1. 聚焦支撑前沿医疗技术升级

聚焦基因技术、脑科学、微生物组计划、人工智能、可穿戴设备和医疗大数据等健康前沿领域，大力开展针对退行性疾病、代谢性病变和肿瘤患者的干细胞治疗、微创技术、基因组学等新业务、新技术，力求在肿瘤医学、老年医学、康复医学、生殖医学和神经医学研发应用上有所突破。

2. 聚焦支撑医药设备制造业升级

通过院企合作等多种形式,支持分子药物、分子材料、纳米药物与材料、激光、量子、质子与重离子等新技术的研发。强化器械与药物组合技术,加强靶点的确认和优化,发展基于靶标结构的药物开发技术,开展高空间和时间分辨率、高穿透性等方向的生物成像技术研究,研发更加安全、方便、快捷、有效的疾病治疗新药物新设备,带动药品耗材、设备器械等领域的科技研发和成果转化,协助企业推出更多适应世界医药市场的新产品、新服务,推动医药器械等传统健康产业改造升级、跨步跃升。

(五) 推进生物治疗技术和重大创新产品临床应用

关键是在确保安全的前提下,对新技术临床应用上采取更加包容的政策,对重大创新产品临床应用采取更大力度的支持政策。当前有 4 个方面的重点。

1. 推动和优化新型个体化生物治疗技术临床应用管理

落实国家《医疗技术临床应用管理办法》,制定上海市生物治疗技术临床应用技术管理规范,加快建立临床应用质控体系。推进干细胞、免疫细胞治疗等先进生物治疗技术的临床应用试点。支持新型个体化生物治疗产品标准化、规范化应用。

2. 允许临床试验阶段的药品器械有条件用于临床患者

对于严重危及生命且尚无有效治疗手段疾病,正在临床试验的药品医疗器械,经一定范围观察可能获益、符合伦理要求的,允许经知情同意后,可在开展临床试验的机构内用于相关患者。

3. 鼓励公立医疗机构优先使用创新技术和产品

落实上海市创新产品政府首购和订购、"三首"(装备首台套、材料首批次、软件首版次)应用示范等政策,支持医疗创新产品优先进入公立医院使用。在乙类大型医用设备配置规划数量中,安排部分配置规划数用于支持医疗机构装备国产大型医用设备。并将公立医院大型设备、药品、高质耗材、试剂等国产创新产品使用情况纳入公立医院考核指标。结合医疗卫生对口支援、培训等工作,宣传推广上海市生物医药创新产品。

4. 支持和促进中医药产品研发和应用

建设中医药临床研究与成果转化公共服务与技术支撑平台,组建上海中医药循证医学和临床研究中心,提升医疗机构中医药研究平台能级,开展中药新药、中医医疗器械的临床研究和参与国际多中心临床研究,以及中成药大品种临床再评价,推动基于名老中医经验方、经典名方、中药院内制剂的新药和医疗器械的开发。完善中药院内制剂相关政策措施,支持可追溯中药饮片和疗效明确中成药的临床应用。

(六) 完善领导和保障

当前,建立和完善临床研究体系的关键在于领导和保障机制,重点要推进 4 个方面。

1. 建立临床研究和生物医药发展等联席会议制度

依托联席会议,及时沟通临床研究和生物医药产业发展中的问题,综合施策,特别是要解决好临床研究体系建设的投入问题。

2. 建立多元化的临床研究资金筹集渠道

依托上海医药卫生发展基金会等筹资渠道，推进临床研究资金筹资多元化，并完善管理机制，提高临床研究资金使用效率和资助强度，集中力量办大事。

3. 加强临床研究人才队伍培养

完善临床研究人员和临床研究管理人员的出国培训机制，培养一批具有临床研究思维的高水平人才队伍。充分运用上海市人才政策，吸引更多海外学者、留学生来沪工作学习，鼓励医疗机构聘用外籍人才担任重点实验室、研发中心等机构的负责人。

4. 推进临床研究信息化建设

加快构建临床研究信息化网络平台和数据中心，按照信息和网络安全相关法律法规要求，强化临床研究数据采集、管理、安全和共享功能，提供临床研究数据服务。

上海市完善临床研究体系的探索与实践

杜学礼　吴文辉　倪元峰　蒋小华
康　琦　陈秀芝　许明飞　魏　馨

【导读】 生物医药产业是上海市战略性新兴产业的重要支柱，是巩固提升实体经济能级的重要抓手，事关发展新动能培育，事关科创中心建设。文章简要回顾了部分发达国家关于推动生物医药产业发展、完善临床研究体系建设的实践，同时对上海市临床研究体系的发展现状进行了梳理，结合现场座谈、问卷调研、专家咨询等方式，提炼了上海市临床研究体系建设中的部分不足，并从加大研究型医院建设力度、鼓励医疗机构和医务人员参与临床研究、鼓励临床研究资源平台和部分大科学设施的开放共享、推动重大创新产品临床应用、推进临床研究信息化建设等方面提出了相关建议。

当前，正是上海市加快向具有全球影响力的科技创新中心进军，努力建设成为卓越的全球城市的重要阶段。作为上海市战略性新兴产业的重要支柱，市委、市政府高度重视生物医药产业的发展，并在 2017 年、2018 年先后发文，进一步明确了促进上海市生物医药产业高质量发展的重要性和紧迫性，以及发展定位和方向。然而，对于生物医药产业的高质量发展，完善的临床研究体系是其创新发展的基础环节和核心保障。本文着眼于推动上海市生物医药产业的高质量发展，落脚于上海市临床研究体系的完善和能力提升，旨在通过盘点上海市卫生健康领域内的相关资源现状、运行机制等，为不断提高原始创新能力、提升临床研究能力、加强医学成果转化、促进上海市生物医药产业高质量发展，提供具有针对性、可操作性的行动建议和实施方案。

一、研究背景

长期以来，高质量临床研究能力不足，已成为制约上海市乃至我国医药创新发展的最大瓶颈[1]。当前，正值全球临床研究向亚洲转移、我国向医药创新强国迈进、上海科创中心建设向纵

基金项目：上海市卫生健康委员会 2019 年卫生健康政策研究课题"卫生健康领域支持生物医药产业发展的政策研究"（课题编号：2019HP09）。

第一作者：杜学礼，男，助理研究员。
作者单位：上海健康医学院（杜学礼），上海市卫生健康委员会（吴文辉、倪元峰、蒋小华、许明飞、魏馨），上海市卫生和健康发展研究中心（上海市医学科学技术情报研究所）（康琦、陈秀芝）。

深推进的历史交汇期，临床研究的发展迎来了前所未有的战略机遇。虽然自2006年起，在国家层面出台一系列鼓励生物医药产业发展的文件和政策，如2006年2月国务院发布的《国家中长期科学和技术发展规划纲要(2006—2020年)》，明确了生物医药产业是11个国民经济和社会发展的重点领域之一；2010年，《国务院关于加快培育和发展战略性新兴产业的决定》将生物医药产业列为中国七大战略新兴产业之一，并作为发展重点；在十三五期间，国家通过《关于国民经济和社会发展第十三个五年规划纲要》和《"十三五"国家战略性新兴产业发展规划》等文件，进一步再次强调生物医药作为战略型新兴产业的重要作用，并指出生物医药产业是我国战略性新兴产业的主攻方向；2016年国务院办公厅又专门颁发了《关于促进医药产业健康发展的指导意见》(国办发〔2016〕11号)，提出要通过优化应用环境、强化要素支撑、调整产业结构、严格产业监管、深化开放合作，激发医药产业创新活力。此外，还有很多各个相关职能出台的行业专项文件。这些文件均强调了大力发展生物医药产业，对于我国抢占新一轮科技革命和产业革命制高点，加快壮大新产业、发展新经济、培育新动能，建设"健康中国"的重要意义。在此背景下，结合上海市医改工作进展，系统梳理与完善上海市临床研究的资源与体系，并提出相关政策建议，对于推动上海市生物医药产业高质量发展、建成亚洲医学城市、提升人民健康福祉也具有促进作用。

二、研究方法与目的

通过文献分析、专家咨询、问卷调研等方法，在系统梳理部分发达国家关于推进生物医药产业高质量发展的实践基础上，同时结合上海市生物医药产业发展的现状，有效识别影响上海市生物医药产业发展的关键因素，提炼上海市在推进生物医药高质量发展过程中存在的问题。并结合上海市医改工作进展，提出上海市卫生健康领域内完善临床研究体系的举措与建议，以推动生物医药产业的高质量发展。

三、发达国家的实践经验

从全球来看，美国大波士顿地区、瑞士巴塞尔地区等跨国医药企业总部高度集聚区均为全球知名的临床研究高地。根据发达国家经验，构建临床研究体系、提升临床研究创新能力，推动生物医药产业高质量发展的共性策略是"政府支撑、整合资源、建设平台"。

美国的生物医药产业是在美国国立卫生研究院(National Institutes of Health, NIH)的主导下，整合政府和社会广泛资源，建立了由实验性治疗临床试验网络(由NIH临床中心、80个临床站点组成)和国家临床试验网络(由3 000多个站点组成)组成的高水平临床研究体系，构建了由政府研发资金支持政策、专利保护政策、新药许可政策、药品定价政策、药品费用补偿政策和药品监管政策等组成的政策体系，这些严格、谨慎和科学细致的规制体系为美国医药产业的创新与发展创造了良好的外部环境与制度保障，调动了各方的积极性，引领着世界医学科技进步[2]。据美国研发型制药企业协会统计，美国公司是世界主要的药品研发者，美国生物制药知识产权数占全球的30%。美国生物制药产业目前约有5 000种新药在研发中，居于全球之首，且多数代表世界顶尖水平。

此外，法国卫生部于1993年设立了法国临床研究中心，并在全国23所教学医院建立了由54个临床研究基地组成的网络，为医药创新提供系统的支持和保障；日本厚生劳动省、经济贸易产业省和文部科学省共同推动日本临床研究体系和网络建设，形成了10多家核心机构、30家主要执行机构、1 600多家参与机构的综合体系，为日本的医药产业发展提供了全方位的支持[3]。

四、上海市临床研究体系与资源的概况

上海市为进一步落实《国务院办公厅关于促进医药产业健康发展的指导意见》，加快推动上海生物医药产业高端化、智能化、国际化发展，更好地满足人民群众对健康生活的美好需求，上海市在2017年、2018年先后正式发布《关于促进上海市生物医药产业健康发展的实施意见》《促进上海市生物医药产业高质量发展行动方案（2018—2020年）》等文件，明确了促进生物医药产业高质量发展的重要性和紧迫性，确定了优先发展生物制品，加快免疫细胞治疗、干细胞、基因治疗等相关技术研究，进一步加大了对生物医药产业发展的支持力度。上海市卫生健康委也先后出台一系列专项支持方案，如《上海市临床重点专科建设"十三五"规划》《上海市医学科技创新"十三五"规划》、建设亚洲医学中心城市专项行动实施方案等，并在调动医疗机构、医务人员参加临床研究、成果转化的积极性，引领生物医药重大产品创新，支持创新药品和器械进入临床应用等方面提出一系列举措，取得了良好的进展与成效。但是，生物医药产业的高质量发展，涉及的面与条线非常多。为了切实让政策的着力点更加具有针对性，更加充分的调动生物医药产业从业人员的创造性、积极性，释放更大的政策红利，项目研究团队通过现场座谈、问卷调研等方式，将生物医药产业高质量发展的核心环节——临床研究体系与能力，作为本次研究的切入口，并从供方（医疗机构）、需方（生物医药企业）、平台（组织、协调、转化服务等）三条渠道，对上海市生物医药产业发展的现况与问题、临床研究资源的数量与能力，以及各方的需求及建议等，进行了专题调研。

（一）上海市药物临床试验机构基本情况

1. 药物临床试验机构专业及Ⅰ期床位设置

目前，上海市共有药物临床试验（Good Clinical Practice，GCP）机构（以下简称"GCP机构"）53家，包括40家三级医院和13家二级医院，其中设有Ⅰ期床位的机构有28家。共计认定专业共694个，2017年以来承担GCP项目1 786项，具体见表1。

表1　2017年以来上海市GCP机构、专业数量及Ⅰ期床位设置分布

机构类型	数量（家）	认定专业数量（个）	2017年以来项目数	有Ⅰ期床位的机构数量（家）	Ⅰ期床位数（张）
三级综合医院	19	361	1 040(58.2%)	12	366
三级专科医院	14	123	470(26.3%)	6	262
三级中医医院	7	88	106(5.9%)	5	142
二级医院	13	122	170(9.5%)	5	220
合计	53	694	1 786	28	990

2. GCP 机构认定专业情况

在上海市 53 家 GCP 机构认定的专业中，按照机构数量由多到少，排名前二十位的专业是内分泌、神经内、心血管、呼吸、肿瘤、肾病、普外、消化、骨科、医学影像、麻醉、泌尿、血液、耳鼻喉、妇产、眼科、中医肿瘤、心内、感染、妇科。认定专业的机构数量见表 2。

表 2　2019 年上海市 GCP 机构认定专业的机构数量

序　号	专　业	机　构　数
1	内分泌	26
2	神经内	25
3	心血管	23
4	呼　吸	23
5	肿　瘤	22
6	肾　病	20
7	普　外	19
8	消　化	18
9	骨　科	18
10	医学影像	17
11	麻　醉	16
12	泌　尿	14
13	血　液	12
14	耳鼻喉	12
15	妇　产	11
16	眼　科	10
17	中医肿瘤	9
18	心　内	9
19	感　染	8
20	妇　科	8

3. 机构管理模式

从此次调研情况看，上海市药物临床试验机构的管理模式主要是以三种类型为主，包括独立管理、科研处管理和药剂科管理模式。采用独立模式的机构有 22 家，由科研处管理的有 18 家，由药剂科管理的有 9 家，具体见表 3。

表 3　2019 年上海市 GCP 机构的管理模式汇总

机构类型	独　立	科研处管理	药剂科管理	其　他	合　计
三级综合医院	10	6	2	1	19
三级专科医院	7	2	4	1	14
三级中医医院	2	4	0	1	7

续 表

机构类型	独 立	科研处管理	药剂科管理	其 他	合 计
二级医院	3	6	3	1	13
合计	22	18	9	4	53

（二）GCP 项目开展情况

1. 项目总数及进展

2017 年以来，53 家 GCP 机构开展项目共 1 786 项，其中已完成项目占 26.7%，在研项目占 73.3%。按照分期，Ⅰ～Ⅲ期项目占 80.3%，其中，Ⅲ期最多，占比达 52.1%，其次是Ⅱ期，占比 17.3%。具体见表 4。

表 4　2017 年以来上海市 GCP 机构在研项目数及进展情况

分 类	Ⅰ期数量	Ⅱ期数量	Ⅲ期数量	Ⅳ期数量	BE 数量	合 计
已完成	42	52	157	51	175	477(26.7%)
在 研	153	257	774	103	22	1 309(73.3%)
合 计	195	309	931	154	197	1 786
占 比	10.9%	17.3%	52.1%	8.6%	11.0%	100%

2. 项目构成

2017 年以来，上海市 53 家 GCP 机构共承担 448 项国际多中心项目，占总项目数的 37.0%，其中作为组长单位承担的项目 295 项，占 38.3%。省部级以上科技项目 49 项，占 4.9%。申办者为上海企业的项目 328 项，占 32.5%。具体见表 5。

表 5　2017 年以来上海市 GCP 机构已完成和在研项目的来源构成

项目进展	国际多中心项目占比(%)	组长单位项目占比(%)	省部级以上科技项目占比(%)	申办者为上海企业项目占比(%)
已完成	46	91	14	89
在 研	402	295	35	239
合 计	448(37.0%)	386(31.8%)	49(4.1%)	328(27.1%)

3. 专业组的分布

按项目数量进行专业排名，前十位的分别是肿瘤、呼吸、内分泌、泌尿、血液、心血管、中医、消化、肾病、肝病，具体见表 6。

表 6　2017 年以来上海市 GCP 机构承担项目的前十位专业排名

专 业	项 目 数
肿 瘤	302
呼 吸	181

续 表

专　业	项目数
内分泌	146
泌　尿	123
血　液	85
心血管	79
中　医	78
消　化	70
肾　病	50
肝　病	45

总体来看，上海市 GCP 机构的发展，呈现出几个特点：一是 GCP 的发展主要依赖医院本身特色专科的发展。多数医疗机构依托本院特色或优势专科开展药物临床试验研究，并取得了显著的成效。二是各家机构目前的资源配置与服务能力基本匹配。调研发现，各医疗机构没有提出服务能力超负荷的问题，多数表示自身供给能力与市场需求相匹配，但仍有潜力承接更多药物临床试验项目。三是不同医疗机构承担的 GCP 项目数量差异较大。从项目数量来看，各类医疗机构承担 GCP 项目数量差异较大，项目承担机构以三级综合医院为主，占 63.6%，其次为三级专科医院，项目数占 23.6%，中医医疗机构最少，占 3.8%。各医疗机构之间承担的项目数量也有较大差异。

五、上海市临床研究体系建设过程中存在的共性问题

（一）供方

本文的供方，从对象的隶属性质上主要是指设立临床研究机构的公立医疗机构主体，并未覆盖更为广泛的社会资本主办的临床研究资源。从调研的结果看，存在的主要问题有：一是上海市 GCP 机构与在沪生物医药企业的联系普遍偏少。医疗机构普遍反映本地企业申报的临床药物试验项目较少，问卷调查显示占比 28%。且缺少与企业对接的渠道。二是上海市 GCP 机构需要政府在投入、人员激励方面等方面给予进一步支持。GCP 机构反映目前在药物临床试验开展过程普遍存在支持经费不足的问题，且项目开展与试验人员的职称晋升、薪酬等不挂钩，医生积极性不高，无法形成研究梯队，项目开展的持续性没有保障。

（二）需方

本文的需方着重指的是生物医药研发企业，但不再细分境外企业与境内企业，或外商独资、合资等类型。调研结果反映较为普遍和突出的问题有：一是不同药物临床试验机构的质量控制标准不统一，部门之间的监管不一致。上海的 GCP 机构管理十分严谨和规范，但更应该对标国际、强化标准建设，在质量保证体系等方面仍需进一步改善，包括质量保证 SOP 未及时修订、可操作性不强等。主要表现在：① 不同 GCP 在临床试验伦理审查要求的严苛程度、所需资料、申

请流程等方面均不一致且不明确;② 医院的GCP机构在物理设备、人员配备、从业人员专业知识水平等方面与国际知名GCP的差距较大,且未能严格按照临床试验设计方案的标准、规范操作;③ 临床试验Ⅰ期、Ⅱ期在国内GCP的临床试验中较为缺乏;④ 部门之间的监管体系不统一。如在临床试验Ⅲ期、Ⅳ期,由于医院的质控标准与企业的生产质控标准不同,对药品上市的申请造成不便。二是伦理审查委员会的审查标准与流程应进一步优化。主要表现在:① 由于医学伦理审查委员会对创新药、新兴治疗技术等先进技术的审查过于严苛,导致上海市的原研性创新不多;② 医学伦理审查委员会的审查时间过长,召开会议的频次、时间、地点等信息不透明。三是缺乏第三方协调服务平台。主要表现在:① 企业申请临床试验时需要对接的部门较多,上海市本身的医疗资源又十分丰富,企业无所适从、盲目无序;② 不同部门对质量的管控标准不一,缺乏统筹协调机制或平台;③ 临床试验项目的能级、产品前景等,无第三方评价机制;④ 药物临床试验主要研究者(principal investigator, PI)的能力和在研项目、临床资源与企业需求等信息,缺乏获取和对接渠道。

(三)研发和转化公共平台

上海市当前已有一些从事临床研究和转化服务的公共平台,但从平台的影响力、统筹协调能力、层级等方面来看,还未形成在行业内具有较强权威影响的机构。项目研究团队也选择了部分研发和转化服务平台进行了调研,公共平台反映较为集中的问题有:一是医院有庞大的临床资源数量优势,却未能转化为医疗科技创新能力;二是生物医药产业发展,更注重的是研发,却未在转化方面形成完整的闭环;三是支持临床研究的经费保障体系亟须构建;四是亟须搭建协调各方资源的市级平台;五是临床医学转化的评价考核制度、人才评价、培养体系尚不完善;六是临床研究的信息化建设,以及数据的互联互通共享机制构建有待加快。

六、建议与展望

一个国家或地区的生物医药产业能否高质量发展,临床研究能力和水平是决定性因素。从调研的结果看,上海市的临床资源总体还是较为丰富的,临床试验的承载能力在国内也是处于领先地位。但从实际来说,上海的临床研究体系也面临着一系列的难题与挑战,如申请临床试验入组的流程有待优化、支持临床研究的人才队伍建设有待加强、信息化建设有待加快、研发转化的效率有待提高等。随着长三角区域一体化发展上升为国家战略,党中央对长三角区域的合作也愈发重视。上海市正在制定长三角产业协同发展三年行动计划,在地方政府层面建立长三角地区生物医药产业发展的协调机制,构建跨长三角地区的生物医药产业技术联盟等协同合作的平台,培育和发展长三角各地医药企业之间基于产业链的合作发展形式或形态。这既是上海市生物医药产业前所未有的发展机遇,也是完善上海市临床研究体系,特别是提升临床研究能力的重要发展契机。按照《上海市人民政府关于推进本市健康服务业高质量发展加快建设一流医学中心城市的若干意见》和《关于进一步深化科技体制机制改革增强科技创新中心策源能力的意见》的精神要求,结合此次调研的结果,项目研究团队就上海市完善临床研究体系、提升临床研究能力水平,提出如下政策建议。

(一) 加大研究型医院的建设力度

近年来,国际临床研究的发展达到了一个新阶段,即建设研究型医院已成为提高临床研究能力、推进医学科技创新发展的主流模式。从实践来看,研究型医院的主要特征是高水平的临床研究能力、创新成果转化能力和疑难重症的诊治能力,它打破医学与相关学科之间的屏障,倡导“产、学、研、医”的高度融合,是医学技术创新的主体和医学成果转化的主体。因此,上海市要通过强化临床研究能力、临床诊治能力、成果转化能力的评价,推进一批研究型医院建设,在自主创新中不断催生高层次人才和高水平成果,继而推动临床诊疗水平持续提高。要细化聚焦研究型医院的核心指标,完善研究型医院的支持政策,力争产出一批具有全球影响力的原创成果,形成一批具有国际话语权的重大疾病诊治规范和标准,涌现一批世界顶尖的研究型医院,使上海市成为全球临床医学研究网络的重要枢纽和创新策源地。

(二) 鼓励医疗机构和医务人员参与临床研究,加快临床研究的人才队伍建设

从调研情况看,上海市医疗机构的临床研究成果转化率有待进一步提高。而从国外研究型医院的经验来看,科研成果转化率已超过30%,有的甚至达到50%以上[4]。建议市级部门要出台鼓励与支持医疗机构和医务人员参与临床研究的相关举措,如完善医疗机构的考评指标,将临床研究工作纳入市、区两级公立医院等级评审和绩效考核指标体系;探索优化职称管理体系,完善临床研究人员培养体系、职称评定标准和评价体系,适当提升承担临床研究工作医疗机构的高级职称结构比例,为技术转移人才、从事临床研究的相关人员等提供职称晋升通道;支持医疗机构率先建立科研成果转化机构,推动科研成果转化工作等。

(三) 鼓励临床研究资源、平台和部分大科学设施的开放共享

国外发展成熟的研究型医院均已投入大量资金建立规范的临床试验基地、种类齐全的标准化临床生物样本库等,并配合临床数据库形成信息化和网络化管理。相较而言,目前上海市大型综合医院的科研平台建设还比较落后,科研场地规模小,生物样本库建设尚在起步阶段,临床实验室、临床医学中心等平台的数量、硬件和软件条件等,都远不能满足高端前沿的临床研究需求。因此,为了提高有限资源的利用效率,集中和发挥优势力量,培育出一批具有世界影响力的创新成果,建议发挥制度和体制优势,统筹上海市临床资源,构建促进上海市临床研究资源、研发与创新转化平台、场地和部分大科学设施的开放共享机制,提高临床试验Ⅰ、Ⅱ、Ⅲ期及真实世界研究能力,形成开放包容的临床研究氛围。

(四) 要聚焦前沿重点领域,推动重大创新产品临床应用

要通过医工合作等多种形式,在肿瘤医学、老年医学、康复医学和神经医学等领域内,聚焦健康领域的前沿问题,特别是对那些“卡脖子”、国际空白的专业,要加大新技术、新业务的研发,发展更加安全有效的新产品、新设备,同时要积极推动和优化新型生物治疗技术和重大创新产品的临床应用,落实上海市创新产品政府首购和订购、“三首”(装备首台套、材料首批次、软件首版次)

应用示范等政策，支持医疗创新产品优先进入公立医院使用，力求尽快惠及民众健康，努力提高民众福祉。

（五）推进临床研究信息化建设

研究型医院必定是数字化医院，要能够对国内外医学科技最前沿的信息，在最短的时间内采集、储存、提取、分析、整理、运用、开发，为医疗、保健、教学尤其科研创新提供最新、最有价值的信息服务。完善临床研究体系建设，要按照相关法律法规要求，加快构建数字化临床资源服务平台，强化临床研究数据采集、管理、安全和共享功能，为临床研究能力和水平的提升，提供数据支撑。

生物医药产业是一个具有多学科融合、广阔发展前景和显著发展优势的战略性新兴产业。上海市具有丰富的临床研究资源、浓厚的生物医药研发与创新氛围，在充分调动各方积极性的基础上，通过不断地完善临床研究体系，持续提高临床研究能力，上海市的生物医药产业一定能够实现跨越式发展，成为全球一流的临床研究创新策源地。

参考文献

[1] 唐米纳. 刍议我国生物医药产业发展面临的困境及对策. 经济师，2018，(12)：252-254.
[2] 颜建周，王梦媛，邵蓉. 供给侧改革下的医药产业创新政策环境研究——基于美国经验. 中国新药杂志，2017，26(6)：626-630.
[3] 张振. 当前生物医药产业发展现状及政策建议. 中国经贸导刊，2009，(11)：32，33.
[4] 陆怡，等. 上海生物医药产业发展状况报告研究(2017 年度).

医学科技成果转化激励政策分析

朱文舒　顾文君　王金花　李济宇

【导读】 医疗机构具有学科和人才优势，是将上海建设成为具有全球影响力的科创中心过程中重要的创新主体之一。文章通过文献研究、资料收集和政策工具分析等方法，共筛选出2015年《中华人民共和国科技成果转化法》更新后国家及上海市颁布的与医学科技成果转化密切相关的34项政策作为分析样本，旨在剖析医疗机构作为创新主体在科技成果转化过程中所获得的政策支持与仍然存在的实际阻碍。研究结果显示，政策多从规范制度建设、构建协同创新网络、完善绩效激励体系等角度鼓励科技成果转化，但存在实现政策目标路径尚不明确、医学科技成果转化政策领域中制度藩篱现象明显和政策闭环尚未形成等问题。因此明确政策工具落地路径，细化具体政策实施方案；加强各部门制度联动改革；完善关键环节政策制定，形成政策闭环和建立医企深度融合的体制机制将是未来政策研究的重点。

一、研究背景

在“健康中国2030”的发展背景下，习近平总书记在党的十九大中提出人民健康是民族昌盛和国家富强的重要标志，要努力为人民群众提供全方位全周期的健康服务[1]。现阶段医院的发展已不再满足于完成临床诊疗工作，而是向建设以“创新、融合、转化”为核心、提升自主创新能力、推动临床诊疗水平持续提高的研究型医院发展[2]，因此加强医学科技成果的转化与管理成为向研究型医院转型发展的重点工作之一。当前我国医学科技论文总量位居全球第二，医学相关国际专利申请量达到世界第三[3]，但95%的彩超机、CT等大型医疗设备仍依赖进口[4]，因此，我国拥有强大的前端医学科技创新实力（论文和专利等），但后端成果转化能力十分薄弱。为此，国家通过修正《中华人民共和国促进科技成果转化法》，颁布《“十三五”卫生与健康科技创新专项规划》等政策，上海市通过颁布《关于进一步深化科技体制机制改革增强科技创新中心策源能力的意见》等政策，来促进医疗机构科技成果转化后端能力的发展，而现有政策的侧重点各有不同，也

基金项目：国家自然科学基金青年项目“基于医疗数据支撑的医学专利临床经济价值评估体系研究”（项目编号：71704136）；上海市市级医疗卫生优秀学科带头人培养计划“医学科技创新成果转化平台建设研究”（项目编号：2017BR016）；上海市市级医疗卫生优秀青年医学人才培养计划“基于流程再造和价值链理论的医院科技成果管理建模及实证研究”（项目编号：2018YQ35）。
第一作者：朱文舒，女，硕士研究生。
通讯作者：李济宇，男，同济大学附属第十人民医院副院长、主任医师、博士生导师、教授。
作者单位：同济大学（朱文舒），同济大学附属普陀人民医院（筹）（顾文君、王金花），同济大学附属第十人民医院（李济宇）。

存在尚需完善的地方。因此，本文通过文献研究、资料收集与政策工具等方法，探究医疗机构作为创新主体在科技成果转化过程中所获得的政策支持与仍然存在的实际阻碍，为我国医疗机构科技成果转化政策体系建设献言献策。

二、研究设计

（一）数据来源

本文研究的政策来源于中共中央国务院、国家科技部、上海市相关政府等网站中的公开信息及北大法宝（www.pkulaw.cn）中相关法条信息，以2015年8月29日新版《中华人民共和国促进科技成果转化法》修订实施后至2019年9月1日为研究时间段，在国务院、科技部等政府官网中通过关键词“医疗机构”“医院”“科技成果转化”及其组合进行检索，并在北大法宝中使用检索式“（医院 OR 医疗机构）AND 科技成果转化”进行全文检索来补充通过政府官方网站所得检索结果，经过人工筛选，剔除重复、无关结果，最终得到有效分析样本34份，其中国家级法规22份，上海市地方法规12份。

（二）研究方法

本文根据Rothwell与Zegveld的创新政策工具分类方法（图1），将政策通过需求型、供给型与环境型三个维度进行划分[5]，并根据医学科技成果转化政策特点进行政策工具的细分调整，形成本文进行政策分析所用的政策工具分类体系（图2）。

供给型	公营事业
	咨询服务
	人力资源培养
	财政辅助
	研究发展组织
需求型	政府采购
	技术标准
	贸易管制
环境型	公共服务
	金融支持
	税收优惠
	激励奖励
	政策法规

图1　Rothwell与Zegveld的创新政策工具分类方法

供给型	人才培养
	基础设施建设
	信息支持
	财政支持
需求型	政府采购
	贸易管制
环境型	政策法规
	金融支持
	税收优惠
	激励奖励
	知识产权保护
	协同创新网络

图2　调整后的创新政策工具分类方法

政策工具是指政策主体为了完成政策目标而采取的所有手段、措施的总称[6]，目前关于政策工具的分类方式暂无统一观点。本文根据医疗机构科技成果转化的关键点在于给予清晰明确的政策支持，合理的资源配置，引导促进供需双方交流合作，激发潜藏在科技成果中的市场价值合理释放的特性，选择参考 Rothwell 与 Zegveld 的政策工具分类方法，将针对医疗机构科技成果转化的政策工具通过供给型、需求型和环境型进行划分。供给型政策工具主要是指扩大医疗机构进行科技成果转化工作要素供给的措施与手段，主要包括人才培养、基础设施保障、信息支持等，进而推动科技成果向生产力转化；需求型政策工具是指通过政府采购、贸易管制的方式，对临床紧缺、重要疾病领域的药品、医疗器械进行重点研发、优先审批、优先纳入医保目录，从而直接拉动科技成果转化；环境型政策工具旨在为医疗机构的科技成果转化工作提供良好的政策环境，包括提供金融支持、税收优惠、知识产权保护、构建协同创新网络等，作用于整个科技成果转化流程。

（三）研究内容

本文基于调整后的创新政策工具分类方法，对 34 份政策样本进行详细阅读、逐条梳理，提取政策条款，并从供给型政策、需求型政策和环境型政策三个维度对条款进行分类分析，以期发现在全面推进健康中国工作建设的大环境下，以医疗机构作为创新主体在科技成果转化过程中所获得的政策支持与仍然存在的现实阻碍，为我国医疗机构科技成果转化政策体系建设提供研究基础，推动医疗机构科技成果转化向前发展。

三、研究结果

（一）政策工具界定结果

政策工具是本研究的理论基础，也是分析问题的第一步，其分类标准的科学与否极大地影响着分析结果与结论。本文根据促进医疗机构科技成果转化的关键在于合理配置资源，引导促进供需双方交流合作的特点，选择 Rothwell 和 Zegveld 的创新政策工具分类方法作为基础，以知网中相似进行科技创新政策研究的 24 篇文献和来自国务院、科技部等政府官方网站中 50 份科技成果转化有关政策文件为参考对象，最终形成本文所使用的针对医疗机构科技成果转化政策的政策工具分类标准（表 1）。

表 1　政策工具分类

工具类型	工具名称	政策工具含义	界定依据
供给型	人才培养	包括制定人才发展规划、引进/培养技术转移人才、开展知识产权教育和培训等内容。	湖北省高新技术产业政策研究（1978—2012）：政策文本分析视角. 张镧. 2014. 辽宁省科技成果转化政策文本的量化分析. 邓志超. 2019. 基于内容分析法的陕西省与国家科技成果转化政策比较研究. 马江娜. 2017 等。 国科发社〔2017〕147 号、国科发社〔2017〕146 号、工信部联规〔2016〕350 号、国卫科教发〔2016〕51 号、沪卫计科教〔2017〕005 号等。
	基础设施建设	包括国家（重点）实验室、研发基地、国家医学研究中心、卫生健康科技成果转移转化示范基地等的组建与建设。	
	信息支持	搭建信息共享平台，包括提供科技成果转化咨询服务的转化机构、卫生与健康科技成果转化项目库、医学信息数据库等。	
	财政支持	政府直接为科技成果转化工工作提供资金支持，如专项资金、研发经费等形式。	

续 表

工具类型	工具名称	政策工具含义	界定依据
需求型	政府采购	国家及上海市政府通过将自主创新的紧缺药品纳入医保体系等方式进行优先采购。	构建分级诊疗体系的政策工具选择——基于省级政府政策文本的量化分析. 李阳. 2018. 基于政策工具与创新价值链双重视角的科技成果转化政策国际比较研究. 廖晓东. 2019 等。 国科发创〔2017〕304 号、沪卫计科教〔2017〕005 号、沪府发〔2018〕25 号等。
	贸易管制	对紧缺药品、先进诊断试剂、新型疫苗等加快研发、审批与推广，大力支持中医药、心脑血管疾病、恶性肿瘤、老年性疾病等领域的转化研究。	
环境型	政策法规	包含为促进/规范/监督科技成果转化行为而制定、完善的权益归属制度、技术转移绩效评估体系、人才培养制度等内容。	医疗机构科技成果与知识产权管理领域对照浅析. 许畅. 2015. 基于价值链的科技成果转化政策述评. 李玲娟. 2014. 基于内容分析法的科技成果转化政策研究. 卢章平. 2013. 湖北省高新技术产业政策研究（1978—2012）：政策文本分析视角. 张镧. 2014 等。 国科发创〔2017〕304 号、国科发基〔2017〕322 号、发改社会〔2019〕1427 号、沪卫计科教〔2017〕005 号、沪府办发〔2017〕51 号等。
	金融支持	鼓励各类金融机构与社会资本提供贷款、担保、风险投资、保险服务等支持。	
	税收优惠	通过税率优惠、加速折旧、加计扣除等方式为医疗机构成果转化提供税赋减免。	
	激励奖励	给予科技人员成果转化收益奖励报酬、鼓励科技人员以在职/离岗创业等形式参与成果转化活动等内容。	
	知识产权保护	加强知识产权布局运用与保护。	
	协同创新网络	构建产学研协同创新联盟、医疗机构与企业共建科技成果转移转化平台等形式的协同创新网络。	

（二）政策文本编码结果

本文对筛选所得的 34 份政策文件进行逐条梳理、分析、汇总，提取 129 条与医疗机构科技成果转化高度相关的政策条款，参照本文的政策工具分类方法，将政策条款通过政策编号——级标题—二级标题—三级标题(1 - 1 - 1 - 1)的形式进行编码，实现研究结果的可追溯，并对条款中的政策工具进行频次统计，其中如果同一条政策条款涉及多种政策工具，则该条款所对应的每个政策工具都进行计数统计，最终形成 273 项医疗机构科技成果转化政策工具，编码样例表见表 2。

表 2　政策工具具体条款分析编码表(示例)

序号	政策名称	政策条款	编码	供给型				需求型		环境型					
				人才培养	基础设施建设	信息支持	财政支持	政府采购	贸易管制	政策法规	金融支持	税收优惠	绩效激励	知识产权保护	协同创新网络
1	中国（黑龙江）自由贸易试验区总体方案	支持开展科技成果转化激励政策试点，支持金融机构开展知识产权质押融资。鼓励企事业单位采取科技成果作价入股、股权期权激励、优先购买股份等方式，奖励有突出贡献的科技人才。	1 - 3 - 10								1		1		

续 表

序号	政策名称	政策条款	编码	供给型				需求型		环境型					
				人才培养	基础设施建设	信息支持	财政支持	政府采购	贸易管制	政策法规	金融支持	税收优惠	绩效激励	知识产权保护	协同创新网络
2	国务院办公厅关于加强三级公立医院绩效考核工作的意见	将每百名卫生技术人员科研成果转化金额的指标纳入三级公立医院绩效考核体系内	2-6-51										1		
……															
129	上海市深化医药卫生体制综合改革试点方案（2016—2020年）	鼓励上海市制药企业自主创新，将本地企业生产的创新药、生物医药大品种及医疗器械优先纳入基本医保目录，推动上海市生物医药产业发展。加大创新创业人才激励力度，加强知识产权保护，完善科技成果转化收益分配机制，允许科技成果转化收益归属研发团队所得比例不低于70%，转化收益用于人员激励的部分不计入核定绩效工资总量基数，探索医务人员技术入股，激发人才创新创造活力。	34-4-4-43					1		1			1	1	

（三）政策工具分析结果

1. 占比分析

首先，对搜集、汇总得到的34份（国家22份、上海市12份）针对医疗机构科技成果转化政策的政策类型进行统计，发现政策类型为规划、意见、纲要、方案和指南/指引5种（表3）。参照《中华人民共和国立法法》[7]及张永安[8]等的研究基础，规划、纲要类政策的政策力度强，对工作给予多层面的深层次的长期指导；意见、办法类政策的政策力度中，往往对专项问题进行阶段性的指导；方案与指南的政策力度弱，在短期内对专项问题进行详细指导。

表3 政策类型统计表

政策来源	政策类型				
	规划	意见	纲要	指南/指引	方案
国家	9	5	2	2	4
上海市	4	6	1	—	1
合计	13	11	3	2	5

在所有政策文件中，规划与意见所占比例较高，分别为38.2%和32.35%，接下来为方案、纲要、指南/指引。从总体来看，国家各部门针对各项发展规划，领会精神，针对重要任务与工作，明

确目标任务，相应制定了实施意见，而能够指导基层实践的方案、指南类文件较少。从上海市与国家的对比来看，作为中央政府的下属单位，上海市政府领会中央政策文件精神，依据自身情况出台了6条意见类政策，占上海市政策的50%，可见上海市作为我国重要经济中心城市和科技创新基地，与国家保持高度一致性，积极推动上海市科技成果转化的进程。

从政策的颁布机构来看，去除已撤销的部门后共有国务院、国务院办公厅、科学技术部、上海市政府、上海市科协技术委员会等40个相关部门参与了政策制定，以第一发文单位进行统计(表4)。从近年的政策中反映出多部门间协同、合作能力不断提升，共有11份(32.4%)多部门联合发文的政策，且其中多由科技部、上海市科学技术委员会主导，与科技成果转化隶属科技创新活动的性质相符。

表4　政策制定部门统计表

发文部门	国务院	国务院办公厅	科学技术部	国家中医药管理局	联合发文	上海市政府	上海市科学技术委员会	上海市卫生和计划生育委员会	总计
国家	5	4	4	2	7	—	—	—	22
上海市	—	—	—	—	4	1	5	2	12
合计	5	4	4	2	11	1	5	2	34

2. 转换模式分析

通过政策条款的梳理发现现阶段促进医疗机构进行科技成果转化的方式主要分为通过建立集诊疗、研发、成果转移转化、人才培养等为一体的国家临床医学研究中心；或是通过医疗机构与高等院校、科研院所和企业等各类创新主体合作建设共享资源，集中优势，发挥引领示范作用“医、研、企”协同的科技创新网络两种，且往往将两者一同提及，共同建设。因此供给型政策工具中的基础设施保障与环境型政策工具中的协同创新网络的出现次数大致一致。

3. 支撑力度分析

通过对政策条款的拆解，129条政策条款共使用了273项政策工具，平均每项政策条款中包含2～3项政策工具，统计情况见表5。在这273项政策工具中，供给型政策工具91项，占33.3%；需求型政策工具28项，占10.3%；环境型政策工具154项，占56.4%。需求型政策工具占比最高，三者之间数据差距较大。其中政策法规以59项在所有政策工具类型中位居第一，在环境型政策工具中占比高达38.3%，协同创新网络构建与绩效激励次之，分别为27.9%和22.7%。

表5　政策工具频数统计

工具类型	工具名称	频　数	百分比	合　计	
供给型	人才培养	22	24.2%	91	33.3%
	基础设施保障	29	31.9%		
	信息支持	27	29.7%		
	财政支持	13	14.3%		
需求型	政府采购	8	28.6%	28	10.3%
	贸易管制	20	71.4%		

续 表

工具类型	工具名称	频 数	百分比	合 计	
环境型	法规管制	59	38.3%	154	56.4%
	金融支持	8	5.2%		
	税收优惠	3	1.9%		
	绩效激励	35	22.7%		
	知识产权保护	6	3.9%		
	协同创新网络	43	27.9%		
总 计				273	

四、研究结论

（一）医学科技成果转化政策顶层设计日趋完善，但实现政策目标的路径尚不明确

从《中华人民共和国促进科技成果转化法》修订到2019年9月1日之间，中央政府与上海市政府已有34份政策的129条政策条款与促进医学科技成果转化高度相关，政策已从成立专业化医学成果转化队伍、建设国家医学研究中心、完善医疗机构科研人员成果转化的收益分配制度等角度涉及明确医疗机构在科技成果转化活动中的主体地位，为其进行科技成果转化提供充足制度支撑。这说明医学科技成果的转移转化工作已经引起国家与地方的足够重视，使得相关政策体系的顶层设计日趋完善。然而平均每项政策条款中包含2～3项政策工具，另外反映出现有政策条款的覆盖面较为广泛，对各项政策工具的使用与落地仍有不足，对实现政策目标的路径不够明确的问题。

（二）医学科技成果转化政策法规体系建设仍是薄弱环节

现阶段国家与地方已出台大量促进科技成果转化政策，但政策工具分布不均衡、转化关键环节制度藩篱现象、政策尚未形成闭环的问题仍然存在，侧面反映出现阶段我国科技成果转化的发展仍不成熟，活力尚未完全激发，政策体系亟待完善的现实情况。

1. 政策工具分布不均衡

环境型政策工具过多，需求型政策工具过少，来自市场的需求拉动能力有限，使得近年来我国专利申请量逐年增加，但产业化率仅为35%[9]。仍有大量的科技成果停留在实验室阶段，很难切实推进科技成果继续向产品、商品阶段转移转化，不能有效释放科技成果中的潜在市场价值，激发市场活力。

2. 医学科技成果转化关键环节的制度藩篱

医学科技成果产生与应用均存在于临床诊疗过程中，由于该领域成果转化知识壁垒高、风险大、投入高及投资回报周期长等特点，使得科技成果转移转化工作在医疗机构中开展得举步维艰。现有政策中针对事业单位国有资产处置、医务人员能否参与企业经营、医疗机构如何作为创

新主体参与市场化运营等医学科技成果转化的关键问题的支撑尚不明确，不能真正给医疗机构、医务人员进行政策松绑，极大地影响了其参与科技成果转化活动的主动性与积极性。

3. 政策闭环尚未形成

在 59 项法规管制的政策工具中，主要从增强人才培养体系建设、落实成果转移转化奖励政策、增强知识产权保护制度建设等方面提供支持，而完整的科技成果转化不仅包括转化前准备、转化支持的阶段，还应有相应的科技成果转移转化的评价与监督机制。目前政策体系中，对于科技成果转化的有效、合理评价与监督工作尚未引起相关部门的足够重视，通用的评价标准仅有专利转化率及类似指标，相关制度规定处于空白阶段，对于未来的科技成果转化工作，存在“唯率是图”的风险。

（三）医院与企业深度融合程度有待提升

现阶段政策主要通过鼓励医疗机构与企业等单位构建协同创新网络的形式促进科技成果向生产力转化，而现实情况是医疗机构与企业仍是两个独立的创新主体，其利益未直接捆绑，相互之间的关系较松散。由于医学科技成果转化的特殊性，企业希望医务人员能真正、全流程地参与到转化工作中来，而医务人员由于行业特殊性，基于现有政策，对于切实参与自身科技成果的市场化运营仍处于“观望态度”，所以使得两者之间无法深度融合。

五、政策建议

（一）明确政策工具落地路径细化具体实施方案

释放科技成果中蕴含的潜在市场价值，不仅需要政策制定者完善顶层设计，政策的真正落实与落地才是政策激励的关键环节。各地方政府应根据现有政策，因地制宜地制定符合本区域医疗创新发展情况具体实施方案，方案中每条政策条款应尽可能只使用一种政策工具，保证其具有针对性、可操作性与可评价性。国家层面应加大对政策实施情况的监督与评价，形成政策激励的正反馈，有效提升我国医学科技成果向生产力转化。

（二）加强各部门制度联动改革

各政府相关部门之间应加强协调与沟通，由主管部门主导，统筹协调整个政策制定过程，有效地整合各相关部门的政策意见，制定出供给、需求与环境型政策工具比例均衡、科技成果转化流程通畅的政策体系，充分发挥部门联动 $1+1>2$ 的政策合力，破除医学科技成果转化中的“制度藩篱”。

（三）完善关键环节政策制定形成政策闭环

针对医疗机构如何作为创新主体参与科技成果转化活动等关键问题，后续政策的制定需要通过改革绩效评价体系、完善医务人员成果转化收益的分配制度等形式，吸引医疗机构和医务人员为不断提升诊疗能力而进行科技创新与成果转化工作。

同时，加强对科技成果转化的评价与监督工作。通过完善科技成果转化政策体系中监督与评价体系的构建，明确相关责任部门，实现地方政府各部门相互配合与联动，切实落实针对医疗机构科技成果转化的各项政策，并加大事后跟踪、反馈的工作力度。

（四）建立医企深度融合的体制机制

科技成果转化的实质是科技与经济一体化的过程，目前针对医疗机构与企业的合作模式仍处于探索阶段。政府需进一步深化科技体制改革，搭建医疗机构与企业、高校、科研院所之间的有效信息交流平台，并提高医疗机构与企业在技术创新、成果转化中的自主决策权，完善收益分配制度，为保护医企双方的经济利益，促进两者深度融合搭建制度体系保障。

参考文献

[1] 新华社. 习近平：决胜全面建成小康社会夺取新时代中国特色社会主义伟大胜利——在中国共产党第十九次全国代表大会上的报告. http：//politics. gmw. cn/2017 - 10/27/content_26628091. html[2017 - 10 - 18].

[2] 唐颜，戴姣，董杉，等. 加强研究型医院科研管理人员素质建设的探讨. 临床医药文献电子杂志，2019，6(36)：183 - 184.

[3] 人民网. 我国医药类国际专利申请量居世界第三位. http：//ip. people. com. cn/n1/2016/1014/c136655 - 28778290. html[2016 - 10 - 14].

[4] 詹启敏. 健康中国发展背景下的科技创新. 中华神经创伤外科电子杂志，2018，4(4)：193 - 196.

[5] Rothwell R.，Zegveld W.. Innovation and Public Policy：Preparing for the 1980s and 1990s. London：Frances Printer，1981.

[6] 徐媛媛. 政策工具分类理论的述评与建构. 淮海工学院学报(人文社会科学版)，2011，9(20)：95 - 98.

[7] 全国人民代表大会.《中华人民共和国立法法》(中华人民共和国主席令第 31 号). 2000.

[8] 张永安，闫瑾. 基于文本挖掘的科技成果转化政策内部结构关系与宏观布局研究. 情报杂志，2016，35(2)：44 - 49.

[9] 国家知识产权局. 2018 年中国专利调查报告. 2018.

上海市高水平研究型医院建设的内涵及评价标准研究

袁素维　沈　洁

【导读】 建设高水平研究型医院是上海市"十二五"和"十三五"期间医学科技创新和医疗卫生体制改革工作的一项重要工作，也将是"十四五"期间上海市卫生健康事业发展的重要内容。然而，目前关于研究型医院的概念内涵尚不明晰，评价标准有待明确。文章在梳理当前相关政策目标的基础上，重新剖析研究型医院的概念内涵和关键特征；通过文献评阅和专家咨询论证，明确研究型医院的具体评价标准，为后续"十四五"期间上海市高水平医院的建设提供指引方向。

建成亚洲一流、国际知名的医学中心城市是上海市打响"上海服务"品牌行动、建设具有全球影响力的科技创新中心的一项重要战略[1]，也是上海市"十四五"卫生健康事业发展的指挥棒。从国际形势看，全球医学中心城市的标志是拥有世界一流的高水平医院，能对周边国家和地区形成较强的辐射力和影响力。上海市卫生健康委在《医学科技创新发展"十三五"规划》中也明确提出到2020年，上海市要建设5家研究型医院，努力在精准医学、转化医学等重点领域取得突破[2]。目前，从国内来看，上海市已成为全国异地就医患者流入最多的地区[3]。然而，国际第三方评价结果显示，目前上海市的三甲医院尚未能进入全球百强之列[4]，无法支撑上海亚洲医学中心城市建设的要求。

研究型医院的建设口号在国内已经发展十余年，相关理论研究与实践工作亦有诸多报道。然而关于其内涵是什么？有哪些关键特征？与现有其他医院的主要区别在哪里？如何评价和引导这些医院的发展方向？这些问题目前均不明确。本文通过政策梳理、文献评阅、专家咨询法等，对上述问题进行阐述。

一、研究方法

（一）文献研究法

本文在多个阶段运用了文献研究方法。搜集目前关于研究型医院、研究型大学及我国相关

基金项目：中国工程院咨询研究项目"我国研究型医院建设和发展战略研究"（项目编号：2018－XY－60）；上海市软科学研究计划项项目"新时期我国研究型医院建设和发展策略研究"（项目编号：18692112105）。
第一作者：袁素维，女，助理研究员。
通讯作者：沈洁，女，上海交通大学医学院附属仁济医院副主任医师。
作者单位：上海交通大学中国医院发展研究院（袁素维、沈洁），上海交通大学医学院附属仁济医院（沈洁）。

政策文件中的核心概念，并对上述信息进行系统整理和归纳。文献来源包括学术论文、政府网站、网页信息、学会资料等，为研究型医院的概念分析做参考和依据。

（二）政策梳理法

全面梳理当前与研究型医院相关的政策文件，理解其内涵，并初步开发其评价标准。具体参阅的文件目录如下。

1. 国务院层面

- 《关于印发统筹推进世界一流大学和一流学科建设总体方案的通知》(国发〔2015〕64 号)
- 《关于深化医药卫生体制改革的意见》(中发〔2009〕6 号)
- 《“健康中国 2030”规划纲要》
- 《关于深化医药卫生体制改革 2019 年重点工作任务的通知》(国办发〔2019〕28 号)

2. 国家部委层面

- 《“十三五”国家医学中心及国家区域医疗中心设置规划》(国卫医发〔2017〕3 号)
- 《“十三五”卫生与健康科技创新专项规划的通知》(国科发社〔2017〕147 号)
- 《国家临床医学研究中心五年(2017—2021)发展规划》(国科发社〔2017〕204 号)
- 《统筹推进世界一流大学和一流学科建设实施办法(暂行)》(教研〔2017〕2 号)

3. 上海市层面

- 《上海市城市总体规划(2017—2035 年)》
- 《全力打响“上海服务”品牌加快构筑新时代上海发展战略优势三年行动计划(2018—2020 年)》
- 《上海市建设亚洲医学中心城市专项行动实施方案》
- 《上海市深化医药卫生体制改革近期重点实施方案》(沪府发〔2011〕18 号)
- 《上海市医学科技创新发展“十三五”规划》
- 《上海高等教育布局结构与发展规划(2015—2030 年)》的通知(沪教委发〔2015〕186 号)
- 《上海高校分类评价指标(试行)》

（三）专家咨询法

本文采用专家咨询法的主要形式是现场头脑风暴，共同就问题进行现场集中讨论。具体咨询专家包括 9 名医学院士、8 家上海市三甲医院(副)院长、3 名政府卫生健康主管部门领导和 4 名卫生政策研究专家。

二、研究结果

（一）研究型医院的概念和内涵

“研究型医院”在国内最早出现可追溯到 2003 年，上海交通大学医学院附属瑞金医院姜昌斌等在《中华医学科研管理杂志》发表了《科教兴院创办研究型医院》一文，首次提出“研究型医院”这一概念。原解放军总后勤部副部长秦银河等随后从理论角度，全面论述了研究型医院的内涵，概括为：以新的医学知识和新的医疗技术的产生与传播为使命，坚持临床与科研并举，在自主创新中不断催生高层次人才和高水平成果，推动临床诊疗水平持续提高，为医疗卫生事业和人类健康做出重要贡献的一流医院[5]。这也是目前我国研究型医院学会的官方定义。

然而，这一定义未明确指出“一流医院”的内涵是什么？也没有给出具体的评价标准，由此也导致该概念一直停留在理论层面，无法从实践角度，从我国现有医疗机构中遴选和区分研究型医院与非研究型医院，导致该话题实际应用性不强。多年来我国医疗机构，尤其是三级医疗机构，已经普遍形成“医、教、研”综合发展的模式，上述定义未能直接点明研究型医院与其他医院在临床和科研工作上究竟存在哪些异同。

本文深度分析了国家关于“双一流”建设的实施办法中对“一流”的内涵定义，结合国家和上海市医学科技创新发展的目标，结合专家意见，将研究型医院重新定义：以解决人群重大健康问题为发展目标，综合实力或特色专科上具有显著优势，通过开展高水平医学研究和培育高层次医学人才，实现关键诊疗技术突破，推动行业整体水平提升，引领行业发展方向的一流医院。

研究型医院的核心内涵强调以下几点。

第一，研究型医院是对目前大型医院在功能发展上的分类，而不是对医院的重新分级。

第二，研究型医院应在某些关键疾病领域拥有国内领先或区域内顶尖的学科群，同时优先落实分级诊疗，释放自身优质医疗资源。

第三，研究型医院需摆脱目前跟踪式、模仿式的研究状态，聚焦于开展原创性、引领性的科研，并致力于成果转化，提高诊疗技术和水平。

第四，研究型医院应拥有广泛的行业声誉，尤其是国际声誉。

（二）研究型医院的具体评价标准

高水平研究型医院是现有三甲医院中的少数群体，在医疗服务和科学研究方面具有特殊优势和引领辐射功能。国内现有的三级医院评价指标体系，具有代表性的是上海申康医院发展中心实行 2006 年开始的《市级医院院长绩效考核办法》和国务院办公厅 2019 年 1 月印发的《国务院办公厅关于加强三级公立医院绩效考核工作的意见》（国发办〔2019〕4 号）。这两个评价体系对于三级医院的综合评价维度更加突出医院在管理水平方面的特征，无法突出显示三级医院间在医疗服务和科研工作核心竞争力上的差距，因此有必要建立一套针对高水平研究型医院功能定位的评价标准并用于指导实践。

本文在前期资料研究的基础上，设计了针对我国高水平研究型医院的初步评价标准，包括医疗技术水平、科研引领功能、人才及声誉三大维度共 14 项指标，具体见表 1。

表 1　高水平研究型医院的初步评价标准

评价维度	评价标准
医疗技术水平	1. 病例组合指数（CMI）
	2. 跨省就医患者占比
	3. 国家重点临床专科数
	4. 入选国家疑难病诊治中心

续 表

评价维度	评价标准
科研引领功能	5. 主持/参与国际多中心临床研究项目数 6. 主持国内多中心临床研究项目数 7. 医院专职科研人员占比 8. 第一或者通讯作者在医学六大顶刊* 发表论文数量 9. 第一或者通讯作者在医学六大顶刊发表论文总被引数
人才及声誉	10. 国际主流学术机构任职数量 11. 国际主流学术期刊任职主编/副主编数量 12. 国家级学会或协会任职主委/副主委数量 13. 两院医学院士数量 14. 国家级奖励数量

* 六大顶刊具体指 *Nature*，*Science*，*JAMA*，*Lancet*，*Cell*，*New England Journal of Medicine*。

通过专家们现场面对面式集中讨论，一级指标中，将原先的“人才及声誉”维度调整为“国内外行业声誉”。鉴于指标的特异性考量，删除“国家级学会或协会任职主委/副主委数量”这一指标。新增指标主要为国际声誉方面的内容，包括“外籍人员跨境就医占比”“境外医生注册行医数量”“境外医生注册研修数量”“获得外籍院士数”。由此形成包含医疗技术水平、科研引领功能、人才及声誉三大维度的15项评价标准(表2)。

表2 高水平研究型医院的评价标准结果

评价维度	评价标准	咨询结果
医疗技术水平	1. 病例组合指数(CMI)	保留
	2. 国内跨省就医患者占比	保留
	3. 外籍人员跨境就医占比	新增
	4. 国家级医疗平台的建设(包括国家临床医学研究中心、国家疑难病诊治中心、国家医学中心和国家区域医疗中心)	调整
科研引领功能	5. 主持或参与国际多中心临床研究项目数	保留
	6. 主持国内多中心临床研究项目数	保留
	7. 第一或者通讯作者在医学六大顶刊发表论文数量	保留
	8. 第一或者通讯作者在医学六大顶刊发表论文总被引数	保留
国内外行业声誉	9. 境外医生注册行医数量	新增
	10. 境外医生注册研修数量	新增
	11. 国际主流学术机构任职数量	保留
	12. 国际主流学术期刊任职主编/副主编数量	保留
	13. 获得外籍院士数	新增
	14. 两院医学院士数	保留
	15. 国家级奖励数量	保留

三、讨论与建议

(一) 正确引导研究型医院发展的理念，明确定位，找准方向

尽管研究型医院这一概念在我国提出已多年，上海市政府文件中也有提及。但从实践经验看，目前这一概念的讨论范围仍集中在军队医院系统[6]。从本文的咨询过程看，专家们对此概念的表述和语义内涵也有所迟疑，担心其会对医院和社会公众产生错误引导，导致医院丧失医疗服务的核心功能。因此，未来政府在主导相关功能工作的开展过程中，需要尤为注重对概念的准确理解、把握和传播，从认识层面形成一致意见，以便医院管理者们能够结合自身情况，准确把关各医院的未来发展方向。

(二) 以 DRGs 支付方式改革为契机，推进医院核心医疗服务能力提升

高水平研究型医院的发展，医疗技术水平的高低是立身之本。长期以来，如何准确、透明、科学的衡量不同医院的医疗服务质量一直是国内医疗管理领域的一个瓶颈。目前，国家医疗保障局正在全面层面大力主推 DRGs 支付方式改革，DRGs 作为一项综合管理工具，未来将在提升医院内涵建设方面取得突破性进展，促进医院同行间医疗服务核心竞争力的提升。以此为契机，未来对于国内医院的能力评估，将可弥补目前几大主流的医院评价系统在医疗能力和质量方面的信息缺陷，形成更加科学可靠的评价结果。

(三) 加强医院国际影响力相关评估证据

专家们普遍表示，对于高水平医院的评价，国际影响力相较于国内影响力的评估更为重要。但是从当前工作情况看，根据当前的考核体系，除在国外期刊发表论文外，其他新信息均未纳入医院考核评价范畴，导致医院缺乏足够的动力去建立健全国际合作网络，且医院对于国际行业声誉的相关信息披露程度不高，如前文提及的国际影响力评价信息多为灰色或黑色信息，限制了医院品牌在国际上的传播。建议后续工作中，政府应进一步完善医院对国际影响力相关信息的披露机制，规范医院国际影响力的相关指标类型和统计口径，并在医院官网及时发布并纳入医院年度工作报告。

参 考 文 献

[1] 上海市卫生健康委员会. 上海市建设亚洲医学中心城市专项行动实施方案. 2019.

[2] 上海市卫生和计划生育委员会. 上海市医学科技创新发展“十三五”规划. 2017.

[3] 孙梦. 异地就医患者占比缘何下降. 中国卫生. 2018,(7): 1.

[4] 刘宝，陈群民. 上海医疗卫生服务体系与全球城市的差距及发展战略. 科学发展. 2016,(3): 81-87.

[5] 秦银河. 建设研究型医院的探索与实践. 中国医院. 2005,9(10): 1-4.

[6] 杨坤，姬军生，杨景慧，等. 我国研究型医院相关文献计量分析. 中国医院. 2016,20(10): 21-23.

2018年度上海市38家三甲医院科研竞争力分析

李　娜　牛玉宏　朱婷婷　丁汉升　倪元峰　张　勘　金春林

【导读】 医学科研和临床工作的一体化建设是国际上发达国家和地区的顶级医院越来越重视的议题，是医学科技创新是不可或缺的一部分。医学科研为临床医疗提供知识、理论和手段，为解决临床问题提供重要的技术支撑。上海市三甲医院是医学创新的核心力量，其科研竞争实力水平是测量上海市医学科技创新能力的重要工具。上海市三甲医院科研竞争力评价结果能够客观地反映上海市三甲医院科技创新的真实实力，如同"X光机"照出各医院的科研管理方面存在的短板问题，促进科研发展，推动医学科技创新，并为政策决策提供有力依据。

上海市卫生和健康发展研究中心自2013年开展对上海市三甲医院的科研竞争力进行评价，本文介绍了2018年度上海市三甲医院科研竞争力评价情况。

一、医院综合实力得分情况

（一）2018年度上海市三甲医院科研竞争力得分排名

2018年，上海市三甲医院中综合实力得分第一名是复旦大学附属中山医院（以下简称"中山医院"），并列第二名是上海交通大学医学院附属第九人民医院（以下简称"市九医院"）和 上海交通大学医学院附属瑞金医院（以下简称"瑞金医院"），名列其后的另8家医院分别为上海交通大学医学院附属仁济医院（以下简称"仁济医院"）、复旦大学附属华山医院（以下简称"华山医院"）、海军军医大学第一附属医院（以下简称"长海医院"）、上海长征医院（以下简称"长征医院"）、上海市第六人民医院（以下简称"市六医院"）、复旦大学附属肿瘤医院（以下简称"肿瘤医院"）、上海交通大学医学院附属新华医院（以下简称"新华医院"）、上海市东方医院（以下简称"东方医院"）。具体排名及得分情况见图1。

基金项目：上海市卫生健康委员会项目"上海医学科研竞争力评价指标体系研究"（项目编号：2013HP023）。
第一作者：李娜，女，工程师。
通讯作者：金春林，男，研究员，上海市卫生和健康发展研究中心（上海市医学科学技术情报研究所）主任。
作者单位：上海市卫生和健康发展研究中心（上海市医学科学技术情报研究所）（李娜、牛玉宏、朱婷婷、丁汉升、金春林），上海市卫生健康委员会（倪元峰、张勘）。

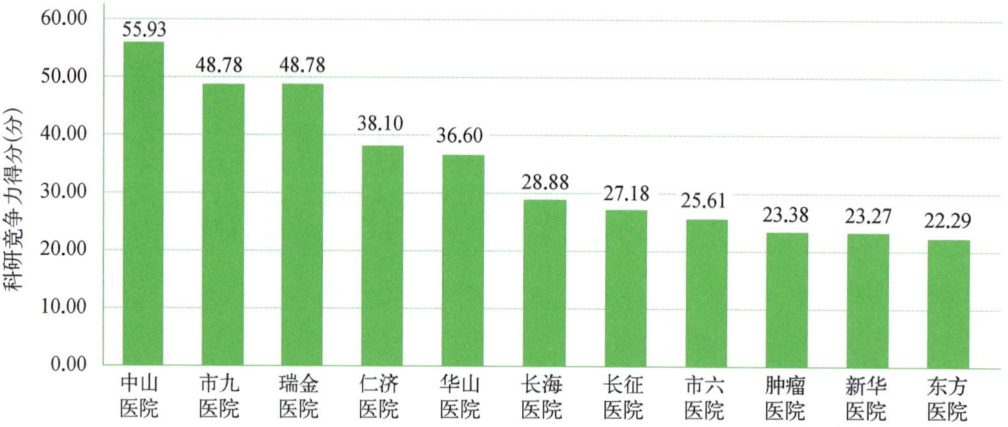

图 1　2018 年度上海市三甲医院科研竞争力总得分排名(前十名)

专科类医院中，中医类三甲医院排名第一为上海中医药大学附属龙华医院(以下简称“龙华医院”)，第二为上海中医药大学附属曙光医院(以下简称“曙光医院”)，第三为上海中医药大学附属岳阳中西医结合医院(以下简称“岳阳医院”)，相较前一年，三家中医类医院的科研排名一致，除曙光医院外，其他两家医院投入产出比有所降低。儿科类三甲医院排名第一为复旦大学附属儿科医院(以下简称“儿科医院”)，第二为上海交通大学医学院附属上海儿童医学中心(以下简称“儿童医学中心”)，第三为上海交通大学附属儿童医院(以下简称“儿童医院”)，与前两年的排名保持一致，除儿童医院外，其他两家医院投入产出比有所升高。妇产科类三甲医院排名第一为复旦大学附属妇产科医院(以下简称“妇产科医院”)，第二为上海市第一妇婴保健院(以下简称“市一妇婴”)，第三为中国福利会国际和平妇幼保健院(以下简称“国妇婴”)，与 2017 年度的排名保持一致，整体投入产出比有所降低，科研竞争力得分排名具体见表 1～表 3。

表 1　2018 年度上海市中医类三甲医院科研竞争力总得分排名

医　院	总得分(分)	投入得分(分)	产出得分(分)	投入产出比	上一年度投入产出比
龙华医院	16.52	10.62	5.91	0.56	0.77
曙光医院	14.43	8.49	5.94	0.70	0.67
岳阳医院	12.78	7.65	5.13	0.67	0.88

表 2　2018 年度上海市儿科类三甲医院科研竞争力总得分排名

医　院	总得分(分)	投入得分(分)	产出得分(分)	投入产出比	上一年度投入产出比
儿科医院	13.80	5.76	8.04	1.40	1.07
儿童医学中心	10.21	4.00	6.21	1.55	1.35
儿童医院	9.17	4.57	4.60	1.01	1.05

表 3　2018 年度上海市妇产科类三甲医院科研竞争力总得分排名

医　院	总得分(分)	投入得分(分)	产出得分(分)	投入产出比	上一年度投入产出比
妇产科医院	9.43	3.83	5.60	1.46	1.54
市一妇婴	6.70	3.16	3.54	1.12	2.13
国妇婴	5.74	3.34	2.40	0.72	1.61

(二) 2014～2018 年上海市三甲医院科研竞争力排名的动态变化

总体来说，位居前十名的医院相对比较稳定，中山医院和瑞金医院连续五年位居第一或第二名，而市九医院今年首次与瑞金医院并列，位居第二。复旦大学附属肿瘤医院(以下简称“肿瘤医院”)作为其中唯一的专科类医院已经连续五年进入综合实力排名前十名(表 4)。

表 4　2014～2018 年上海市三甲医院科研竞争力总得分排名(前十名)

年份	第一名	第二名	第三名	第四名	第五名	第六名	第七名	第八名	第九名	第十名
2018	中山医院	市九医院 瑞金医院	仁济医院	华山医院	长海医院	长征医院	市六医院	肿瘤医院	新华医院	东方医院
2017	瑞金医院	中山医院	市九医院	仁济医院	华山医院	长海医院	新华医院	市六医院	长征医院	肿瘤医院
2016	中山医院	瑞金医院	华山医院	市九医院	仁济医院	市六医院	长海医院	肿瘤医院	新华医院	市一医院
2015	中山医院	瑞金医院	华山医院	市六医院	仁济医院	市九医院	长征医院	长海医院	肿瘤医院	新华医院
2014	中山医院	瑞金医院	市九医院	华山医院	新华医院	市六医院	长海医院	市一医院	长征医院	肿瘤医院

注：市一医院的全称为“上海市第一人民医院”，下同。

二、各学科综合实力得分情况分析

本文对 2018 年上海市综合性三甲医院各学科的科研竞争力分值进行计算，并对调查范围内前五名的三甲医院按照内科、外科、其他学科进行排名(表 5～表 7)。

表 5　2018 年度上海市综合性三甲医院各内科类学科排名前五名情况

排名	心血管病学	呼吸病学	胃肠病学	血液病学	肾脏病学	内分泌学	风湿病学	感染性疾病学	神经病学
1	中山医院	中山医院	仁济医院	瑞金医院	中山医院	瑞金医院	仁济医院	华山医院	瑞金医院
2	东方医院	肺科医院	长海医院	长征医院	瑞金医院	市六医院	长征医院	公卫中心	华山医院
3	瑞金医院	胸科医院	中山医院	市六医院	长征医院	中山医院	长海医院 华山医院	瑞金医院	中山医院
4	市十医院	瑞金医院	市一医院	长海医院	华山医院	市九医院	光华医院	长征医院	同济医院
5	仁济医院	市一医院	长征医院	华山医院	仁济医院	市一医院	市九医院 瑞金医院	中山医院	长征医院

注：肺科医院的全称为“上海市肺科医院”，胸科医院的全称为“上海市胸科医院”，同济医院的全称为“上海市同济医院”，市十医院的全称为“上海市第十人民医院”，公卫中心的全称为“上海市公共卫生临床中心”，光华医院的全称为“上海市光华中西医结合医院”，下同。

表 6　2018 年度上海市综合性三甲医院各外科类学科排名前五名情况

排名	普通外科学	神经外科学	胸外科学	心血管外科学	泌尿外科学	骨外科学	整形外科学
1	东肝医院	华山医院	肺科医院	中山医院	长海医院	市九医院	市九医院
2	瑞金医院	长征医院	长海医院	瑞金医院	长征医院	华山医院	长海医院
3	中山医院	仁济医院	中山医院	东方医院	中山医院	市六医院	中山医院
4	仁济医院	瑞金医院 长海医院	胸科医院	市十医院	仁济医院	长征医院	市六医院
5	新华医院	新华医院	长征医院	胸科医院	市一医院	同济医院	仁济医院

注：东肝医院的全称为“上海东方肝胆外科医院”，下同。

表 7　2018 年度上海市三甲医院部分其他学科排名前五名情况

排名	肿瘤学	眼科学	耳鼻咽喉科学	口腔医学	皮肤病学	精神病学	医学影像学	临床放射学	实验诊断学
1	肿瘤医院	五官科医院	五官科医院	市九医院	华山医院	精卫中心	中山医院	肿瘤医院	市九医院
2	中山医院	市一医院	市六医院	同济口腔	皮肤病医院	中山医院 同济医院	华山医院	中山医院	仁济医院
3	东肝医院	市九医院	市九医院	口腔病防治院	长征医院	华山医院	市六医院	长海医院	中山医院 华山医院
4	仁济医院	眼病防治院	新华医院	新华医院	新华医院	东方医院	市一医院	瑞金医院	胸科医院
5	东方医院	长海医院	市一医院	瑞金医院	瑞金医院	长征医院	肿瘤医院	肺科医院	瑞金医院
排名	**护理学**	**麻醉学**	**病理学**	**急诊与重症医学**	**老年医学**	**康复医学**	**药　学**	**营养学**	**核医学**
1	儿科医院	仁济医院	肿瘤医院	瑞金医院	华东医院	华山医院	仁济医院	新华医院	中山医院
2	东方医院	长海医院 东方医院	中山医院	东方医院	中山医院	新华医院	长征医院	市六医院	瑞金医院
3	华山医院	中山医院	华山医院	中山医院	同济医院	市六医院	中山医院	肿瘤医院	仁济医院
4	市十医院	市六医院	肺科医院	华山医院	华山医院 瑞金医院	市一医院	儿科医院	五官科医院	市十医院
5	长征医院	瑞金医院	瑞金医院	市六医院	新华医院	华东医院	同济医院	华山医院	肿瘤医院

注：五官科医院的全称为“复旦大学附属眼耳鼻喉科医院”，精卫中心的全称为“上海市精神卫生中心”，同济口腔的全称为“同济大学附属口腔医院”，口腔病防治院的全称为“上海市口腔病防治院”，眼病防治院的全称为“上海市眼病防治院”，皮肤病医院的全称为“上海市皮肤病医院”，下同。

三、上海市卫生系统强弱势学科分析

（一）强势学科情况

本文共涉及 818 个医院学科（分布在 37 家三甲医院 47 个学科中），竞争力分值 10.00 分以上的有 30 个医院学科，占比 3.7%。根据 2018 年各医院各学科竞争力最高值得出上海市卫生系统强势学科（表 8）。

表 8　上海市卫生系统强势学科分布情况

学　　科	最高值(分)	最高值对应医院
口腔医学	30.49	市九医院
肿瘤学	29.38	肿瘤医院
中医学	27.78	龙华医院
儿科学	22.13	儿科医院
血液病学	20.99	瑞金医院
整形外科学	19.06	市九医院
心血管病学	18.53	中山医院
妇产科学	16.40	妇产科医院
内分泌学	15.46	瑞金医院
骨外科学	13.93	市九医院

(二) 弱势学科情况

对上海市卫生系统各学科竞争力进行分析，根据学科后十位最高值得出弱势学科，药剂学等 10 个学科最高值都在 5 分以下，在所有 47 个学科中发展薄弱(表 9)。

表 9　上海市卫生系统弱势学科分布情况

学　　科	最高值(分)	最高值对应医院
药剂学	3.84	仁济医院
急诊医学	3.51	瑞金医院
针灸学	3.36	岳阳医院
康复医学	3.12	华山医院
老年医学	3.04	华东医院
护理学	2.52	儿科医院
按摩推拿学	2.25	岳阳医院
营养学	1.79	新华医院
全科医学科	1.50	中山医院
输血科	1.05	长海医院

四、部分重要指标情况分析

(一) 国家级科研项目

1. 国家科技重大专项项目

2018 年上海市 38 家三甲医院获得的国家科技重大专项项目比 2017 年减少 12 项，共 26 项，其中，作为首席科学家的项目有 8 项，作为子课题负责人的项目有 18 项（表 10）。重点资助项目为骨科类、感染性疾病。

表 10　2018 年上海市三甲医院获得国家科技重大专项项目情况

项目类别	单　位	项目数量(项)
首席科学家项目	市六医院	3
	公卫中心	2
	精卫中心	1
	龙华医院	1
	岳阳医院	1
子课题负责人项目	市六医院	6
	公卫中心	6
	中医医院	2
	长征医院	2
	儿童医学中心	1
	华山医院	1
合　计		26

2. 国家重点研发计划项目

2018 年上海市三甲医院获得的国家重点研发计划项目共 85 项，其中，作为首席科学家的项目有 24 项，作为子课题负责人的项目有 61 项（表 11）。2018 年，三甲医院中有 22 家获得国家重点研发计划项目资助，占比 57.9%，其中，作为首席科学家获得项目主要集中在整形外科学、骨外科学、内分泌学、心血管学、肿瘤学、神经外科学等领域，与上述学科所属医院在国内的学术地位相吻合。

表 11　2018 年上海市三甲医院获得国家重点研发计划情况

医　院	首席科学家项目数(项)	子课题负责人项目数(项)	单位总项目数(项)
市九医院	3	10	13
中山医院	2	9	11
瑞金医院	4	6	10
华山医院	4	3	7
国妇婴	2	3	5
东方医院	1	4	5
仁济医院	3	1	4
龙华医院	1	2	3
儿童医学中心	0	3	3
华东医院	1	1	2

续 表

医　院	首席科学家项目数(项)	子课题负责人项目数(项)	单位总项目数(项)
新华医院	1	1	2
市一妇婴	1	1	2
同济医院	1	1	2
东肝医院	0	2	2
儿科医院	0	2	2
精卫中心	0	2	2
市十医院	0	2	2
胸科医院	0	2	2
长海医院	0	2	2
长征医院	0	2	2
中医医院	0	1	1
肿瘤医院	0	1	1
合　计	24	61	85

3. 国家自然科学基金项目

2018 年，上海市三甲医院获得的国家自然科学基金项目总共 1 360 项，比 2017 年增加 56 项，主要增长在国家自然科学基金重点项目与青年科学基金项目(表 12)。

表 12　2015～2017 年上海市三甲医院获得国家自然科学基金项目情况比较

国家自然科学基金项目类别	数　量　(项)		
	2018 年	2017 年	2016 年
国家自然科学基金重大项目	2	6	1
国家自然科学基金重点项目	27	16	13
国家自然科学基金重大研究计划	14	12	9
国家自然科学基金面上项目	656	681	569
国家自然科学基金青年科学基金项目	617	547	487
国家自然科学基金国际(地区)合作与交流项目	18	18	18
国家自然科学基金海外及港澳学者合作研究基金	4	3	4
国家自然科学基金联合基金项目	0	0	2
国家自然科学基金专项基金项目	5	11	3
国家自然科学基金创新研究群体科学基金	8	1	1
国家杰出青年科学基金	0	4	5
国家优秀青年科学基金	9	5	8
合　计	1 360	1 304	1 120

同比2017年，2018年度获得上海市三甲医院国家自然科学基金项目最多的医院仍是仁济医院，共有124项。获得国家自然科学基金项目数量排名前十的单位见表13，前十名所获项目资助数量即占总数的66.54%，与2017年相比，其中10家单位仍然排在前十。

表13 2018年上海市三甲医院获得国家自然科学基金项目前十名情况

排　名	单　位	获得国家自然科学基金项目数量(项)
1	仁济医院	124
2	瑞金医院	120
3	中山医院	103
4	市九医院	93
5	华山医院	84
6	肿瘤医院	74
7	市六医院	69
8	长海医院	68
9	市十医院	58
10	市一医院	56
	新华医院	56
合　计		905

2018年上海市三甲医院获得国家自然科学基金项目最多的学科是肿瘤医院的肿瘤学，共有58项(表14)。从这个角度看，排名前十的都是上海市医学强势学科，说明科研项目投入对学科建设的积极意义。

表14 2018年上海市三甲医院获得国家自然科学基金项目排名前十的医院学科

排　名	学　科	单　位	获得国自然项目数量(项)
1	肿瘤学	肿瘤医院	58
2	妇产科学	市一妇婴	33
	中医学	龙华医院	33
3	口腔医学	市九医院	27
4	儿科学	儿童医学中心	21
	心血管病学	中山医院	21
	肿瘤学	仁济医院	21
5	骨外科学	市六医院	20
6	儿科学	儿科医院	19
	儿科学	新华医院	19
	中医学	曙光医院	19
7	血液病学	瑞金医院	18
	肿瘤学	中山医院	18

续 表

排 名	学 科	单 位	获得国自然项目数量(项)
8	普通外科学	仁济医院	17
9	中医学	岳阳医院	16
10	内分泌学	瑞金医院	15
	心血管病学	东方医院	15
合 计			390

(二) 论文发表情况

1. 在 SCI 收录期刊发表论文情况

2018 年上海市三甲医院发表的论文被 SCI 期刊收录的数量及影响因子比 2017 年有所增加，共发表论文 7 664 篇(2017 年为 6 416 篇)，篇均影响因子为 3.733(2017 年为 3.461)。其中，发表的论文被 SCI 期刊收录的数量排名前十的医院分别为中山医院、市九医院和华山医院等，与 2017 年一致。2018 年发表的论文被 SCI 期刊收录少于 50 篇的医院有 9 家，与 2017 年几乎没有变化。发表论文被 SCI 期刊收录的数量和篇均影响因子排名前十的医院见表 15、表 16，数量和篇均影响因子排名前十的学科见表 17、表 18。

表 15 2018 年上海市三甲医院 SCI 论文数量前十名情况

排 名	单 位	总影响因子	SCI 论文数量(篇)
1	中山医院	2 839.484	732
2	市九医院	2 011.389	608
3	华山医院	2 085.513	554
4	瑞金医院	1 908.459	470
5	肿瘤医院	2 062.42	463
6	仁济医院	1 950.535	458
7	市六医院	1 637.198	445
8	长海医院	1 293.563	391
9	新华医院	1 233.713	381
10	市十医院	1 319.155	369

表 16 2018 年上海市三甲医院 SCI 论文篇均影响因子前十名情况

排 名	单 位	SCI 论文数量(篇)	篇均影响因子
1	东肝医院	108	5.225
2	公卫中心	76	5.166
3	东方医院	230	4.714
4	口腔病防治院	17	4.701

续 表

排　名	单　位	SCI 论文数量(篇)	篇均影响因子
5	市一妇婴	80	4.644
6	皮肤病医院	48	4.489
7	肿瘤医院	463	4.454
8	仁济医院	458	4.259
9	肺科医院	191	4.219
10	儿科医院	135	4.150

表 17　2018 年上海市三甲医院 SCI 论文数量排名前十的医院学科

排　名	学　科	单　位	总影响因子	SCI 论文数量(篇)
1	肿瘤学	肿瘤医院	1 435.865	313
2	口腔医学	市九医院	565.596	191
3	骨外科学	长征医院	379.881	141
4	妇产科学	妇产科医院	455.006	132
5	儿科学	新华医院	462.129	128
6	骨外科学	市六医院	480.105	123
7	儿科学	儿科医院	514.511	118
	儿科学	儿童医学中心	352.956	118
8	眼科学	五官科医院	296.163	117
9	精神病学	精卫中心	417.816	101
10	整形外科学	市九医院	296.113	100

表 18　2018 年上海市三甲医院 SCI 论文篇均影响因子排名前十的医院学科

排　名	学　科	单　位	SCI 论文数量(篇)	篇均影响因子
1	心血管外科学	瑞金医院	9	12.982
2	实验诊断学	胸科医院	3	10.677
3	泌尿外科学	长征医院	5	9.480
4	病理学	华山医院	3	8.984
5	呼吸病学	公卫中心	1	8.456
6	眼科学	长海医院	6	7.940
7	实验诊断学	儿科医院	1	7.815
8	感染性疾病学	长征医院	1	7.731
9	麻醉学	东方医院	5	7.585
10	内分泌学	市一医院	9	7.520

从发表的论文被SCI期刊收录的总量来看，肿瘤医院挤入了2018年上海市三甲医院发表论文总量排名前十位，而市一医院今年没有入榜。从论文篇均影响因子来看，排名前十的单位有5家在2017年同样跻身前十，说明各医院发展较为稳定。从医院学科发表论文总量来看，排名前十的学科有9个在2017年同样排入前十，说明各学科发展平稳。从医院学科论文篇均影响因子看，只有4个学科连续两年排名前十位，说明学科之间论文质量差距较大。

2. 被中国科学引文数据库收录的论文情况

2018年上海市三甲医院发表的论文被中国科学引文数据库(Chinese Science Citation Database，CSCD)收录的共3 461篇，发表论文数量排名前十的医院见表19，发表论文数量排名前十的学科见表20。

表19　2018年上海市三甲医院发表的论文被CSCD收录前十名情况

排　名	单　位	被CSCD收录论文数(篇)
1	长海医院	347
2	中山医院	264
3	儿科医院	211
4	瑞金医院	210
5	长征医院	207
6	仁济医院	190
7	华山医院	181
8	市九医院	175
9	市六医院	174
10	新华医院	164

表20　2018年上海市三甲医院发表的论文被CSCD收录排名前十的医院学科

排　名	学　科	单　位	被CSCD收录论文数(篇)
1	儿科学	儿科医院	179
2	儿科学	儿童医院	75
3	儿科学	儿童医学中心	74
4	妇产科学	妇产科医院	72
5	中医学	龙华医院	70
6	精神病学	精卫中心	63
7	肿瘤学	肿瘤医院	59
8	中医学	曙光医院	57
9	口腔医学	市九医院	50
10	中医学	岳阳医院	48

（三）专利情况分析

2018年，上海市三甲医院获得授权的专利共896项，相较2017年增长13.71%。根据专利类型来看，获得国际发明授权的专利数量为5项，比2017年增加2项。获得国内发明授权专利数量为211项，国际实用新型和外观设计专利数量1项，国内实用新型和外观设计专利授权数量679项。其中，获得专利授权最多的单位是儿科医院，共106项，国内发明专利1项，国内实用新型和外观设计105项。获得国际发明专利授权分布情况见表21。国内发明和实用新型外观设计专利授权数量排名前十的医院见表22，排名前十的医院学科分别见表23、表24。

表21　2018年上海市三甲医院获得国际发明专利授权分布情况

单　位	科　室	所属学科	数量(项)
东方医院	胆石病中心	普通外科学	1
市九医院	骨科	骨外科学	1
龙华医院	中医内科	中医学	1
市一医院	眼科临床医学中心	眼科学	1
肿瘤医院	肿瘤研究所	肿瘤学	1
合　计			5

表22　2018年上海市三甲医院获得国内专利授权数量前十名情况

排　名	单　位	发明专利授权数(项)	排　名	单　位	实用新型和外观设计专利授权数(项)
1	长征医院	22	1	儿科医院	105
2	市九医院	19	2	东方医院	69
3	市一医院	19	3	肺科医院	62
4	肺科医院	15	4	同济医院	53
5	瑞金医院	15	5	长征医院	50
6	中山医院	14	6	长海医院	48
7	东方肝胆	12	7	市九医院	44
8	华山医院	10	8	市一医院	36
	肿瘤医院	10		中山医院	32
9	岳阳医院	9	9	仁济医院	21
10	仁济医院	8	10	/	/
合　计		153	合　计		520

表23　2018年上海市三甲医院获得国内发明专利授权数量排名前十的医院学科

排　名	学　科	单　位	发明专利授权数(项)
1	口腔医学	市九医院	10
2	骨外科学	长征医院	8

续 表

排 名	学 科	单 位	发明专利授权数(项)
3	胸外科学	肺科医院	7
	医学影像学	市一医院	7
4	内分泌学	瑞金医院	6
	肿瘤学	东肝医院	6
5	病理学	肿瘤医院	5
	口腔医学	同济口腔	5
	心血管病学	中山医院	5
	中医学	曙光医院	5
合 计			64

表 24　2018 年上海市三甲医院获得国内实用新型和外观设计专利授权数量排名前十的学科

排 名	学 科	单 位	实用新型和外观设计专利授权数(项)
1	儿科学	儿科医院	103
2	护理学	东方医院	59
3	骨外科学	长征医院	31
4	护理学	肺科医院	28
5	护理学	仁济医院	15
	护理学	长征医院	15
	口腔医学	市九医院	15
6	护理学	市一医院	12
7	骨外科学	市九医院	11
	麻醉学	肺科医院	11
8	骨外科学	长海医院	10
	护理学	同济医院	10
9	护理学	五官科医院	9
	胸外科学	肺科医院	9
	骨外科学	同济医院	9
10	骨外科学	市十医院	8
	眼科学	同济医院	8
合 计			363

2018 年，上海市三甲医院共有 23 项专利转让，同比 2017 年翻倍增长，发明专利转化 18 项，实用新型专利转化 5 项(表 25)。

表 25　2018 年上海市三甲医院专利转化情况

单 位	发明转化数量	实用新型转化数量(项)
中山医院	12	3
市九医院	1	0

续 表

单 位	发明转化数量	实用新型转化数量(项)
市十医院	1	0
市一医院	1	0
五官科医院	1	0
儿童医院	1	0
新华医院	1	0
东方医院	0	1
曙光医院	0	1
合 计	18	5

(四) 获奖情况分析

2018 年,各类科研项目及人才获奖共 81 项,相较 2017 年减少 30.17%。其中,获得国际奖 1 项,奖项名称为美国重建显微外科协会 Godina 奖,由市九医院获得。获得国家级奖励 9 项:国家科技进步奖一等奖 1 项,由长征医院神经外科获得;国家科技进步奖二等奖 8 项(表 26)。

表 26 2016～2018 年上海市三甲医院总体获奖数量比较

奖 项 类 别		2018 年获奖数量(项)	2017 年获奖数量(项)	2016 年获奖数量(项)
科研项目获奖	国际奖项	1	0	0
	国家科技奖	9	3	5
	高等学校科学研究优秀成果奖	8	13	15
	上海科学技术奖	21	26	23
	中华医学科技奖	15	22	15
	上海医学科技奖	20	37	25
人才奖项	国家卫生计生突出贡献中青年专家	1	8	0
	何梁何利奖	0	0	2
	上海青年科技英才	3	0	2
	上海科技精英	3	6	0
	上海市自然科学牡丹奖	0	1	0
合 计		81	116	87

五、分析与讨论

从 2018 年度的相关数据来看,上海市 38 家三甲医院的科研竞争实力呈继续上升的趋势,尤其市九医院与瑞金医院并列第二,东方医院历时六年来首次入榜前十。总体而言,国家级项目、

SCI论文、专利和奖项方面较以往都呈现稳步增长趋势；分析各项评价指标，较为突显的有：国家自然科学基金重点项目，比以往增加68.75%的项目资助；SCI论文总数量较2017年增加了19.4%，篇均分值也增长0.269，说明论文数量和质量都有所提升；奖项/荣誉获得情况也有明显增长趋势，并且2018年新增一项国际奖，该奖项首次提出“重建显微外科中的经济学”修复理念，体现了在科研与临床相辅相成作用下，上海市三甲医院的临床医疗技术不断突破。

数据显示，上海市三甲医院发展不均衡的情况仍然未能改善，以SCI论文总数为例，论文发表数量最多的单位为732篇，发表最少的单位仅5篇，少于40篇的有8家单位。随着国家对知识产权的不断重视，三甲医院专利申请和授权量有所增加，但转化数量仍然较少，38家医院仅总转化了23个专利。建议未来加大人才培养和平台建设，积极扶持弱势学科，促进学科全面发展。

2018年度上海市26家区级医院科研竞争力分析

牛玉宏 李 娜 朱婷婷 丁汉升 倪元峰 张 勘 金春林

【导读】 医学科研对医院发展具有举足轻重的作用，临床医疗水平的发展离不开科研的助力。医院科研竞争力评价是医院评价的重要组成部分，为强化对医院科研质量的考核评价，促进医院科研发展，为管理机构决策提供依据。文章进一步扩大评估对象面，对上海市26家区级医院2018年度的科研状况进行了系统分析和评价。

随着卫生体制改革的不断深入，社会大众对医疗卫生服务需求日渐提高和多样化，区级医院也面临着更多的机遇和挑战，只有不断发展，才能适应当前形势的变化，而科研是医院的动力引擎，可以推动医院更快、更好地发展。区级医院不仅要围绕医疗本身开展工作，还要坚持不懈地提高医疗水平、培养优秀人才，这些都需要科研来支撑，科研是医院发展的必经之路，医院的科研水平、科技成果和科技人才是衡量医院医疗和学术水平高低的重要指标。因此本文在往年研究的基础上，进一步把科研竞争力评价对象拓展到区级医院，旨在对上海市区级医院的科研状况进行全面系统的评价，便于管理部门掌握上海市区级医院整体科研状况。

区级医院科研竞争力评价指标在三甲医院评价指标的基础上，结合区级医院实际情况增减指标，并征求区级卫生健康委员会科研管理部门和医院相关专家意见进一步修正，形成投入和产出两大方面的区级医学科研竞争力评价指标体系。

一、指标体系

投入和产出是建立完整的科研竞争力体系必要的两个部分。从投入来看，一切有助于提高和获得科研能力的内在因素，都可以是科研竞争力的研究对象；从产出来看，科研竞争力直接体现为科研成果的数量和质量、获奖级别的高低等。2018年度指标与往年相比没有大的调整，仍然分为投入和产出两个一级指标，具体内容详述如下。

基金项目：上海市卫生健康委员会项目"上海医学科研竞争力评价指标体系研究"（项目编号：2013HP023）。
第一作者：牛玉宏，女，研究员，上海市卫生和健康发展研究中心（上海市医学科学技术情报研究所）科研管理事务部主任。
通讯作者：金春林，男，研究员，上海市卫生和健康发展研究中心（上海市医学科学技术情报研究所）主任。
作者单位：上海市卫生和健康发展研究中心（上海市医学科学技术情报研究所）（牛玉宏、李娜、朱婷婷、丁汉升、金春林），上海市卫生健康委员会（倪元峰、张勘）。

（一）投入

科研投入方面综合考虑人力资源、人才培养计划、科研项目、科研基地和学科建设项目等五大因素。

1. 人力资源

人力资源这一、二级指标又进一步细分为包括获得博士学位职工数、获得硕士学位职工数、高级职称人数、院士工作站专家人数、获得博士学位的职工占专业技术人员的比例、高级职称人数占专业技术人员的比例、曾在海外连续受训（进修）1 年及以上者人数占专业技术人员比例，以及国内外机构任职数等在内的三级指标。

2. 人才培养计划

科技的竞争，说到底是人才的竞争。随着信息技术、生物技术等高新科技的发展，全球范围内对于高科技人才的争夺战愈演愈烈。各医疗卫生机构之间也为争夺和培养高水平的人才展开较量。要加强科研群体人员的培养，通过对现有人才的培养使其脱颖而出成为科研群体领导人。

人才培养计划这一、二级指标又进一步细分为包括国家级人才培养计划、国家卫生健康委人才培养计划、上海市人力资源和社会保障局与中共上海市委组织部人才培养计划、上海市科学技术委员会（以下简称“上海市科委”）人才培养计划，以及上海市卫生健康委人才培养计划等在内的三级指标。

3. 科研项目

承担项目的多少及项目的来源也体现了科技资源的配置成效、投入倾向，对科研潜力的发挥具有重要的影响。科研项目这一、二级指标进一步细分为包括国外项目、国家级项目、国家卫生健康委项目、上海市科委项目、上海市卫生健康委项目，以及其他厅局级项目等在内的三级指标。

4. 科研基地

科研基地是科研力量的整合，对培养和提升科研核心竞争力具有十分重要的作用。科研基地执行力的强弱影响着战略目标实现的程度，以科学技术研究与开发为内容，以科研创新为目的，由为数不多的专业技能互补，致力于共同的科研目标，并且拥有团队精神的科研人员组成的创新群体。加强以重点学科和重点实验室为核心的科研基地软件和硬件建设，搭建新的科研平台，制定优惠政策，聚集优秀人才。同时，科研基地应根据自己的学科优势和科研特点确定科学研究方向，以高校学术带头人和科研骨干为科研群体领导人，逐步培养和造就优秀科研团队和科研群体。科研基地这一、二级指标又进一步细分为包括国家级科研基地、国家卫生健康委科研基地及上海市科研基地等在内的三级指标。

5. 学科建设项目

各医疗卫生机构需利用自身在学科齐全、多学科交叉融合，以及研究环境自由宽松的有利条件，吸引更多的人才从事基础研究和高技术研究。学科建设项目这一、二级指标进一步细分为包括国家卫生健康委、上海市教育委员会（以下简称“上海市教委”），以及上海市卫生健康委等在内的三级指标。

（二）产出

科研产出方面从科技论文、专利、获奖科研项目，以及人才奖项等维度进行衡量和评价。

1. 科技论文

科技论文是在科技研究和发展进程中形成的产物，是基础研究和应用研究成果的具体体现。其数量和质量是衡量国家、地区、单位的科技水平和社会作用，以及人才实力的重要尺度。科技论文被公认是科技产出的重要指标之一，是衡量一个单位在国际及国内学术地位和科技总体水平的最佳见证。通过大样本海量数据的分析方法更能够从整体上评估一个医疗机构在本行业的地位，可以从宏观上了解各地区优秀医疗机构科技论文产出实力，能协助各级医院管理部门对本地进行综合管理，合理配置资源，积极推动医疗科研机构的学术活动和科研工作，为各级卫生行政部门及医院管理部门提供客观评价参考。本文将论文数量和质量都引入作为评价指标。

2. 专利

专利本身的特点之一就是要有新颖性，是科技进步的重要体现，是转化为生产力最宝贵的知识财富之一。在《国家中长期科学和技术发展规划纲要(2006—2020 年)》中，明确提出要“深化科研机构改革，加快建设‘职责明确、评价科学、开放有序、管理规范’的现代科研院所制度”，并且指出“加快建设一批高水平大学，特别是一批世界知名的高水平研究型大学，是我国加速科技创新、建设国家创新体系的需要”，尤其是把“建成若干世界一流的科研院所和大学，以及具有国际竞争力的企业研究开发机构，形成比较完善的中国特色国家创新体系”作为要在今后 15 年实现的八大目标之一，并且要在 2020 年达到“本国人发明专利年度授权量和国际科学论文被引数均进入世界前 5 位”的最终目标要求。我们将专利引入医学科研竞争力评价指标体系中，并将其作为产出这一一级指标下设的五大二级指标之一，进一步通过专利授权数和专利转化数两个三级指标衡量。

3. 获奖科研项目

获奖科研项目这一、二级指标则进一步细分为包括国际奖项、国家级奖励、上海市级奖励、中华医学会奖励、上海医学会奖励等在内的三级指标。

4. 人才奖项

人才奖项这一、二级指标又进一步细分为包括国家卫生计生突出贡献中青年专家、陈嘉庚奖、何梁何利奖、上海青年科技英才、上海科技精英、上海市科技功臣，以及自然科学牡丹奖等在内的三级指标。

二、数据来源及处理

(一) 数据来源

本文收集了 26 家区级医院的数据，包括上海交通大学医学院附属新华医院崇明分院(以下简称“新华医院崇明分院”)、上海市奉贤区中心医院(以下简称“奉贤中心医院”)、上海市第四人民医院(以下简称“市四医院”)、上海市虹口区江湾医院(以下简称“江湾医院”)、上海交通大学医学院附属瑞金医院卢湾分院(以下简称“瑞金医院卢湾分院”)、上海市嘉定区中心医院(以下简称“嘉定中心医院”)、上海市静安区中心医院(复旦大学附属华山医院静安分院)(以下简称“静安中心医院”)、上海市静安区市北医院(以下简称“市北医院”)、上海市闵行区中心医院(以下简称“闵行中心医院”)、复旦大学附属上海市第五人民医院(以下简称“市五医院”)、上海市浦东新区人民医院(以下简称“浦东人民医院”)、上海市浦东医院(以下简称“浦东医院”)、复旦大学附属中山医院青浦分院(以下简称“中山医院青浦分院”)、上海市松江区中心医院(以下简称“松江中心医院”)、上海市徐汇区中心医院(以下简称“徐汇中心医院”)、上海市杨浦区中心医院(以下简称“杨浦中心医院”)、上海市同仁医院(以下简称“同仁医院”)、上海市第一人民医院宝山分院(以下简称“市一宝山分院”)、上海市宝山区仁和医院(以下简称“仁和医院”)、复旦大学附属金山医院(以下简称“金山医院”)、上海市普陀区中心医院(以下简称“普陀中心医院”)、上海市普陀区人民医院(以下简称“普人医院”)、上海市普陀区利群医院(以下简称“利群医院”)、上海市浦东新区周浦医院(以下简称“周浦医院”)、上海市浦东新区浦南医院(以下简称“浦南医院”)、上海市浦东新区公利医院(以下简称“公利医院”)。本文采用医院上报与数据库检索相结合的方式,将两个来源的数据进行核对,以确保数据的准确性。检索数据库包括 CSCD、Web of Science、国家自然科学基金管理信息系统、国家知识产权局专利检索及分析平台、国家科技管理信息系统公共服务平台、国家科学技术奖励工作办公室网站等信息平台等。

(二) 数据处理

科室/医院科研竞争力分值总公式,可由具体二级指标展开表示如下:

$$\begin{aligned}V &= \sum_{a=1}^{A}\omega_{ia}\times v_{ia}\\ &= \sum_{a=1}^{A}\omega_{ia}\times\left(\sum_{b=1}^{B}\omega_{iab}\times v_{iab}\right)\\ &= \omega_{i1}\times(\omega_{i11}\times v_{i11}+\omega_{i12}\times v_{i12}+\omega_{i13}\times v_{i13}+\omega_{i14}\times v_{i14}+\omega_{i15}\times v_{i15})+\\ &\quad \omega_{i2}\times(\omega_{i21}\times v_{i21}+\omega_{i22}\times v_{i22}+\omega_{i23}\times v_{i23}+\omega_{i24}\times v_{i24}+\omega_{i25}\times v_{i25})\end{aligned} \quad (式 1)$$

(1) $\omega_{i1}\sim\omega_{i15}$ 与 $v_{i1}\sim v_{i15}$ 分别为一级指标投入下设的五个二级指标(人力资源、科研项目、人才培养计划、科研基地、学科建设项目)的权重与分值。

(2) $\omega_{i2}\sim\omega_{i25}$ 与 $v_{i2}\sim v_{i25}$ 分别为一级指标产出下设的五个二级指标(科技论文、学术专著、专利、获奖科研项目、人才奖项)的权重与分值。

(3) 其中,$\omega_{i1}\sim\omega_{i15}$ 与 $\omega_{i2}\sim\omega_{i25}$ 已通过德尔菲法确定,为已知值。

式 1 中最底层指标的分值 v_{iabc}、v_{iabcd}、v_{iabcde}(在此统一用 v 表示),是由其对应的原始实际分值 v_0 经过标准化处理所得到的标化值,标化过程的计算公式如下:

$$v=100\times v_0/v_{max} \quad (式 2)$$

(1) v_0 为该参评单位该最底层指标的实际分值,可经收据收集和加工处理得出。

(2) v_{max} 为所有参评单位该最底层指标的实际分值 v_0 中的最大值,可由统计排序找出。

三、上海市区级医院 2018 年度综合实力得分情况

本文统计的上海市 26 家区级医院中,综合实力得分第一名是同仁医院,名列其后的另 9 家

医院分别为普陀中心医院、市五医院、金山医院、奉贤中心医院、闵行中心医院、徐汇中心医院、静安中心医院、杨浦中心医院和浦东医院。其具体排名及得分情况见图 1。

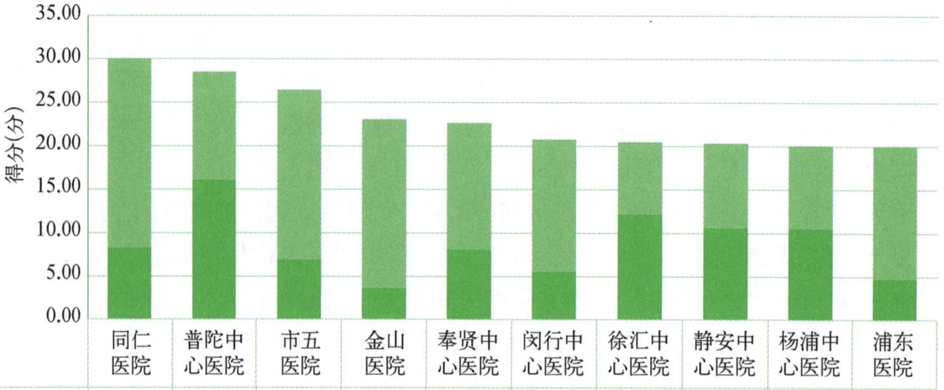

	同仁医院	普陀中心医院	市五医院	金山医院	奉贤中心医院	闵行中心医院	徐汇中心医院	静安中心医院	杨浦中心医院	浦东医院
科研产出	21.75	12.43	19.48	19.40	14.54	15.18	8.36	9.75	9.54	15.26
科研投入	8.28	16.09	6.96	3.65	8.09	5.59	12.13	10.59	10.53	4.75

图 1　2018 年度上海市区级医院科研竞争力总得分排名(前十名)

四、上海市区级医院各学科综合实力得分情况分析

本文对 2018 年度上海市区级医院各学科的科研竞争力分值进行计算,并对调查范围内的 26 家区级医院按照内科学、外科学、其他学科进行排名,前五名者见表 1。统计的内科学包括心血管病学、呼吸病学、胃肠病学、血液病学、肾脏病学、内分泌学、风湿病学、感染性疾病学、神经病学等学科。

表 1　2018 年度上海市区级医院内科学部分学科排名前五名情况

排名	心血管病学	呼吸病学	胃肠病学	血液病学	肾脏病学	内分泌学	风湿病学	感染性疾病学	神经病学
1	周浦医院	同仁医院	同仁医院	中山医院青浦分院	同仁医院	金山医院	杨浦中心医院	普陀中心医院	市五医院
2	嘉定中心医院	普陀中心医院	闵行中心医院	市一宝山分院	市五医院	市五医院	普陀中心医院	金山医院	静安中心医院
3	同仁医院	徐汇中心医院	静安中心医院	徐汇中心医院	普陀中心医院	同仁医院	同仁医院	同仁医院	周浦医院
4	普陀中心医院	普人医院	公利医院	同仁医院	闵行中心医院	周浦医院	公利医院	市五医院	浦东医院
5	徐汇中心医院	闵行中心医院	徐汇中心医院	周浦医院	浦东医院	公利医院	普人医院	松江中心医院	金山医院

本文统计的外科学包括普通外科学、神经外科学、胸外科学、泌尿外科学和骨外科学等学科的科研竞争力,排名前五名者见表 2。

表 2　2018 年度上海市区级医院外科学部分学科排名前五名情况

排名	普通外科学	神经外科学	胸外科学	泌尿外科学	骨外科学
1	奉贤中心医院	闵行中心医院	同仁医院	市五医院	杨浦中心医院
2	同仁医院	瑞金医院卢湾分院	普陀中心医院	公利医院	浦东医院
3	普陀中心医院	浦南医院	中山医院青浦分院	奉贤中心医院	同仁医院
4	杨浦医院	市五医院	奉贤中心医院	徐汇中心医院	金山医院
5	浦东医院	浦东医院	市五医院	浦东医院	静安中心医院

本文还统计了部分其他学科的科研竞争力，包括医学影像学、临床放射学、实验诊断学、护理学、麻醉学、病理学、药剂学、儿科学、妇产科学、眼科学、耳鼻咽喉科学、口腔医学、皮肤病学、精神病学、中医学、肿瘤学、急诊医学、老年医学、康复医学、营养学、核医学、全科医学等，排名前五名者见表 3。

表 3　2018 年度上海市区级医院部分其他学科排名前五名情况

排名	医学影像学	临床放射学	实验诊断学	护理学	麻醉学	病理学	药剂学
1	同仁医院	普陀中心医院	松江中心医院	中山医院青浦分院	公利医院	同仁医院	同仁医院
2	金山医院	杨浦中心医院	市一医院宝山分院	闵行中心医院	奉贤中心医院	市五医院	奉贤中心医院
3	市五医院	静安中心医院	奉贤中心医院	金山医院	普人医院	普人医院	浦东医院
4	松江中心医院	公利医院	闵行中心医院	公利医院	普陀中心医院	松江中心医院	市五医院
5	瑞金医院卢湾分院	奉贤中心医院	浦东医院	市五医院	同仁医院	中山医院青浦分院	浦南医院

排名	儿科学	妇产科学	眼科学	耳鼻咽喉科学	口腔医学	皮肤病学	精神病学	中医学
1	金山医院	奉贤中心医院	普陀中心医院	公利医院	市五医院	闵行中心医院	嘉定中心医院	普陀中心医院
2	新华医院崇明分院	市一医院宝山分院	浦东医院	闵行中心医院	同仁医院	同仁医院	江湾医院	徐汇中心医院
3	奉贤中心医院	杨浦中心医院	市五医院	金山医院	公利医院	公利医院	杨浦中心医院	静安中心医院
4	普陀中心医院	市五医院	市四医院	嘉定中心医院	瑞金医院卢湾分院	普人医院	徐汇中心医院	浦东医院医院
5	中山医院青浦分院	金山医院	杨浦中心医院	普人医院	徐汇中心医院	静安中心医院	—	金山医院

排名	肿瘤学	急诊医学	老年医学	康复医学	营养学	核医学	全科医学
1	普陀中心医院	中山医院青浦分院	普陀中心医院	徐汇中心医院	普人医院	徐汇中心医院	杨浦中心医院
2	同仁医院	闵行中心医院	奉贤中心医院	静安中心医院	奉贤中心医院	市五医院	浦东医院
3	金山医院	金山医院	同仁医院	同仁医院	浦东医院	奉贤中心医院	同仁医院
4	奉贤中心医院	普陀中心医院	杨浦中心医院	普人医院	同仁医院	金山医院	奉贤中心医院
5	浦东医院	市五医院	中山医院青浦分院	周浦医院	市五医院	普陀中心医院	公利医院

五、上海市区级医院强弱势学科分析

（一）强势学科情况

本文共涉及 879 个医院学科，竞争力分值 9 分以上的有 29 个医院学科，占比 3.3%。根据 2018 年各医院各学科竞争力平均值、中位值、最高值综合得出上海市区级医院强势学科（表 4），表中前 5 个学科在上海市区级医院学科建设当中整体强势，学科竞争力得分同时满足平均值>3 分，中位值>1.5 分，最高值>9 分；另有 5 个学科发展良好，平均值或中位值也都较高。

表 4　2018 年度上海市区级医院强势学科分布情况

学　科	平均值(分)	中位值(分)	最高值(分)	最高值对应单位
骨外科学	5.16	4.66	13.66	杨浦中心医院
普通外科学	4.47	4.39	11.28	奉贤中心医院
心血管病学	3.98	3.89	9.47	周浦医院
医学影像学	3.40	2.33	13.62	同仁医院
神经病学	2.93	3.37	8.25	市五医院
内分泌学	2.81	2.39	8.78	金山医院
胃肠病学	2.85	2.15	12.37	同仁医院
妇产科学	2.60	2.08	8.42	奉贤中心医院
中医学	2.34	1.52	11.67	普陀中心医院

（二）弱势学科情况

本文对上海市区级医院各学科竞争力进行分析，根据学科平均值、最高值得出弱势学科（表 5），表中前 4 个学科最高值都在 1 分以下，且平均值≤0.5 分，在所有 39 个学科中发展薄弱；后 6 个学科满足最高值<5 分或平均值<1 分，发展较为薄弱。

表 5　2018 年度上海市区级医院弱势学科分布情况

学　科	平均值(分)	最高值(分)	最高值对应单位
精神病学	0.03	0.05	嘉定中心医院
血液输血科	0.04	0.07	公利医院
整形外科学	0.14	0.22	浦南医院
核医学	0.26	0.77	徐汇中心医院
胸外科学	0.49	3.01	同仁医院
营养学	0.26	3.42	普人医院
护理学	0.81	3.49	中山青浦分院
皮肤病学	0.62	4.66	闵行中心医院
耳鼻咽喉科学	0.68	4.70	公利医院
口腔医学	0.73	4.86	市五医院

六、部分重要指标情况分析

（一）国家级科研项目

2018 年上海市 26 家区级医院只有静安区中心医院获得两项国家重点研发计划，分别是康复科的“老年全周期康复技术体系与信息化管理研究”和肿瘤科的“社区虚拟医养结合平台建设与主动健康应用”项目。

此外，区级医院 2018 年获得了 57 项国家自然科学基金项目，主要由国家自然科学基金面上项目与青年科学基金两类项目资助（表 6）。

表 6　2018 年度上海市区级医院获得国家自然科学基金项目整体情况

国家自然科学基金项目类别	获得资助项目数量（项）
国家自然科学基金重大项目	1
国家自然科学基金重点项目	0
国家自然科学基金重大研究计划	3
国家自然科学基金面上项目	31
国家自然科学基金青年科学基金项目	22
国家自然科学基金国际（地区）合作与交流项目	0
国家自然科学基金海外及港澳学者合作研究基金	0
国家自然科学基金联合基金项目	0
国家自然科学基金专项基金项目	0
国家自然科学基金创新研究群体科学基金	0
国家杰出青年科学基金（以下简称“杰青”）	0
国家优秀青年科学基金	0
合　计	57

2018 年，上海市区级医院获得国家自然科学基金项目最多的医院是闵行中心医院，共有 9 项，各单位获得国家自然科学基金项目数量情况见表 7。

表 7　2018 年度上海市区级医院获得国家自然科学基金项目情况

单　位	重大项目（项）	重大研究计划（项）	面上项目（项）	青年项目（项）	总项目（项）
闵行中心医院	0	1	4	4	9
奉贤中心医院	0	0	3	5	8
普陀中心医院	0	0	3	4	7
市五医院	0	1	3	3	7
静安中心医院	1	0	4	0	5
杨浦中心医院	0	0	4	0	4

续 表

单　　位	重大项目(项)	重大研究计划(项)	面上项目(项)	青年项目(项)	总项目(项)
浦东医院	0	1	2	1	4
金山医院	0	0	2	1	3
周浦医院	0	0	1	1	2
同仁医院	0	0	1	1	2
公利医院	0	0	1	1	2
中山医院青浦分院	0	0	1	0	1
松江中心医院	0	0	0	1	1
瑞金医院卢湾分院	0	0	1	0	1
普人医院	0	0	1	0	1
合　计	1	3	31	22	57

除上表所列 15 家单位，2018 年上海市 26 家区级医院中有 11 家单位未获得国家自然科学基金资助。

（二）论文发表情况

1. SCI 论文发表情况

2018 年上海市区级医院共发表 SCI 论文 702 篇，篇均影响因子为 2.913，其中数量最多的同仁医院有 89 篇，有 4 家单位少于 5 篇。SCI 论文数量和篇均影响因子排名前十的单位见表 8、表 9。

表 8　2018 年度上海市区级医院 SCI 论文数量前十名情况

排　名	单　　位	SCI 论文数量(篇)	总影响因子
1	同仁医院	89	308.781
2	金山医院	77	204.869
3	市五医院	58	207.607
4	闵行中心医院	55	183.595
5	浦东医院	49	138.495
6	奉贤中心医院	47	143.033
7	公利医院	43	121.235
8	普陀中心医院	41	119.972
9	周浦医院	34	82.252
10	徐汇中心医院	29	61.068
合　计		522	1 570.907

表 9　2018 年度上海市区级医院 SCI 论文篇均影响因子前十名情况

排　名	单　　位	SCI 论文数量(篇)	篇均分值
1	市五医院	58	3.579
2	嘉定中心医院	9	3.549
3	同仁医院	89	3.469
4	普人医院	8	3.451
5	闵行中心医院	55	3.338
6	奉贤中心医院	47	3.043
7	中山医院青浦分院	15	3.002
8	松江中心医院	19	2.979
9	市一医院宝山分院	14	2.935
10	普陀中心医院	41	2.926

2. CSCD 论文发表情况

2018 年上海市区级医院发表的论文被 CSCD 收录的共 263 篇，发表数量排名前十的单位见表 10。CSCD 论文发表最少的单位只发表了 1 篇，需要重点加强。

表 10　2018 年度上海市区级医院 CSCD 论文数量前十名情况

排　　名	单　　位	CSCD 论文数量(篇)
1	市五医院	25
2	浦东医院	25
3	金山医院	24
4	静安中心医院	17
5	杨浦中心医院	17
6	同仁医院	15
7	奉贤中心医院	15
8	中山医院青浦分院	14
9	普人医院	14
10	新华医院崇明分院	13
合　计		179

（三）专利情况分析

2018 年上海市区级医院获得授权的专利共 254 项，都是国内专利授权。其中，发明专利获得授权 36 项，实用新型和外观设计专利获得授权了 218 项，获得专利授权最多的单位是市五医院，有 36 项，有 3 家单位没有获得专利授权。各单位发明和实用新型外观设计获得专利授权情况见表 11。

表 11　2018 年度上海市区级医院获得专利授权情况

单　位	发明专利获得授权数(项)	实用新型和外观设计获得授权数(项)	获得专利授权总数(项)
市五医院	5	31	36
金山医院	6	19	25
公利医院	1	22	23
浦东医院	3	20	23
周浦医院	0	21	21
市一医院宝山分院	0	18	18
杨浦中心医院	7	11	18
普人医院	0	17	17
奉贤中心医院	4	7	11
嘉定中心医院	1	10	11
合　计	27	176	203

2018 年，上海市区级医院中，嘉定中心医院护理部成功转化 1 项发明专利，其他单位无转化专利。

（四）获奖情况分析

2018 年上海市区级医院各类科研项目及人才获奖共 13 项，获奖具体情况见表 12。

表 12　2018 年度上海市区级医院各单位获奖分布情况

单　位	上海科学技术奖(项)	上海市医学科技奖(项)	上海中医药/中西医结合科技奖(项)	总　数(项)
市五医院	0	3	0	3
普陀中心医院	0	0	3	3
徐汇中心医院	0	0	2	2
杨浦中心医院	1	1	0	2
金山医院	0	1	0	1
闵行中心医院	0	1	0	1
同仁医院	0	1	0	1
奉贤中心医院	0	1	0	1
合　计	1	8	5	14

七、分析与讨论

本文仍然采用 2017 年度在三甲医院评价基础上修正建立的评价指标体系，该体系所有指标均采用客观指标，运用层次分析法综合判断医院的科研竞争力。

从科研相关数据来看，2018 年度上海市 26 家区级医院在科研方面有所提高，个别医院获得了国家重点研发计划和国自然重大项目，对区级医院来说是可喜的进步，人才方面也有 4 个学科负责人获得上海市领军人才，并且有成果获得上海市科学技术奖、上海医学科技奖，国家自然科学基金数量也比 2017 年有所增加。整体来说，医院投入产出比较高，说明区级医院在投入较少的情况下仍然坚持科研，获得一定成绩，但同时也说明了区级医院申请获得市级以上政府科研投入的能力相对较弱，未来在现有工作的基础上要加强科研和人才项目，以及学科建设基金的申请能力。论文产出方面，SCI 论文无论从数量方面还是从影响因子方面都较 2017 年有所进步；专利产出数量有所增加，但是发明专利和实用新型专利的比例远远低于上海市平均水平，说明专利质量还有待提高，从而有效促进专利转化工作。

上海市卫生人力政策及发展状况研究

倪艳华　张晓溪　徐嘉婕　李　芬　杜　鹃　金春林

【导读】 2016年，国务院发文《长江三角洲城市群发展规划》，一体化区域医疗卫生发展，提出上海要发挥引领、辐射和带动作用。全球健康城市、亚洲医学中心城市等城市发展定位要求上海市卫生人员队伍在医学技术、教育、科研均要处于国内及国际先进水平，并有效形成区域带动。与此同时，上海市老龄化程度进一步加深，慢性病、共患疾病(同时患两种疾病)患病率和患病人数均增长，对保健—预防—治疗—康复—护理—安宁疗护的综合性、连续性的长期持续治疗的需求增大，而相关技术人员，尤其是基层人员严重缺乏。在此形势之下，文章梳理上海市党的十八大以来上海市卫生人员队伍发展现状，提出卫生人员发展目标，以期为上海卫生人才建设满足日益增长的卫生服务需求提供决策参考。

一、党的十八大以来卫生人才政策及实施情况分析

(一) 强化人才培养机制，提升人才质量

党的十八大以来，上海市始终将卫生人力资源作为卫生资源中最活跃的因素撬动卫生事业的整体发展，为公众提供更优质的医疗卫生服务。围绕卫生人才培养体系的全过程，上海市卫生人才的顶层设计从院校教育、毕业后教育和继续医学教育三阶段的培养体系出发，重点加强了学校、医院和相关卫生部门的联系，持续加强全科、儿科、康复、护理等紧缺专业人才队伍建设。尤其是综合考虑人员的重要程度、紧缺程度、培养难易程度等方面的要素，建立定期评估论证机制，分时期形成紧缺人员推荐目录和各专业人员紧缺指数，并辅以薪酬倾斜配套政策，从而有力保证了紧缺人才的及时培养和输送。

针对全科医师队伍，上海市从2010年开始全科医生规范化培养，2018年《关于上海市改革完善全科医生培养与使用激励机制的实施意见》(沪府办〔2018〕34号)中，从全科医学教育、毕业后全科医学教育、全科继续医学教育及全科医学教育质量的提升等方面将培养方面的工作进一步细化，并重点施策扶植远郊区定向全科医生培养。

第一作者：倪艳华，女，上海市卫生健康委员会干部人事处调研员。
通讯作者：金春林，男，研究员，上海市卫生和健康发展研究中心(上海市医学科学技术情报研究所)主任。
作者单位：上海市卫生健康委员会(倪艳华、杜鹃)，上海市卫生和健康发展研究中心(上海市医学科学技术情报研究所)(张晓溪、徐嘉婕、李芬、金春林)。

在公共卫生人才的培养方面，该类人才具有工作时间长、劳动强度大的特点，人才流失现象严重。由于缺乏激励政策，高校毕业生不愿意去基层公共卫生机构就业。同时，人才应对突发公共卫生事件的专门知识和技术不足。针对这些现状，上海市加强了与上海市高校公共卫生学院的合作，依托上海市“双一流”建设高校，开展公共卫生医师规范化培训，通过建立公共卫生医师规范化培训制度及加强继续医学教育，为入职后队伍的成长发展提供条件。同时，上海市还着力健全了院前院内联动的急救人员培养制度，完善了院前急救医师规范化培训模式，建立了公立医院临床医师到院前急救机构定期服务模式，贯彻了相关专业临床主治医师在晋升副高职称前到院前急救机构定期工作制度。

在中医药人员队伍建设方面，在完善中医药人员培养体系的同时，上海市实施“高级中医药传承性人员项目”和“杏林新星计划”，遴选优秀青年中医药人员为培养对象，探索青年中医药拔尖人员的培养模式，培育新一代中医学后备专家队伍，形成年龄结构合理的中医药人员梯队。此外，发挥上海中西医结合的优势和特色，实施中医药专门人员计划和中西医结合人员计划。上海市中医学、中西医结合和中药学等 3 个一级学科在教育部第四轮全国高校学科评估中被评为 A+，获评国医大师 6 人，全国名中医 3 人。

此外，上海市重点加强了医学院校儿科专业教育，适时扩大儿科类招录规模。考虑到现实情况，上海市着重加强毕业后医学教育，加大儿科住院医师、专科医师（含儿童保健医师）规范化培训，加强全科医生儿科常见病、多发病诊治技能培训，持续推进“儿科强基层”继续医学教育，提高基层医务人员儿童健康服务能力，并针对性开展儿科转岗培训和全科医生儿科能力专项培训项目。

在探索创新住院医师规范化制度方面，考虑到专科之间的差别，2013 年上海市颁布专科医师规范化培训实施办法，以此来提升专科医师人员队伍的稳定性。2016 年，为了进一步提高住院医师规范化培训质量，并贯彻国家《关于建立住院医师规范化培训制度的指导意见》(国卫科教发〔2013〕56 号)，上海市对培训实施办法进行更新，从明确培训对象、认定培训医院和教学基地、完善培训体系、规定培训内容及考核标准、人事保障等方面为住院医师的规范化培训提供全方位的保障。

（二）创新使用激励机制，全面提高职业吸引力

在家庭医生方面，上海市对社区卫生服务中心单位主要领导与家庭医生实施责任目标年薪制，对其他医务人员实施基本加计量考核薪酬制，并规定签约服务费用于绩效分配部分纳入绩效工资统一管理。此外，通过多元化选拔激励优秀全科医生，坚持精神奖励与物质奖励相结合，实行以政府奖励为导向、单位奖励为主体、社会奖励为补充的全科医生奖励办法，提升全科医生职业荣誉感和社会地位。在保障社区医务人员合理收入待遇的基础上，不断提高全科医生收入水平。

在完善公共卫生人才队伍的绩效政策方面，上海市着力规范人员管理机制，实施人员分级分类科学管理，建立健全适应行业特点、与岗位职责相匹配的绩效考核和分配激励机制。在医疗机构绩效考核评价机制中，重视疾病预防控制工作，在考核结果同等次的基础上，确保综合性医院感染科医师收入不低于所在医院同级别医师平均水平。在合理确定绩效工资总量的基础上，建

立健全绩效考核办法，按考核结果进行分配，体现按业绩取酬、优绩优酬，绩效工资分配与职务、职称脱钩，充分调动公共卫生人员积极性，确保公共卫生人才队伍的稳定和发展。

为了鼓励儿科事业发展，上海市按需开展临床医生转岗培训，获得儿科医师转岗培训合格证书后，可在原执业范围基础上增加儿科执业范围。将儿科人员纳入卫生行业紧缺人员预警和管理机制，制定有利于儿科医师流动的多点执业政策。以儿科床位和服务对象为基础要素，充实儿科医护编制，配足儿科护士数量，加强岗位管理。深化人事、收入分配制度改革向儿科医师等紧缺岗位倾斜，完善职称评审标准，以岗位职责、工作负荷、服务质量、服务效果为要素建立健全绩效考核办法，根据考核结果进行绩效工资分配，确保公立医疗机构儿科医务人员收入水平达到同级别机构同类人员的平均水平或以上，增加岗位吸引力。

（三）进行合理岗位设置，完善职业发展和职称评定机制

总体来说，上海市着力理顺了不同层次人员上下流通的晋升机制。对于不同类型的专业技术人员，结合各自专业的特点，探索行业管理路径，在准入、考核、晋升等机制上有所区别。

为了鼓励基层人员的职业发展，规定参加住院医师规范化培训合格并到社区卫生服务中心工作的全科医生，可直接参加卫生专业中级技术资格考试，通过考试，可直接聘任中级职称。同时，探索了卫生高级职称评审分类改革，单独建立了卫生系列社区卫生高级职称评审，从制度和措施上拓宽了社区医务人员职业晋升通道，稳定了基层卫生人员队伍。对长期扎根远郊地区的全科医生，可破格晋升职称。

同时，上海市合理优化市、区两级疾病预防控制机构中高级专业技术岗位结构比例。此外，还通过构建儿科医联体，发挥人员资源联合效应，加大儿科医师培养力度，推进建立了东、南、西、北、中五大区域儿科联合团队，将优质人员资源和服务辐射到社区，促进优质人力资源纵向延伸，就诊下沉和人员专科优势集聚效应显现。

完善住院医师规范化培训制度，为了保障规范化培训过程中住院医师的权益，2013 年，探索专科医师规范化培训的过程中，配套出台了《专科医师规范化培训的劳动人事管理暂行办法》（以下简称“劳动人事管理办法”）。同时为了进一步保障规范化培训期间医师的权益，上海市于 2016 年结合新情况对《劳动人事管理办法》进行了修订，解决住院医师规范化培训制度建立过程中产生的劳动人事问题。

（四）加快推进高端人员和新型人员队伍建设

上海市强化科技创新人员队伍建设的顶层设计，科学布局人员发展。优化人员集聚与培养的支撑体系，采用资助、引进、培训、交流、团队建设等多种形式，培养和引进高水平医学科技创新人员。积极推进国家和上海市“千人计划”，依托国家和上海市高层次人员培养计划，培养一批具有全球影响力的医学科技领军人员。同时，以服务上海市重大公共卫生需求为导向，重点培养 20 个公共卫生高端创新团队，建立和完善以培养“防治结合型”公共卫生医师为目标的规范化培训制度。同时，培养与引进相结合，全面扩充高端人员队伍。

上海市将开发并推进新型人员队伍建设作为一项重要工作。2012 年，原上海市卫生局、上海市民政局、上海市教育委员会、上海市人力资源和社会保障局联合下发了《关于印发〈关于推进

医务社会工作人员队伍建设的实施意见(试行)〉的通知》(沪卫人事〔2012〕80号)。从2013年开始,医务社工培训被纳入上海市紧缺人员项目培训,培训更加注重加强临床社会工作服务能力,考评合格者将获得"继续教育学分证书"。2011年,上海市医学会医务社会工作学专科分会成立,2013年上海市社会工作者协会医务社会工作分会成立,多次举办医务社会工作研讨会及学术交流会。此外,相关机构还通过自评自查和实地评估相结合的方式强化管理,加强行业规范和考核评估,要求各医务社工骨干单位每年一季度前上报年度继续教育项目培训计划,便于全市优质培训、教育等资源统筹管理。

二、党的十八大以来卫生人员发展情况

(一) 卫生人员数量稳步增长,医护配比不断优化

党的十八大以来,上海市卫生人员工作和人员队伍建设取得显著成效,人员队伍规模稳步壮大,岗位类型丰富,人员素质显著提升,结构进一步优化。上海市各级各类医疗机构在岗职工从2012年的16.45万人增至2018年的21.73万人,增幅32.16%。按照国家卫生健康委要求,我国医院医生和护士的比例应达到1∶2,重要科室医生和护士的比例应为1∶4。分析发现上海市各级各类医疗机构医护比从2012年的1∶1.24上升至2018年的1∶1.31,已达到国家相关要求,并提前实现上海市卫生人员"十三五"规划目标(1∶1.3)。但与国际相比,上海市各级各类医疗机构医护比仍有较大差距,如日本、泰国、德国、英国等国的医护比均为1∶4以上,芬兰、挪威、加拿大等国家医护比1∶6以上。上海市应进一步提高医护比,提高医师效率。

(二) 人员政策取得良好成效,卫生人员结构明显优化

高水平的卫生人员是高质量医疗卫生服务的重要保障,上海市统筹推进各类卫生人员队伍建设。通过教育和培训手段夯实全科医师队伍,提升其能力与水平,完善人员使用激励机制,探索卫生高级职称评审分类改革,单独建立了卫生系列社区卫生高级职称评审机制,拓宽职业发展空间;重视公共卫生人员尤其是疾病预防控制与院前急救人员的建设,做实相关专业临床主治医师在晋升副高职称前到院前急救机构定期工作制度;创新儿科人员培养和发展机制,深化儿科执业、人事、收入分配制度改革,促进儿科队伍可持续发展。

上海市卫生人员结构明显优化。全市各级各类医疗机构在岗职工中高级职称占比从2012年的33.53%上升至2018年的40.22%;急诊医学科执业医师及助理医师人数从2012年的1 181人增至2018年的1 481人,增幅25.40%;儿科执业医师及助理医师人数从2012年的2 052人增至2018年的2 482人,增幅20.96%,儿科医师数量已达到规划标准。

(三) 基层卫生人员发展,夯实基层卫生服务兜底功能

基层卫生人员是保障医疗卫生服务质量,促进分级诊疗的重要力量,上海市通过多种渠道加强基层人员队伍建设,尤其重视全科医生的教育和培养,从招生、毕业后教育(住院医师规范化培训)和继续医学教育(实训基地)等方面给予倾斜政策。

社区卫生服务中心的人员队伍建设成效已经显现。2018年在岗职工数共3.6万人,较2017

年增长 13.09%，其中执业（助理）医师、药师（士）、检验、影像技师（士）及护士总量均有不同程度的增长；中、高级职称和大学本科及以上学历的卫生人员占比均超过 35%。社区卫生服务中心对人员的吸引力也进一步提升，2015～2018 年社区卫生人员流入流出比为 1.71∶1，二、三级医院及其他机构流入到社区的卫生人员均呈逐年递增趋势。

随着家庭医生制度的建立，分级诊疗模式的不断推进，全科医生逐渐承担起基层首诊和双向转诊的重担，但上海市社区卫生服务机构的卫生人员占比从 2012 年的 19.39%降至 2018 年的 16.59%。此外，2018 年全市社区卫生服务中心职工中，注册全科医师占 21.94%。因此，应增强社区卫生服务机构的卫生服务兜底功能，加强全科医师的培养，提高全科吸引力。

（四）紧缺人员队伍不断成长，但相比需求仍有缺口

随着人口老龄化的加剧，居民生活水平的提升，群众对健康服务的需求不仅在于基本医疗卫生服务，而且对内容丰富、层次多样的健康服务业需求持续增长。据医疗机构反映，精神科、康复科、儿科、妇产科、病理科和影像科、麻醉科、急诊科和信息科等方面的紧缺人员需求量越来越大。分析发现，2012～2018 年上海市各类紧缺人员数量显著增长，2018 年紧缺人员主要集中在公立医疗机构，各学科占比在 87.26%～98.30%之间。

上海市是中国最先进入老龄化的城市，目前正向高龄化发展，社会对康复医疗的需求也急剧增加。2018 年全市康复医学科执业（助理）医师为 1 005 人，较 2012 年增长 171.62%。但在老龄化背景下，康复医学科的人员仍较为缺乏，2018 年（助理）执业医师人员缺口约为 207 人，且公立医院副高级职称占比较 2012 年下降 2.01%。因此，应进一步健全紧缺人员预警与管理机制，对紧缺类别目录人员推行价值相当的薪酬倾斜政策，并加快紧缺专业人员培养。

三、建议

（一）完善“顶天立地”的人才布局，全面提升卫生人才建设水平

上海市卫生人才呈现数量充足、结构优化的整体发展良好态势。下一步应立足于人民群众的实际卫生服务需求，聚焦于为人民群众提供全方位全周期的健康服务，既要培养国内一流、世界领先的卫生人才，又要带动提升基层医疗服务的水平，打造上海医疗卫生人才“顶天立地”大格局。

基于各级各类医疗卫生机构主营业务不同、发展阶段不同的现实情况，应因地制宜地采取相应的人员引进战略。高校附属医院引才以高层次领军人员和科研领军人员为主，二级医院引才主要以临床技术骨干为主，基层医院引才应以全科医学人员为主。另外，结合医院专科特色和学科发展水平，强势学科引进高层次人员做到有备而来、有的放矢，弱势学科引进高层次人员应注重量入为出、按需引进。针对精神科、儿科、麻醉科等领域的人员，下一步的重点主要是提高现有人员的质量，通过加大医师培养力度，以名医联合集团化强化人员培养，推进各学科建设，提升服务能力和水平。

（二）完善人才激励使用机制，充分调动卫生人才积极性

上海市在分层分类完善人才激励使用机制等方面的工作已经取得了显著的成效。下一步应

进一步完善对不同类别卫生人才的分类激励机制。对于高技术创新人员，应提供宽松的发展环境，提供优质的平台资源，充分发挥高水平人才的自主性、创造性和积极性，大力鼓励成果产出。对于公共卫生、急救医学、全科医学等类别的卫生人才，应该在既有薪酬、职称政策创新的基础上，重点关注和跟踪政策的实施效果，根据产生的实际效果和发生的具体问题，采取针对性的应对策略和配套政策的设计。

在完善薪酬管理体系时，应进一步做好工作分析和岗位评价，明确岗位责任，保证薪酬设计的内部公平，适当向高风险岗位、关键岗位和优秀人员倾斜，将人员的工作表现和工作业绩和薪酬联起来，发挥薪酬管理和绩效管理的联动作用。此外，应树立以人为本的管理理念，提供必备的地理环境、创造晋升和培训机会，做好人员职业生涯规划，为人员提供良好的发展空间。同时，应建立公开、公平、竞争择优的用人机制，营造良好的人员环境，不断增强人员工作满意度。

（三）继续加大基层卫生人员培养和激励力度，提升服务水平

目前卫生人员仍主要富集在二、三级医疗机构，因此，应大力加强基层卫生人员队伍建设，激发医务人员生产力与活力。在人员培养方面，继续加大全科医生培养力度，鼓励多点执业。在当前“5＋3”全科医师规范化培训培养的基础上，增加院校全科方向各层次供给，提高生源质量。促进全科医生双向流动，贯彻二、三级医院临床主治医师到基层医疗机构定期工作制度，鼓励二、三级医院医师到基层多点执业。加强远郊区定向全科医生培养，培训合格后至远郊区就业。做实全科医生继续医学教育的实训评估基地，对所有注册全科医师的理论和实践能力进行定期（年度）考核评价，并将评价结果与绩效考核和工资待遇挂钩。

（四）发挥需求导向，分层分类精准引进和培养人员

结合老龄化需求，强化康复人员的培养和培训，应加强学科建设，完善和改进课程设置，建立与职业岗位相匹配的康复治疗技术培养模式，强化康复人员毕业后规范化培训，增设康复治疗职业岗位，推进院校与用人单位有效衔接。

继续加强医学高级创新人员培养和公共卫生骨干人员建设。鉴于人员队伍年轻化趋势，应大力培养优秀青年医学人员，畅通职业发展渠道，储备一批新一代学科带头人。发挥用人单位主导作用，做到精准引才。各医疗卫生机构主营业务不同，发展阶段不同，应因地制宜地采取相应的人员引进战略。高校附属医院引才以高层次领军人员和科研领军人员为主，二级医院引才主要以临床技术骨干为主，基层医院引才应以全科医学人员为主。另外，结合医院专科特色和学科发展水平，强势学科引进高层次人员做到有备而来、有的放矢，弱势学科引进高层次人员应注重量入为出、按需引进。针对精神科、儿科、麻醉科等领域的人员，下一步的重点主要是提高现有人员的质量，通过加大医师培养力度，以名医联合集团化强化人员培养，推进各学科建设，提升服务能力和水平。

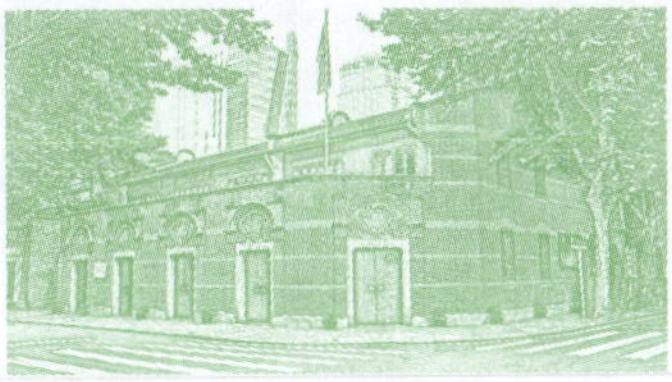

第七章 中医药发展

2019年,国务院发布《中共中央 国务院关于促进中医药传承创新发展的意见》,中医药发展越来越受到国家的重视。为了响应党的号召,为了让中医药更好地为中国发展做贡献,本章收纳了中医执业管理、中医药技术、中医药培训等中医药相关文章。在中医执业管理方面,《中医医师准入和执业管理的现状与对策》介绍了中医药行业管理特别是中医医师的执业管理的问题及对策;在中医技术方面,《社区中医适宜技术使用现状与政策建议》评估上海市中医适宜技术基层推广应用效果,提出了完善上海市基层中医适宜技术推广应用的政策建议;在中医药服务方面,《家庭医生中医药服务工作工作效果评价》验证了中医药服务对健康有正向作用;在中医药培训方面,《中医药继续教育现状调查分析与思考》呈现了上海市中医药继续教育的现状,并提出了健全中医药继续教育管理体系的建议。此外,《中医药健康旅游产业发展模式及政策研究》提出了上海市中医药健康旅游发展的建议;《深入发掘中医药宝库精华的内涵、路径与体制机制研究》设计了"发掘中医药宝库精华"的体系框架;《中医药健康文化知识普及与素养水平分析研究》提出了中医药健康文化知识普及工作的政策建议,为上海中医药发展提供了一定的经验思路。最后,《黄浦区贯彻国家和上海市中医药法规的做法、存在的问题和对策》以黄埔区为案例,以《中华人民共和国中医药法》《上海市发展中医条例》等规范性文件为切入点,提出了中医药事业发展在当前政策环境和监管环境中面临的问题和困难,并就此提出了相应的对策建议。

中医医师准入和执业管理的现状与对策

张怀琼　管红叶　殷玮玮　杨　洋　王庆华　赵致平

【导读】 因《中华人民共和国执业医师法》及相关配套文件没有明确要求，中医医师的执业范围和执业管理一直以来都是医疗卫生行业的热点问题，《中华人民共和国中医药法》的出台，对各地中医医师执业管理提供了法律依据并指明了方向。尽管上海市已经在西学中、康复医疗服务等方面进行了前期探索和研究，但中医药行业管理特别是中医医师的执业管理仍存在一些问题。文章对中医医师从事康复医疗服务、西学中执业、中医全科医师执业，以及中医相关专业医师使用针灸、推拿等非药物疗法执业等管相关工作现状的梳理分析，探索研究建立相关人员在康复医疗服务、西学中等执业的分类准入与管理制度；完善康复医疗服务、西学中、中医全科医生相关培训要求，提升相关人员中医医疗服务能力水平；加强法律法规及政策宣传解读等举措，进一步加强和规范中医医师的执业管理。

一、调研背景与目的

中医药学是中华民族的伟大创造，是中国古代科学的瑰宝，也是打开中华文明宝库的钥匙，为中华民族繁衍生息做出了巨大贡献，对世界文明进步产生了积极影响。党和政府高度重视中医药工作，特别是党的十八大以来，以习近平同志为核心的党中央把中医药工作摆在更加突出的位置，国家先后出台了《中华人民共和国中医药法》《中共中央　国务院关于促进中医药传承创新发展的意见》(中发〔2019〕43 号)等一系列中医药相关法律和政策，中医药事业发展迎来了天时、地利、人和的大好时机。在此背景下，上海市中医药事业得到了蓬勃发展，更好地满足了人民群众日益增长的中医药服务需求。但是，中医药行业管理特别是中医医师的执业管理制度仍需完善，当前存在如中医类别执业医师在开展康复医疗技术的资质受到限制、现有的西学中政策不能更好地满足更多西医医师使用与其专业相关的中医医疗技术以提高临床疗效服务患者，个别综合医院限制非针灸、推拿专业的中医医师开展针灸、推拿等中医非药物疗法等情形。

第一作者：张怀琼，男，上海市卫生健康委员会副主任。
作者单位：上海市卫生健康委员会(张怀琼、殷玮玮、杨洋、王庆华、赵致平)，上海中医药大学(管红叶)。

为此，上海市开展中医药服务相关的执业管理调研，针对中医医师从事康复服务管理、西学中执业管理、中医全科医师执业管理和中医相关专业医师使用针灸、推拿等非药物疗法执业管理等 4 个方面具体分析研究，进而提出以下建议。

（一）中医医师从事康复服务管理

充分发挥中医在康复服务中的特色和作用，培养中医基础扎实，康复理论与实践能力过硬的中国特色康复医师，规范中医医师开展康复服务行为，加强医疗质量和安全管理，提升中医特色康复服务能力和水平。

（二）西学中执业管理

促进中西医结合，推进中医药技术和方法在临床的广泛应用，同时规范非中医类别执业医师开展中医诊疗活动，加强医疗质量和安全管理，进一步提高非中医类别执业医师相关技能，并规范其中医药服务行为。

（三）中医全科医师执业管理

破除相关执业障碍，充分发挥中医全科医师在社区卫生、家庭医生制度等工作中的作用，打通中西医全科执业瓶颈问题。

（四）中医相关专业医师使用针灸、推拿等非药物疗法执业管理

大力提倡针灸推拿等非药物疗法全科化，在中医临床各科推广中医药综合治疗，符合中医药诊疗特点，提高中医临床疗效。加强中医针灸、推拿质量控制管理，提升中医诊疗水平。

二、现状分析

（一）中医医师从事康复服务管理现状

中医作为现代康复技术的重要补充，已经在全市各级各类康复医院、康复科室广泛运用。在现有从事康复医疗服务的医师中，中医医师占据较大比例，发挥着重要作用，在很大程度上弥补现有康复医师的数量不足，部分从事康复临床工作的中医医师已经成为康复领域的专家和学科带头人。近年来，国家和地方均出台一系列法律法规和政策，积极鼓励中医医院、中医医师提供康复服务，在康复服务中充分发挥中医药特色和作用。但是，目前仍存在中医类别执业医师不能注册康复医学、开展康复技术等的执业资质限制，也存在不同背景下中医类别执业医师的康复知识、技能及其业务水平良莠不齐产生的培训需求，影响了中医药在康复医疗服务提供和提高康复服务整体疗效上发挥的作用，阻碍了现代康复医学本身的发展。

（二）西学中执业管理现状

中医与西医相结合是在我国特有历史条件下产生的，中西医相互吸收，互为促进，对提高医疗保健水平，促进医学进步具有重要意义。2011 年上海市卫生局制定了《关于加强本市西医学

习中医人员执业行为管理的通知》(沪卫中医〔2011〕041 号),对在二级以上医疗机构的非中医医师经过上海市卫生局认可的相关培训后可以提供中医药服务进行了规定,并细化了相关执业内容、范围、教育背景等有关内容。同时,上海市卫生健康委每年也多次组织举办西学中在职培训,让一大批西医人员系统学习中医药知识,西医医师有意愿学习和运用传统中医药技术的积极性不断提升,为中西医结合工作奠定了基础。随着国家、上海市扶持促进中医药工作相关政策法规的出台和上海市中医药事业发展,更多西医医师希望使用与其专业相关的中医医疗技术,以提高临床疗效,更好为患者服务。但是,上海市原有相关规定无法满足西医医师的需求,如社区卫生服务中心等二级以下医疗机构的非中医类别执业医师不符合西学中的对象,无法参加西学中培训;对有中医学历教育、西学中培训、短期进修等不同中医学习背景下开展的中医诊疗技术如何分类管理等问题。

(三) 中医全科医师执业管理现状

全科医生作为基层医疗卫生队伍建设的重点,对改善城市居民健康水平具有重要作用,是健全基层医疗卫生服务体系,提高基层医疗卫生服务水平的基础工程,也是实现中共中央国务院提出的人人享有基本医疗卫生服务的基本途径。国家高度重视中医全科医师培养,将中医全科医师作为全科医生的重要组成部分,承担基层常见病、多发病诊疗及家庭医生职责。

近年来,中医全科医师数量不断提高,截至 2018 年年底,上海市社区卫生服务中心的中医类别执业医师 2 066 人,占社区医师总数的 16.01%,占上海市中医类别执业医师(9 026 人)的 22.89%,其中中医类别全科医师 1 555 人,占社区全科医生总数的 29.65%,中医全科医师在上海市家庭医生制度中的作用不断发挥。在此过程中,一些问题也逐渐暴露。

1. 收入问题

中医全科临床诊疗与西医全科临床诊疗相比,复杂和花费时间更长,工作负荷量更大,加上目前涉及家庭医生签约费与签约人数相关联,中医类别全科医师较临床类别全科医师存在一定的收入差距。

2. 执业管理问题

由于执业范围不够清晰,政策解读理解偏差等原因,在中医全科医师提供基本医疗卫生服务过程中,存在执业管理的问题。例如: ① 法律法规及相关政策未对中医类别全科医师执业范围有所限制,但个别区卫生健康行政部门在中医全科医师的执业管理上有不同的认识,传递到社区卫生服务中心及中医全科医师等层面上也有相应的偏差;② 受到业务能力、管理要求等因素的影响,中医类别全科医师与临床类别全科医师在执业及管理上有所区别。

(四) 中医相关专业医师使用针灸、推拿等非药物疗法执业管理现状

针灸、推拿等中医非药物疗法是中药学理论运用于防病治病、维护健康的重要方法,是中医药技术的重要组成部分。中医历代医家及现代中医研究也对综合应用中药和非药物疗法上积累了丰富的实践经验和成果。在现行的中医院校教育、住院医师规范化培养及执业医师资格考试等模式下,中医类别执业医师均已接受了针灸、推拿等中医非药物疗法的相关理论和实践的培训,并通过了考核,可以满足临床基本的针灸、推拿等中医非药物疗法工作的需要。但在实际工

作中，随着专业进一步细分，个别中医医院限制非针灸推拿专业的中医医师开展针灸、推拿服务，部分综合医院中医科在未设置针灸、推拿等中医二级诊疗科目的情况下，不允许中医内科、外科、儿科、妇科等专业的中医医师开展针灸、推拿等中医非药物疗法。

三、政策建议

（一）完善中医医师从事康复服务准入机制

近年来，国家和地方均出台一系列法律法规和政策，积极鼓励中医医院、中医医师提供康复服务，在康复服务中充分发挥中医药特色和作用。《中华人民共和国中医药法》第十六条规定，“……经考试取得医师资格的中医医师按照国家有关规定，经培训、考核合格后，可以在执业活动中采用与其专业相关的现代科学技术方法。”《“健康中国2030”规划纲要》提出“到2030年，中医药……在疾病康复中的核心作用得到充分发挥。”《上海市康复医疗服务体系发展规划（2016～2020）》也提出“加强康复医师培养，探索中医康复专业医师培养，有条件的中医医师在掌握中医理论和知识的基础上，接受系统的康复医学专业培养，掌握康复医学的理论知识和实践技能。”另外，2015年国家和卫生计划生育委员会办公厅、国家中医药管理局联合制定的《关于中医类别医师从事精神障碍疾病诊断与治疗有关问题的通知》（国中医药办医政发〔2015〕9号）规定：“中医类别医师符合相关规定（根据从事工作年限，直接予以认可、参加考试或开展培训后认可等），属于精神科执业医师，可从事精神障碍疾病诊断与治疗。由批准其所在机构执业的卫生计生行政部门在医师执业证书‘执业范围’相应专业后加注[①]‘（精神）’字样。”为中医医师加注其他临床专业提供了范式。

根据上述情况，为贯彻落实国家和上海市相关工作要求，充分发挥中医在康复服务中的特色和作用，培养中医基础扎实，康复理论与实践能力过硬的中国特色康复医师，规范中医师开展康复服务行为，加强医疗质量和安全管理，提升中医特色康复服务能力和水平，对部分有志于从事康复服务的中医医师开展系统的康复知识与技能培训既是必要的，也是可行的。对其执业管理和要求拟从以下4个方面考虑。

（1）根据上海市康复服务现状，结合中医药服务特点，探索分类准入与管理制度。对经认定长期从事康复医疗工作的中医背景康复学科带头人，在符合一定条件的情况下，通过制订“老人老办法”增加注册“康复”后允许其开展康复服务。对目前从事或拟从事康复工作的中医医师（不符合“老人条件”），委托相关专业组织开展康复知识和技能培训，经评估或经培训合格的中医医师，在其“执业范围”的备注栏加注“康复”字样，允许其开展康复医疗服务。

（2）加注康复的中医医师，其执业活动仍应以原有专业的中医药服务为主，从事的相关康复服务纳入康复专业质控范围，加强医疗质量和安全监管。

（3）加注后的中医医师，应每年接受一定时间的康复相关继续教育，不断提高其康复治疗水平。

（4）逐步建立加注工作的退出机制，对发生重大康复医疗事故或医疗质量和安全事件的情形，应取消相应的加注内容。

---

① 加注：在原有工作执业证上补充注册职业范畴。

(二) 开展西学中执业分类管理

为贯彻落实国家和上海市相关工作要求,促进中西医结合,推进中医药技术和方法在临床的广泛应用,同时规范非中医类别执业医师开展中医诊疗活动,加强医疗质量和安全管理,进一步提高非中医类别执业医师相关技能,并规范其中医药服务行为是必须的,也是可行的。根据实际情况,可对原西学中执业管理规定做一定调整和完善,主要包括以下 3 个方面。

(1) 放宽西学中人员的培训对象及执业地点要求,由原来的二级以上医疗机构改为各级各类医疗机构。

(2) 根据非中医类医师接受中医药相关教育或培训情况,以及其使用的中药或中医医疗技术的难易程度和安全风险实行分级分类管理。

对通过不同方式学习掌握中医药知识与技能(西学中系统学习培训班、取得高等学校中医学本科以上学历、取得中医类别相关中、高级职称等)的非中医类别执业医师,经卫生健康行政部门加注后,允许使用其临床专业有关的中医医疗技术或基层中医药适宜技术,开具常用的中成药、饮片处方等,并运用相应的中医药专项技术。

非中医类别执业医师参加市级卫生健康行政部门批准或委托举办的社区中医药知识与技能培训并考核通过,经医疗机构备案,可以在执业的医疗机构,使用基层中医药适宜技术,开具常用的中成药。

非中医类别执业医师参加市级卫生健康行政部门批准或委托举办的中医药专项技术培训班或中成药合理使用专项培训班并考核通过,经医疗机构备案,可以在执业的医疗机构,运用相应的中医药专项技术或开具中成药。

(3) 加注后的西学中人员,每年应接受一定时间的中医药相关继续教育,不断提高其中医药诊疗水平。

(三) 加强中医全科医师执业管理政策解读

中医全科医师在社区卫生服务中心及家庭医生等岗位上开展执业活动无具体的法律法规或相关政策限制,但是由于个别区卫生健康行政部门在中医全科医师的执业管理上有不同的认识,导致所在区社区卫生服务中心及中医全科医师等在管理要求和执行上存在偏差。除了以上原因,部分中医全科医师的岗位胜任能力也是造成其与临床类别全科医师在社区岗位安排上有所区别的影响因素。对此,将结合《中华人民共和国中医药法》宣贯等工作,加强对各区卫生健康管理部门,以及医疗机构开展法律法规及证词宣传解读,使其准确准备把握中医医师执业管理要求。

(四) 推广中医相关专业医师使用针灸、推拿等非药物疗法执业管理

同中医全科医师类似,非针灸、推拿专业的中医执业医师在使用针灸、推拿等非药物疗法时无具体的法律法规或相关政策限制,但是医疗机构诊疗科目名录中,针灸、推拿与中医内科、外科、妇科等同属中医科下设的二级科目,且中医医师的二级专业分类也与诊疗科目相一致,因此部门医疗机构管理人员认为针灸、推拿专业应与中医内科、外科等有不同的执业范围。

经过广泛论证和听取意见，大部分管理和业务专家都认为针灸、推拿不仅仅是专业方向，同时是中医药技术与方法中的重要组成部分，不能将针灸、推拿与其他中医药技术手段割裂。近年来，国家大力提倡针灸推拿等非药物疗法全科化，在中医临床各科推广中医药综合治疗，符合中医药诊疗特点，提高中医临床疗效。因此，允许其他专业的中医开展常规针灸、推拿项目应是必要的。考虑到中医医疗技术如不同针刺部位、不同灸法等在技术难度、安全风险上有较大差异，需要进行针对性学习和训练才能具备操作能力，因此对个别中医技术应纳入专项技术管理。

社区中医适宜技术使用现状与政策建议

石 云 施晓琳 贾 杨 顾忞珲 贺云蔚

【导读】 文章通过整群抽样方法，选取上海市30所社区卫生服务中心作为现场研究对象；发放问卷500份，对43位关键知情人进行访谈开展研究。研究发现12项适宜技术中有3项推广良好；技术推广过程中存在5个主要方面的不足。建议从“有针对性遴选适合社区使用的适宜技术”“加强适宜技术推广前后的培训”“适度扩大中医适宜技术应用范围”“扩大适宜技术的公益宣传”“建立中医适宜技术名录完善进退机制”和“推广适宜技术需完善保障措施”6个方面完善适宜技术在基层的推广。

中医适宜技术具备“简、便、廉、验”的特点，可为群众提供安全、有效、方便、价廉的医疗卫生服务，对深化医疗卫生体制改革有其现实意义[1]。2011年，上海市再次启动中医适宜技术推广项目，遴选12项中医适宜技术，在上海市社区卫生服务中心开展中医适宜技术规范培训和推广应用。

一、研究目的

本文旨在客观评估上海市中医适宜技术基层推广应用效果，在此基础上总结推广应用中存在的问题，提出完善上海市基层中医适宜技术推广应用的政策建议。

二、材料与方法

（一）随机抽样

采用整群随机抽样法，抽取上海市社区卫生服务中心30所，其中市区20所，郊区10所，作为现场研究样本单位。

基金项目：上海市卫生和计划生育委员会项目“上海市中医适宜技术基层推广应用研究”（项目编号：2017HP08）。
第一作者：石云，男，上海市中医文献馆主治医师。
通讯作者：贾杨，男，研究员。
作者单位：上海市中医文献馆（石云、贾杨），上海中医药大学附属岳阳中西医结合医院（施晓琳），江西中医药大学（顾忞珲），上海中医药大学（贺云蔚）。

（二）问卷调查

受访对象为社区卫生服务中心中医全科医师和接受过中医适宜技术治疗的患者。本次调查研究共发放问卷500份；其中医师问卷包含“技术调查问卷”和“技术培训问卷”各100份，患者技术调查问卷300份；共回收有效问卷455份。以Epidata3.1录入数据资料，导出至EXCEL2010进行分析。

（三）关键知情人访谈

围绕适宜技术使用情况，分别制定针对社区卫生服务中心分管中医科负责人、中医执业医师、技术持有人和患者的访谈提纲。共访谈43人，其中分管中医科负责人9人，中医执业医师16人，患者9人，技术持有人9人。

三、调查结果

（一）医师技术问卷基本情况

本次调查涉及中医执业医师93人，平均年龄36.58岁，平均执业年限12.17年(表1)。

表1　医师技术问卷基本情况表

类　别		单位(人)
性别	男	33
	女	60
专业	全科	78
	内科	5
	针灸	6
	其他	4
学历	大专及以下	9
	本科	64
	研究生	18
职称	初级	4
	中级	71
	高级	18

（二）医师培训问卷基本情况

共有95位医师参与到本次适宜技术培训的调查，医师的平均年龄37.68岁；平均执业年限13.52年(表2)。

表 2　医师培训问卷基本情况表

类　别		单位(人)
性别	男	34
	女	61
学历	大专及以下	4
	本科	60
	研究生	31
职称	初级	18
	中级	59
	高级	18

（三）患者问卷调查

共有 267 位患者接受了问卷调查，平均年龄 60.8 岁，年龄中位数 62 岁(表 3)。

表 3　患者问卷调查表

类　别		单位(人)
性别	男	75
	女	192
民族	汉	258
	少数民族	9
工作情况	在职	62
	退休	195
	其他	10
保险情况	市医疗保险	261
	自费	6

（四）十二项技术医师评分结果

受访的中医执业医师对自己开展或者熟悉的适宜技术围绕操作简便性、安全性、疗效、疗程、可推广性、培训难易程度、患者接受度、领导重视程度、总体印象 9 个主观指标，以及定价、实际应用量、设备依赖度 3 个客观指标进行评价。每个评价指标分高、中、低 3 个等级对应赋予 3、2、1 分(表 4)。

表 4　中医执业医师对 12 项技术普及性和适宜性(按普及性降序排列)情况

项　　目	普及性(%)	适宜性(分)
“项八针”防治颈椎病	91.4	85.59
穴位敷贴防治慢性呼吸系统疾病	87.1	86.77

续 表

项　　目	普及性(%)	适宜性(分)
艾灸治疗膝骨性关节炎	84.94	84.39
电针浅刺法治疗面瘫	74.19	79.96
腕踝针	60.22	77.55
五行健骨操	60.22	72.61
督脉灸联合耳穴贴法治疗失眠	54.84	71.83
中药足疗对糖尿病足周围神经病变的早期干预	52.69	79.18
棍棒操防治中风后肩关节活动障碍	43.01	72.46
“六步奶结疏通法”治疗积乳症	34.41	79.43
“阳明法”防治老年咳喘病	33.33	72.32
中药肠痹方结合推拿手法及龙形六式操治疗慢性便秘	32.26	72.49

（五）医师培训问卷分析结果

中医适宜技术培训的评价围绕“课程设计”“使用教材”“辅助设备”“老师语言”“授课形式”“老师教学时间安排及课堂掌控”“老师专业能力”“授课态度”“（学生）掌握程度”和“总体满意程度”10个方面展开评价。每个评价项目分1～5分5个等级，5分为最好，1分为最差。上述10个评价项目平均评分都超过4.3分，最高的是“授课态度”得4.8分，最低的是“（学生）掌握程度”得4.34分。

（六）患者问卷结果

受访的患者对自己接受的中医适宜技术开展主观评价，指标包括“疗效”“单次治疗耗时”“疗程”“安全性”“治疗是否痛苦”“医生技术水平”和“总体印象”7个方面，每个评价指标根据好、中、差3个等级对应3、2、1的分值。医患双方对适宜技术普及性和适宜性的评价基本一致（表5）。

表5　患者对9项技术适宜性和普及性评价结果

项　　目	普及性		适宜性(分)
	评价人数	排　序	
“项八针”防治颈椎病	104	1	89.34
穴位敷贴防治慢性呼吸系统疾病	78	2	85.52
艾灸治疗膝骨性关节炎	39	3	85.52
腕踝针	26	4	83.11
督脉灸联合耳穴贴法治疗失眠	9	5	84.08
电针浅刺法治疗面瘫	5	6	83.24
五行健骨操	3	7	77.48
“阳明法”防治老年咳喘病	2	8	78.38
中药足疗对糖尿病足周围神经病变的早期干预	1	9	81.08

（七）存在的问题

（1）推广的适宜技术不完全符合社区实际。通过问卷调查发现有4个方面表现：治疗病种并非社区常见病，如“积乳症”；受场地限制某些社区卫生服务中心门诊中开展，如拳操类技术；技术难度大，不易掌握，如“腕踝针”；上海市医疗服务项目收费标准中不包括可推广的适宜技术，如“六步奶结疏通法”。

（2）适宜技术的实践操作部分培训不充分。通过问卷调查有3个方面表现：接受间接培训的人数远多于直接培训，大部分医师难以获得现场培训机会；实践操作的培训不充分，很难转化为实际应用，尤其是难度较大、难以掌握的项目；缺少培训后继续教育，技术的稳定性和持续提高缺乏保障。

（3）适宜技术推广运用途经局限在中医科。如适合在妇幼保健领域推广使用的“‘六步奶结疏通法’治疗积乳症”技术，仅在社区卫生服务中心中医全科开展和推广，不能完全发挥适宜技术的作用。

（4）缺少适宜技术推广应用的激励政策措施。社区卫生服务中心受到“收支两条线”和“绩效总额”的限制，技术推广应用的激励机制十分有限，不能很好激励临床医师推广。

（5）宣传途径过窄制，约束社区居民对技术的利用。社区患者接收中医适宜技术的途径较窄，“社区中医师的介绍”几乎是唯一途径。这种方式属于“事中”推荐，对于技术推广的效果较局限。

四、政策建议

（一）应有针对性遴选适合社区使用的适宜技术

技术应针对社区常见病、多发病。建议根据上海市社区卫生服务中心的就诊信息和疾病预防控制中心慢性病管理的信息筛选病种。每3～5年更新，遴选更具有针对性，更适合社区慢性病、多发病的适宜技术。

基于社区应用拓展技术来源。二级、三级医院遴选的技术往往是根据医院特点确定，应用于社区卫生服务中心则出现水土不服。同时，基层中医师也掌握着一批在社区具有显著优势的适宜技术，可将其列入遴选与推广列表。

设置技术遴选试用期确保疗效。适宜技术的遴选经过专家评审确定。遴选过程科学严谨，但仍缺少了重要的试行环节，有可能在实行中出现未曾料想的问题。未来在开展适宜技术评价过程中，对于入围项目应在部分社区开展3个月到半年的实践考核期，以最大程度保证技术的疗效可靠和稳定。

技术应可收费并有合理定价。适宜技术一经确立后，应由市卫生行政部门会同医疗保险部门和物价部门，将技术作为市级新医疗项目纳入医疗保险，并开展价格测算，确定合理的定价。

（二）加强适宜技术推广前后的培训

加强适宜技术推广培训中实践技能操作的培训，根据医师推广技术的职责分工，做到对口医师的全覆盖。加强推广后的继续教育，可由项目推广方组织多轮的继续教育项目，对口的社区医师要求每年参与一次。

（三）适度扩大中医适宜技术应用范围

结合当前已广泛开展的“社区西学中”项目，将适宜技术纳入培训范畴，尤其是妇幼保健相关技术，具体有 2 个方面：① 遴选的技术适合社区整体需要。市卫生行政部门在遴选技术时，要全面考虑社区卫生服务中心的各项服务功能，改变中医适宜技术只在中医科使用的预设和定势思考，改变当前优良技术没有得到有效应用的局面。② 在政策上打通“西用中”障碍。全市“非中医类别医师和乡村医生中医药知识与技能培训”虽然已在社区卫生服务中心普及，但是非中医临床科室的医师应用不充分，建议市卫生行政部门出台鼓励措施。

（四）扩大适宜技术的公益宣传

卫生行政部门可通过“设立固定的适宜技术宣传经费”和“组织开展定期健康宣传活动”的方式，以社区卫生服务中心为主体，以分中心、服务站为支点，深入各居民社区范围开展宣传，宣传的重心落实到社区卫生服务中心中医适宜技术种类、治疗优势和针对病种。

（五）建立中医适宜技术名录完善进退机制

卫生行政部门应建立全市推广的中医适宜技术名录，名录内容至少包括技术名称、功用主治、适应病种。建立由第三方机构负责的中医适宜技术定期评价机制，技术的新增和淘汰由评价结果确定。

（六）推广适宜技术需完善保障措施

制定全市技术绩效考核体系。由卫生行政部门牵头，制定全市性绩效考核体系，结合信息化管理确定绩效考核与分配。以信息化手段监测技术使用情况，将适宜技术的使用情况纳入卫生信息统计；设立适宜技术专项绩效和绩效案，在原有绩效基础上做增量，并制定全市的中医适宜技术绩效考核方案。

非中医医师运用中医技术应给予同等的绩效。部分在妇幼保健和康复等科室有良好效果的中医适宜技术在实际开展中，同样耗费公共卫生和临床类别执业医师的时间和精力，应给予同等的绩效考核待遇。

加强适宜技术培训的保障政策。一线医师工作量非常大，每次外出培训会占用医师业务时间，在鼓励医师参加适宜技术培训的同时，应给予政策保障，即对外出参加培训的医生视同完成当天基本工作量。

参考文献

[1] 谢雁鸣，王思成，龚彦冰，等. 东北两省农村中医适宜技术应用影响因素调查分析. 中国中医药信息杂志，2006，13(7)：1－3.

家庭医生中医药服务工作工作效果评价

隋梦芸 叶迎风 徐 雯 应晓华

【导读】 近年来上海市积极推进中医药参与家庭医生服务，文章以上海市家庭医生中医药服务示范岗为切入点，从“是否有效提供”和“提供的有效性”两个维度，对一般家庭医生中医药服务工作开展情况及相应的政策机制效果进行评价。研究证实，不同融入系数下，中医药开展情况有差异，有中医医师团队、团队成员参加培训均可提高中医药服务量且对健康有一定的正向作用。因此，家庭医生团队人员配置中，可适当增加中医类别医师，加大非中医类别医师中医药知识与技能培训力度。

一、研究背景

中医药包含着中华民族几千年的健康养生理念和实践经验，是中华文明的瑰宝。中医药“简”“便”“廉”“验”的特色服务对社区常见病、多发病和慢性病具有不可替代的作用。2016 年《关于印发推进家庭医生签约服务指导意见的通知》(国医改办发〔2016〕1 号)提出充分发挥中医药在基本医疗和预防保健中的重要作用，积极引导中医医师作为家庭医生在基层提供签约服务。2016 年《市政府办公厅关于印发〈上海市中医药健康服务发展规划(2016—2020 年)〉的通知》(沪府办发〔2016〕36 号)提出加快中医全科医生培养，制定家庭医生中医药服务规范，推进中医药参与家庭医生工作，提高家庭医生健康管理工作中医药服务参与率。随着家庭医生制度的推进，将中医药融入家庭医生工作，是突出中医药特色，发挥中医药优势，实现对居民连续性、综合性、协调性、个性化服务的重要举措[1,2]。

为了促进家庭医生中医药服务提供，上海市实施一系列政策和措施，主要包括家庭医生团队配备中医医师、非中医类别医师中医知识与技能培训等。其中主要培训内容：以中医辨证为主的中医基础理论、中药基础知识、社区中成药合理应用、针推概论、基层中医药适宜技术、社区临床常见病中西医结合临床诊疗、中医健康教育和健康管理等。上海市于 2014 年 4～9 月开办第一期社区非中医类别和乡村医师中医药知识与技能培训，2015 年 3～7 月开办第二期培训班，2015 年 7～12 月举办第三期培训班，2016 年 3～7 月举办第四期培训班，共培训 9 479 人。

第一作者：隋梦芸，女，博士研究生。
通讯作者：应晓华，男，教授，复旦大学卫生经济学教研室主任。
作者单位：复旦大学公共卫生学院(隋梦芸、叶迎风、应晓华)，上海市静安区卫生健康委员会(徐雯)。

目前，家庭医生团队配备中医医师和非中医类别医师培训的效果如何？中医药参与家庭医生服务的程度如何？基于以上问题，本文对家庭医生团队配置中医医师和非中医类别医师培训政策效果进行评价，明确中医药参与家庭医生服务的程度，构建中医药融入家庭医生团队的系数，并就此提出相应的政策建议。

二、资料与方法

1. 文献分析和专家访谈

通过文献分析和专家访谈等方法，了解上海市家庭医生团队配置中，中医医师和非中医类别医师中医药知识与技能培训实施情况和相关进展，并收集有关资料。

2. 抽样方法

上海市共有241个社区卫生服务中心，根据是否是中医药示范社区卫生服务中心进行分层随机抽样，共抽取80个社区，每个社区卫生服务中心抽取3个家庭医生团队(1个中医医师为团队长的团队、1个有中医医师但非团队长的团队、1个无中医医师的团队)，见图1。指标设置包括家庭医生团队各类卫生人员数量(团队人员总数、中医类别医师数量、公共卫生医师数量、西医类别医师数量、护士数等)、团队长基本信息(年龄、性别、职称、学历等)、卫生服务利用指标(团队诊疗人次数、中医诊疗人次数、团队总处方数、中医处方数、中药饮片处方数、中成药处方数)、健康管理指标(慢性病人群和重点人群中医健康管理人数)、健康结局指标(管理人群血压控制率、管理人群血糖控制率)。应收240个家庭医生团队数据，实收219个家庭医生团队数据，收回率为91.25%，收集2016～2018年三年数据。

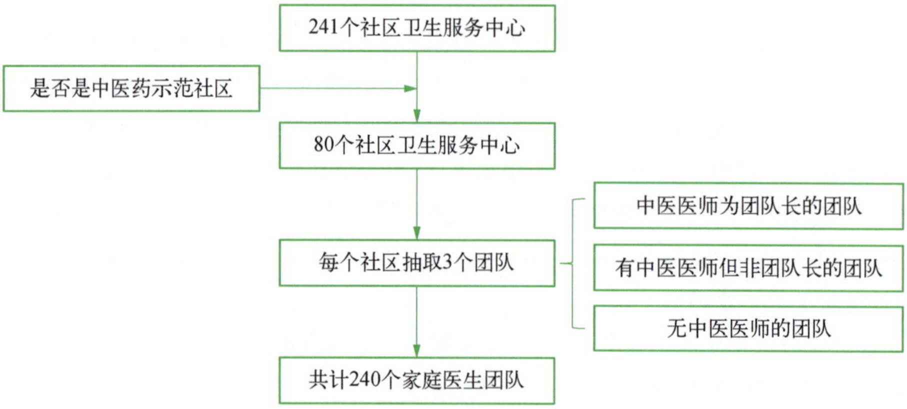

图1　抽样方案

3. 广义线性模型

模型1：分析家庭医生团队是否配置中医医师对中药服务量和健康效果的影响(自变量：家庭医生团队是否有中医医师；因变量：中药处方数、管理人群血压控制率、管理人群血糖控制率)。

模型2：分析家庭医生团队西医医师和公共卫生医师接受中医药培训的数量对中药服务量和健康效果的影响(自变量：团队西医医师和公共卫生医师接受中医药培训的人数；因变量：中

药处方数、管理人群血压控制率、管理人群血糖控制率)。

三、研究结果

(一)样本团队医生数量和中医药服务量分析

2016年样本团队里医生907名,2018年1024名。2016~2018年,团队中医医师数由209人增加到262人;中医医师占比由23.04%增加到25.59%,中医医师占比逐年上升。从团队中医药服务量来看,团队处方总数和中药处方数逐年递增(表1)。

表1　2016~2018年样本团队医生数量和中医药服务量

年份(年)	医生数(人)	中医医师数(人)	中医医师占比(%)	处方总数(张)	中药处方数(张)	中药处方占比(%)	每医生中药处方数(张)
2016	907	209	23.04	44 655	16 874	37.79	3 797
2017	973	235	24.15	49 050	18 493	37.70	4 053
2018	1 024	262	25.59	51 807	18 924	36.53	3 956
均值	968	235.33	24.31	48 504	18 097	37.31	3 935.33

(二)不同团队类型数量、服务量及对健康效果的影响

本文共收集219个家庭医生团队,其中有中医医师团队174个,占79.45%,无中医医师团队45个,占20.55%。有中医医师团队中药处方21 019张、每位医师中药处方4 226张;无中医医师团队中药处方6 851张,每位医师中药处方2 813张。有中医医师团队和无中医医师团队管理人群血压控制率分别为83.42%、83.53%,管理人群血糖控制率分别为73.39%、69.36%。有中医医师团队中药处方数和血糖控制率明显高于无中医医师团队。

由检验可知,有中医医师的团队对中药处方数和血糖控制率均有正向影响且具有统计学意义($P<0.05$),对血压控制率无影响(表2)。

表2　不同团队类型数量、服务量及对健康效果的影响

团队类型	团队数量(个)	团队数量占比(%)	中药处方数***(张)	每医生中药处方数(张)	管理人群血压控制率(%)	管理人群血糖控制率**(%)
有中医医师团队	174	79.45	21 019	4 226	83.42	73.39
无中医医师团队	45	20.55	6 851	2 813	83.53	69.36

注:** 代表 $P<0.05$,*** 代表 $P<0.001$。

(三)非中医类别医师参与中医药知识与技能培训现况及对健康效果的影响

自2014年以来,上海市共计培训基层医疗卫生机构非中医类别医师9 479人。样本团队中共有西医和公共卫生类别医师981人,其中接受中医药知识与培训的856人,占87.26%。

运用广义线性回归模型,分析团队参与培训的人数与中药服务量和健康效果的关系。由分

析结果可知,培训人数与中药处方数存在正相关关系且有统计学意义($Z=8.41$,$P<0.05$)。团队人员参加中医药培训对管理人群血压控制率和管理人群血糖控制率效果不显著($P<0.05$),见表3。

表3　团队参与培训人数对中药服务量和健康效果的关系

指　　标	系　　数	Z　值	P　值
中药处方数***	2 632.80	8.41	0.000
管理人群血压控制率	−0.026	−0.16	0.874
管理人群血糖控制率	0.367	1.67	0.094

注：** 代表 $P<0.05$，*** 代表 $P<0.001$。

(四) 家庭医生团队中医药融入系数

融入可理解为中医药能够积极参与医疗卫生工作,将中医药的理念和技术逐渐渗透到卫生服务体系中。家庭医生团队中医药融入可理解为家庭医生团队成员除提供西医综合服务外,还能结合居民的健康状况及个人特点提供中医体质辨识、中草药、中成药、中医适宜技术、中医药知识宣教及中医健康行为干预等服务。家庭医生团队融入系数可分为中医医疗融入系数、中医健康管理融入系数。

中医医疗融入系数=中药处方数/团队总处方数(取值范围0～1)

中医健康管理融入系数=(高血压中医健康管理人数占比+糖尿病中医健康管理人数占比+老年人中医健康管理人数占比+0～3岁儿童中医健康管理占比+孕产妇中医健康管理占比)/5(取值范围0～1)

本文中,有中医医师团队中医医疗融入系数0.407,中医健康管理融入系数0.597;无中医医师团队中医医疗融入系数0.288,中医健康管理融入系数0.542。由检验可知,有中医医师的团队对中医医疗融入系数、中医健康管理融入系数均有正向影响,且具有统计学意义(表4)。

表4　不同类型家庭医生团队中医药融入系数

团队类型	中医医疗融入系数***	中医健康管理融入系数**
有中医医师团队	0.407	0.597
无中医医师团队	0.288	0.542

注：** 代表 $P<0.05$，*** 代表 $P<0.001$。

四、讨论与建议

(一) 优化家庭医生团队结构,提高中医类别医师配备

中医药参与家庭医生服务是目前基层卫生体制改革的重点,家庭医生团队是中医药工作的纽带,而中医医师则是中医药服务提供的主体。有研究显示,家庭医生团队中医人才不足影响基层中医药服务能力提升和传统有效的中医特色疗法推广[3]。本文中中医医师占比仅为

24.28%，研究结果也表明团队医师中包含中医医师对中药服务提供和患者健康管理效果均有一定的正向作用。

因此，应优化家庭医生团队的结构，增加中医类别医师，打造一支结构合理、服务高效，能够提供中医医疗服务和中医健康服务的家庭医生团队，不断探索适合中医药服务提供的家庭医生团队结构，从而满足居民中医药服务需求。

（二）加强非中医类别医师的培训，提高非中医类别医师中医药思维和技能

医学的专业性和中医人才培养的长期性，故短时间培养大量的中医类别医师存在困难，建议加大对非中医类别医师的培训，弥补中医类别医师的不足。有研究显示，上海市基层医务人员12项中医药适宜技术培训可提高中医适宜技术在社区范围内的推广[4]。从上海市千名社区护士中医药护理培训的效果评价来看，培训后护士的中医护理知识和中医护理信念都有所提高[5]。本文显示，加强中医药知识与技能培训会增加中药服务的提供。

因此，在目前发展中医药健康服务的大背景下，应通过规范化的培训扎实基层医务人员的中医基础，培养中医“治未病”的思维，逐步让医务人员感受到中医药的益处，更有利于中医药的推广和繁荣。

（三）提高家庭医生团队中医药融入系数

借助上海市家庭医生团队中医医师配置、非中医医师知识与技能培训、“师带徒”活动等契机，不断丰富中医药服务的内容和形式，提升中医门（急）诊人次、中药饮片、中成药及中医适宜技术的服务量，增加中医药诊断和治疗的数量，从而提升家庭医生中医药融入度。充分发挥中医药在预防保健、中医护理、中医康复中的优势，利用中医药的理念和文化改变人们的健康行为，从而让中医药从各个方面与社区卫生服务中心和家庭医生团队相融合，为建设独具中国特色的基层医疗卫生服务体系奠定基础。

参考文献

[1] 陆新建，侯进，蔡利强. 中医药融入家庭医生工作创建社区COPD健康管理新模式. 中国全科医学，2019，22(S1)：8－11.

[2] 范媛媛. 家庭医生制度下推广中医药适宜技术的SWOT分析. 中国当代医药，2019，26(18)：162－165.

[3] 程逸文. 中医药促进家庭医生签约服务提质增效的推进策略. 智慧健康，2018，4(27)：15，16.

[4] 韩璐，严非，李静然，等. 上海市基层医务人员12项中医药适宜技术培训效果分析. 中国初级卫生保健，2016，30(2)：11－13.

[5] 陆静波，沈永红，姚蓉，等. 上海市千名社区护士中医药护理培训的实践与效果评价. 中国护理管理，2018，18(11)：1458－1461.

中医药继续教育现状调查分析与思考

郝微微　郭菁怡　居　丽　杨　丹

【导读】 为进一步了解上海市中医药继续教育现状，以健全中医药继续教育的管理体系，促进我国中医药继续教育的发展，文章对上海市各级医疗机构及规范化培训基地、中西医高等院校的中医药相关专业医师、老师和教学管理人员进行了问卷调查，发现大部分教育对象对目前中医药继续教育管理体系比较认可。因此，文章建议在教学过程中增加名老中医的学术思想、经验体会、方药经验、特色诊疗技术，拓展网上培训，增加以知识讲座和实践技能为主的面授，开展师承教育专项以增加流派传承人、学术传承人。

一、调研背景和意义

（一）中医药继续教育提出的时代背景

习近平提出“中医药学凝聚着深邃的哲学智慧和中华民族几千年的健康养生理念及其实践经验，是中国古代科学的瑰宝，也是打开中华文明宝库的钥匙”，这肯定了中医药在中华儿女心中的地位和对人类的价值[1]。然而目前我国中医药高层次人才缺乏，继承不足，创新不够。对于中医药从业人员来讲，只是依靠学生时代院校内的教育，已经不能满足民众日益增长的对医学知识和技能的需求[2]。为继承和发扬中医药事业，中医药继续教育是适应时代要求的重要举措，是继承发展中医药特色优势的重要举措，通过中医药继续教育，使中医药专业技术人员保持高尚的职业道德，不断增新、补充、拓展专业知识和提高业务技能，提高创新能力和专业技术水平[3]。

（二）上海市中医药继续教育的调研设想

为了推动我国中医药继续教育的发展，进一步明确中医药继续教育培训方向、培训模式、培训内容等，为今后的中医药继续教育决策制度提供参考，现根据上海市中医继续教育的现状与需求设计“上海市中医药继续教育调研表”，调查了上海市各级医疗机构及规范化培训基地、中西医

基金项目：上海市卫生和计划生育委员会政策研究课题（定向型）“上海市中医药继续教育标准体系研究”（课题编号：2018HP10）。
第一作者：郝微微，女，上海中医药大学附属岳阳中西医结合医院主任医师。
通讯作者：郭菁怡，女，上海中医药大学附属岳阳中西医结合医院教学处科员。
作者单位：上海中医药大学附属岳阳中西医结合医院（郝微微、郭菁怡、居丽、杨丹）。

高等院校的中医药相关专业医师、老师和教学管理人员，通过调查结果的分析，对我国中医药继续教育的现状有了更清晰的认识，并对其未来的发展有了新的启示。

二、上海市中医药继续教育现状

（一）调研时间和方法

此次问卷共设计有 23 道选择题，问卷的内容主要涉及大家对目前中医药继续教育中所存在的问题，需要补充和完善的地方，以及中医药继续教育的形式和内容等，以便为今后的中医药继续教育决策制度提供参考。

调研小组在 2018 年 10 月 27 日至 2018 年 11 月 9 日这段时间内进行随机问卷调查，发放问卷共 240 份，收回 237 份，回收率达 98.75%。调研总计发放问卷 365 份，收回 362 份，有效问卷 362 份，回收率 99.17%。本次问卷覆盖各级医疗机构，数据翔实可靠。

（二）调研对象

本次调研对象有上海市各级医疗机构及规范化培训基地、中西医高等院校的中医药相关专业医师、药师、教师和教学管理人员。

（三）调研结果分析

1. 调研对象一般情况

调研对象构成：77.90%是中医药相关专业医师；64.64%来自三级医疗机构，27.35%来自一级医疗机构；52.76%是硕士学历，37.57%是本科学历；94.48%持有国家执业资格证书；30.39%有教师证；77.90%有中医医疗机构工作经历；74.86%参加过国家级继续教育项目；10.22%担任过继续教育项目负责人。

2. 中医药继续教育管理体系评价

根据统计结果，超过 87%的人觉得当前中医药继续教育管理体系对自己的专业学习和专业工作有促进作用。针对当前中医药继续教育管理办法，96.41%的调查对象认为都合理；32.6%认为覆盖得比较全面，42.82%认为仍有一些需要改善。针对管理办法中学习效果的评价和反馈机制，48.9%认为比较完善，有 25.97%的人持不确定的态度，22.38%的人认为还不完善。针对当前中医药继续教育学习方式的评价，35.36%认为目前的学习途径及形式多种多样，44.75%认为仍有一些可以改进，16.85%持不确定态度。面对当前中医药继续教育管理体系所存在的问题，一半左右的人认为要着重考核继续教育机构的培训形式、培训效果、反馈机制和继续教育机构的师资队伍质量，也有小部分人认为应着重考核教育机构的基础设施，加强过程化管理。总而言之，上海市中医药继续教育所带来的社会效益还是被大多数医务工作者认可的，但其管理体系还需要不断完善。

3. 继续教育区域间不平衡现状

目前我国继续教育区域发展不平衡，东部发展优于中部，中部发展优于西部；城市继续教育优于农村继续教育。在中医药继续教育方面同样存在这个问题，面对现状，57.46%的人认为应采取通过专家支持带动地区发展的措施；41.44%的人认为应适当政策倾斜；27.07%的人认为应积极提升项目管理水平；只有 9.94%的人认为顺其自然。可见大部分人希望通过专家支持带动地区发展并希望政府可以采取政策倾斜来调整上海市各区域间不平衡的问题。

4. 继续教育对象自身存在的问题和培训存在的普遍问题

有 77.35%的人认为中医师、中药师工作中面临的继续教育问题是缺乏跨学科专业知识，67.96%对现代医学最新进展不了解，有一半左右的人面临的问题是本专业知识不全面、缺乏名老中医经验传承，专家学术思想在诊断治疗中运用不足。

而针对当前中医药继续教育培训存在的普遍问题，有一半左右的人认为是没有新的知识增长点，没有切合日常工作所需的技能传授，相关领域的最新规范标准不足，教学方式过于陈旧。有 25%左右的人认为培训办班缺少考核，办班流程不规范，课时数不足。可见培训的新知识和切合日常所需的技能，以及知识的规范标准、教学方式的新颖是大家的关注点。

5. 中医药继续教育内容

大部分人希望可以建立优质的教学师资库，编写优质的培训讲义，并每年更新，利用互联网优势，搭建平台，拓展网上培训，运用多元化教学模式，增加学员互动。在公需科目的选材上，绝大部分人希望将名家经验纳入其中，其次是诊疗标准和临床路径，也可以将中医药诊疗技术新进展和中医药经典理论纳入进去。在教育内容方面，希望多传授名家经验类、学术思想类、诊疗方法技术类、科研方法类的相关内容。可见大部分受教育对象希望参考规范的诊疗标准，学习优质的培训讲义，尤其是多学习继承名老中医的学术思想、临床经验等(图 1～图 3)。

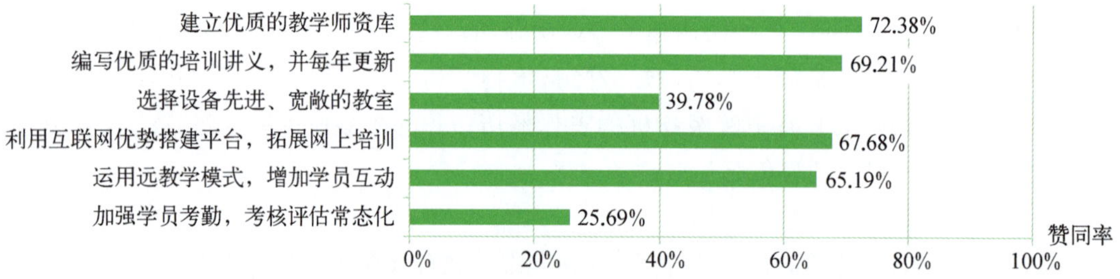

图 1　提升中医药继续教育的教学质量的措施

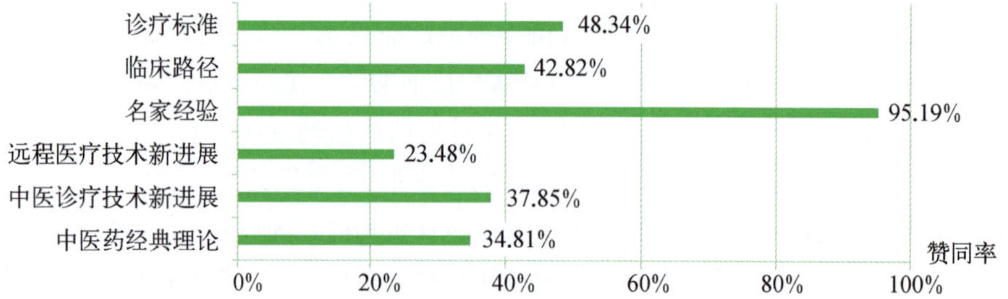

图 2　应纳入中医药继续教育公需科目的内容

针对精品教学模块，64.36%认为精品教学应该增加流派传承人、学术传承人，35%左右的人认为可以增加师带徒形式和流派传承基地培训，也有 10.50%认为可以增加“西学中”学员。而

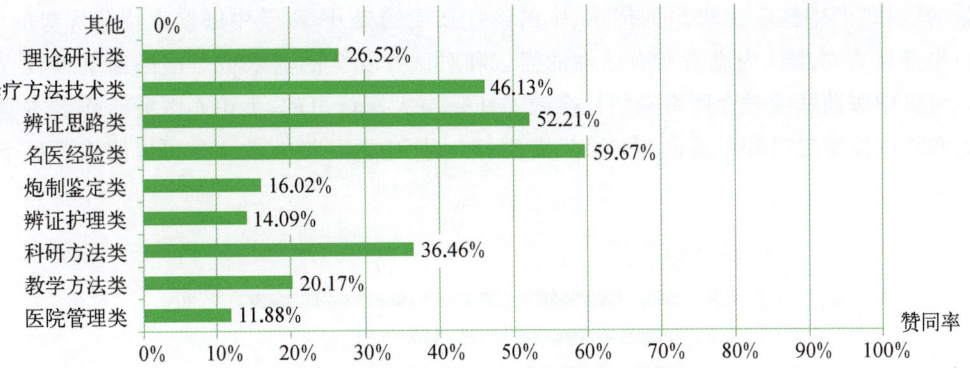

图 3 需要增加的中医药继续教育内容

在开展师承教育专项这块，有 67.13%的人认为应侧重名师特色诊疗技术，57.18%认为侧重名师方药经验，有 41.44%的人认为应侧重名师理论创新，34.53%的人认为侧重名师带教经验。可见名师的特色诊疗技术和方药经验更吸引大部分受教育对象。

6. 中医药继续教育学习形式

有 70.72%的人希望是以实践技能为主的面授方式，50%以上的人喜欢以知识讲座为主的面授和互联网＋网课的形式，有 40.61%的人喜欢翻转课堂等多种新颖的教学方法，还有一小部分人选择函授、根据培训教材自学。可见大部分人仍习惯通过传统教师面授的形式学习，网课也是大家普遍接受的培训形式。

7. 中医药继续教育实施主体和授课对象

85%左右的人认为中医药高等院校、公立中医医院是中医药继续教育的实施主体。41.71%的人认为民营中医医院也可以是实施主体，28.18%的人认为中医药企业也可以作为实施主体。中医药继续教育面对的授课对象，64.64%的人认为是本专业的医务工作人员，59.67%的人认为授课对象应是行业内的医务工作人员，21.82%的人认为可以是刚毕业的医学生，只有 11.33%的人认为授课对象可以是社会人士和对医学有爱好的人士。而面对教育对象的职称要求，41.99%的人认为中医药继续教育对象不应设有职称限制，28%左右的人认为完成毕业后中医药继续教育培训的医务人员、中级职称专业人员是中医药继续教育的对象，15%左右的人认为初级职称、中级职称、高级职称专业人员是中医药继续教育的对象。可见大部分人认为中医药高等院校、公立中医医院是中医药继续教育的实施主体，教育对象不应设有职称限制，而授课对象最好是医务工作人员。

8. 中医药继续教育登记制度

对于目前实施的中医药继续教育登记制度，75%以上的人给予了较好及以上的评价，认为通过个人培训管理，对提升中医药技能有帮助，有 24.59%的人认为一般。面对需要完善的方面，46.69%选择Ⅱ类学分的获得，32.87%选择Ⅰ类学分的获得，17%左右的人认为Ⅰ和Ⅱ类学分累计达标的这个部分需要完善。

9. 中医药继续教育的意义

开展中医药继续教育，其意义在哪？70%左右的调查对象认为其意义在于中医药知识理论的更新、老中医学术思想的传承、中医诊疗技能的提升，以及中医诊疗特色优势的学习。有一半的调查对象认为患者对有效性的需求和对医疗安全的需求也是中医药继续教育的意义。可见中医药继续教育所带来的社会效益还是被大家认可的，无论是医务工作者本身医学理论和临床技能的提升还是患者的医疗需要，都表明中医药继续教育是可以继续开展下去的(图 4)。

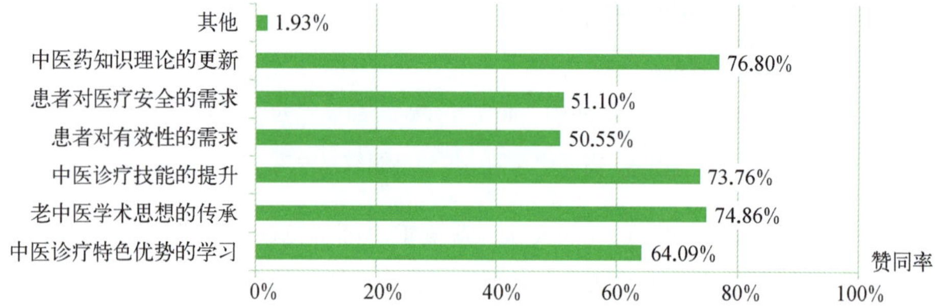

图 4　中医药教育的意义

三、推进上海市中医药继续教育发展的战略建议

（一）上海市中医药继续教育现状的客观评价

通过这次调研，使我们对目前上海市中医药继续教育现状有了更清晰、更真实的了解。其中教育培训过程中各个环节，包括学习形式、教育内容、学习效果的评价和反馈机制、学分管理等，都存在问题需要改进。主要原因还是目前中医药继续教育制度尚未成熟，尚处于探索发展阶段。虽然如此，根据调研结果显示，目前上海市中医药继续教育体系整体上还是得到了医务人员的认可，事实上也确实给大部分受教育对象在专业学习和专业工作方面带来益处。

（二）加强名老中医经验教育

中医药文化是中国优秀传统文化中的一部分，名老中医经验是临床实践在大脑中的固化，是在一定层面上的知识积累，具有创新性、可实践性和可传承性，其经验是中国传统文化、中医学理论与临床和名老中医智慧汇通的产物，是中医学发展的动力所在，是中医药文化中的瑰宝[4]。通过分析调研结果，大多数医务工作者对名老中医学术思想、经验体会、方药经验和特色诊疗技术很感兴趣，教学过程中若加强这部分内容，更能提高大家学习中医的热情，也能将名老中医学术思想和经验体会传承下去。本文建议通过开展师承教育专项，增加流派传承人、学术传承人，增加师带徒的形式加强对学员的培养，将名师的理论创新、特色诊疗技术、方药经验、带教经验更好地传承下去。另外，可以在继续教育培训中多邀请名老中医分享学习经验、临床体会、学术思想、用药经验等，并录制视频供网上培训用。

（三）中医药继续教育学分制度的改进

在中医药继续教育登记制度方面，为提高大家学习中医传统医学的积极性，同时适应网络时代的需求，建议上海市中医药继续教育实行以电子学分的形式执行的学分制，和以往学分制相比，建议必修师承专项学分纳入Ⅱ类学分，并且不少于5学分。

（四）中医药继续教育考核培训的完善

针对大多数人本专业知识不全面、临床诊疗技能不足的现状，建议加强对中医药理论知识的考核，加强临床技能的培训，授课过程中要求学员熟练掌握常见病的诊疗标准和临床路径。建议多增加以知识讲座和实践技能为主的面授，增加学员学习的热情，激发学习的兴趣；并利用互联网优势，搭建平台，拓展网上培训，使中医药继续教育惠及更多的医务人员。

四、总结

目前上海市中医药继续教育正走在全国前列，发挥着引领示范作用，只有在实践过程中不断地去改进与完善，上海市中医药继续教育制度才能愈来愈成熟，才能普及以带动全国中医药继续教育事业的发展，我国中医药事业才能发展得越来越好。

参考文献

[1] 张菊. 习近平关于发展中医药的思想与实践. 中医药管理杂志，2018，26(13)：1-3.
[2] 邓亚楠，白俊杰，赵思佳，等. 我国中医药成人继续教育现状信息分析及发展对策探微——以北京地区成人学历教育招生录取情况为例. 中医教育，2018，37(1)：77-79.
[3] 国家中医药管理局. 中医药继续教育规定. 中医教育，2002，21(5)：3-5.
[4] 陶有青，徐春波，包文虎，等. 名老中医经验传承的内涵及实践要素. 中国中医基础医学杂志，2015，21(11)：1371-1373.

中医药健康旅游产业发展模式及政策研究

赵德余

【导读】 关于中医药健康旅游的研究数量并不算多，尤其是针对上海中医药健康旅游发展的研究，目前还没有权威的结果呈现。文章以具体的上海国家中医药健康旅游示范区的调研结果丰富中医药健康旅游发展的研究，并从政策角度提出中医药健康旅游发展的建议，为我国中医药健康旅游的发展提供理论参考。

一、背景与研究设计

为深入贯彻落实《国务院关于促进健康服务业发展的若干意见》(国发〔2013〕40 号)、《国务院关于促进旅游业改革发展的若干意见》(国发〔2014〕31 号),《中医药发展战略规划纲要(2016—2030 年)》《中医药健康服务发展规划(2015—2020 年)》等文件精神，加快促进《国家旅游局 国家中医药管理局关于促进中医药健康旅游发展的指导意见》(旅发〔2015〕244 号)部署的重点任务，加快发展上海市中医药健康旅游产业，提升全民健康素质，扩大内需、促进就业和转变经济发展方式，需要探索研究中医药健康旅游发展新理念和新模式，创新发展体制机制。

本文结合上海市中医药健康旅游发展的 4 个代表性模式，逐一进行个案研究，分析上海市中医药健康旅游发展的路径选择及改革过程中面临的挑战。通过对上海市中医药健康旅游发展的理论逻辑模式和实际推进的经验模式进行多维度比较研究，得出它们的优缺点及面临的难点，并就此提出相应的政策建议。

二、中医药健康旅游产业发展模式的类型划分标准

中医药健康旅游服务模式的类型划分可以从资源要素、主导的行动主体，以及产业的具体形态等角度进行划分。

基金项目：上海市卫生健康委员会课题“促进本市中医药健康旅游发展的政策研究”(课题编号：2019HP16)。
第一作者：赵德余，教授，复旦大学社会管理与社会政策系主任。
作者单位：复旦大学社会发展与公共政策学院(赵德余)。

（一）资源要素

以资源要素为标准，可将中医药健康旅游服务模式划分为以下5种：① 以中医药特色餐饮和休闲住宿为核心要素的健康旅游产业；② 以中医药创意特色产品为核心的中医药旅游产业模式；③ 以中医药工业示范基地或传统医药领袖小镇等基地要素为核心的中医药旅游产业；④ 以中医药主题公园、文化创意园或中医药主题馆为核心要素的中医药产业模式；⑤ 以中医药医疗服务为核心要素的中医药旅游产业发展模式。

以上涉及的要素资源包括中医药服务、技术、产品，以及主题空间和文化等各种类型，只要其可以支撑或吸引一定规模的公众旅游消费，即可发展成为一种综合中医药特色元素和旅游服务为一体的产业发展模式。

（二）行动主体

以中医药旅游产业发展的主体或核心行动者为标准，中医药健康旅游服务模式可以划分为4种发展模式：① 以社区中医药健康服务机构为主导的中医药体验推广旅游模式，这种模式在上海以仁德馆和养和堂为代表。② 以中医药生产企业或加工工业企业为主导的中医药工业企业文化参观、文化体验和示范等旅游产业发展模式。③ 以中医药医疗机构为主导的中医药健康旅游服务模式，这种类型的“中医药医疗旅游”是以医疗护理、疾病与健康、康复与休养为主题的旅游服务。它以治疗为目的，旅客可以根据自己的身体状况或专业人士的建议选择合适的旅游目的地，在旅游的同时得到身体上的康复[1]。④ 以各类中医药主题公园、文化创意园或中医药主题馆为主导的中医药健康旅游产业发展模式，这一点与资源要素的分类方式存在重叠之处，由此可见中医药主题馆既可以被看出是产业发展的主体，也可以被理解为中医药健康旅游产业发展的核心要素资源。

（三）产业形态

从中医药健康旅游产业的具体形态来划分，可以区分出以下发展模式：中医药自然资源环境或景观驱动的健康旅游产业、中医药医疗服务驱动的健康旅游产业、中医药健康文化推广驱动的健康旅游产业、中医药健康养生保健与休闲服务产业，以及中医药工业加工企业观赏体验驱动的健康旅游产业等。由此可见，中医药健康旅游服务产业本身还意味着从中医药自然资源到中医药特色产品的工业加工产业和医疗服务、健康养生休闲、文化推广等中医药全产业链条同旅游服务的深度衔接和融合发展。

三、中医药健康旅游产品形态与开发

中医药健康旅游产业的产品以旅游服务或产品为核心，但是其旅游产品的具体形态却与两个要素或维度密切相关，即产品的核心要素和产品所处中医药产业链的位置。按照这两个维度可以构建一个矩阵来帮助判断和界定中医药健康旅游产业的产品形态形式。

中医药文化元素的植入会显著提升中医药健康旅游产品对客户的吸引力，无论中医药健康旅游产品出于产业链的哪个环节，都需要融入中医药健康相关文化的要素(表 1)。

表 1　中医药健康旅游产品中的核心要素分布

产业层次/要素	资　源	服　务	技　术	文　化
中医药自然资源	√	√	√	√
中医药特色产品加工环节			√	√
中医药医疗服务		√	√	√
中医药养生休闲	√	√		√
中医药文化推广	√	√		√

绝大部分产业链上中医健康旅游服务相关产品需要融入服务要素。在中医药健康旅游服务产品设计上，无论是中医药资源的观光、休闲和养生体验、特色医疗、中医药特色食疗，以及中医药文化主题馆等，服务几乎完全融入中医药健康旅游特色产品之中。

技术是中医健康旅游服务相关产品的核心要素之一，中医药资源的开发、中医药特色产品的工业加工、中医药特色医疗服务和养生服务都需要以各种形态的技术作为支撑。一些延伸的中医药特色产品包括艾灸、艾精油、脉象仪、经络分析仪等都包含了特定的传统中医药技术元素，也正是这些技术元素增强了公众对中医药健康服务产品的兴趣。

中医药资源对于健康旅游产品的开发不可或缺，从自然的中药材资源到中医药产品的研发及掌握中医药技术的人才或机构都是重要的资源。中医药资源越是丰富，中医药健康旅游产品开发和设计的创新空间越大。

综上所述，中医药产业开发的核心策略在于如何对中医药健康相关的元素如资源、服务、技术和文化等进行的创造性组合和设计。不过，无论如何研发不同形态的产品，其最终的目的还是需要与游客或公众的需求功能相匹配。因此，按照中医药健康旅游产品的功能进行划分的化，其最终的形态大概包括这样一些类型，如中医药健康文化观光体验类产品、以治疗疾病为目的的医疗服务类产品、养生保健类产品、旅游购物类延伸产品、中医药健康文化主题展示类产品，以及民族特色中医药产品等。

四、上海市中医药健康旅游发展的代表性模式：各类主体的角色、关系与作用

主要技术路线和理论模型大体上涵盖了上海市中医药健康旅游发展的政策目标和发展的路径及其基本要素构成。要使中医药健康旅游产业获得可持续的发展，逻辑模型中所展示的各种正向反馈循环机制必须发挥作用，以各种发展所形成的驱动力最终都要汇集到增强上海中医药健康旅游产品对公众的吸引力上，由此才能促进上海市中医药健康旅游的人次和相关的收入增长(图 1)。

那么，在图 1 的理想型逻辑图中，上海可以发展哪些不同的中医药健康旅游发展模式呢？在这些不同的发展模式中，中医药健康旅游资源分别有哪些？中医药健康旅游的主体有哪些？其

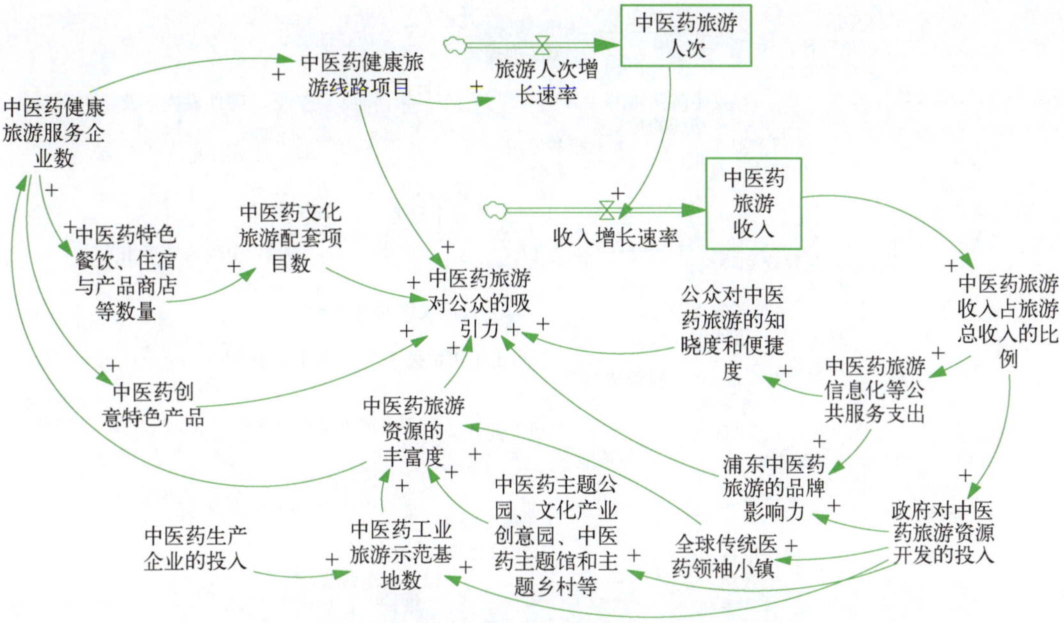

图 1　中医药健康旅游产业发展理想模式的逻辑图

"＋"表示增强、提高、强化等含义，即"＋"表示正向影响，下同。

各自具有特色或扮演何种角色和作用？这些理想的发展模式能够促进上海市中医药健康旅游产业的发展吗？以下将重点介绍和讨论上海市潜在的 4 种可能中医药健康旅游发展模式。

1. 以仁德馆和养和堂为代表的社区中医药体验推广旅游模式

仁德馆和养和堂为代表的中医药健康旅游发展模式的内在逻辑特征，是以社区为基础对公众提供中医药健康文化知识推广和健康养生的体验相结合的服务，并由此扩大其对社会公众尤其是游客或机构学生的影响力，从而获得中医药健康旅游发展的潜力或动能。该模式的主要优点是可以充分发挥上海市社区卫生服务机构的中医健康服务资源，以及强大的社区公众资源的作用，推动中医药健康文化的传播。

要增加中医药健康旅游对公众的吸引力和参访人数，其主要的影响路径包括促进公众对中医药健康的知晓率、提高以科技为载体的中医药健康服务的使用黏性、丰富中医药文化内涵、增加中医药健康旅游路线的数量，以及提高相关旅游服务的质量等。而以上这些因素背后又和社区型的社区卫生服务机构的组织服务能力，以及其员工的工作激励水平和服务的专业性程度等(图 2)有关。可是，员工的服务激励和服务质量却又依赖于社区健康组织的收入水平及其对员工的培训和激励的投入力度，而只有其服务对公众的吸引力和参访人数的增加对组织产生足够的收入流，图 2 所示的系统动力学正向反馈循环机制才能真正有效地运转起来，并且带动组织走向可持续发展的良性循环轨道上。

可是，通过调研，可以看到目前仁德馆和养和堂虽然在中医药健康旅游产业的服务提供方面有初步成效，但有关中医药旅游项目或产品尚处于浅层次开发，模式单一，深度也不够，在内容、形式、旅游路线和销售方式上都存在着明显的雷同性，缺少令人眼前一亮的产品。例如，养和堂和仁德馆在本质上都是一种小型博物馆，展出的内容缺乏特色，基本都是有关中医药的科普。尤其是

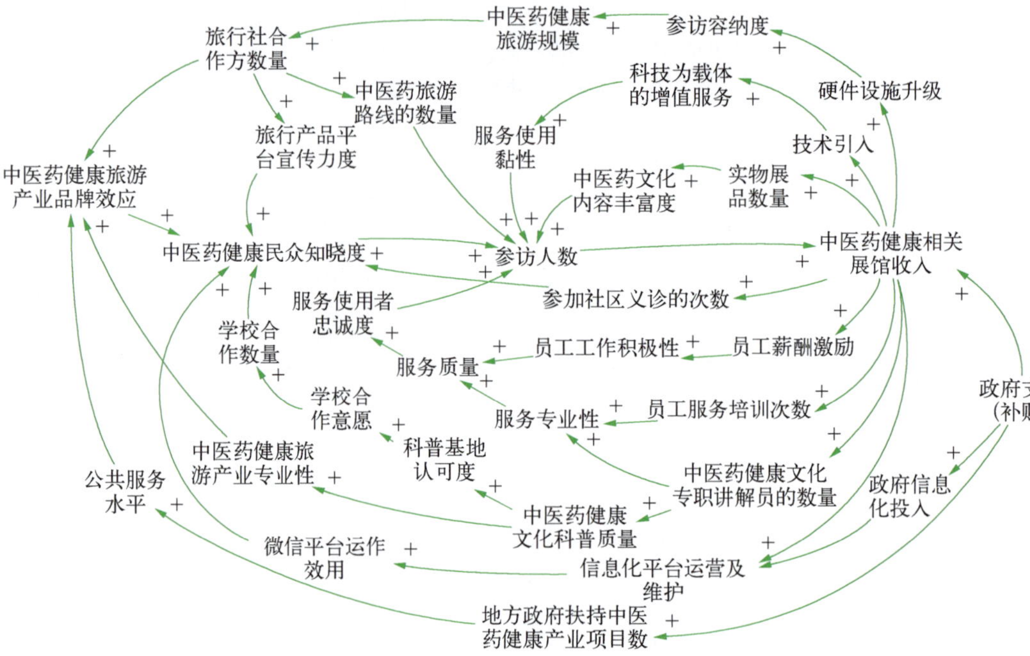

图 2　以仁德馆和养和堂为代表的中医药健康旅游发展模式的系统逻辑图

对于养和堂的中医馆而言,依靠周边居民对品牌的熟知和认可有着稳定的顾客来源,但其向顾客展示和销售的中药材大部分在普通药店也有销售,产品的差异性和创新性不足,没有对自己产品的特色定位。同时就目前现状而言,通过参观和体验的方式提供相应的中医药健康服务的模式较为常见,但与旅游产业相结合的内容比较缺乏,未能形成稳定的游客源,对政策落实的贡献有限[2]。

2. 以上海国际医学中心为代表的中医药特色医疗服务驱动的健康旅游模式

中医药特色医疗服务驱动的健康旅游模式(图 3)侧重于医疗服务要素本身,这与中医药自然资源、中医药健康养生等要素的特征不同,医疗服务对于那些具有诊疗需求的患者而言特别重要,这类客户对于医疗服务的需求一般会优先于对旅游服务的需求。但是,中医药特色医疗服务驱动的健康旅游模式显然是将患者及其家属对医疗服务的需求和对旅游服务的需求很好地结合或嵌套起来。

作为一种以中医药特色医疗服务驱动型的理想的健康旅游模式,上海国际医学中心无疑具有医疗技术的优势资源,其运转的一个直接特征模式是打造特色诊疗旅游项目,以及通过各种旅游宣传平台或者与周边旅游景点联动来提升其旅游项目的吸引力,从而直接增加到上海国际医学中心的旅游人次和相关中医药健康旅游相关收入。对于国际医学中心而言,其更加核心的运转逻辑应该是通过医疗中介机构的推介和与中医药企业或合作医疗机构的信息共享,提升其特色诊疗项目对于公众尤其是游客的吸引力,从而增加到医学中心就诊人数和中医科的收入。这种特色诊疗项目的品牌效应或影响力也可以通过引入名中医资源,改善中医药健康诊疗的硬件设施及员工服务积极性从而获得诊疗服务质量提升与诊疗人次增长来得以强化。可见,选择后一种模式意味着国际医学中心应该以中医科发展诊疗为主,而旅游为辅;由此将中医科收入、诊

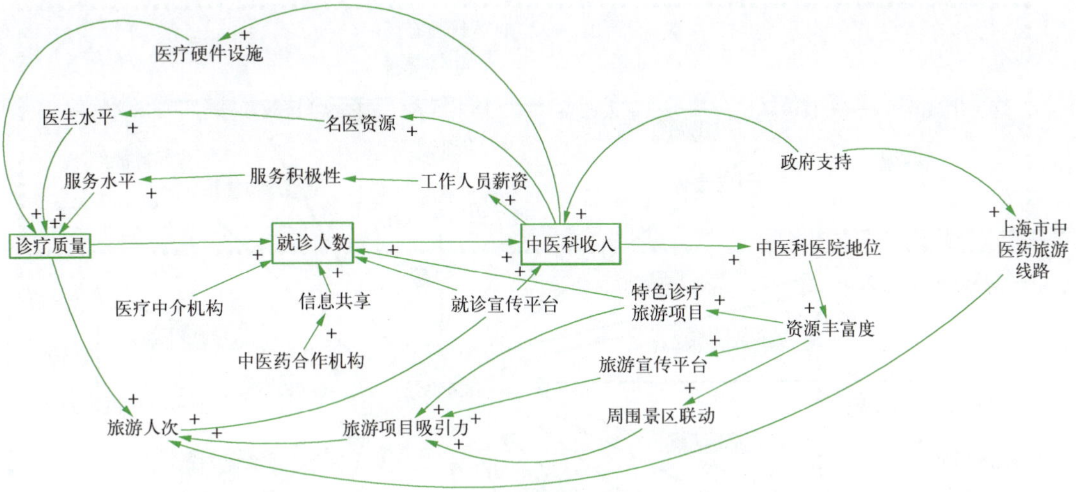

图 3　以上海国际医学中心为代表的中医药特色医疗服务驱动的健康旅游模式

疗质量及就诊人数作为促使该种中医药健康旅游发展模式走向正向循环反馈机制的核心要素。

不过，通过调研发现，上海国际医疗中心在中医药旅游规划方面拟打造四大服务项目，即中医药国际诊疗服务、中医康复、中医治疗、中医体检，就目前设施建设情况而言，尚处于逐步完善的阶段。如中医药国际诊疗服务所在的苏式园林区域尚未建设完全，虽有初步规划，但暂无法参观旅游，而康复、治疗与体检则属于中心中医科的医疗服务，诊疗设施相对完全。服务于游客的设施无法与诊疗区域区分，围绕参观旅游的配套设施如餐饮等规划尚不明显。综合来看，目前中心旅游项目设施有待完善，其他设施以诊疗为核心，与中医药旅游相关设施建设相对较少，多依托于中心已有设施。同时，在中医药旅游方面暂未采用公开的宣传平台进行推广，中医药旅游仅靠合作伙伴的推介、相似机构的转介等方式来吸引团队前来体检与参观。究其原因，可能与其目前其旅游设施尚未建设完全及国医中心对自身的定位有关。综合来看，国医中心在中医药旅游方面尚未采用推广度高、受众面广的方式进行宣传，在大众中的知名度、影响力均较低[3]。

3. 以博物馆为代表的中医药文化资源传播旅游发展模式

中医药文化资源传播旅游发展模式是一种以中医药文化资源作为核心要素推动和刺激相关中医药健康文化知识的传播而带动旅游服务发展的组织形态。其中医药文化资源可以是有形的，如中医药历史文献或文物展品；也可以是无形的，如养生知识和中医药健康知识等。

相对于其他营利机构来说，博物馆其自身具有非营利性质，其在中医药健康旅游产业发展中的作用是对整个产业提供具有公共或公益物品特性的服务，由此来增加公众对中医药健康文献相关的文化知识的认知，而本身也可以作为中医药健康旅游的一个有特色的项目资源，扩大了中医药健康旅游产品线，有助于增加相关旅游人次(图 4)。

在实践过程中，以博物馆为代表的中医药文化资源传播旅游发展模式主要面临 2 个问题：体制问题和资金问题。以中医药博物馆为例，一方面，中医药博物馆是大学为运营主体的，不能以经济效益为主，主要产生社会效益，基于此博物馆工作人员没有办法与市场进行充分衔接。另一方面，政府给到博物馆的补贴很少，文物设备的购买审批程序繁琐，一定程度上影响博物馆的发展需求。博物馆通过项目的形式申请市科委、市教委、市卫生健康委的专项，一年大概 3～5 个

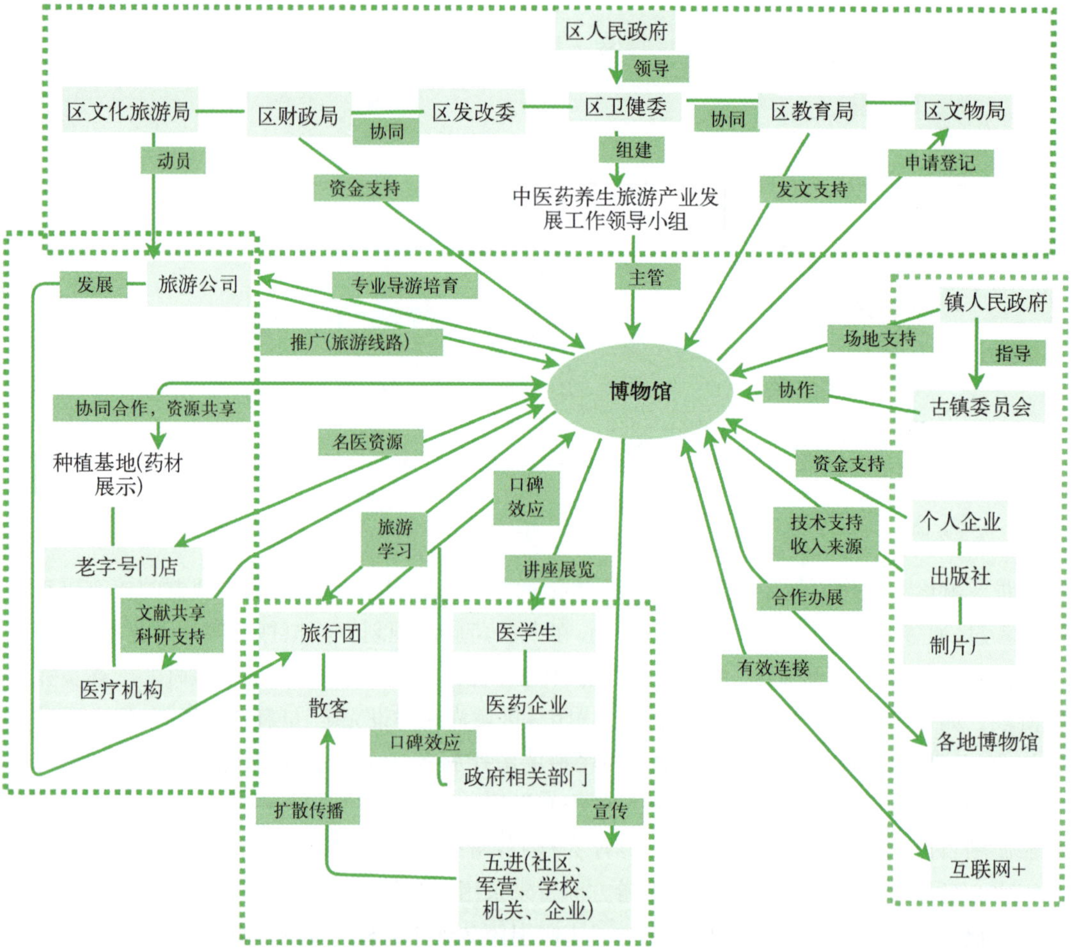

图 4　以博物馆为代表的中医药文化资源传播旅游发展模式

项目，补贴达到一两百万左右，只能用作一些博物馆的展陈和公益系列活动。政府对博物馆的文物和设备的购买、招标做了规定，审批流程很繁琐，无法及时满足需求[4]。

4. “生产型”工业企业开放式中医药健康旅游模式

生产型企业是指从事中医药保健品、器械等中医药产品产业化生产的企业，其与医院、养生堂、旅游公司、博物馆等服务型企业、政府共同为整个中医药健康旅游生态环境中的三大主体。“生产型”工业企业开放式中医药健康旅游模式是以中医药深厚的文化内涵为核心，融合健康理念、健康教育、健康为产品为一体的旅游形态(图 5)。

不过，通过调研发现：对于中医药健康旅游，政府目前投入的资金很少，特别对于研究中心和生产型企业这一块，投入的专项资金几乎为零。在中心负责人看来，国家对中心的投入还是集中于研发和搭建平台当中，对于中医药旅游，由于缺乏相应资金，且投入预计产生的经济效益也不高，所以也没必要背离中心发展的主业(产、学、研)，舍近求远的做旅游。在实际参观访问中，研究中心负责人表示虽然知晓中医药健康旅游的政策，但由于缺乏相应资金与实际针对性指导，对自身在中医药健康旅游中的角色定位并不明确，不知道如何参与到发展健康旅游的行动中[5]。

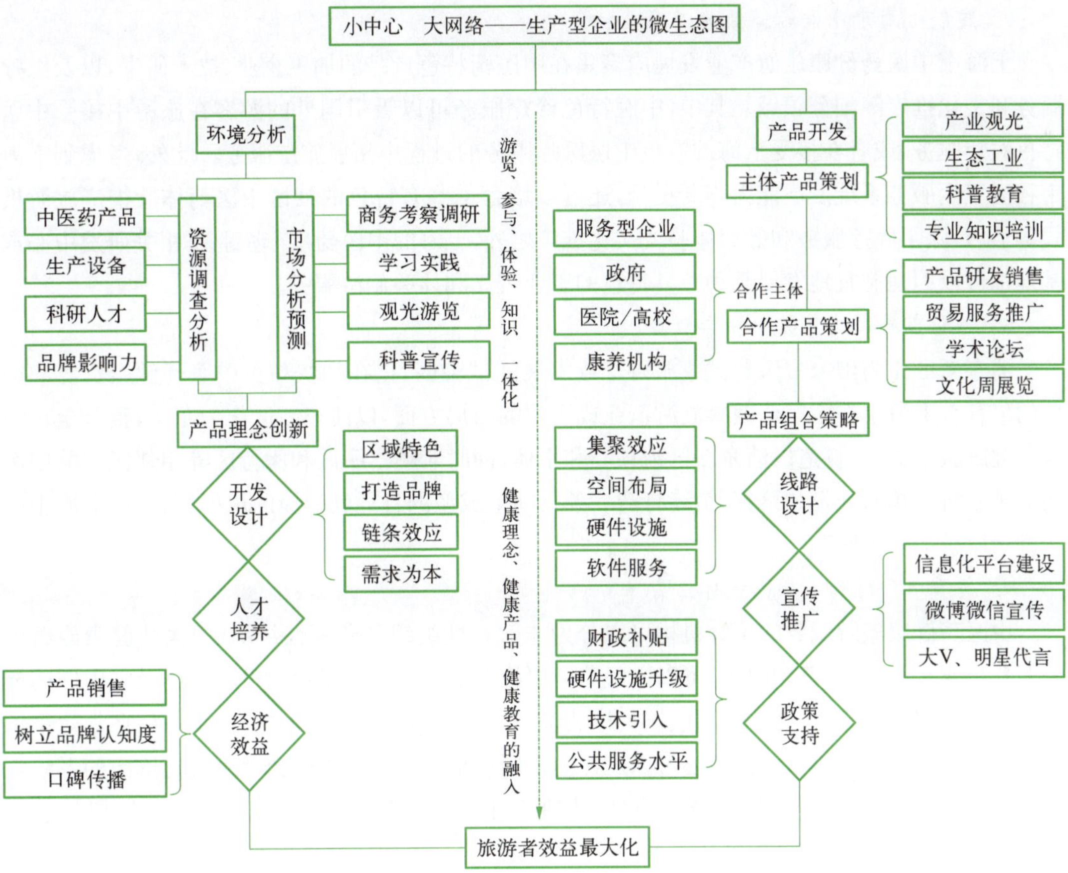

图 5　“生产型”工业企业开放式中医药健康旅游模式

五、上海市中医药健康旅游产业发展的思路与对策

1. 上海市发展中医药健康旅游产业优势和劣势

从中医药健康旅游服务模式和产品形态开发的讨论中，结合上海市的实际情况，可以看出上海市发展中医药健康旅游产业具有的优势是非常显著的。一方面，上海市拥有十分丰富的中医药技术资源，如上海市拥有大量科技实力非常强的中医药医疗服务机构如曙光医院、龙华医院，以及上海国际医学中心等医疗资源，以及同样技术实力非常强的中医药产品研发机构及其相关联的中医药加工企业等资源。另一方面，上海市还拥有人口密度非常高的且收入水平也是中国最高的消费群体，上海市是国际游客的一个重要旅游目的地，这些高端的群体都是上海市发展中医药健康旅游产业的重要客户资源或优势。

但是，上海市发展中医药健康旅游产业也存在一些非常明显的劣势或局限性。如上海市的中医药自然资源缺乏，缺乏野生中药材的生态环境和游客休闲养生的自然环境资源不足。同时，上海市的通勤和休闲住宿成本相对比较高，不利于吸引以休闲养生为目的的中医药健康旅游的潜在群体。

2. 发展上海市中医药健康旅游产业特色

上海市中医药健康旅游产业发展应聚焦在中医药特色产品的加工企业、技术研发，以及医疗服务和文化推广等细分领域。其中，中医特色诊疗服务可以吸引国外的游客在旅游中接受中医特色医疗服务，或者在接受上海的特色中医医疗服务的过程中拓展旅游服务。此外，考虑到上海市社区卫生服务系统发展能力不断提升，还可以培育一些有特色的社区中医药体验推广旅游模式。最后，除了医疗服务和健康体验或文化推广之外，上海的中医药生产企业及相关研发中心或基地都可以因地制宜地发展某种独具特色的工业观光和体验旅游服务。

3. 合理布局中医药健康旅游产业

浦东新区作为国家中医药健康旅游产业发展的试验区，正在加快相关中医药健康资源和产业的培育。上海市在中医药健康旅游产业或资源的布局方面，以浦东新区作为龙头，整合全市中医药健康旅游资源，打造以浦东新区为核心和主体，同时兼顾崇明区和闵行区等相邻区域的中医药健康旅游资源的开发和培育，最终打造一条空间上成型的且通勤便捷的规模显著的"上海中医药健康旅游产业走廊"。

4. 激活中介机构或相关主体活力

中医药健康旅游服务的中介机构可以分为非营利性组织和营利性组织（中医药健康旅游中介服务企业）。对于非营利组织，可以中医药健康旅游信息化服务平台建设为载体设立中医药健康旅游信息服务中心，作为非营利组织具体负责中医药健康旅游资源的整合、服务信息与政策信息的传播和推广。该信息服务中心可以发挥的作用包括对上海市中医药健康旅游资源的系统梳理；传递中医药旅游政策信息，让游客方便、快捷、可信享受中医药旅游服务；建设响应式网站，方便游客随时、随地访问。该信息化服务平台可以提供的相关中医药资源信息对于游客或公众而言非常有意义（表 2）。

表 2　浦东新区中医药健康旅游信息化服务平台的栏目结构

主要栏目	栏目的主要内容
首页	精选优质栏目在首页展示
概况	介绍浦东新区健康旅游资源
新闻	聚焦中医药旅游相关信息列表、详细
名店	包括中医药主题的相关购物商城、礼品店、药店等
名宿	介绍中医药主题的酒店、民宿等
健康旅游基地/基地智能导航	已开发中医健康旅游功能的基地（包括医疗机构、中医养生保健机构、养生保健产品生产企业、中药生产企业、中草药种植基地、文化基地、景点等）的介绍，附近的交通、住宿等信息
健康旅游活动/现场讲座/专题活动	展示浦东新区健康旅游活动信息

资料来源：中医药健康旅游网站[6]（建设中）。

除了非营利组织之外，还需要着力培育若干有影响力的中医药健康旅游服务中介机构，通过这些机构可以加大对公众或游客进行中医药健康旅游资源的宣传和推广力度。这些专业化的中医药健康旅游服务机构可以通过孵化和引导新设立，也可以对已有知名品牌的旅游公司进行引导，鼓励品牌旅游服务公司推出专门的中医药健康旅游服务产品。只要大量的中医药健康旅游服务公司或中介组织的活力和创造力被激发出来，上海市尤其是浦东新区的各类丰富的中医药健康旅游资源才能够被有效地开发、链接和整合起来，以逐步形成有影响力的中医药健康服务旅游产品和产业。

5. 将某些健康项目纳入到上海市中医药健康旅游产业或产品之中

哪些中医药健康项目需要在上海市重点发展，需要参考上海各类中医药健康旅游组织在市场竞争与发展中不断摸索和提炼出来的经验方法。具体而言，可以参照上海市的红色旅游项目进行思考和定位，上海市非常经典的红色旅游项目包括中国共产党第一次全国代表大会会址、龙华烈士陵园、宋庆龄陵园、陈云纪念馆、中国共产党第二次全国代表大会会址、中共四大纪念馆、上海淞沪抗战纪念馆、上海四行仓库抗战纪念馆、上海鲁迅纪念馆等。这些红色旅游项目确立的背后都有深化历史和红色文化积淀的，同样，构建和打造上海中医药健康旅游的特色项目也需要精心设计和培育。如中医药健康文化类旅游产品包括上海近现代中医药文献博物馆等、上海中医药特色医疗服务类旅游产品包括龙华医院和上海国际医学中心等、中医药资源科普体验类旅游如益大本草园等。当然，和红色旅游产品相比，上海市的中医药健康旅游产品的类型和产品的形态及其特色还远远不够。

6. 吸引国外的健康组织或资源

如何吸引国外的健康组织或资源参与上海的中医药健康旅游产业的发展，这是一个需要逐步探索的过程。具体的策略可以以点带面以此开展，其中，最具代表性的“点”无疑是上海国际医学中心。目前，上海市国际医学中心已经在尝试推出“中医药膏方养生节”等特色旅游路线，考虑到该中心的医疗服务对象主要是外籍人员，其具有较强国际影响力和资源的链接的纽带功能。因此，作为国际大都市，上海市中医药健康旅游产业的国际化发展可以从打造国际医学中心的中医药项目国际化品牌开始，邀请海内外合作机构参观考察，推动国际医学中心与国外的健康组织或资源的有效对接，完善医学中心的国际化网络运营合作模式。目前，上海市国际医学中心已经完成《中医药国际医疗旅游个性化服务系统标准》(试行)的制定，正在计划开展中医药国际医疗旅游项目的实验和探索，其逐步积累的经验将会对浦东新区乃至整个上海市的中医药健康旅游产业的国际化发展提供指引和参考。

参考文献

[1] 刘秋兰，潘虹，何燕，等.“旅游+”发展理念下的岭南地区中医药健康旅游发展模式探索. 旅游纵览(下半月)，2017，(3)：26，28.

[2] 郭锦蒙，黄伊翰，韩亚萍. 社区健康文化推广驱动中医药健康旅游发展——以养和堂中医馆与周家渡仁德馆为例. 政策工坊，2019，(9)：35，36.

[3] 王雅婷，马玥，李源兴，等. 特色医疗为导向的中医药健康旅游发展模式——以上海市浦东区上海国际医学中心为例. 政策工坊，2019，(9)：71－73.

[4] 沈庆蓉，邓成瑶，杜恬恬，等. 资源与体验驱动的中医药健康旅游发展模式——以上海中医药博物馆和益大本草园为例. 政策工坊，2019，(9)：13－18.

［5］张帆，谢宇辰，程乾昊. 小中心、大网络：生产型企业在中医药健康旅游中的发展路径探析——以国家中药制药工程技术研究中心为例. 政策工坊，2019，(9)：137，138
［6］中医药健康旅游网站. http：//jk. beyondbit. com/ZYY_web/HTML/DefaultSite/portal/index/index. htm[2019－10－12].

深入发掘中医药宝库精华的内涵、路径与体制机制研究

王春艳　贾　杨

【导读】 习近平总书记在祝贺中国中医科学院成立60周年贺信中提出"希望广大中医药工作者增强民族自信,勇攀医学高峰,深入发掘中医药宝库中的精华,充分发挥中医药的独特优势,推进中医药现代化,推动中医药走向世界。"这是新时代中医药事业发展的总纲领、总遵循。文章在全面梳理现有资料文献基础上,围绕"中医药宝库中的精华"核心要素,通过文献研究综述、多方实地调研考察、个别访谈、专家咨询等综合研究方法,初步设计"发掘中医药宝库中的精华"的体系框架。

一、研究背景

党的十八大以来,以习近平为核心的党中央从党和国家事业全局出发,从维护和保障人民健康出发,把中医药工作放在更加突出位置,做出了一系列重大决策部署。中医药振兴发展迎来天时、地利、人和的历史性机遇。新时代开启新征程,呼唤新作为。习近平总书记指出:"中医药学凝聚着深邃的哲学智慧和中华民族几千年的健康养生理念及其实践经验,是中国古代科学的瑰宝,也是打开中华文明宝库的钥匙。深入研究和科学总结中医药学对丰富世界医学事业、推进生命科学研究具有积极意义。"想要深入挖掘中医药宝库中蕴含的精华,就要努力实现其创造性转化和创新性发展,使之与现代健康理念相融相通,服务和促进人类健康。

二、目的意义

本文根据国家中医药发展战略需要,进一步厘清中医药宝库的发掘内涵、路径,为今后持续开展有关工作提供建议。通过研究,分析"发掘中医药宝库中的精华"的历史意义、实施路径、政策机制,研究"发掘中医药宝库中的精华"的初步模式,为中医药事业发展的顶层设计提供支撑。

基金项目:国家中医药管理局定向委托课题"深入发掘中医药宝库精华的内容、方法路径与政策机制研究"(课题编号:GZY-FJS-2018-008)。
第一作者:王春艳,女,副主任医师。
通讯作者:贾杨,男,研究员,上海市中医文献馆馆长。
作者单位:上海市中医文献馆(王春艳、贾杨)。

中医药传承要将中医药宝库精华发掘放在首位,加强战略研究和宏观规划,明确战略目标和实施路径。将“发掘中医药宝库中的精华”具体化,从国家宏观战略层面落实到可实施的内容、方法路径及政策机制研究层面,是时代提出的迫切要求。深入发掘中医药宝库中的精华是国家战略的需求。近年来,国家提出建设“健康中国”,颁布施行《中华人民共和国中医药法》,发布《中共中央国务院关于促进中医药传承创新发展的意见》,深入发掘中医药宝库精华成为弘扬中华文化的诉求。中医药学与中国传统文化唇齿相依、共生共存,中医药的传承发展离不开中华文化。深入挖掘阐释中医药文化,对于培育和弘扬社会主义核心价值观、增强中华优秀传统文化的生命力和影响力,具有重要意义。

三、核心内涵

1. 理论体系和原创思维

中医历经数千年实践,积累了大量医疗经验,发现了许多规律,吸纳了大量哲学、天文、地理等知识,这些要素相互融合、升华形成中医理论体系。这一体系复经二三千年实践、完善、发展,形成现代中医学。中医的同病异治、异病同治、养生、针灸、功法、预防、疾病调养等皆富有哲理和科学内涵。中医理论体系的发掘和丰富有待不断深入和系统化,这是实现中医药突破的前提。中医的阴阳论、精气论、五行论、整体观,中医的动态思维,中医的病机概念演化、整体思维,多视角的认识维度和价值指向等,都是中医原创思维研究领域值得探索的内容。马晓彤等[1]认为,中医原创思维模式研究需要回答 3 个基本问题:一是何谓中医原创思维模式,即要对“中医”“原创”“思维”和“模式”进行界定;二是为何研究中医原创思维模式,即要阐述中医学知识属性、中医的科学性及中医理论体系的特征等问题;三是如何研究中医原创思维模式,即要分别从医学、哲学和史学角度讨论中西医思维模式的差异,中医界认识个性化倾向,中医认识论基础的中国哲学体现,中医原创思维模式的一般形式、存在状态,以及西方医学传统中类似中医原创思维模式的相应形态等。

2. 古籍经典

中医古籍有一万种之多,收载方剂 40 余万首,是临床治病取之不尽、用之不竭的源泉。中医善本古籍更是中医药伟大宝库的重要内容。张伟娜等[2]认为,中医古籍资源存世情况尚未完全查清,一些中医古籍孤善本及流失海外的品种线索还不清楚,对中医古籍的资源调研还需要从广度和深度上继续努力。经马继兴等[3]调查发现,大量国内失传中医善本古籍流落海外,如现存中国明代医书 1 200 余种,有 120 余种在国内失传,失传的善本版本在 200 种左右。流落国外的珍贵中医古籍文献待抢救回归和重新整理出版。中医学术还需加强唐宋及之前的医学研究。中医古籍中存有大量图像,好的中医文献往往图文并茂,相辅相成,其学术传承的准确性、完整性、易学性、可读性均高于纯文字著作,承担着传承中医学术的重任,也是当代中医学术继承发展、学术创新的源泉。

3. 名家名流经验

名老中医学术经验及流派的传承挖掘聚焦于学术思想、临证经验、人文精神。名老中医或学术流派的学术思想是老中医在长期防治疾病的医疗实践中所积累的知识和经验的基础上,逐渐提炼出来并经过反复实践检验形成的对事物规律性的认识。它具有理论性、抽象性、独创性，能有效地指导临床实践。经验是人们在实践过程中通过感官直接得来的知识和技能。传承老中医经验，可以以优势病种的临床经验总结为切入点，对老中医擅长的若干疾病，总结其辨证论治规律和用药经验。对待学术流派的传承或名医经验的传承，不能忽视思维方式、伦理道德、精神品格等人文精神的传承。国医大师裘沛然先生曾说过："医学是小道，文化是大道。"通过挖掘名老中医的文化精神，使传承人成为一个科学精神与人文精神相统一的、有思想、觉悟和智慧，有一定品格和精神境界的中医药人才。

4. 特色诊疗技术

广义的中医特色诊疗技术指中医本身具有的，与现代西医学有明显区别、带有自身特点的中医诊断和治疗技术。狭义的中医特色诊疗技术包括单方、验方及药物外治疗法，以及特殊的非药物诊断和治疗方法，如耳诊、手诊、现代脉诊、脊背罐诊等。中医特色诊疗技术用途很广，如中医的脉诊可以诊断许多疾病，而针刺可达到治疗目的，正骨则是通过手法复位大大降低患者的痛苦指数。这些是中医核心竞争力的重要体现。民间有许多千百年来证明有效的、如今已濒临失传的特色方药、手法、一技之长，如治疗烫伤的"虎杖液"、治疗坏疽的白药水、治疗颈椎脱位的正骨手法等。中医特色诊疗技术有些已经得到广泛推广，有些还散落民间。随着非物质文化遗产保护工作的推进，许多民间绝技被不断挖掘并先后入选各级非物质文化遗产名录，而此类中医特色诊疗技术尤其值得深入挖掘研究和推广应用。

5. 名方名药

中国中医科学院院长张伯礼介绍，我国已经建成一批高水平的中药研究平台，突破了一系列关键技术。中国生药学泰斗赵燏黄曾预言"一部《本草纲目》中所记载的药物，不知含有多少没有发现的化学成分，随着今后科学的进步，可以预见，一部《本草纲目》将会成为世界药学者的实验场。"中医药学比较强调整体证候，要在弘扬自身特色和优势的前提下，努力探索中医药个性化治疗的思路、技术和方法，丰富中医药精准治疗的实践模式。在传染性疾病、代谢性疾病、癌症、精神心理疾病、妇幼疾病等领域，打开健康大门的钥匙可从中医药宝库中发掘。例如，中药提取物可治疗代谢性疾病、中药蕴含的成分有助于防治传染性疾病和非传染性慢性病。要结合现代科学技术来解释中药复方、特色针法、中药炮制等中医技术，支持中医传承和发展。

6. 炮制技术

中药炮制是我国一项独特的制药技术，凝结着我国前人的智慧，是中医用药特点所在。中药炮制在提高中药疗效，减轻药物毒副作用，改变药物的性味等方面具有无可替代的作用。中医药理论体系中有着丰富的炮制理论，但由于自身局限和外部因素制约，中药炮制理论的发展空间受到很大限制。当代中药传统炮制技术濒临失传困境，老药工难寻踪迹。《中华人民共和国中医药法》提出加强中医药领域的知识产权保护，保护中药饮片炮制技术，支持应用传统工艺生产中药饮片。中药炮制作为一门极具特色的专门技术，其挖掘传承应受到高度重视。

7. 文化内涵

习近平总书记强调，要推动中华优秀传统文化创造性转化、创新性发展，让中华文明的影响力、凝聚力、感召力更加充分地展示出来。中医文化基因存在于每一个炎黄子孙的血脉之中，如何激活更多人的中医文化基因，如何以更多元化、更通俗易懂的方式让中医药文化真正入脑入心，从“知”到“行”指导实践，是我们需要探索的命题。要让人发自内心信中医、用中医、爱中医；要发挥中医药特色优势，通过不断增加的中医药服务获得感来强化国人中医文化基因，坚定中医文化自信；要增强民族自信，用中医药学这把钥匙打开中华文明宝库，为实现中华民族伟大复兴的中国梦贡献中医力量。

四、实施路径

1. 文献挖掘以寻根溯源

历代医家及历代官员都很重视中医药的传承。宋代官修方书《太平惠民和剂局方》、唐朝的《唐修本草》、清代的《医宗金鉴》等专著均为政府组织编撰。盛世修典，我国正当新时代，顺势而为组织编撰《中华医藏》正当其时，要尽快建立中医古籍数据库和知识库，加强对中医古籍、传统知识和诊疗技术的保护、抢救和整理；要建立知识库系统，实现“数字化中医”。挖掘重点在于突出民族、地方、时代特色，涵盖出土文物、古籍校勘、古籍图像、辑佚复原、医学历史、理论渊薮、学术观点、特色技术、经方验方、特色用药、临床各科、医案医话、人文精神等。近年来，新出土不少医学简牍，如成都老官山汉墓医学简牍、北京大学藏秦代医学简牍、西汉医学简牍、南昌海昏侯墓出土医学简牍。这些医学简牍对于中医学来说具有极其重要的学术价值。建议在全国精选古文字学、中医文献学、历史学专家，组建整理小组，为中医学界提供准确可靠的汉代出土医学简牍的读本。

2. 理论探讨以正本清源

近年来中医药的理论突破偏少，对中医理论本源的探讨争鸣，对中医原创思维的总结提炼和共识不够，中医药原创思维弱化，缺少与中医药学术特色相对应的传统科研思维研究。我们要深刻认识中医理论体系蕴涵的诸多超前的科学内涵。中医理论宝库的不断丰富和探讨深入是中医生命力的体现。通过古籍整理、事迹搜集、理论研究，厘清中医药学术的概念与内涵；从中医通史和通典、中药通考等角度，开展多中心、专业化、专题化研究，正本清源，使中医药学传承有所遵循；通过对理论的深度挖掘整理，补充完善那些曾经丢失的学术理论。

3. 平台建设以共享宝库精华

加强中医药传统知识保护数据库、民间特色诊疗技术数据库、中医药历代古籍文献数据库、中医药历代名医名家名流学术思想与临证经验数据库、中医药非物质文化遗产保护项目数据库、中医药炮制技术数据库等大型共享数据平台的建设和互联互通，注重来源的正统与纯洁，从溯源出发，汇集展示中医药的宝库精华。

4. 联合协作以攻坚克难

中医药传承创新要在攻克疑难病症方面多下功夫。坚持中医的本源和灵魂，以中医药文献古籍为源泉和基础，整合资源，集中攻关，发挥中医药在治疗慢性病，防治传染性疾病及骨科、康复、妇幼保健等方面所特有的优势和巨大潜力。要在深入钻研中医临床技术，提高服务能力的同时，把中医药文献古籍的搜集、整理、点校等列为健康大数据应用工程的重要内容；要重在继承，从中医药经典、名医经验中汲取精华；要发挥优势，把具有特色优势的养生治未病、诊断、治疗、护理的理论和技术等“传家宝”保存好和利用好；要按照古为今用的原则，充分利用现代科技作为方法和手段，激发和释放中医药蕴含的巨大潜能，走出一条具有我国特色的医药卫生创新驱动发展的新路子。

5. 重构标准以真抓实干

中医临床是以辨证论治为核心的个体化治疗，是天人合一的整体治疗，是方药随着病情不断变化而变化才能谨守病机的恒动观。但现代临床研究要按 DME 标准设计，要随机、对照、重复，动物实验则必须造病理模型，这些其实与中医理念迥异。对中医这样独特、复杂、庞大的独特体系，绝非按现有西医方法生搬硬套所能解决问题的。中医就要走自己的路，制定具有中医特色的自己的标准，自主研发和制定中医的学术规范和标准，无论从保有中华文化基因、凸显中医药特色优势、充分利用生态资源、构建简验便廉医疗保障体系、保障人民健康等各方面而言，此举都势在必行。

6. 学科交叉以传承创新

中医要按照自己的规律去发展，多学科交叉融合、协同创新是发展趋势，可从临床疗效的验证入手，选择一些西医难治而中医又有明显优势的病种，共同观察疾病动态变化，并依据确有临床疗效的中医传统辨证论治方法进行诊疗比较，以证为核心，处方随机变化加减，从多中心、大样本、大事件和终极结果中分析总结其规律、建立符合中医理论体系的判断标准，由疗效出发进而探讨其机制。中医基础医学、医学文献、临床医学、大数据、计算机、文学、历史、哲学等多领域人员应联合攻关。集成创新资源，将中医药原创思维和新技术、新方法有机结合，从中寻找创新路径和手段，探索现代医学与中医药学共融发展的切入点，促进中医、西医优势互补与融合。

7. 科技创新以研发新药

屠呦呦教授及其团队现有临床试验显示，青蒿素治疗红斑狼疮疗效确切，并且在治疗肿瘤、白血病、多发性硬化、变态反应性疾病(如类风湿关节炎)等方面也有特殊疗效。一种药物经研发，可医治多种疾病，可见中医药科技创新的潜力之巨大。中医药人要加强中医药自主创新，推进中医药科研成果转化，做出原创发现，坚持以中医药理论体系为指导，必须与性味归经、升降浮沉、君臣佐使、加工炮制、制剂工艺、配伍禁忌、剂量服法等中药理论密切结合，这样才能使新开发的中成药保持中医药的特色。

8. 多重保护以推动利用

传统中药加工技术和工艺是我国的瑰宝，应当予以保护。要支持传统剂型中成药的生产，鼓励运用现代科学技术研究开发传统中成药。推进中药工业数字化、网络化、智能化建设，加强技术集成和工艺创新，提升中药装备制造水平，加速中药生产工艺、流程的标准化，提升中药工业知识产权运用能力。加强中医药传统知识产权的保护，根据国际惯例建立中医药传统知识保护体系。加大中医药老字号品牌、中医药非物质文化遗产的保护力度。挖掘中医药老字号品牌文化的内涵。加大中医药申报世界非物质文化遗产的力度，增加国家非物质文化遗产中医药项目及代表性传承人数量，加大对现有非物质文化遗产项目包括资金支持在内的全方位支持力度。

9. 战略推动以传承文明

把中医文化对外传播作为增强国家文化软实力的重要途径，并纳入国家战略。从国家战略、文化战略、产业战略等不同层面推动中医药全球化。《关于实施中华优秀传统文化传承发展工程的意见》明确要求加强对传统医药等的研究阐释、活态利用，使其有益的文化价值深度嵌入百姓生活。要把中医药作为中华文化“走出去”的重要载体，讲好中医故事、增强文化软实力；要实施中医药健康文化素养提升工程，使藏在古籍、散在民间、融在生活、用在临床上的中医药健康养生智慧鲜活起来、推广开来，引导群众树立正确健康观；要具有深厚宽广的国际化文化视角，服务于世界文明进步和人类健康福祉，贡献中国智慧。中医药学既是具有中国特色的医药学，更是包含中华文化元素的宝库，可以多层次、宽领域、广覆盖地加以利用。中医药学既可用以救死扶伤，又可用以养生防病；既可用以美容健身，又可用以养老长寿；既可用以健康旅游，又可用以扶贫脱困；既可用以传道授业解惑，又可用以科研开发；既可用以新兴产业，又可用以生态建设；既可用以文化传播，又可用以国际交流。中医药文化是增强文化自信、助推中华文化伟大复兴的强大动力。

10. 综合评价以确保实效

建立特有的中医药宝库中的精华发掘指标体系和评价体系，紧扣中医药发展需求，突出中医药特点，扶持具有从事中医药专业科技评价能力的专业机构。中医药政策和管理体系中要有符合中医药宝库中的精华发掘的特色评估办法和评估工具，并构建相适应的评估指标和方法体系。增强政策之间的协调性，使得评价体系能够真正发挥引导效应。把握中医药发掘传承的核心和关键，制定一套符合传承规律、立足长远发展、引领未来发展的指标体系。

11. 产品开发以弘扬文化

中医药越来越显现出独特优势，越来越多的西方学者开始关注中医的整体观、系统论、辨证论治等理念及其蕴藏的中国哲学智慧。例如，日本一种主要药材包括桔梗、甘草、苦杏仁和远志的止咳药被许多赴日旅游的国人列入必买清单；意大利一款老牌牙膏在搭配了薄荷、生姜、甘草、肉桂等中药后研发出 7 种不同口味，被包装成“牙膏中的奢侈品”，引国人追捧。这些产品的走俏，也侧面反映出国人乃至全世界对优质中医药产品的巨大需求。中医药好产品、好技术远远不止走红纽约的止咳糖浆、风靡奥运选手的中医拔罐，中医药宝库的空间还巨大，需要我们发掘并开发为系列产品，让老百姓真正感受中医药宝库的无穷魅力。

12. 工程引领以系统推进

可考虑系统采取若干活态传承工程积极推进发掘。例如，中医药原创思维发掘工程、中医药寻根考据工程(包括中医药文物文献普查收集、捐献回购、修复利用、研究展示等)、中医药文化铸魂工程、中医药典籍整理研究与普及传播工程(包括中医药海内外典籍回归与重修、中医药临床文献研究与数据库开发利用等)、中医药名医名家名流传承工程、中医药活态传承型人才培养工程、中医药学术体系系统化构建工程(包括全国中医流派专科诊疗中心、区域性中医学术流派活态传承实训中心等)、中医药传统技艺发掘传承工程(包括中医药特色诊疗技术挖掘和利用、老药工传统技艺工作室等)、中医药文化遗产保护传承与利用工程(包括中医药经典医籍—技艺—名方—名药影视创作与融媒体传播、中医药老字号老品牌传承保护与振兴、中医药非物质文化遗产活态传承国际博览会等)、中医治理体系构建国家战略实施研究工程、以中医药宝库精华活态传承为主旨、以各领域跨界融合研究研习为核心、中医药传统文化产品开发为动力的“岐黄书院”“仲景书院”“思邈书院”“葛洪书院”“时珍书院”等书院。

五、保障机制

1. 对前期工作进行系统评估

尤其要对近十年中央转移支付资金用于中医人才建设和流派工作效果进行调研评价。中医传承工作在方法学上要有所创新，从现象到本质，从哲学和科学两个层面进行阐释。

2. 加大经费投入和组织管理

独立设置发掘中医药宝库精华工程的专项经费，中央财政给予专项经费支持，加大支持力度，优化投入结构，创新支持方式。各省市要加强专项经费的监督管理和合理匹配，提高经费的使用效益，提高政治站位，站在贯彻国家战略高度组织实施工程建设。

3. 制定配套政策

结合发掘中医药宝库精华工程的实际需求，在项目遴选、团队配备、考核评价、人才激励、经费使用等方面制定配套政策措施。

4. 推进工程平台建设和衔接

加强工程各数据库平台建设的衔接和互联互通，在项目平台建设中，通过工程建设强化人才培养，支持全国基础研究人才、全国继承班继承人、优秀中医临床人才、岐黄工程人选、名老中医药专家及流派传承工作室负责人和骨干等申报建设任务。

5. 创新建设模式

中医药宝库精华发掘工作要与中医药中长期规划紧密结合，注重在实践中培养人才。建立同行评议制度和目标考核制度，赋予项目负责人建设实施自主权、管理自主权和经费使用权，拓展其建设的创新空间。鼓励各省市自主加强体制机制改革与政策创新，大胆探索，先行先试。

6. 加强团队建设

支持工程项目负责人组建交叉学科团队，在研究方向、依托平台、人员配备等方面给予更多自主权。支持建设团队通过竞争建设各类优秀传承或创新团队。鼓励所在单位加强对团队建设的人才激励措施和政策支撑，形成衔接有序、梯次配备的人才培养使用机制。

7. 营造社会氛围

省级中医药管理部门、项目建设所在单位要集成各方资源，加大政策和资金支持力度。及时总结、推广在工程实施过程中创造的典型经验和成功做法，加强对优秀项目负责人的宣传报道，营造良好的社会氛围。

参考文献

[1] 马晓彤. 中医原创思维模式研究需要回答的三个基本问题. 中国中医基础医学杂志，2014，20(11)：1482－1484.

[2] 张伟娜，裘俭，刘国正，等. 全国中医古籍保存与保护现状调查分析. 中国中医药信息杂志，2009，16(6)：1－4.

[3] 马继兴，郑金生. 国内失传中医善本古籍的抢救回归与发掘研究. 医学研究通讯，2005，34(5)：28，29.

中医药健康文化知识普及和素养水平分析研究

陈润洁　姚玮莉　丁　园　余金明　傅勤慧　潘新锋
吕冰慧　吴　芃　闫　芮　路新源　张雅宣　车贝贝

【导读】 中医药在保障居民健康方面具有重要作用，居民的中医健康文化素养是影响中医药发展的重要因素。科学普及在人类历史上一直承担着促进知识传播、提高大众科学素养和科技知识水平等重要的社会功能。中医药健康文化知识科普不仅能提高公民防病治病的能力，也能促进公众对中医药学科和事业发展的理解。文章梳理了2016～2018年上海市居民中医药健康文化知识普及及素养水平情况调查数据，旨在科学准确地了解公众对中医药健康文化知识科普知识的认知情况，对中医药健康文化知识科普工作提供合理化建议。

一、资料与方法

（一）资料

数据来源于2016～2018年上海市居民中医药健康文化知识普及及素养水平情况调查结果。采用分层多阶段随机抽样方法，抽取样本住户15～69岁的常住人口，包括居住并生活在一起（时间在半年以上）的家庭成员和非家庭成员（如亲戚、保姆等其他人）。1个家庭户只调查1名符合条件的家庭成员。

（二）方法

1. 数据收集

被抽取的调查户签署知情同意书后，由经过统一培训和考核合格的调查员以面对面方式进行问卷调查。问卷采用《中国公民中医药健康文化素养调查问卷》，问卷主要包括中医药健康文化知识科普情况和中医药健康文化素养内容（涵盖中医药基本理念、中医药健康生活方式、中医药公众适宜方法、中医药文化常识、中医药信息理解能力5个维度）。

第一作者：陈润洁，女，科员。
通讯作者：丁园，女，上海市健康促进中心副主任。
作者单位：上海市健康促进中心（陈润洁、丁园、潘新锋），上海市卫生健康委员会（上海市中医药管理局）（姚玮莉、傅勤慧），复旦大学（余金明、吕冰慧、吴芃、闫芮、路新源、张雅宣、车贝贝）。

2. 质量控制

现场调查严格遵循指定的抽样方法完成逐级抽样,使用统一调查方案和操作手册,逐层培训调查点工作人员。使用统一设计的软件进行数据录入和统计分析,数据录入采用双人平行输入方式。

3. 定义及判断标准

该《中国公民中医药健康文化素养调查问卷》结果反映了上海市居民中医药健康文化素养水平情况,实际得分达到该总分 80%及以上者,被判定具备该层次或维度中医药健康文化素养。该问卷用于 2016~2018 年上海市中医药健康文化素养水平调查。

4. 统计分析

纸质问卷(2016~2017 年)采用 Epidata3.1 软件对数据进行双录入;电子问卷(2018 年)采用 PAD 进行调查,直接导出。应用 SPSS 23.0 复杂抽样模块进行统计分析,采用频数和百分比对计数资料进行描述,采用 χ^2 检验进行率的比较。应用 SAS 9.4 软件,通过 SURVEYLOGISTIC 方法,探索中医药健康文化素养的影响因素。以 2015 年上海市 1%抽样调查人口资料为参照,按照性别、年龄进行率的标化,并计算权重。

二、结果

(一) 2016~2018 年中医药健康文化知识普及情况总体比较

2016~2018 年的中医药健康文化知识普及情况基本呈逐年上升趋势。普及率从 2016 年的 90.5%上升到 2018 年的 95.6%,阅读率从 87.1%上升到 94.9%,信任率从 86.7%上升到 94.3%,行动率从 51.5%上升到 66.3%,详见表 1、图 1。

表 1　2016~2018 年上海市居民中医药健康文化知识普及情况(标化率/%)

	2016 年	2017 年	2018 年
普及率	90.5	96.1	95.6
阅读率	87.1	94.6	94.9
信任率	86.7	90.9	94.3
行动率	51.5	63.5	66.3

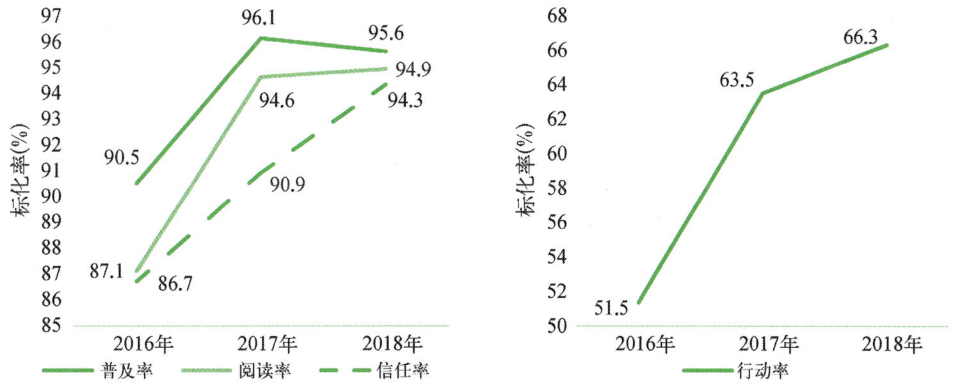

图 1　2016~2018 年中医药健康文化知识普及情况(%)变化趋势

（二）中医药健康文化知识普及率影响因素研究

以中医药健康文化知识是否可及为因变量，城乡、性别、年龄、文化程度、职业、家庭年收入、户籍、慢性病、自评健康状况为自变量，做 Logistic 回归分析得到影响中医科普的因素。

1. 文化程度影响中医药健康文化知识普及率和中医科普阅读率

随着文化程度的升高，上海市居民的中医药健康文化知识普及率及阅读率升高。

2. 城乡、年龄、文化程度、职业影响中医科普信任率

农村比城市人群的中医药健康文化知识普及信任率偏高。年龄越高的上海市居民，中医药健康文化知识普及信任率越高。以小学及以下为参照，高中/职高/中专、大专及以上的中医药健康文化知识普及信任率更高。相对于事业单位人员，农民的中医药健康文化知识普及信任率更低。

3. 年龄、文化程度、职业、家庭年收入影响中医科普行动率

年龄及文化程度越高的上海市居民，中医药健康文化知识普及行动率也越高。相对于事业单位人员，农民、企业人员、其他职业人员的中医药健康文化知识普及行动率更低。以家庭年收入小于 8 万组为参照，8～12 万收入组、20 万及以上收入组具有更高的中医药健康文化知识普及行动率。

（三）2016～2018 年中医药健康文化素养水平比较

2016～2018 年上海市居民中医药健康文化素养水平具备情况呈逐年上升趋势。上海市居民中医药健康文化素养从 2016 年的 22.5%，到 2017 年的 31.8%，再到 2018 年的 35.1%，一直在上升。其中，中医药基本理念从 2016 年的 33.8%，上升到 2018 年的 57.6%；中医药健康生活方式从 7.2%上升到 15.3%；中医药公众适宜方法从 39.4%上升到 49.1%；中医药文化常识水平从 31.1%上升到 53.8%；中医药信息理解能力从 45.0%上升到 72.9%。可以看出 5 个维度中医药健康文化素养水平中，中医药健康生活方式处于较低的水平，详见表 2、图 2。

表 2　2016～2018 年中医药健康文化素养具备情况(标化率/%)

	2016 年	2017 年	2018 年
中医药基本理念	33.8	50.4	57.6
中医药健康生活方式	7.2	11.0	15.3
中医药公众适宜方法	39.4	46.9	49.1
中医药文化常识水平	31.1	50.8	53.8
中医药信息理解能力	45.0	65.4	72.9
中医药健康文化素养总体水平	22.5	31.8	35.1

（四）中医药健康文化素养影响因素研究

以 2017～2018 年数据为基础，对影响中医药健康文化素养水平的因素进行分析，结果如下。

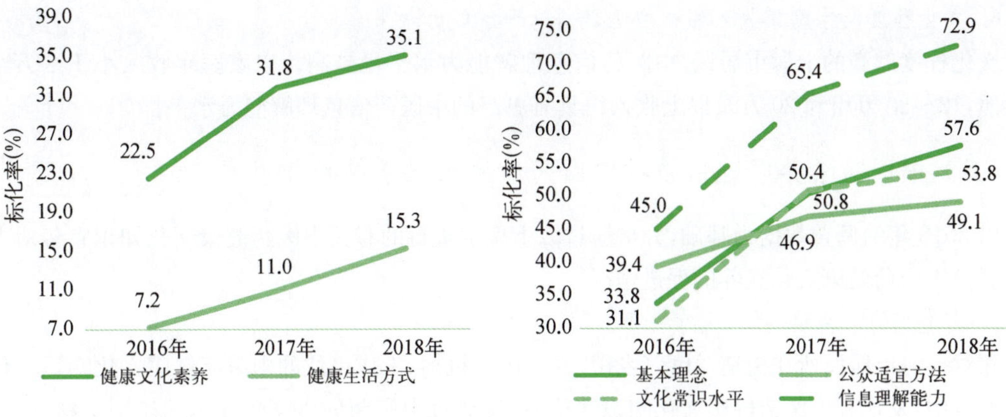

图 2　2016～2018 年中医药健康文化素养水平变化趋势

1. 年龄、文化程度、职业、家庭年收入影响中医药健康文化素养水平

55～69 岁比 15～34 岁年龄组具备更高的中医药健康文化素养水平。以事业单位人员为参照，农民的中医药健康文化素养更低。文化程度及家庭年收入越高的上海市居民，中医药健康文化素养水平也越高。

2. 性别、年龄、文化程度、职业、家庭年收入、自评健康状况影响中医药基本理念水平

女性较男性具有更高的中医药基本理念水平。55～69 岁相对于 15～34 岁年龄组具有更高的中医药基本理念水平。相对于事业单位人员，农民的中医药基本理念水平更低。文化程度及家庭年收入越高的上海市居民，中医药基本理念水平也越高。以自评健康状况较好者为参照，自评健康状况一般者中医药基本理念水平较低。

3. 年龄、文化程度、职业、家庭年收入、本地户籍与否影响中医药公众适宜方法水平

以 15～34 岁年龄组为参照，35～54 岁和 55～69 岁年龄组具有更高的中医药公众适宜方法水平。以小学及以下为参照组，高中/职高/中专组和大专及以上组具有更高的中医药公众适宜方法水平。相对于事业单位人员，农民的中医药公众适宜方法水平更低。以家庭年收入小于 8 万组为参照，12～20 万收入组、20 万及以上收入组具有更高的中医药公众适宜方法水平。非本地户籍者中医药公众适宜方法水平较低。

4. 性别、年龄、文化程度、职业、家庭年收入影响中医药健康生活方式水平

女性较男性具有更高的中医药健康生活方式水平。以 15～34 岁年龄组为参照，35～54 岁和 55～69 岁年龄组具有更高的中医药健康生活方式水平。文化程度越高的上海市居民，中医药健康生活方式水平也越高。相对于事业单位人员，农民的中医药健康生活方式水平更低。以家庭年收入小于 8 万组为参照，8～12 万和 12～20 万收入组具有更高的中医药健康生活方式水平。

5. 城乡、年龄、文化程度、职业、家庭年收入影响中医药文化常识水平

农村人群比城市人群的中医药文化常识水平更低。以 15～34 岁年龄组为参照，35～54 岁年龄组具有更高的中医药文化常识水平。文化程度及家庭年收入越高的上海市居民，中医文化常识水平也越高。相对于事业单位人员，农民的中医药文化常识水平更低。

6. 文化程度及家庭年收入影响中医药信息理解能力水平

文化程度越高的上海市居民，中医药信息理解能力水平也越高。以家庭年收入小于 8 万组为参照，12～20 万组和 20 万及以上收入组具有更高的中医药信息理解能力水平。

（五）中医药素养促进措施对中医药健康文化素养的作用

以 2018 年的调查数据为基础，分析通过以下渠道进行的有关中医药健康文化知识宣传对上海市居民中医药健康文化素养的促进情况。

1. 街道/社区（乡镇/村）、医疗机构、工作单位

在对上海市居民所在街道/社区（乡镇/村）、医疗机构、工作单位的中医药健康文化知识宣传情况调查中，发现有中医药健康文化知识宣传栏、发放过中医药健康文化知识的印刷材料、播放过中医药健康文化知识的音像材料、组织过中医药健康文化知识宣传活动的各组均比未进行宣传组具备更高的中医药健康文化素养水平，差异均有统计学意义（$P<0.001$）。

2. 子女所就读学校

在对上海市居民子女所就读学校的中医药健康文化知识宣传情况调查中，发现有中医药健康文化知识宣传栏、发放过中医药健康文化知识的印刷材料、播放过中医药健康文化知识的音像材料、组织过宣传中医药健康文化知识宣传活动的各组与未进行宣传组相比，尚未表明差异有统计学意义。

三、总结与建议

（一）总结

1. 上海市居民中医药健康文化知识普及率有显著提高

2016～2018 年上海市居民中医药健康文化素养调查显示，中医药健康文化知识普及率有显著提高，中医药对于居民的影响程度持续加深，居民中医药健康文化知识阅读率大幅度上升，信任率、行动率也随之提高。中医药健康文化知识普及取得了良好的效果，为中医药的传播与发展奠定了坚实的基础。

2. 上海市居民中医药健康文化素养水平获全面提升

中医药基本理念、中医药健康生活方式、中医药公众适宜方法、中医药文化常识水平及中医药信息理解能力 5 个维度均有所提升。调查结果显示，上海市居民中医药 5 个维度健康文化素养水平逐年提高，均已处于较高水平。除中医药健康生活方式，其他维度的健康文化素养水平均在 40%以上。其中，中医药信息理解能力素养水平、中医药基本理念素养水平、中医药健康生活方式素养水平、中医药公众适宜方法素养水平、中医药文化常识素养水平分别为 72.9%、57.6%、15.3%、49.1%、53.8%。但中医药健康生活方式与 5 个维度中的其他维度相比，处于较低的水平，今后的工作应更多地倾向于加强中医药健康生活方式宣传。

3. 上海市居民中医药健康文化素养水平领先全国，但城乡差异仍存

2016～2018 年上海市中医药健康文化素养水平分别为（22.5%、31.8%、35.1%），分别高于同期国家公布的中国公民中医药健康文化素养水平（12.85%、13.39%、15.34%）。但是，上海城

乡居民的中医药健康文化素养水平之间有较大差异，城市显著高于农村，提示应当有针对性地加大中医药健康文化知识普及工作的力度与范围。

（二）建议

1. 需继续推动中医药由“信”到“行”的转化

2016～2018年的调查数据均表现出，从“信”到“行”科普率的降低。如2018年的普及率(95.6%)、阅读率(94.9%)、信任率(94.3%)、行动率(66.3%)，尤其是行动率相对于普及率、阅读率及信任率指标呈大幅度降低。调查结果呈现出中医药健康文化知识信任率明显高于行动率的特点，说明随着中医药健康文化知识普及工作的开展，居民在极大程度上实现了中医药健康文化知识由“知”到“信”转化，但是中医药健康文化知识“信”到“行”之间的行动壁垒亟须打破。

在理论层面上，应组织中医药健康文化知识普及专家编写相关教材，普及正确的中医药养生保健知识。在实际应用层面，可以依托基层中医师队伍，营造使用中医药健康文化知识普及的社区氛围，同时通过媒体宣传、科普讲座、操作示范及互动体验等多渠道的方式推广中医药健康文化知识。要充分结合中医药自身的特点，加强中医药健康文化知识普及与传播学、健康教育学的融合，创新中医药健康文化知识普及形式、提供中医药公众适宜方法，提倡和鼓励全民行动，促进“信”到“行”的转化。同时，通过中医药知识对不同人群的普及，推广中医药健康文化知识，充分发挥家庭医生的作用，缩小人群之间的知识鸿沟、信任与行动鸿沟，实现全民中医药健康文化知识普及，促进健康与公平[1]。

2. 多措施促进中医药健康文化素养水平的提高

上海市居民所在街道/社区(乡镇/村)、医疗机构、工作单位、城市(县城)采取了多种中医药健康文化知识宣传活动，有效地促进了上海市居民中医药健康文化素养水平的提高。在以后的工作中，应继续坚持中医药健康文化知识宣传栏展示、印刷材料发放、音像材料播放、义诊及讲座等活动的组织、医护人员知识的普及传播等。在学校的宣传上，应开发更多的其他方式，如开设有关中医药的趣味课程、组织具有互动性质的校园社团活动等，以有效促进中医药健康文化素养。

应注重在中医医疗机构、基层医疗卫生机构的中医药健康文化普及和知识宣传。加强中医药文化全媒体传播平台建设，推动新媒体/融媒体传播，多角度、全方位进行中医药健康文化知识普及。加强与相关部门的合作，通过实施“中医中药中国行”——中医药健康文化推进行动，加大在工作单位和学校的中医药健康文化普及力度，争取将中医药健康教育纳入国民教育体系中。

3. 重点促进低文化程度、低经济水平、农业、慢性病人群的中医药健康文化素养

从文化程度来看，文化程度越高，中医药健康文化素养水平越高，反之亦然。农业人群是中医药素养的薄弱环节，较其他职业来看，中医药健康文化素养水平较低。以2018年来看，农民的中医药健康文化素养水平仅为5.5%，远远低于其他职业人群。从家庭年收入来看，经济收入水平越高，中医药健康文化素养水平越高。2016～2018年数据分析均显示，慢性病患者均比未患慢性病者的中医药健康文化素养水平低，差异具有统计学意义，各维度中医药健康文化素养水平也表现出同样的结果。

加强对较低文化程度公民的中医药健康文化知识普及工作，充分利用现代信息手段和教育

方法，研究编制适合该类群体知识掌握特点和能力的宣传材料，降低文化程度较低居民提升中医药健康文化素养的难度[2]。充分发挥女性居民喜爱中医药养生保健知识、关爱家庭成员健康、关心家庭成员生活起居模式的重要特点，不断促进其自身及家庭所有成员提高中医药健康文化素养水平[3]。慢性病的分析结果提示我们：信任、使用中医药健康文化知识及具有更高的中医药健康文化素养水平，将有助于降低上海市居民罹患慢性病的危险性，并将有助于更好地提高公民生命质量和健康水平。应借鉴流行病学和循证医学的理论和方法，分别开展中医药健康文化知识普及对健康人群、亚健康人群及慢性病人群影响的干预性研究定点社区长期干预实验，探索其影响规律。

4. 建立中医药健康文化素养普及和评估的长效机制

推动中医药调查工作常态化、制度化，通过对中医药健康文化素养水平的持续监测，掌握群众中医药健康文化需求的动态变化，提高普及工作的针对性，不断提升居民中医药健康文化水平。

参考文献

[1] 韩雪，王栋，刘伟，等. 山西省不同人群中医药健康素养和普及情况调查. 中国药物与临床，2019，19(1)：21，22.

[2] 谭巍，高莉敏，殷晓月，等. 2014 年全国中医药科普情况调查数据统计分析. 中华中医药杂志，2018，33(7)：3118－3123.

[3] 殷晓月，靳琦，王慧，等. 不同性别居民中医药科普情况及中医养生保健素养现状对比分析. 中华中医药杂志，2017，32(12)：5309－5313.

黄浦区贯彻国家和上海市中医药法规的做法、存在的问题和对策

杨国威　杨海健　侯　琪

【导读】 文章以《中华人民共和国中医药法》和《上海市发展中医条例》在上海市黄浦区贯彻落实情况为切入点，结合黄浦区海派中医文化发源地的历史传承和辖区内中医药资源的实际情况，从职责定位、政策保障、经费投入、制度配套、资源整合、能力提升等6个维度进行研究，分析了自2015年以来黄浦区中医药事业发展现况和工作创新，提出了中医药事业发展在当前政策环境和监管环境中面临的问题和困难，并在此基础上探讨了黄浦区中医药事业今后的发展设想和建议：完善中医医疗服务体系，夯实基层中医药工作基础，提高中医药传承创新能力，营造中医药文化宣传氛围，支持社会化中医药机构发展，加强中医药服务监管。

中医药事业是我国卫生健康事业的重要组成部分，也是"健康中国"的重要内容。《中华人民共和国中医药法》(以下简称《中医药法》)于2017年7月1日起施行，是第一部全面体现中医药特点的综合性法律，是第一次国家通过法律形式明确中医药地位的重大举措。《上海市发展中医条例》(以下简称《中医条例》)于1998年11月1日起施行，至今已逾20个年头，为适应《中医药法》和新时期中医药事业发展新要求，该条例修订工作已被列入市人大常委会五年立法规划正式项目。黄浦区作为海派中医文化的发源地，如何更好地继承和发扬祖国中医药文化瑰宝是当代卫生健康系统管理者义不容辞的使命与职责。近年来，黄浦区卫生健康委以此为动力，逐步形成"以中医药法为依据，以居民需求为导向，以能力提升为根本，以健康改善为宗旨"的中医药工作理念。通过深入调研和分析全区中医药事业实际推进情况，并广泛听取社会各界意见建议，将有助于区政府及其职能部门加强监管和探索创新，切实维护中医药事业健康发展的政策支持环境，为市政府修法提供真实数据支撑，助力上海中医药事业发展的法治建设和全面保障。

一、黄浦区中医药事业发展情况概述

作为有着悠久中医药历史和内涵的中心城区，黄浦区一直重视中医药发展工作，着力于弘扬

第一作者：杨国威，男，上海市黄浦区卫生健康委员会主任。
作者单位：上海市黄浦区卫生健康委员会(杨国威、杨海健、侯琪)。

中医药文化。“十三五”以来，全区注重将优质中医药资源下沉社区，将“简、便、验、廉”的中医药适宜技术融入基本公共卫生服务，发挥中医药在疾病预防和治疗中的作用，逐步形成“以中医药法为依据，以居民需求为导向，以能力提升为根本，以健康改善为宗旨”的中医药发展工作思路，大力推进基层中医药事业的发展。

截至 2019 年 6 月底，辖区内共有市级中医综合性医院 1 家、市级中医门诊部 2 家，区属中医(中西医)医院 2 家、开展中医药服务的社区卫生服务中心 10 家，设置中医科的综合医院 6 家，社会医疗机构开展中医药服务 42 家(其中社会办中医医院 1 家)。2018 年黄浦区区域医疗机构门急诊 2 987.97 万人次，其中中医门诊人次 599.91 万，占区域总量的 20.07%。

二、黄浦区贯彻《中医药法》和《中医条例》工作开展情况

(一) 提高认识，明确职责

2017 年区政府将学习贯彻落实《中医药法》纳入工作要点，完善区中医药工作发展政策机制，切实保障《中医药法》的贯彻施行。落实《中医药法》第四条“县级以上人民政府应当将中医药事业纳入国民经济和社会发展规划，建立健全中医药管理体系，统筹推进中医药事业发展”，专门成立黄浦区基层中医药工作领导小组，明确区政府各部门在发展基层中医药服务中应履行的职责，建立多部门合作协调机制，发挥政府的扶持导向作用，积极创造政策支持环境，动员各方面力量共同推进基层中医药事业发展。2019 年区卫生健康委加挂区中医药发展办公室牌子，设立中医药发展科，配备专职干部，进一步健全和完善基层中医药管理体制。

(二) 出台政策，推进实施

区政府高度重视中医药服务在黄浦区基层医疗单位中的推广运用，制订《黄浦区中医药事业发展“十三五”规划》和《黄浦区基层中医药服务能力提升工程“十三五”行动计划实施方案》，将中医药工作纳入黄浦区经济社会发展规划、卫生事业发展规划和区政府年度工作目标。加强基层中医药服务的考核和评价，将中医药业务开展情况纳入基层卫生服务机构及其管理人员年度工作考核目标，把接受中医药服务居民的满意率作为考核基层卫生服务机构和从业人员业绩的重要标准，并将完成“全国基层中医药工作先进单位”复审工作列入区政府 2019 年度重点工作目标。

(三) 加大投入，保障经费

区政府加大对基层中医药工作的经费投入、技术支持和人才配备。全区 10 家社区卫生服务中心均设置中医科，建立中医药氛围浓郁、中医药诊疗器具齐全的中医药服务综合区(中医馆)；在 10 家社区卫生服务中心和 2 家综合医疗机构设立中医药文化知识角。推进全区卫生信息化建设，开发“社区中医药服务管理系统”“中药饮片服务中心管理平台”(“黄浦中药云”)等项目，涵盖居民的中医就诊信息、体质辨识及中医药健康指导等内容，有效提高居民中医药健康管理水平和服务效率。2017 年，“黄浦中药云”项目被区发改委立项，投入近 400 万元。近 3 年，全区卫生事业经费从 2014 年的 86 212.61 万元上升到 2018 年的 131 832.48 万元，全区中医药事业费投入

总额 2017 年为 14 711 万元、2018 年为 17 027 万元，分别占政府卫生投入经费的 12.77% 和 12.92%，中医药事业费投入逐年递增。

（四）落实《中医药法》配套制度

中医确有专长人员考试资格审核和中医诊所备案工作是贯彻落实《中医药法》的重要组成部分，对于中医药工作是一项重大的改革创新。对在“放管服”改革过程中出现的新情况、新问题，区依据《中医药法》的精神结合本地区实际情况，制订《黄浦区中医医术确有专长人员医师资格考核注册管理暂行办法》，推进中医师承人员、确有专长人员考试资格审核、备案和管理等工作规范化。对于中医诊所备案强化事中事后监管，扶持和引导中医诊所备案工作健康有序发展。

（五）整合资源，健全中医药服务网络

黄浦区“瑞金-卢湾”和“九院-黄浦”医疗联合体架起网络“桥梁”，对中医药服务能力提高起到逐级带动的显著作用。以上海中医药大学附属曙光医院（以下简称“曙光医院”）为龙头，充分发挥其中医资源优势，每年聘请曙光医院专家参与黄浦区中医医疗质量督查、科研课题评审和中医专业人员培养指导等工作。两家区级中医院（黄浦区香山中医医院和黄浦区中西医结合医院）在区域内发挥承上启下的骨干作用。全区 10 家社区卫生服务中心夯实网络“网底”，设置均符合全国基层中医药工作先进单位各项标准。2018 年社区中医门诊达 936 712 人次，较 2016 年社区中医门诊人次上升了 312 577 人次。社会医疗机构逐步成为黄浦区中医特色医疗服务体系的重要补充力量，其以独特的经营方式和灵活的运行机制，在满足群众多层次、多样化的中医药医疗保健中发挥着独特的作用。

（六）提升基层中医药服务能力

1. 中医药融入基本公共卫生服务

《中医药法》第十二条提及“县级以上人民政府应当采取措施，增强社区卫生服务站提供中医药服务的能力”。黄浦区设立家庭医师中医示范岗 2 个，鼓励中医全科医师下社区，开设中医药特色卫生服务站（试点），通过中医药“进社区、进家庭、进楼宇”扩大受众面，开展形式多样的中医药服务；与基本医疗相结合，从原先单一的中医医疗服务发展至集防、治、保、康于一体的全方位服务；与公共卫生相结合，建立“治未病工作室”，为 65 岁及以上老年人开展“中医体质辨识”项目，建立体现中医个性化的居民健康档案；与健康管理相结合，将中医服务项目渗透入慢病管理；与传染病预防相结合，将中医药方法用于传染病预防工作；与家庭医生相结合，推进中医药参与家庭医生制度建设，为签约家庭提供连贯、有效的中西医结合公共卫生服务。全区 65 岁及以上老年人纳入健康管理年平均达 11 万人，其中接受中医健康管理人数比例平均达 55%；全区 0～3 岁的儿童纳入健康管理年平均达 7 000 人，其中接受中医健康管理人数比例平均达 69%。区卫生健康委还积极与残联等部门协作，发挥社区卫生服务中心中医康复医疗和健康教育的功能，对辖区内残疾人登记，建立健康档案，利用中医康复手段为他们提供服务。

2. 建立区域饮片集中配送服务模式

2015 年以来，经区卫生健康委统筹协调，由黄浦区香山中医医院牵头，联合瑞金医院卢湾分

院、黄浦区肿瘤防治院、黄浦区顺昌医院及10家社区卫生服务中心，共同构建饮片质优、配送高效的“黄浦区饮片免费配送服务圈”，保证中药的品质，免去患者等药的时间，省去拎药的麻烦。2017年黄浦区饮片配送平台配送饮片处方数达105 068张，金额达3 109万元；2018年黄浦区饮片配送平台配送饮片处方数达119 960张，金额达3 455万元。

3. 推进中医药传承创新

黄浦区中医资源丰富，尤以伤科为著，拥有国家级非物质文化遗产九院黄浦分院（原黄浦区中心医院）“石氏伤科”、上海市非物质文化遗产瑞金医院“魏氏伤科”、香山中医医院“施氏伤科”和区级非物质文化遗产外滩街道社区卫生服务中心“楚氏伤科”。区政府大力保护区域内的中医优质资源，投入经费对区内中医药非物质文化遗产进行保护和传承，建立区名中医学术经验研究工作室，以品牌和特色建设为重点，整合和优化区域内的中医资源，在重视对名家学术思想进行整理、继承、研究与开发的同时，力求推陈出新，努力提高诊治技术水平。“石氏伤科”目前承担8项市、区级课题，近3年发表相关论文20余篇，多次参与国内外学术交流，2015年建立“石氏伤科”第五代传承人邱德华、李浩刚上海市名中医工作室。“施氏伤科”开展寻根活动、在上海市第十人民医院崇明分院开设专家门诊和定期赴海门进行临床指导工作等。“楚氏伤科”于2018年入选上海市中医特色诊疗技术提升项目。2017年底豫园街道社区卫生服务中心重新开设中医小儿推拿特色门诊，2018年儿推门诊量达277人次。

4. 加强中医药学科和人才队伍建设

制定《黄浦区中医药科研和人才培养项目管理办法》，统筹推进中医药人才队伍协调发展，开展中医药领军、拔尖、骨干人才分层分类培养计划。通过一系列人才吸引和激励机制逐步形成涵盖人才引进、培养、服务及人才安居等多方面系统化人才保障政策体系，加强中医药科研和学科人才建设。聘请三级中医医院专家参加黄浦区各类课题项目和专业学科带头人、优秀青年人才的评审、评估、验收工作，对项目研究的目的、方法、技术路线等给予建议和指导，有效提升黄浦区医务人员的科研素养和能力。在上一轮学科带头人和优秀青年专业人才培养中，中医医师比例均达到15%以上，2018～2020年度黄浦区医疗卫生重点研究发展专科和项目评选中，中医药类别占20%。

积极发挥政府引导作用，进一步打破户籍、地域、身份、人事关系等制约，加快人事档案管理服务信息化建设，完善社会保险转移接续办法，不断完善人才就业公共服务，为紧缺人才开通绿色通道。2017年以来，共引进卫生人员471人，其中中医药人员36人。目前，全区社区卫生服务中心共有中医医师102人，占执业医师比为26.49%；中医类别全科医生79人，占基层全科医生的比例为27.24%。进一步优化黄浦区卫生人才发展环境，制定《黄浦区卫生健康委员会人才公寓管理办法》，为优秀卫生人才解决过渡性居住困难，并根据不同需求可以提供3种公寓类型，目前共有10人住人才公寓，其中中医药人员1人。

除引进中医药人才，全区也十分重视中医药人才的培养。区卫生培训中心定期开展中医药相关培训，指导基层医务人员规范提供中医药服务。加强非中医人员的中医药培训，在区中医药培训中心（黄浦区香山中医医院）组织开展非中医类别医师中医药知识与技能培训。除培训外，全区还开展师承培养、对口支援，持续加强中医药人才培养和队伍建设。自成功创建全国中医药工作先进单位以来，入选国家级和市级中医药人才培养项目共计23人。2017年依托区域中医药资源的渊源和基础，发挥本区名中医优势，组织开展“黄浦区卫生计生系统第一期名中医讲坛”，让基层青年中医医师牵手黄浦区名中医，采取导师带教、现场教学、主旨演讲等多种形式，有效、快速提升基层医疗机构中医医师服务能力。依托曙光医院治未病中心的优质资源，开展黄浦区中医药公共卫生服务能力培训班。区内两家区级中医院均建立基层指导科，指定专人负责，开展对基层中医药工作人员的业务指导和帮助。

5. 创新宣传中医药文化模式

黄浦区在推动社区中医药服务工作进程中，始终贯穿“中医药文化先行”的理念，采用不同方式，通过各种宣传载体普及中医药知识。近年来更积极探索中医药文化宣传新模式，制定《黄浦区“中医中药中国行——中医药健康文化推进行动”实施方案》，采取多部门联合、多平台传播的宣传模式，持续推动黄浦区中医药文化宣传工作。2017 年，联合区绿化局，在人流量密集的淮海公园外墙放置中医药宣传板，向居民普及正确的中医药文化常识，提升居民中医药健康文化素养。2018 年在本区各社区卫生服务中心建设中医药文化图书角，结合原有的中医药健康知识展板、宣传墙，打造丰富多彩的基层医疗机构中医药文化传播平台。组建黄浦区居民中医功法队伍，与淮海中路街道共同开展“学中医、好生活、好体魄”主题活动，让居民在医务人员的带领下，正确开展中医养生保健运动，推广中医药博大精深文化的同时，也大大提升居民对中医药养生保健的兴趣。2019 年联合区教育局，开展中医中药进校园主题活动，让祖国中医药文化走进中小学，以寓教于乐的方式，让孩子们了解中医、认识中医，增强对祖国传统医学文化的认同感。联合区文旅局在上海大世界打造中医药文化主题展，让更多人了解黄浦区近年来中医药工作的传承与发展，弘扬中医药千年的历史、文化，吸引更多人喜爱这一博大精深的国粹，营造中医药事业发展良好氛围，实现中华优秀传统文化的传承和发展。

6. 加强中医药行业监管

区市场监管部门每年对设立药房的医疗机构、制剂室进行全覆盖检查，对中药饮片重点检查购进渠道、验收、存储和养护等环节；对制剂室重点检查设施和设备运行、产品的配制和质量管理体系运行等情况；对在监管中发现的问题定期通报区卫生健康委。联合区卫生健康委卫生工作者协会，每年对辖区社会办医疗机构开展药品质量自查自纠和整改落实。

区卫生监督所对区域中医医疗机构定期开展监督执法。2018 年，对辖区内共 17 户中医类别医疗机构开展中医医疗机构传染病防治和感染防控监督执法专项检查，包括 4 户二级以上、1 户一级以上中医类别医院，12 户中医类别门诊部(诊所)。共计作出行政处罚 3 户次、发出监督意见书 5 户次。

为保证中药质量，区卫生健康委专门成立中医药质控组、药事会监管基层中药房，并于 2015 年以来建立区域中药饮片集中代煎配送服务管理平台(“黄浦中药云”)，实现了实时查询药品配送状态、药品产地及快递服务状态等精准服务，规范了处方管理以及数据统计，有效提升基层中医药服务能力。

三、存在的困难和问题

首先，医疗用房不足制约中医药服务水平。由于黄浦区医疗机构普遍存在建筑陈旧、设施老化等问题，使中医药服务适宜技术的开展和推广受到一定限制，无法满足居民群众对中医药服务日益增长的需求。

其次，中医药人才呈现结构性缺乏。作为中医药服务网底的社区卫生服务中心，一方面，高层次、高素质的业务人才相对不足，中医药传承能力亟待提高；另一方面，针灸推拿、中医康复等医师日渐减少，实际操作能力薄弱，影响了居民对社区中医药服务的信任度和接受服务的积极性。

最后，区级中医药资源整合力度有待进一步加强。两家区属中医医院及 10 家社区卫生服务中心之间，中医药服务能力发展水平差距较大；市、区两级中医资源联动有待进一步加强；中医药工作监测程度不够，运行和评估机制还有待不断完善。

四、推动中医药事业不断发展的建议

（一）进一步完善中医医疗服务体系

1. 整合中医资源，优化结构布局

有效整合辖区中医药服务的骨干和网底力量，加快推进区域中医医疗资源调整，进一步优化配置，提高中医药资源的使用效率；提升服务能力，满足区域居民多元化的中医药服务需求；加强基层指导，发挥对基层医疗机构的指导培训作用。

2. 加强学科建设，注重成果转化

扶持中医薄弱项目，做强中医优势学科。针对具有特色、富有疗效但人才相对缺乏、技术濒临失传的中医临床专科或专病，通过挖掘、整理加以完善和开发应用，培育一批有影响力的中医药临床成果。巩固和加强已有的“石氏伤科”“施氏伤科”“楚氏伤科”和肛肠专科等优势专科建设，形成中医优势学科临床路径和特色诊疗技术规范，并围绕社会民生需求加速中医药科技成果转移，逐步形成专业能力突出、疗效优势明显、运行机制良好、规模效益显著的中西医优势专科，提升中医药临床水平，促进中医药产业发展。

3. 深化医药改革，完善联动机制

以区域内医联体为依托，中医专病联盟为补充，构建区域内中医药资源的“三二一联动”。充分利用三级医疗机构内丰富的中医专家资源、先进的医疗设备发挥三级中医医疗机构在黄浦中医事业发展中的引领作用；进一步推进黄浦区中药饮片平台建设，发挥区级中医医院的纽带作用；发挥社区卫生服务中心与居民接触最广泛的优势，逐步完善社区卫生服务中心与二、三级医院的网上专家预约和双向转诊，建立中医“全专联动”服务模式。

（二）进一步夯实基层中医药工作基础

1. 提升基层中医药服务能力水平

建设一批具有中医药特色的中医服务站点，让居民能够真正地在家门口享受到“简、便、验、廉”的中医药服务。

2. 探索多层次多样化中医药服务模式

积极探索中医药融入基本医疗、健康教育、预防、保健、康复等多层次、多样化服务模式。建

立包括中医医师、公卫医师、护理人员在内的专业协作团队，以家庭医生签约服务形式，建立具有中医药特色的健康档案，为居民提供优质的中医药医疗、康复、健康管理等多样化签约服务。以中医专病专科联盟为契机，积极探索整合型中医医疗卫生服务体系，为居民提供专业、系统、连续、全方位的中医医疗健康服务。积极探索有利于人才聚集的多样化医疗服务保障体系，为黄浦区高层次人才优先提供中医医疗、保健及专家咨询的“绿色通道”。

3. 深化“黄浦区中药平台”建设

在平台中加入中药处方质控、中药煎药监管等管理模块，规范基层医疗机构中药饮片处方，加大对药厂饮片炮制工艺的监管力度，确保代煎药与自煎药具有同等功效；同时，积极探索将社会办医疗机构纳入平台的同质化管理模式。

(三) 进一步提高中医药传承创新能力

1. 遴选一批区级“名中医”

充分发挥区内名中医的引领带动作用，逐步壮大支撑中医药事业传承发展的高层次人才团队，推进中医药高层次人才队伍建设，推动区域中医药事业传承发展。

2. 加大中医药文化遗产保护和传承

深化“黄浦区名中医讲坛”项目，遴选一批青年中医医师拜师黄浦区“名中医”，切实做好区域老中医的学术思想传承工作。

3. 建立区级中医药临床培训基地

依托黄浦区丰富的医疗资源和专家资源优势，在区卫生培训中心建立黄浦区中医药专家库，结合市中医药管理局工作要求及基层医疗机构工作需求，定期开展讲课、实践、抄方等多种形式的业务培训。

(四) 进一步营造中医药文化宣传氛围

以中医药文化平台建设项目为支撑，加强中医药文化教育和科普宣传基地的建设，建设一支中医药功法养生宣传队伍。加强中医药非物质文化遗产宣传，营造全社会尊重、关心、支持中医药发展的氛围。加强推进中医药和中西医结合文化建设走进基层、走进社区、走进家庭。

(五) 进一步支持社会化中医药机构发展

在总量控制、优化结构的基础上，充分发挥区域内群力草药店、蔡同德堂、童涵春堂等知名中药企业资源优势，实现中医与中药联动发展，社会资源和公立医院相互补充。

完善中医确有专长人员、师承人员管理模式，建立中医确有专长人员、师承人员信息备案制度。支持社会力量举办具有中医药特色的中医医院、中医门诊部、中医诊所，形成社会办中医和公立中医医疗机构协同发展的良好态势。

(六) 进一步加强中医药服务监管

综合各有关部门对中医药服务的管理要求，结合黄浦实际，以医疗机构中医药工作(含中医机构和综合医院)和中医医务人员两方面作为监管主体，完善中医医院综合管理评价指标体系，实施常态化、实时化、全程化的监管，统筹开展评价相关工作。

强化中医医疗质量控制体系建设，加大对中医临床、中医护理、中医药事等质控工作力度，着力加强医院制剂的安全管理和风险控制。建立中医药服务信息化监测平台，针对中医药服务质量和安全性开展监测，实现监测数据的实时采集、定期分析和及时反馈。

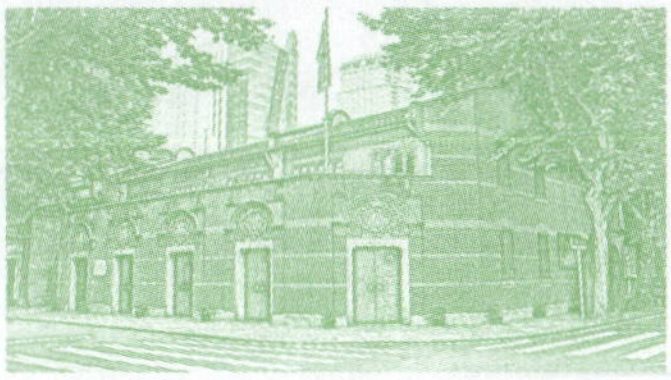

第八章

家庭发展

家庭是社会最基本的细胞，是最重要、最核心的社会组织和经济组织。“健康家庭”建设是“健康中国”战略的一个重要组成部分，也是“健康中国”的基石。本章分析了上海女性的家庭支持现状和预期可获得性，研究家庭支持对女性二孩生育决策的影响；介绍了我国“健康家庭行动”的实践发展，展望“健康中国”战略背景下我国“健康家庭行动”的趋势。

家庭支持对女性二孩生育决策的影响研究

张　苹

【导读】 在"全面二孩"生育政策背景下，文章利用上海市卫生和健康发展研究中心开展的《上海育龄女性家庭支持与二孩生育决策调查》数据，分析家庭支持对大城市女性二孩生育决策的影响。研究发现，在相同的个人特征、第一孩特征及从业特征下，来自原生家庭和核心家庭的工具性支持、经济支持和情感支持等家庭支持越高，越会显著影响女性的二孩生育决策。能够获得的家庭支持越高的女性，越倾向于生育二孩。另外，个人特征、从业特征、家庭特征和第一孩特征对女性二孩生育决策也有显著影响。"全面二孩"政策不仅关系到家庭建设和妇女发展，也涉及整个社会人口再生产的状况及趋势，政策的有效落实还需要相关配套措施，尤其是相关家庭支持政策的完善。

"全面二孩"政策于2016年正式实施，实行了30多年的独生子女政策成为历史，新政的实施对中国未来人口和社会经济与环境资源的长期均衡发展将发挥重要作用。以往在"双独二孩"和"单独二孩"政策实施的过程中，有大量家庭符合政策条件却选择了不生育二孩，究其主要原因在于经济压力、照料子女的压力和女性自身事业发展的压力[1]。职业女性所面临的工作—家庭平衡困境被公认为是阻碍其生育或继续生育的重要原因[2]。社会支持理论认为，个体可以通过从他人或团体等社会关系网络中获得资源，来缓解源于工作和生活的压力与冲突，个体面临不同生活压力来源时需要不同类型的支持[3]。从支持来源看，社会支持可以分为单位支持、家庭支持等，家庭支持又可分为原生家庭支持和核心家庭支持；从性质来看，家庭支持主要包括情感支持和工具性支持、经济支持和信息支持等[4]。可以说，生育决策(尤其是二孩生育决策)是育龄女性根据自身情况和来自单位、家庭的各种支持综合考量的结果(本文仅关注家庭支持)。因此，除了自身情况外，家庭支持的现状及其预期可获性势必成为影响大城市女性二孩生育决策的重要依据。那么，当前生活在大城市中的女性，由家庭提供的经济支持、工具性支持(照料支持)、情感支持现状及预期可获得性如何？这些因素会对大城市女性的二孩生育决策产生怎样的影响？哪种家庭支持对女性二孩生育决策的影响更大？本文将带着这些疑问展开探讨，以期为进一步推动"全面二孩"政策的实施提供政策依据。

作者简介：张苹，女，助理研究员。
作者单位：上海市卫生和健康发展研究中心(上海市医学科学技术情报研究所)(张苹)。

一、研究对象、数据来源与研究方法

（一）研究对象

本文在“全面二孩”生育政策实施背景下，分析家庭支持对大城市女性二孩生育决策的影响。因此，调查在上海市实施，以了解上海常住育龄女性的家庭支持情况，了解二孩生育决策及其与家庭支持的关系。

基于生育决策的真实性和客观性，考虑到相对所有育龄女性而言，只有已经育有一孩的已婚育龄女性的二孩生育决策更加真实、客观，能够更有针对性地评估“全面二孩”生育政策的落实情况。所以，本文将研究对象界定为 15～49 岁上海常住人口中已育一孩的已婚育龄女性（以下简称“育龄女性”）。

（二）数据来源

本文综合应用多种研究方法。其中，主要的研究方法为问卷法和访谈法，并以问卷法为主，访谈法为辅。在文献研究和访谈的基础上总结家庭支持对大城市女性二孩生育决策影响的主要维度，以及各维度下所考量的因素，设计问卷《上海育龄女性家庭支持与二孩生育决策调查》，通过预调查对问卷进行检验和修正，最终进行问卷的正式发放并回收。调查于 2019 年 5～7 月实施。此次调查采用分层抽样，涉及上海市徐汇区、浦东新区、宝山区三个区，每个区抽取 2 个街道，每个街道抽取 1～2 个居委，每个居委访问 50 人。全市共抽取 6 个街道，11 个居委，共发放调查问卷 550 份，有效问卷 528 份，有效率 96.00%。

关于样本概况，从人口学特征来看，受访者年龄以 30～39 岁为主；受教育程度以大学本科和研究生及以上为主；大部分受访者身体健康。从家庭婚姻状况来看，双方都是新上海人的家庭占大多数，家庭年收入 50 万及以上的家庭接近一半。性别偏好方面，半数以上家庭倾向于儿女双全；第一个孩子为女孩的较多，年龄大部分在 10 岁以下。九成左右的受访者为职业女性（表 1）。

表 1　自变量及控制变量的描述统计

变　量　值	数量(人)	比重(%)	变　量　值	数量(人)	比重(%)
性别偏好			**年龄**		
男孩	6	1.14	25～29 岁	24	4.55
女孩	108	20.45	30～34 岁	198	37.50
儿女双全	282	53.41	35～39 岁	222	42.05
无所谓，以上都可以	132	25.00	40 岁及以上	84	15.90
户籍			**是否为独生子女**		
双方都是上海本地人	204	38.64	双方都是独生子女	210	39.77
双方都是新上海人（至少一方已落户上海）	192	36.36	一方是独生子女	150	28.41

续 表

变 量 值	数量(人)	比重(%)	变 量 值	数量(人)	比重(%)
双方都是新上海人(双方均尚未落户上海)	78	14.77	双方都不是独生子女	168	31.82
一方是上海本地人，一方是新上海人	54	10.23	**第一孩性别**		
生育二孩，双方父母是否能够提供照料支持			男孩	240	45.45
肯定能	186	35.23	女孩	288	54.55
有可能	150	28.41	**第一孩年龄**		
不可能	114	21.59	1～4 岁	204	38.64
不确定	78	14.77	5～9 岁	228	43.18
家庭收入以谁为主			10～14 岁	84	15.91
男方	258	48.86	15 岁及以上	12	2.27
女方	12	2.27	**身体健康状况**		
双方差不多	246	46.59	健康	420	79.55
各种生产经营性收入、分红、房租等	12	2.28	一般	96	18.18
工作强度			不健康	12	2.27
工作日固定 8 小时(基本不用加班)	360	68.18	**受教育程度**		
工作日固定 8 小时(需要经常加班)	48	9.09	高中/中专	30	5.68
上班时间相对较为灵活/自己掌握	60	11.36	大专	72	13.64
没有稳定工作(临时做些事或打零工)	12	2.27	大学本科	300	56.82
无工作	48	9.10	研究生及以上	126	23.86
单位性质			**是否从事有收入的工作**		
党政机关/人民团体	36	6.82	是	480	90.91
国有事业单位	72	13.63	否	48	9.09
国有企业/集体企业	96	18.18	**生育二孩对职业发展的影响**		
外资/合资企业	132	25.00	有很大影响	126	23.86
私营企业	132	25.00	有一定的影响	234	44.32
社会组织或基层自治组织	12	2.28	基本没影响	168	31.82
无工作	48	9.09	**家庭年收入**		
工作岗位			10 万元及以下	24	4.55
普通职工	282	53.41	10～19 万元	66	12.50
中层管理人员	144	27.27	20～29 万元	96	18.18
高层管理人员	42	7.95	30～49 万元	84	15.90
单位负责人	12	2.27	50～99 万元	186	35.23
无工作	48	9.10	100 万元及以上	72	13.64

注：所有变量统计分布计算的有效样本量为 528 人。

（三）研究方法

本文使用SPSS统计分析软件对收回数据进行统计分析。根据所得数据验证家庭支持与二孩生育决策之间的相关关系，通过数据分析探析家庭支持对大城市女性二孩生育决策的影响，并说明家庭支持是如何影响二孩生育决策的。分析结果是结论的主要依据，从而为本文进行实证分析提供了科学的量化分析支持。

二、家庭支持与女性二孩生育决策的相关分析

家庭支持包含两个层面的含义。一方面是指分别来自夫妻双方各自原生家庭的支持，即原生家庭支持；另一方面是指夫妻双方组成的核心家庭的支持，即核心家庭支持，对于女方来说，核心家庭支持主要是指来自配偶的支持。不论原生家庭支持还是核心家庭支持，家庭支持的类型主要包括经济支持、工具性支持和情感支持三方面。

（一）家庭支持情况

1. 来自原生家庭的支持情况

家族血缘文化与社会发展现状使我国婚姻家庭关系呈现出不同于西方家庭的特点。首先，原生家庭并不因成年子女结婚成家与其分离，而是始终参与到个体的婚姻家庭生活中[5]。其次，计划生育政策下我国家庭规模减小，年轻一代受到原生家庭的关注极高。再次，在生育第三代后，夫妻对父母的劳力需求更强，为满足抚幼需求，夫妻与父母同住的比例也进一步提高[6]。可见，原生家庭参与到夫妻婚后生活中已成为我国社会的重要特点。

从研究角度来看，原生家庭在婚后对夫妻的影响主要包括支持和干涉两类行为[7]。本文使用袁晓娇等编制的“原生家庭支持量表”进行调查，探讨我国文化下原生家庭支持的形式与具体表现，并通过量化研究进行相关分析，从而全面了解当前家庭支持情况。量表要求受访者分别评估题目中描述的婚后双方父母可能的一些行为发生的频率，每个题目均包括来自本人和配偶两个原生家庭来源的支持。量表采取 4 点计分，从 1——“从未”到 4——“经常”，分数越高代表原生家庭对夫妻支持的程度越高。《原生家庭支持量表》共 16 题，涵盖经济支持（5 题）、工具性支持（7 题）、情感支持（4 题）三个维度①。

总体来看，女方原生家庭的支持力度高于男方原生家庭。在经济支持、工具性支持（照料支持）和情感支持三者中，无论是男方原生家庭还是女方原生家庭，均为情感支持的平均分②最高，其次为工具性支持（照料支持），再次为经济支持。从双方的差距来看，双方情感支持平均分的差距最大，其次是工具性支持，再次为经济支持（表 2）。对于原生家庭对生育二孩的支持，女方认为最重要的是帮忙抚养照料孩子（65.91%），非常明显地高于经济支持（12.50%）、帮忙料理家务

---

① 访谈研究发现原生家庭支持包括经济支持、工具性支持、信息支持、情感支持四个维度，但量化研究中信息支持的项目并不能单独聚合为一个维度，只呈现出工具性支持、情感支持、经济支持的三维度结构。

② 矩阵量表题中的行平均分=（第一个选项的分数×第一个选项被选次数+第二个选项的分数×第二个选项被选次数+第三个选项的分数×第三个选项被选次数+第 4 个选项分数×第 4 个选项被选次数）/该题有效答卷份数。其中，第一个选项的分数为 1，第二个选项的分数为 2，第三个选项的分数为 3，第四个选项的分数为 4。

(12.50%)和情感支持(7.95%)等其他选项。

表 2 男女双方原生家庭支持情况

支持类型	支 持 内 容	女方平均分	男方平均分	女方-男方
经济支持	出钱买房(建房)	2.41	2.55	−0.14
	出钱装修	2.32	2.36	−0.04
	日常经济帮助	2.19	2.17	0.02
工具性支持(照料支持)	照料夫妻日常生活	2.84	2.58	0.26
	在特殊状况时帮忙	3.28	2.92	0.36
	出力建房、装修、搬家等	2.48	2.34	0.14
	抚养孩子	2.93	2.80	0.13
情感支持	宽容理解	3.45	3.02	0.43
	倾听谈心	3.33	2.64	0.69
	温暖关怀	3.43	2.80	0.63
	肯定鼓励	3.42	2.72	0.70
小 计		2.92	2.63	0.29

2. 来自丈夫的支持情况

来自丈夫的支持包括提供经济保障、帮忙照顾孩子、帮忙分担家务、从态度上支持生育二孩、情感支持(包括宽容理解、温暖关怀等)等。总体来看,丈夫对于生育二孩的支持以经济支持为主,提供经济保障的平均分为3.44分,在所有支持中得分最高;其次是情感支持(包括宽容理解、温暖关怀等),得分为3.25分;再次是从态度上支持生育二孩,得分为3.11分。而对于生育二孩而言,更加具体和实际的帮忙照顾孩子和分担家务的得分最低,分别为2.77分和2.75分。

关于丈夫对生育二孩的支持,女方认为提供经济保障最重要,占比最多(47.73%),这与上文配偶的实际支持情况相一致。然而女方认为第二重要的,并不是上文实际支持情况中的情感支持方面,而是帮忙照顾孩子(29.55%)。对于帮忙分担家务,女方的期待最低(6.82%)。

(二) 女性二孩生育决策的相关分析

女性二孩生育决策与第一孩性别和年龄有显著关联。第一孩性别为女孩的家庭,已生育或已决定生育二孩的比重明显高于第一孩性别为男孩的家庭。第一孩年龄为5~9年龄组的家庭已生育或已决定生育二孩的比重最高,明显高于0~4岁和10岁及以上年龄组。女性二孩生育决策与第一孩性别和年龄的相关系数分别为−0.095($P<0.05$)、−0.126($P<0.01$)。

女性二孩生育决策与家庭收入主要来源方也有显著关联。当家庭收入主要来源方是男方时,女性已生育或已决定生育二孩的比重明显较高(55.81%);当夫妻双方收入差不多时,女性已生育或已决定生育二孩的比重则明显较低(26.83%)。女性二孩生育决策与家庭收入主要来源方的相关系数为0.265($P<0.01$)。可见,当女性对家庭经济的贡献较大时,她们生二孩的可能性会比较低。但是,家庭年收入的多少与女性的二孩生育决策没有显著关联。

育龄女性人口学特征(主要包括年龄、身体状况、受教育程度、户籍地等)与二孩生育决策有显著关联。年龄在35～39岁的女性，已生育或已决定生育二孩的比重最高(56.76%)，二者的相关系数为−0.272($P<0.01$)。身体健康的女性，已生育或已决定生育二孩的比重(47.14%)高于身体健康状况一般的女性(18.75%)，二者的相关系数为0.125($P<0.01$)。学历为高中/中专的女性，已生育或已决定生育二孩的比重(80.00%)高于大学本科(40.00%)和研究生及以上(42.86%)的女性，二者的相关系数为0.106($P<0.05$)。夫妻双方都是新上海人(至少一方已落户上海)的家庭已生育或已决定生育二孩的比重最高(46.88%)，高于夫妻双方都是上海本地人的家庭(23.53%)，二者的相关系数为−0.209($P<0.01$)。

各种家庭支持情况与二孩生育决策具有高度显著的关联。从女方家庭支持来看，女方家庭支持得分越高的女性，已生育或决定生育二孩的比重越高，二者的相关系数为−0.283($P<0.01$)。具体来看，家庭经济支持、工具性支持和情感支持与二孩生育决策的相关系数分别为−0.308($P<0.01$)、−0.220($P<0.01$)、−0.172($P<0.01$)。可见，女性获得经济支持、工具性支持和情感支持的可能性越大，她们的二孩生育行动的可能性也就越大。而从男方家庭支持来看，总体上，男方家庭提供家庭支持与二孩生育决策没有显著关联。但是，细分开来，男方家庭能提供工具性支持和情感支持的，女性已生育或已决定生育二孩的比重明显高于不能获得这种支持的女性。男方家庭的工具性支持和情感支持与女性的二孩生育决策显著相关，相关系数分别为−0.220($P<0.01$)、0.098($P<0.05$)。可见，男方家庭的工具性支持和情感支持越大，女性二孩生育行动的可能性也就越大。男方家庭经济支持与女性的二孩生育决策没有显著关联。

通过以上相关分析，虽然我们可以发现二孩生育决策与诸多因素显著相关，但是单从简单的统计分析难以直观地发现各影响因素与二孩生育决策之间的关系。此外，上述结果只是在没有控制其他变量的条件下得出的初步结果，而这些结果是否在总体中真实存在，则需要进行下一步的统计验证。

三、家庭支持对二孩生育决策影响的模型分析

(一) 变量说明及描述统计

要研究家庭支持对二孩生育决策的影响，需要在控制不同影响因素的情况下，来比较具有相同特征的个体，其家庭支持的差异是否造成二孩生育决策的差异。

1. 统计方法与研究框架

由于本文所考查的因变量为二分类变量，因而采用二元逻辑斯蒂回归模型(binary logistic regression)分析家庭支持对二孩生育决策的影响并检验调节变量的作用。在构建模型时，首先分析家庭支持中的现实基础变量对女性二孩生育决策的影响，然后加入各种家庭支持变量，综合分析各种家庭支持对女性二孩生育决策的影响情况。研究框架见图1。

2. 因变量

本文的因变量是上海市女性的二孩生育决策。二孩生育决策合并为三类，包括“已生育或已决定生育二孩”(占42.05%)[①]、“决定不生育二孩”(占31.82%)以及“不确定/没想好/随缘”(占

① 由于“决定生育二孩但尚未怀孕者”样本量较小，同时为了数据分析的便利性，将此项选择与“已付诸生育行动的生育(或怀孕)二孩者”合并为同一项，新的选项名为“已生育或已决定生育二孩者”。

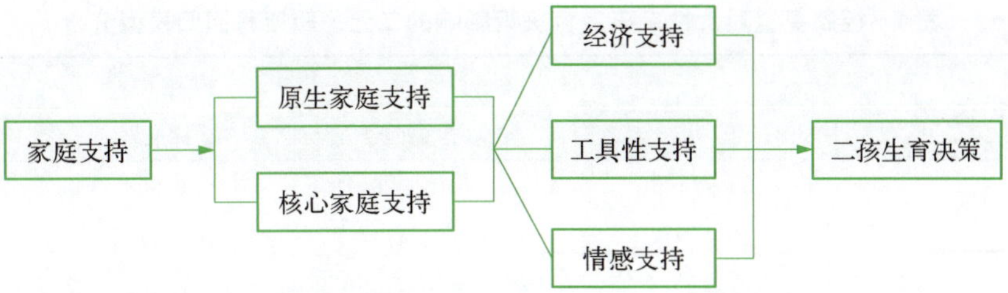

图 1　家庭支持对女性二孩生育决策影响的研究框架

26.13%)(表 3)。因变量为"已生育或已决定生育二孩",已生育或已决定生育二孩的为 1,决定不生育和不确定的为 0。

表 3　受访者的二孩生育决策

生 育 决 策	数量(人)	比重(%)
已生育或已决定生育二孩	222	42.05
决定不生育二孩	168	31.82
不确定/没想好/随缘	138	26.13
合　计	528	100.00

3. 自变量

本文的自变量家庭支持分为原生家庭支持和核心家庭支持,其中工具性支持、经济支持和情感支持代表原生家庭的支持情况,丈夫支持和家庭年收入代表核心家庭的支持情况。

4. 控制变量

本文的控制变量包括人口学特征(年龄、受教育程度、身体健康状况)、家庭婚姻情况(双方户籍、双方是否为独生子女、家庭年收入、家庭收入以谁为主)、性别偏好与第一孩情况(第一孩年龄、第一孩性别)、工作以及工作与生育的冲突情况(是否从事有收入的工作、单位性质、工作岗位、工作时间、生育二孩对职业发展的影响)等。

(二) 家庭支持对女性二孩生育决策影响的模型分析

在二孩生育决策的个体差异测量中,差异的总量区分为两个部分,模型中一部分是由于家庭支持因素所导致的二孩生育决策的差异,另一部分是由于其他因素(如人力资本等)所导致的二孩生育决策的差异。去除其他因素所解释的方差,剩余的未能解释的部分则被认为是家庭支持所导致的结果[8]。因此,在进行回归分析的过程中,在模型 1 中,我们只纳入控制变量,作为基准模型,用以测量控制变量对女性二孩生育决策的影响(表 4)。模型 2 在模型 1 的基础上,加入原生家庭工具性支持、经济支持和情感支持(表 5)。模型 3 在模型 2 的基础上,又加入了核心家庭的支持,包括丈夫的支持和家庭年收入(表 5)。这样做的目的是要与家庭支持进入模型后所解释掉的因变量方差做比较。如果对控制变量进行控制之后,家庭支持仍然显著存在,那可能意味着家庭支持是导致二孩生育决策差异的主要根源。综合各因素的模型分析结果显示,家庭支持对女性的二孩生育决策有显著影响。

表 4　控制变量对女性二孩生育决策影响的二元逻辑斯蒂回归模型分析

变量类别	变量名称	模型 1①		
		系数②	标准误	发生比
女方年龄③	35～39 岁	1.926***	0.303	6.859
	40 岁及以上	2.417***	0.472	11.210
女方身体状况④	健康	1.950***	0.351	7.030
受教育程度⑤	大学本科及以上	−1.318**	0.385	0.268
第一孩性别⑥	女孩	1.604***	0.292	4.973
第一孩年龄⑦	5～9 岁	0.099	0.318	1.104
	10 岁及以上	−1.121*	0.466	0.326
双方是否为独生子女⑧	一方是	−1.291***	0.335	0.275
	双方都不是	−1.876***	0.410	0.153
户籍地⑨	双方都是新上海人	3.066***	0.422	21.446
	两地婚姻	3.116***	0.462	22.564
单位性质⑩	外资/合资企业	−0.794**	0.333	0.452
	私营企业	1.132***	0.305	3.101
	其他	2.870***	0.530	17.639
生育二孩对职业发展的影响⑪	一般	0.349	0.373	0.452
	很少	−0.125	0.376	3.101
-2LL		475.923⑫		

注：① 模型 1 的因变量为已生育(已决定生育)二孩；② * $P<0.05$；** $P<0.01$；*** $P<0.001$。③ 女方年龄以“34 岁及以下”为参照；④ 女方身体状况以“不健康或一般”为参照；⑤ 受教育程度以“大专及以下”为参照；⑥ 第一孩性别以“男孩”为参照；⑦ 第一孩年龄以“1～4 岁”为参照；⑧ 双方独生子女情况以“双方都是独生子女”为参照；⑨ 双方户籍情况以“双方都是本地人”为参照；⑩ 单位性质以“党政机关/事业单位”为参照；⑪ 生育二孩对职业发展的影响以“很大”为参照(以上因素的参照组下同)；⑫ 因为参数估计的更改范围小于 0.001，所以估计在迭代次数 5 处终止。

首先可以确定的是，个人特征、第一孩特征、家庭特征和从业特征等控制变量对女性二孩生育决策有显著影响(表 4)。个人特征方面，相对于年龄在 34 岁以下的女性，35 岁及以上的女性更倾向于生育二孩；相对于身体健康状况一般或者不健康的女性，健康的女性更倾向于生育二孩；相对于受教育程度为大学专科及以下的女性，大学本科及以上的女性更倾向于不生育二孩。第一孩特征方面，相对于第一孩性别为男孩的女性，第一孩性别为女孩的女性更倾向于生育二孩；相对于第一孩年龄为 1～4 岁的女性，第一孩年龄为 5～9 岁的女性更倾向于生育二孩，第一孩年龄为 10 岁及以上的女性更倾向于不生育二孩。家庭特征方面，相对于夫妻双方都是独生子女的女性，一方是独生子女和双方都不是独生子女的女性更倾向于生育二孩；相对于夫妻双方都是本地人的女性，双方都是新上海人和两地婚姻的女性更倾向于生育二孩。从业特征方面，相对于单位性质为党政机关/事业单位的女性，外资/合资企业的女性更倾向于不生育二孩；相对于生育二孩对职业发展影响很大的女性，影响一般的女性更倾向于生育二孩。

在控制了控制变量的影响后，与原生家庭支持较低的女性相比，原生家庭支持较高的女性显著地更倾向于生育二孩(表 5 模型 2)。具体来说，原生家庭能提供经济支持的女性高度显著地更倾向于生育二孩，原生家庭能帮忙分担家务、照看孩子的女性显著地更倾向于生育二孩，原生家庭能提供情感支持的女性也更倾向于生育二孩。可见，原生家庭的支持力度越高，女性越倾向于生育二孩；反之，原生家庭支持力度越低，女性越倾向于不生育二孩。

在控制了控制变量及原生家庭支持等影响因素后，与丈夫支持较低的女性相比，来自丈夫的支持较高的女性显著地更倾向于生育二孩(表 5 模型 3)。可见，丈夫对女性生育二孩的支持越高，女性越倾向于生育二孩；反之，丈夫对女性生育二孩的支持越低，女性越倾向于不生育二孩。同时，与家庭年收入为 20 万元及以下的女性相比，家庭年收入越高的女性越倾向于不生育二孩。

综上所述，在相同的个人特征、家庭特征、第一孩特征及从业特征下，原生家庭和核心家庭的工具性支持、经济支持和情感支持等家庭支持显著影响女性的二孩生育决策。能够获得家庭支持越高的女性，越倾向于生育二孩。

表 5　家庭支持对女性二孩生育决策影响的二元逻辑斯蒂回归模型分析

变量类别	变量名称	模型 2①			模型 3①		
		系数②	标准误	发生比	系数	标准误	发生比
女方年龄	35～39 岁	2.372***	0.384	10.717	2.828***	0.423	16.913
	40 岁及以上	3.927***	0.625	50.769	4.007***	0.652	54.973
女方身体状况	健康	3.285***	0.577	26.707	3.873***	0.660	48.108
受教育程度	大学本科及以上	−1.878***	0.462	0.153	−1.172*	0.530	0.310
第一孩性别	女孩	2.060***	0.352	7.848	2.676***	0.438	14.524
第一孩年龄	5～9 岁	1.186**	0.419	3.275	1.184**	0.432	3.267
	10 岁及以上	−1.223*	0.571	0.294	−0.513	0.624	0.599
双方是否为独生子女	一方是	−1.556***	0.425	0.211	−1.124*	0.499	0.325
	双方都不是	−1.957***	0.535	0.141	−1.410*	0.624	0.244
双方户籍	双方都是新上海人	4.584***	0.639	97.912	4.247***	0.693	69.921
	两地婚姻	3.903***	0.595	49.543	4.088***	0.623	59.620
单位性质	外资/合资企业	−1.144*	0.441	0.318	−0.958*	0.455	0.384
	私营企业	1.850***	0.383	6.362	2.135***	0.433	8.453
	其他	6.198***	0.813	491.866	6.114***	0.883	452.019
生育二孩对职业发展的影响	一般	1.531**	0.509	4.624	1.310*	0.541	3.707
	很少	0.753	0.518	2.123	0.262	0.566	1.299
原生家庭支持③	工具性支持(高)	0.860*	0.383	2.364	0.951*	0.403	2.589
	经济支持(高)	2.991***	0.461	19.905	2.853**	0.467	17.340
	情感支持(高)	0.821*	0.407	2.273	0.463	0.440	1.590
丈夫支持③	较高	—	—	—	1.100**	0.323	3.003
家庭年收入④	21～49 万元	—	—	—	−1.199*	0.590	0.302
	50 万元及以上	—	—	—	−1.470*	0.615	0.230
−2LL		350.308			344.370		

注：① 模型 2 和模型 3 的因变量为已生育(已决定生育)二孩。② * $P<0.05$；** $P<0.01$；*** $P<0.001$。③ 原生家庭工具性支持、经济支持、情感支持以及丈夫支持均以“较低”支持组为参照；④ 家庭年收入以“20 万元及以下”为参照(下同)。

四、讨论与总结

从生育意愿来看，如果不考虑生育政策和客观条件，77.27%的受访者认为一对夫妇生育两个孩子比较理想，14.77%的受访者认为一对夫妇生育一个孩子比较理想，7.95%的受访者认为一对夫妇生育三个及以上孩子比较理想。然而实际上，生育决策与生育意愿存在明显的事实差异。本次调查的受访者中，将二孩生育决策付诸行为者，即已怀孕(或生育)二孩和决定生育二孩但目前尚未怀孕的女性，合计比重为42.05%，明显低于生育意愿调查中理想子女为2个的比重(77.27%)。

对此，本文进行了进一步调查，对于决定不生育二孩和对生育二孩持"不确定/没想好/随缘"态度的受访者，追问其主要原因并按重要程度进行排序。调查结果显示，在所有列举的主客观原因中，排名前三位的原因依次为没人带孩子、经济负担重和年龄太大/身体原因。其中，没人带孩子是最重要的原因，得分为5.27分，遥遥领先于其他各种原因；其次经济负担重也是一个重要的原因，得分为4.20分；再次是年龄太大/身体原因，得分为1.55分。值得注意的是，受访者中有"主观不想生，一个孩子挺好的"想法的得分最低，仅为0.86分，可见，"不想生"只是受各种原因所限，并非真的"不想生"。由于当前社会支持的不足以及对社会支持预期可获得性的不确定，女性只能更现实地依赖来自家庭的支持，这才导致家庭支持对女性二孩生育决策的显著影响。由此可见，"全面二孩"生育政策的落实最重要的不是改变育龄群众的生育观念，而是完善生育政策的社会支持，重点解决"孩子没人带"的困境。

子女照料的支持，当前主要来源于三个层面，即社会、原生家庭和核心家庭。

社会支持方面，我们可以看到政府已经有所行动，2019年5月《国务院办公厅关于促进3岁以下婴幼儿照护服务发展的指导意见》(国办发〔2019〕15号)(以下简称《指导意见》)提出，到2020年，婴幼儿照护服务的政策法规体系和标准规范体系初步建立，建成一批具有示范效应的婴幼儿照护服务机构，婴幼儿照护服务水平有所提升，人民群众的婴幼儿照护服务需求得到初步满足。但是，《指导意见》仍然强调：3岁以下婴幼儿照护的基本原则是"家庭为主，托育补充"，因为人的社会化进程始于家庭，儿童监护抚养是父母的法定责任和义务，家庭对婴幼儿照护负主体责任。

原生家庭支持方面，正是由于针对0～3岁的幼儿照顾服务与资源短缺以及上述人的社会化进程始于家庭的考虑，因此原生家庭中的祖父母成为照顾新生婴儿的主力军。祖辈带养现象目前来看是无法改变的现实，至少在近一代两代甚至三代过程中，都是很难改变的现实[9]。因此，还需要加强对祖辈带养的政策支持，一是通过社区活动和宣传帮助隔代带养的祖辈树立正确的育儿理念；二是对于相当一部分外地来沪帮忙照料婴幼儿的祖辈，通过完善地区间的社会医疗保障的转换制度，在社区内构建移居老人的社会支持网络等，帮助移居老人更好地适应新的环境，促进祖辈照料支持[10]。

核心家庭支持方面，女性作为生育和抚育的主体，这种支持主要是指来自丈夫的支持。传统规范将女性限定为家庭照顾者的角色，而且在现实生活中育儿责任也大多由母亲来承担，然而这种生育和抚育角色却常常让已育女性在劳动力市场中处于劣势，陷入"收入惩罚"、劳动力市场的性别隔离、职业发展的“玻璃天花板”等多重“生育陷阱”。因此，家庭政策中应尽快设立“父母假”并设定“父亲配额”(即在父母假中直接规定一段时间仅为父亲使用)，强调男性照顾家庭的责任和义务，并参照国际标准规定父母假每年休假时间、具体的带薪标准和实施细则等。另外，这种支持还包括对经济支持的需求，家庭抚养孩子的经济负担重也是影响二孩生育决策的因素之一。因此，通过完善生育保险，增加生育津贴和生育医疗费补贴等措施，减轻家庭养育幼儿的负担，增强家庭抚养孩子的经济能力。

参考文献

[1] 彭希哲. 实施普遍二孩政策需要综合性的配套. https://www.thepaper.cn/newsDetail_forward_1395871[2015-11-12].

[2] 宋健，周宇香. 全面两孩政策执行中生育成本的分担——基于国家、家庭和用人单位三方视角. 中国人民大学学报，2016(6)：107-117.

[3] 梁宏. 家庭支持对职业女性二孩生育决策的影响——基于中山市二孩生育需求调查的实证研究. 南方人口，2017，32(6)：14-24.

[4] 黄桂霞. 生育支持对女性职业中断的缓冲作用——以第三期中国妇女社会地位调查为基础. 妇女研究论丛，2014(4)：27-33.

[5] 杨菊华. 延续还是变迁？社会经济发展与婚居模式关系研究. 人口与发展，2008，(5)：13-22，91.

[6] 王磊. 人口老龄化社会中的代际居住模式——来自2007年和2010年江苏调查的发现. 人口研究，2013，37(4)：103-112.

[7] 袁晓娇，方晓义，邓林园，等. 原生家庭支持与干涉量表的编制. 中国临床心理学杂志，2015，23(2)：42-245.

[8] Oaxaca, R. Male-Female Wage Differentials in Urban Labour Markets. International Economic Review, 1973, 14(3).

[9] 刘乐.“全面二孩”政策实施满一年 过半家庭不愿再生. http://www.xinhuanet.com/2017-01/02/c_1120231568.htm[2017-01-02].

[10] 张苹. 来沪支援子女型移居老人社会适应状况调查. 科学发展，2017，(09)：102-108.

“健康家庭行动”的发展历程与趋势展望

胡 琪 张 苹

【导读】“健康家庭”建设是“健康中国”战略的一个重要组成部分，也是“健康中国”的基石。以往国内外的“健康家庭行动”尚有明显的局限性，或者是仅从家庭福利、家庭功能的角度出发，或者是囿于某项具体的卫生保健工作。《“健康中国2030”规划纲要》是今后15年推进“健康中国”建设的行动纲领，也是开展“健康家庭”建设的指路明灯。在“健康中国”战略背景下，未来我国“健康家庭行动”的发展前景十分广阔，“健康家庭行动”是全民健康的有效载体，在人民群众疾病防治中发挥重要作用。

2016年10月，国务院印发《“健康中国2030”规划纲要》，提出把健康摆在优先发展的战略地位。推进“健康中国”建设，是全面建成小康社会、基本实现社会主义现代化的重要基础，是全面提升中华民族健康素质、实现人民健康与经济社会协调发展的国家战略，是积极参与全球健康治理、履行2030年可持续发展议程国际承诺的重大举措[1]。家庭是连接群体和个体之间的自然纽带，家庭的健康是整个社会健康有序运行的微观基础。“健康家庭”建设是“健康中国”战略的一个组成部分，也是“健康中国”的基石[2]。本文通过回顾国内外“健康家庭行动”的发展历程，展望“健康中国”的战略背景下我国“健康家庭”行动的发展趋势，以期更好发挥它在“健康中国”建设中的基石作用。

一、国际“健康家庭行动”

健康是人类永恒的主题，“健康细胞”工程是健康城市的重要支撑，是推动健康城市建设的有效途径和内生动力[3]。“健康家庭行动”来源于实践，在不同的历史条件下，“健康家庭行动”的理念和具体内容也大有不同。

西方国家的家庭福利政策与活动应该属于广义的家庭健康领域，19世纪末家庭发展政策就成为欧洲国家政策体系的有机组成部分，是国家实施政治管辖、经济管理与社会管制的常备工

第一作者：胡琪，男，副教授。
通讯作者：张苹，女，助理研究员。
作者单位：上海市卫生和健康发展研究中心（上海市医学科学技术情报研究所）（胡琪，张苹）。

具，在稳定家庭功能、提高家庭福祉等方面积累了丰富的经验[4]。冷战以后，家庭成为为数不多的福利增长领域。欧洲国家借助综合或多样的方法执行家庭发展政策，其中老年人的照料更加强调家庭责任。2010 年欧洲“家庭和家庭政策回顾”国际会议认为，离开家庭长期照料的成本远比支持他们的亲属照顾来得高。韩国于 2005 年 1 月开始正式实施《健康家庭基本法》，第 1 条规定了立法目的，即“为营造健康家庭生活和维持并发展家庭而明确国民权利义务和国家及地方政府的责任，谋求家庭问题的解决方案，强化增进家庭成员福利的支援政策，为实现健康家庭做出贡献”[5]。

从立足于狭义的卫生健康领域的家庭健康视角看，20 世纪 70 年代以来，WHO 开始致力于推进家庭领域的健康活动和健康支持。1971 年世界上规模最大、最活跃的参与家庭健康公共事业的非营利性国际组织——“家庭健康国际”(Family Health International, FHI)正式成立。该组织通过开展家庭健康方面的研究、教育和服务，在全世界范围内提高人们的生活质量。“家庭健康国际”下设两个研究院——位于美国北卡罗来纳州的家庭健康研究院和位于阿林顿的艾滋病研究院。FHI 总部位于美国，在全球 70 多个国家管理研究和实地活动，现在 FHI 已经在全球 60 多个国家开展艾滋病项目，员工人数达到了 1 200 多名。自 1998 年进入中国以来，FHI 主要致力于中国艾滋病传播的预防工作，尤其是预防艾滋病病毒自高危人群和在高危人群中的传播，同时推动艾滋病治疗及关怀的进程。2003 年 10 月，FHI 在北京正式成立了代表处，并于次年 6 月设立了昆明办公室，以实施、支持、协调和督导其在中国的项目。

另一方面，直接针对家庭健康服务的“世界家庭医生组织”即“全科医生/家庭医师国家级学院和学会的世界组织”(WONCA)，1972 年宣布成立。WONCA 的目标是通过提倡和保持高水平的家庭医学服务来改善世界人民的生活质量，其方法包括：① 提供家庭医生会员组织之间交流知识和信息的论坛；② 鼓励和支持家庭医生学术组织的发展；③ 在其他有关健康和医疗服务的世界组织和论坛面前，代表着家庭医生的教育、科研和提供服务活动。WONCA 按地区分为亚太、欧洲、北美、非洲等区域组织，各区域每年召开 1 次区域年会，总会每 3 年召开 1 次世界大会，为全科/家庭医师提供学术交流和知识更新的讲坛。中国于 1994 年成为 WONCA 的正式成员国。

二、我国“健康家庭”的实践发展

我国“健康家庭”是在实践中形成和发展的。改革开放 40 年来，人民群众的家庭规模、结构、形态与功能都发生了巨大变化，同时，家庭关系的扭曲与断裂、家庭功能的弱化、家庭观念的淡化等家庭问题日益凸显，并且和其他社会矛盾交织在一起。在卫生健康领域，家庭与家庭建设日益受到社会各界的关注。国内政府层面发端的“健康家庭”实践探索，主要从三个方面分别展开的。

(一) 从计划生育工作到“健康家庭”的拓展

随着家庭的小型化、核心化、老龄化，进入 21 世纪后我国计划生育工作开始关注家庭发展，致力于促进家庭幸福。以上海市为代表的我国东部沿海地区的计划生育工作开始以促进家庭发展为工作的落脚点，积极构建以家庭为中心的人口计生公共服务体系，推动育龄群众家庭发展能力的提升和幸福家庭的创建。如上海市2003年起，在全国率先提出了“新概念家庭计划”，转变了以往以生育限制为目标的计划生育工作，转向指导群众知情选择生育计划、避孕节育、优生优育，提供优质服务，保障生殖权利，促进家庭的发展、健康、和谐、幸福。2008年，辽宁省大连市计划生育部门推出“健康家庭促进计划”，通过“1＋X”服务模式，将家庭生命周期细分为新婚期、计划怀孕期、怀孕期、婴幼儿期、青少年期、更年期、老年期7个阶段，针对每个阶段的具体问题，提供计生服务。

《中华人民共和国国民经济和社会发展第十二个五年规划纲要》明确将“提高家庭发展能力”作为计划生育工作的重要组成部分，强调了家庭在人口发展中的作用，要求把家庭作为促进社会和谐稳定的着力点。2014年原国家卫生和计划生育委员会决定在全国启动实施“新家庭计划——家庭发展能力建设”项目试点工作[6]，围绕家庭保健、科学育儿、养老照护和家庭文化等内容，通过开展培训和推广试点经验等方式，向广大计划生育家庭传播知识、培训技能、提高家庭发展能力。所谓家庭发展能力，就是家庭促进自身功能不断优化升级，有效满足其成员合理需要，以及实现自身结构稳定与生命周期可持续演进的各种手段方式的总和。例如，儿童的抚养、教育，中青年的事业发展，老人的医疗、养老等都能有很好的保障，如此循环下去，进而确保家庭的稳定和谐与长久发展。

2017年1月25日发布的《“十三五”全国计划生育事业发展规划》明确提出了建设“健康家庭行动”的目标。《上海市计划生育事业发展“十三五”规划》提出本市“十三五”期间计划生育工作十大主要任务之一包括推进健康家庭建设，要求围绕“健康中国”、“健康上海”建设，大力推进“健康家庭”建设，让健康走进千家万户；提出了实施“健康家庭行动”。

（二）健康促进工作向“健康家庭”的覆盖

“健康家庭”的理念和行动的推广，源于20世纪90年代以来开展的健康教育，尤其是全国性的健康城市创建活动。最早开展“健康家庭行动”的是深圳市，2000年11月深圳市启动“健康家庭行动”示范项目，以社区为平台、以家庭为单位，通过开展健康教育和健康促进行动，试图提高社区居民的健康素质和生活质量，为社区健康教育和健康促进行动探索经验。2002年，上海市以世界卫生组织倡导的健康促进理念为指导，在我国特大型城市中率先开展了建设健康城市行动，政府出台《上海市建设健康城市三年行动计划(2003—2005)》，全面开展了“五个人人”健康市民行动和健康场所建设等健康促进活动，倡导市民提高健康意识、养成健康生活方式。2007年底，全国爱国卫生运动委员会在全国范围内正式启动了建设健康城市、区(镇)活动。在健康城市建设的倡导下，各地纷纷开展健康社区、健康学校、健康单位的行动。

为进一步提高家庭成员的健康意识和健康素质，让健康生活理念走进家庭，更好地推动健康城市和健康社区的创建，近5年内，全国各地健康家庭的创建和评比活动也如雨后春笋纷纷涌现。这些评比活动有的是结合妇联工作，有的是结合精神文明建设，有的由企业参与甚至主导。例如，河北省邯郸市自2015年在全市开展了“健康家庭、健康社区”创建活动；2015年，上海市全国爱国卫生运动委员会出台了《上海市健康家庭创建与评选指导标准》，倡导在基层创建健康家庭；2016年，成都市双流区12个街道134个村社开展“双流区首届健康家庭”评选活动。

(三) 基层卫生工作对“健康家庭”的延伸

在“健康中国”和深化医改的战略部署下，借鉴国际理念，近年来我国基层卫生工作的家庭医生制度应运而生。上海市从2011年起，在长宁区、闸北区等10个区率先开展了家庭医生制度的试点。2016年6月，国务院医改办等7部门印发《关于推进家庭医生签约服务的指导意见》，要求2016年在200个公立医院综合改革试点城市开展家庭医生签约服务，优先覆盖老年人、孕产妇、儿童、残疾人等人群，以及高血压、糖尿病、结核病等慢性病和严重精神障碍患者等；到2017年，家庭医生签约服务覆盖率达到30%以上，重点人群签约服务覆盖率达到60%以上；到2020年，力争将签约服务扩大到全人群，形成长期稳定的契约服务关系，基本实现家庭医生签约服务制度的全覆盖。

家庭医生制度是家庭健康理念在社区卫生服务中的体现。家庭医生制促使家庭医生成为家庭健康的朋友，不仅单纯治疗家庭成员的疾病，还主动帮助家庭成员养成良好的生活习惯，预防疾病的发生。《关于规范家庭医生签约服务管理的指导意见》(国卫基层发〔2018〕35号)规范了家庭医生团队对居民家庭的健康服务内容。近年来，围绕基层卫生服务改革和家庭医生制度的推广，家庭健康的理念不断深入人心。2016年在原国家卫生和计划生育委员会各司局的支持下，中国卫生信息学会举办《中国家庭健康论坛》，探讨如何通过互联网、大数据等新技术手段帮助建立健全家庭医生体系，促进家庭健康。上海市等地积极构建立足社区、面向家庭的健康服务体系，传播家庭健康理念：如通过免费发放“健康读本＋实用健康工具”组合式礼包，举办“健康大讲堂”；推广实施“市民健康自我管理小组”项目，推行“1＋1＋1”医疗机构组合签约(居民可自愿选择一名家庭医生、一家区级医院、一家市级医院签约)；开展“高龄孕妇生育宣传指导服务”项目，加强生育指导服务等。

三、“健康中国”战略背景下我国“健康家庭行动”的趋势展望

“健康家庭”的理念与实践，对“健康中国”战略与人民群众的健康促进有着重要意义。然而，以往国内外的“健康家庭行动”还有明显的局限性，或者是从家庭福利的角度出发，或者是囿于某项具体的卫生保健工作。《“健康中国2030”规划纲要》明确要求“广泛开展健康社区、健康村镇、健康单位、健康家庭等建设，提高社会参与度”，这标志着从国家层面确立了“健康家庭”的战略行动。《“健康中国2030”规划纲要》是今后15年推进“健康中国”建设的行动纲领，也是开展“健康家庭”建设的指路明灯。在“健康中国”战略背景下，未来我国“健康家庭行动”的发展前景广阔，它将以提高人民健康水平为核心，坚持健康优先、改革创新、科学发展、公平公正的原则建设“健康家庭”，完善家庭健康政策，全方位、全周期保障人民健康。

(一) “健康家庭行动”是全民健康的有效载体

全民健康是国富民强、长治久安的基本条件，也是全体人民享受幸福生活的根本保障。从“人人享有卫生保健(Health for All)”到“全民健康覆盖(Universal Health Coverage)”的概念的提出，各国政府将全民健康覆盖作为奋斗目标[7]。“全民健康覆盖，每一个人，每一个地方”[8]体现

了全人类的美好愿景，但要在全世界范围内实现这一目标，依然任重道远。习近平总书记 2016 年在全国卫生与健康大会上强调指出，“把人民健康放在优先发展战略地位”“努力全方位全周期保障人民健康，没有全民健康，就没有全面小康”[9]。

立足全人群和全生命周期是全民健康的两个着力点，而家庭是这两个着力点最直接的管理单元。“健康中国”的基本路径是共建共享，“健康家庭”建设为全民健康构建了恰当的载体，它统筹家庭的经济、文化、生活方式，形成维护和促进个体健康的合力。“健康家庭行动”需要调动家庭力量的积极性和创造性，强化家庭对于个人健康的责任，提高全民健康素养，引导形成自主自律、符合各个家庭特点的健康生活方式，有效控制影响健康的生活行为因素，形成热爱健康、追求健康、促进健康的家庭氛围，从而达到个体健康和全民健康的目的。

（二）“健康家庭行动”引领人民群众的健康生活

家庭是普及健康生活基本场所，家庭可以发挥个体健康管理的强力纽带作用。“健康家庭行动”将在家庭层面对家庭建立和发展的每个阶段的具体问题和健康需求，提供有针对性的健康管理和服务，从而引领人民群众的健康生活。

1. 以家庭为单位的健康教育，提高全民健康素养

普及全民健康生活方式，强化家庭和高危个体健康生活方式指导及干预，开展家庭健康体重、健康口腔、健康骨骼等专项行动。建立健全家庭健康促进与教育体系，提高健康教育服务能力，从小抓起，普及健康科学知识。加强家庭精神文明建设，发展健康文化，移风易俗。

2. 塑造自主自律的家庭健康行为，培育良好的家庭生活习惯

引导家庭合理膳食，实施营养计划，全面普及膳食营养知识，引导居民形成科学的家庭膳食习惯，推进健康饮食文化建设。开展控烟限酒，积极推进无烟家庭建设，减少酗酒，控制人体的酒精摄入。

3. 促进家庭心理健康支持

加强家庭心理健康服务体系建设和规范化管理。加大家庭心理健康科普宣传力度，提升家庭成员心理健康素养。加强对抑郁症、焦虑症等常见精神障碍和心理行为问题的家庭干预，尤其是重点人群心理问题早期发现和及时干预力度。加强对家庭严重精神障碍患者报告登记和康复服务。

4. 强化减少不安全性行为和毒品危害的家庭责任与治理

针对家庭中的青少年、育龄妇女及流动人群，开展性道德、性健康和性安全宣传教育和干预。加强对性传播高危行为人群的综合干预，减少非意愿妊娠和性相关疾病传播。从家庭源头上杜绝毒品危害、早发现、早治疗成瘾者。

5. 提高家庭成员的身体素质

制定实施家庭的全民健身计划，普及科学健身知识和健身方法，推动全民健身家庭生活化。

（三）“健康家庭行动”在人民群众疾病防治中发挥重要作用

减少疾病发生，强化早诊断、早治疗、早康复，是实现全民健康的要义。如果相当多的家庭因病致贫、因病返贫，或无法真正分享国家致力于改善基层医疗卫生服务系列举措带来的改革红

利，则“健康中国”的战略目标就难以实现。家庭在疾病防治中作用是无可替代的，“健康家庭行动”在日常健康管理中充分体现家庭参与和人文关怀，可以促进个体对于健康管理和对疾病的预防、诊断、治疗和康复的正确认知和智慧选择[10]。

1. 以家庭为单位确立目标人群在重大疾病预防中大有可为

社会心理学研究表明：家庭成员的健康与家庭的类型、家庭的运作形式、家庭的作用及家庭的生活质量密切相关。家庭往往是健康与疾病问题的首发地，家庭是个人抵御重大疾病的第一道防线[2]。每个家庭特有的家族基因、公共生活方式、饮食习惯等，都使得某些重大疾病的发生带有很大的家庭共性，因此从家庭层面上做好提前预防、在心态和财力上有所准备，就会在一些重大疾病预防中取得主动。

2. 家庭对病患和亚健康状态中的家庭成员给予无私的支持和帮助

当家庭成员患病，需要治疗、康复和照料时，家庭的作用也是必不可少的。兰尼说过：“一个美满的家庭，有如沙漠中的甘泉，涌出宁谧和安慰，使人洗心涤虑，怡情悦性。”[11]医院一样，家庭也是患者不可或缺的康复基地，家庭通过经济支持、生活照料、精神慰藉等途径配合慢性病综合防控战略实施，推动慢性病筛查和早期发现，落实癌症、脑卒中、冠心病等慢性病的机会性筛查，实现高血压、糖尿病患者家庭管理干预。

3. 家庭参与病患的治疗给患者带来更多的智慧选择

家庭参与到患者的疾病预防、诊断、治疗和康复过程中，甚至扮演着决策者的角色，决定了治疗效果，甚至决定了各项治疗的成败[12]。在保护健康和恢复健康中，患者、家庭和卫生保健系统之间的关系已被形象地描述为“治疗三角”，这种表述方式清晰地反映了这三个方面的相互影响。在这个三角中，当家庭成员支持医生的治疗方案时，这种合作就能够促进健康；反之，则阻碍疾病的治疗[13,14]。

（四）“健康家庭行动”要求社会提供更加优质的健康服务

将家庭作为基本单元，通过“健康家庭”建设让健康服务惠及全人群，使全体人民享有所需要的、有质量的、可负担的预防、治疗、康复、健康促进等健康服务，使“健康家庭”成为建设健康社区、健康城市、健康中国的关键落脚点。

1. 通过“健康家庭”建设进一步完善分级诊疗和家庭医生服务制度

促使家庭医生成为居民健康的守护人，由家庭医生对签约服务对象提供全程的健康管理；通过定期的社区诊断来掌握服务地区家庭的健康状况，针对家庭不同需求来提供有针对性的健康管理服务。家庭医生还将成为医疗资源利用的守门人，完善以家庭医生为核心的分级梯度有序的诊疗机制。

2. 通过“健康家庭”建设加强对家庭中所有生命周期成员的健康支持

针对生命不同阶段的主要健康问题及主要影响因素，实现从胎儿到生命终点的全程健康服务和健康保障，构建以生育支持、幼儿养育、青少年发展、老人赡养、病残照料为主题的家庭健康发展政策框架，引导群众负责任、有计划地生育。

3. 通过“健康家庭”建设关爱好家庭重点人群的健康问题

妇女儿童、老年人、残疾人、低收入家庭成员是健康促进中的弱势人群，应予以重点关爱。

“健康家庭行动”要积极倡导优生优育，实施母婴安全计划，提高妇幼健康水平，加强出生缺陷综合防治。实施健康儿童计划，加强儿童早期发展。维护低收入家庭和残疾人健康，加大救助力度。

（五）“健康家庭行动”有助于医疗卫生体制的深化改革

在健康中国、健康城市的大背景下，“健康家庭”的理念及其行动对医疗服务体系、健康保障、生育政策的走向等等都会产生重大的影响。

从医疗卫生服务体系看，“健康家庭”的理念及其行动有助于完善医疗卫生服务体系，促进建立面向家庭和社区的公平可及、系统连续、优质高效的医疗健康服务，并为之配套相应的公共卫生体系、医疗服务体系、医疗保障体系、药品供应体系，这是“健康中国”惠及广大民众的必经之路。“健康家庭行动”将积极倡导全方位、全周期、差异化的服务理念，促进建立多层次、多角度、多内容的整合型医疗卫生服务体系。重视康复、老年病、长期护理、慢性病管理、安宁疗护等与家庭照料有关的接续性医疗机构建设。

从健康保障来看，“健康家庭”的理念及其行动有助于完善全民医保体系。健全以基本医疗保障为主体、其他多种形式补充保险和商业健康保险为补充的多层次医疗保障体系。推进基本公共卫生服务均等化，实施与家庭健康有关的国家基本公共卫生服务项目和重大公共卫生服务项目，使不同家庭居民享有均等化的基本公共卫生服务。

参考文献

[1] 中共中央、国务院.“健康中国 2030”规划纲要. 2016.

[2] 张新庆，李闪闪. 健康家庭：“健康中国”之基石. 中国医学伦理学，2017(2)：138－142.

[3] 曹承建. 健康城市之细胞工程——健康单位建设指南. 杭州：浙江大学出版社，2016.

[4] 王军平. 欧洲的家庭发展政策及其借鉴价值. 理论探索，2012(3)：98－100.

[5] 高春兰，金美英. 韩国家庭福利政策的范式转换：健康家庭基本法. 社会政策研究，2017(6)：53－65.

[6] 国家卫生和计划生育委员会. 国家卫生计生委办公厅关于开展“新家庭计划——家庭发展能力建设”项目试点工作的通知(国卫办家庭函〔2014〕388 号). 2014.

[7] WHO. The World Health Report 2010：Health systems financing：the path to universal coverage. http：//www.who.int/whr/2010/en/index.html[2013－11－29].

[8] 相海泉. 第 65 届世界卫生大会聚焦医疗全面覆盖. 中国信息界，2012(6)：22－23.

[9] 新华社. 努力全方位、全周期保障人民健康——习近平总书记在全国卫生与健康大会上的讲话引起强烈反响. http：//www.xinhuanet.com/politics/2016－08/22/c_1119434555.htm[2016－08－22].

[10] Kim Y，Carver C S. Recognizing the value and needs of the caregiver in oncology. Current Opinion in Supportive and Palliative Care，2012，6(2)：280－288.

[11] 张新庆. 构筑“健康家庭”，从容应对重大疾患. 中国卫生，2015(10)：56－57.

[12] Jackson S E，Steptoe A，Wardle J. The influence of partner's behavior on health behavior

change：the English Longitudinal Study of Ageing. JAMA Intern Med，2015，175(3)：385－392.

[13] 秦震新，刘秀花，苑杰. 帕金森患者家属生活质量的调查研究. 中国健康心理学杂志，2012(06)：843－844.

[14] Royce T J，Hendrix L H，Stokes W A，et al. Cancer screening rates in individuals with different life expectancies. JAMA Intern Med，2014，174(10)：1558－1565.

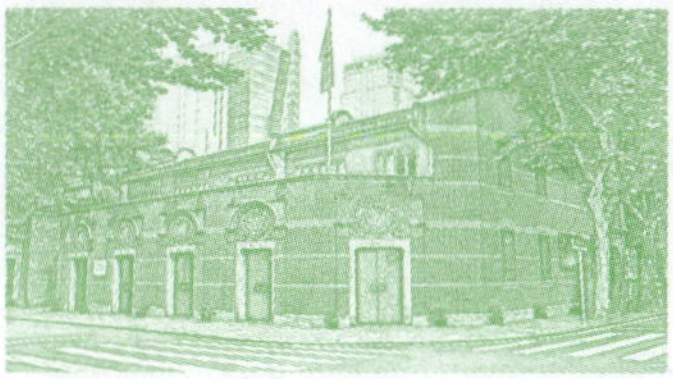

第九章

行业治理

本章汇编的文章，从行业治理角度，展现了上海市医疗卫生治理的现状。首先，从政策评估的理论入手，全面评估上海市卫生健康领域“放管服”改革的进展、经验，并为今后进一步完善相关工作提出建议；其次，全面回顾总结了上海卫生标准化建设的进展与成效，深入分析目前卫生标准化建设存在的问题与短板，并就进一步推动和提升卫生标准化建设提出了建议与设想；再次，深入分析上海市健康服务领域审批制度面临的问题和挑战，并提出相应的改进措施和政策建议。此外，还研究了食品安全企业标准备案政策的时空演进与发展趋势；从卫生管理者的视角，对《医疗纠纷预防和处理条例》的特点以及如何实施进行思考；分析和研判大健康产业交叉业态发展中的关键性问题和政府治理路径，以推进大健康产业交叉业态治理体系和治理能力现代化进程。文章契合了目前行业发展的热点与难点，也反映出目前行业中需要引起重视的关注点。

卫生健康领域“放管服”改革绩效评估研究

张梅兴

【导读】 推进卫生健康领域“放管服”改革是转变政府职能的重要抓手，是优化营商环境、激发市场活力、满足人民群众多层次、多样化健康需求的重要举措。上海市卫生健康领域“放管服”改革一直走在全国前列，通过告知承诺、备案制度等“证照分离”措施优化行政审批流程，“双减半”和“双一百”重塑服务内容，“一网通办”信息化平台提高服务效率，“双随机、一公开”监管机制保障服务质量，努力形成卫生健康领域“放管服”的上海经验与模式。文章从政策评估的理论入手，通过现场调研、问卷调查、文献回顾、专家咨询等多种方法，以四个行政审批事项为切入点，全面评估上海市卫生健康领域“放管服”改革的进展、经验，并为今后进一步完善相关工作提出建议。

一、评估概况

（一）研究背景

推进卫生健康领域“放管服”改革是转变政府职能的重要抓手，是优化营商环境、激发市场活力、满足人民群众多层次、多样化健康需求的重要举措。2015 年 12 月 16 日，浦东新区推行的“证照分离”改革试点，开启了上海市“放管服”改革新的阶段。2017 年上海市人民政府于印发的《2017 年上海市深化简政放权放管结合优化服务改革工作方案》（沪府发〔2017〕69 号），以及后期“证照分离”“一网通办”“双减半”等一系列具体举措的相继出台，使上海市“放管服”改革进一步深化。

在总体性政策框架内，上海市卫生健康领域“放管服”改革也在稳步推进。2019 年 4 月 9 日，上海市卫生健康委下发了《关于印发〈2019 年上海卫生健康领域深化“放管服”改革工作要点〉的通知》（沪卫法规〔2019〕1 号），将“放管服”改革及其具体实现路径以文件的形式确定下来。其中“店小二”服务意识、“一网通办”平台、“证照分离”改革、“双随机、一公开”监管等制度性创新，降低了行政审批事项的制度性交易成本，群众的“幸福指数”、企业的“发展指数”显著提高。

上海市各区域经济发展、人口结构、医疗资源分布呈现多元化特点，居民对于卫生健康多样化、多层次的需求，使得在医疗卫生领域中激发市场活力、优化营商环境尤为迫切，这也对卫生健

基金项目：上海市卫生健康委员会调研课题“本市卫生健康领域行政审批制度改革绩效评估”。
第一作者：张梅兴，男，上海市卫生健康委员会副巡视员。
作者单位：上海市卫生健康委员会（张梅兴）。

康领域“放管服”改革工作提出了更高的要求。本文立足于上海市卫生健康领域“放管服”改革试点工作整体推进情况，对改革工作的实施现状、成效问题、经验模式等做阶段性评估，为后续的改革试点工作提出改善建议，并为今后扩大试点领域与推广应用积累经验。

（二）研究目的

以整体性评估和典型性评估为主要研究方式，了解和分析上海市卫生健康领域“放管服”改革试点工作总体进展情况，总结改革试点工作经验和可借鉴的模式，找出不足并分析原因，为后续的改革工作提出改善建议，为今后推广应用积累经验。

（三）研究方法和内容

本文采用文件资料与案头资料查阅、线上信息梳理、现场调查与走访、区职能部门问卷调查、专家咨询的研究方法（表 1），构建“放管服”评估框架，对改革的制度结构、实施结果进行分析，通过总结成效、经验和存在问题，提出相应的政策建议。

表 1　总体方法学框架

研究问题	研究方法	资料来源
上海市“放管服”改革评估理论框架构建	文献综述	学术论文、研究报告、网上公开信息
上海市“放管服”改革的制度结构评估	文件文献查阅、定性分析（利益相关者分析）	政策文件、关键知情人访谈
上海市“放管服”改革的实施结果评估	文本分析 数据分析	单位机构调查表 知情人访谈
上海市“放管服”改革的成效经验和存在问题		
上海市“放管服”改革的政策建议		

二、“放管服”改革绩效评价的理论框架

（一）国内相关研究进展

自“放管服”改革深化以来，国内关于行政审批改革评估的相关研究成为学术关注的焦点[1]。对于政审批制度改革的效果研究，虽然自实施行政审批制度改革以来，在精简审批事项、创新审批模式[2]等方面取得初步成效。然而就改革本身而言，行政审批的边界、程序、范围依然需要进一步的界定和优化[3]，政府管理中的交易成本、信息成本[4]和监督成本等未能得到有效的控制。因此，审批项目的减少并不是审批制度改革绩效评估中的单一指标，更重要的是看是否通过改革实现了制度创新。

在改革方式上，可通过行政审批标准化管理框架实现，包括实行目录管理、制定业务手册、编制办事指南、推行网上审批、实现数据共享、开展效能监察[6]；或通过运用集成化审批、流程规范管理、信息化办理模式[7]实现。法律层面，立法对行政许可的模糊界定，使得现有的行政许可法规规制作用有限[5,8]。评估方法上，服务能力的考核指标可从制度层面（行政审批告知制度、网上

审批制度、制度创新程度)、流程层面(便捷程度、事项公开度[9]、审批流程规范性)、结果层面(时间、收费)等多方面进行评价[10]。

(二) 评估理论框架的制定

1. 评估依据

本次评估依据来自国际公认的卫生改革与卫生项目评估理论框架,以及国内政府部门相关的政策框架两方面。其中理论框架采用 Avedia Donabedian 的"结构-过程-结果"(Structure-Process-Outcome, SPO)构建"放管服"改革试点工作的成效评估框架①;政策依据主要基于上海市卫生健康委发布的关于"放管服"改革的系列文件②。

2. 评估框架和指标构建

从 SPO 的评估框架视角来看,就本文所针对的行政审批改革试点工作项目而言,结构主要是指"放管服"改革过程中的政策框架;过程为政策的实施过程、政府投入和组织保障;结果为四类具体改革事项微观指标。本文所构建的评估框架见图 1。

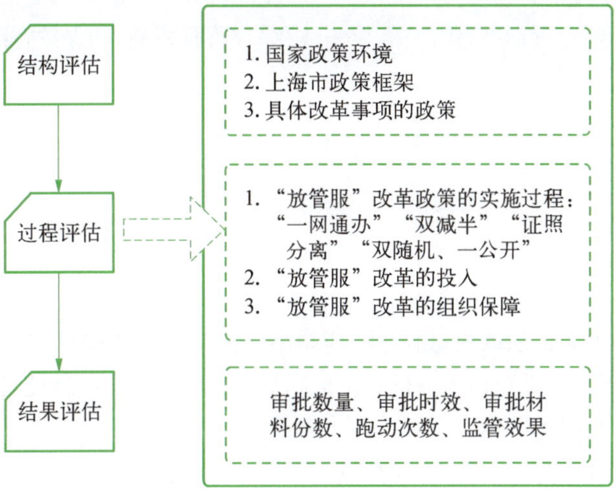

图 1 上海市卫生健康领域"放管服"改革绩效评估理论框架

三、上海市"放管服"改革评估的做法和进展

(一)"放管服"的政策框架(结构评估)

1. 国家政策环境

李克强总理在《政府工作报告》提出,持续推进简政放权、放管结合、优化服务,不断提高政府

① SPO 评价模型最早被用于医疗服务质量评价[11],近年来也被逐步拓展到包括公共卫生和其他保健服务在内的大卫生领域,成为卫生系统中服务质量和绩效评价最基础、最常用的模型[12]。

② 政策文件主要有:《2019 年上海卫生健康领域深化"放管服"改革工作要点》(沪卫法规〔2019〕1 号)、《全面推进"一网通办"加快建设智慧政府工作方案》(沪委办发〔2018〕14 号)、《上海市全面推开"证照分离"改革工作方案》(沪府办发〔2018〕44 号)、《上海市进一步优化营商环境实施计划》等。

效能[13]，以及国务院召开的全国推进放管服改革电视电话会议，在全国范围内推开“放管服”新一轮改革。2019 年国务院办公厅下发了《关于印发全国深化“放管服”改革优化营商环境电视电话会议重点任务分工方案的通知》(国办发〔2019〕39 号)，细化了“放管服”改革的具体方案，包括纵向发展简政放权、保障监管公平性、优化政府服务等。

2. 上海市政策环境

在国家顶层政策框架指导下，上海市政府在 2015 年制定市级权力清单，在此基础上于 2016 年下发的《上海市人民政府关于印发本市推进简政放权放管结合优化服务改革工作要点的通知》(沪府发〔2016〕78 号)，在行政审批的标准化、深化行政审批、“证照分离”改革、监管机制创新、提升政府效能等八个方面指导行业各领域推进“放管服”改革。

上海市卫生健康委在国家和上海市制度性框架的引导下，相继出台了一系列文件和举措，如“一网通办”“双减半”“证照分离”“双随机、一公开”等。需要指出的是，卫生健康领域的“放管服”改革在完成既定政策的目标的基础上，也在不断拓宽改革的边界和深度。如先后推进的养老机构内设医疗机构、中医诊所、全科诊所实施备案制管理；在不打破现有法律制度框架基础上提出“双减半”目标；以服务对象满意度为根本，建立“好差评”机制，将服务对象是否满意、是否有获得感作为服务单位的重要考量标准；建立“五位一体”综合监管机制，确保放宽准入后市场机制的稳定性。

(二) 上海市卫生健康“放管服”实施过程(过程评估)

1. “放管服”改革政策的实施过程

上海市卫生领域的“放管服”改革，主要通过以下五个方面内容来推进。

(1) 优化业务流程再造事项：通过部门整合实现“双减半”和“双一百”。上海市卫生健康委依据顶层设计目标和方案依法减权，如取消“药物临床试验机构资格认定初审”审批事项；“医疗机构执业登记”事项不再要求申请人提供验资证明；变更法定代表人、地址、补证等不涉及现场审查的审批事项基本实现当场办结。

(2) 在全市范围内开展“证照分离”的试点工作：“证照分离”的试点工作在上海市主要分为两部分，第一步先从浦东新区试点开始，按照取消审批改备案、实行告知承诺、优化准入服务等方式开展，并在全市范围内推广，经验复制至全国；第二步在探索推进养老机构内设医疗机构、中医诊所、全科诊所实施备案制管理，以满足上海市多元化、多层次的医疗需求。

(3) 以“一网通办”为技术平台，提高行政审批服务的效能：通过梳理服务事项办事指南要素，形成标准化、规范化的网上公示政务服务事项、网上办事指南，为“一网通办”的开通和使用打下坚实基础。目前市级卫生健康审批事项已经全部可以实现只跑一次，开展电子证照改革试点工作实现申办材料的精简和申办时间的缩短，目前 12 个事项电子证照已建设完成。

(4) 建立事中事后监管机制，以确保放宽准入后市场的稳定性：上海市卫生领域事中事后监管模式主要为诚信管理、分类监管、风险监管、联合惩戒、社会监督“五位一体”综合监管，采取的监管措施主要有“双随机、一公开”监管、飞行监管、专项监管、日常监管：如对告知承诺企业履约情况检查、探索包容审慎监管，联合医保、市场监管、药监等部门开展综合整治等。

(5) 信息公开与传播机制：办事人员均可通过电话、现场咨询获知审批事项相关信息，如徐汇区通过信息化手段打造智慧审批服务项目，在等候区设有答疑问询的电子机器人，增加了现场办理人员问询的效率，设有专门的导引人员现场指导行政相对人进行网上办理。改革目录内事项均可在“一网通办”官网上查询，包括该审批事项的申请条件、办理流程、联系方式、适用范围、申请材料下载等。

2. “放管服”改革的投入

“放管服”改革需要一定的人力物力投入来保证其顺利运行。

(1) 人力资源方面：窗口经办人员经过审批内容和流程的优化设计，以及一网通办业务的开展，较之前，劳动强度已有大幅度缓解。而监管人员面临人力资源严重匮乏的现实问题。主要是因为“放管服”改革试点工作带来了多方面新的任务，如制定具体的审批监管制度、工作流程、格式文书、事前告知、事中事后监管等工作。加之监督等业务部门的招聘、职业发展晋升渠道滞后于“放管服”的开展进度，目前极度缺乏一支具备专业化背景、人力充足的监督队伍。

(2) 信息技术支撑方面：近年来上海市卫生健康委着力打造“一网通办”总门户，形成整体协同、高效运行、精准服务、科学管理的智慧政府基本框架。打造统一受理平台，初步实现卫生行政审批事项线下线上的统一入口和出口，以及审批服务的授办分离；建设一个电子跨市、区、街道三级系统的证照库；整合公共数据资源，完成数据共享需求清单、责任清单、负面清单等三清单的核对确认。

3. 组织保障

为推进“放管服”改革试点探索工作，上海市卫生健康委定期召开委务会议，负责改革试点重大事项的决策，对“放管服”改革的具体情况进行通报讨论。编制《2019 年上海卫生健康领域深化“放管服”改革工作要点》，对“一网通办”“双减半”“证照分离”“自由贸易试验区”“双随机、一公开”等具体实现路径做出详细安排。通过对改革试点工作各参与单位相关负责人的访谈得知，上海市卫生健康委的领导对于本次改革试点工作重视度极高，对所涉及的相关各部门全力动员，为完成本次改革试点工作任务提供了坚强的组织保障。

(三) “放管服”改革结果评估

本文选取了公共场所卫生许可、消毒产品生产企业许可、中医诊所备案、养老机构内设医疗机构备案四类具体的审批事项(表 2)，作为具体的案例研究对象，通过上海市 15 个区的调查表①，对“放管服”改革结果进行评估。

1. 总体情况

全市公共场所卫生许可告知承诺的件数较多，在一定程度上激发了市场主体活力。消毒产品生产企业由于办理工厂的程序较为复杂、投资成本较高，在放宽市场准入条件后并未出现大幅度申请审批现象。中医诊所备案制的试点，在一定程度上调动了市场开办中医诊所的活力，通过现场走访得知，中医诊所的开办不仅在社区可及范围内的居民接受度和满意度较高，通过口碑宣传，还包括其他区域乃至江浙沪地区的就诊的患者。养老机构内设医疗机构备案的数量要低于

① 因浦东新区“放管服”改革开展时间较早，与其他区开展时间间距较大。考虑到数据最终显示的客观性和整体性，因而未将浦东新区与其他区的“放管服”推进数据指标放在一起分析。

中医诊所原因是因为部分区县在备案制实施前，已完成在养老机构内医疗机构的设置。

表 2　四类具体审批事项的总体进展情况(单位：份数)

类　别	新　证	复　核	延　续	变　更	注　销	补　证
中医诊所备案	113	0	0	11	4	0
公共场所卫生许可	5 585	0	2 738	1 273	1 560	89
养老机构内设医疗机构备案	22	11	0	17	0	0
消毒产品生产企业许可	0	0	0	0	0	0

2. 审批时效

审批时效主要是指申请机构/申请人在提交审批申请之日起到审批事项最终办结的时间天数，2018 年 5 月至 2019 年 6 月期间，申请事项的审批时间有了大幅度缩减(图 2)。此数据的下降得益于上海市卫生健康委"双减半、双一百"政策目标的设定、"一网通办"平台的建设等。

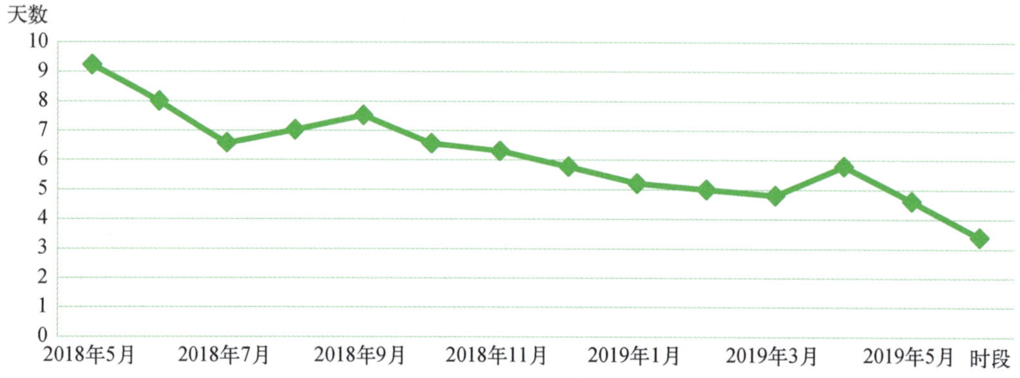

图 2　四类具体审批事项的审批时效

3. 跑动次数

2018 年 5 月后跑动次数稳步下降，部分审批事项出现了 0 次跑动次数(全网办结)(图 3)。此类数据说明了"一网通办"平台的打造对于"放管服"改革的成效有着极大的推动作用。同时，在审批流程结束后，申请人可自主选择邮寄、审批中心现场中转站领取、自己前往审批中心领取等多种方式，这一举措与以人为本、以服务相对人的满意度和获得感的本质相契合。

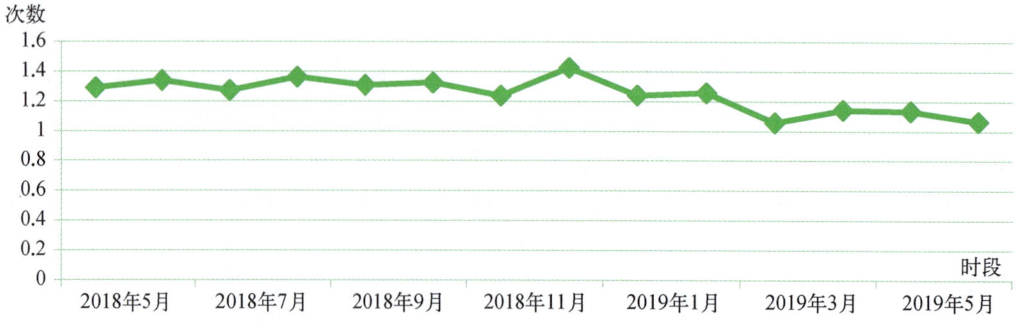

图 3　四类具体审批事项的跑动次数

4. 材料数量

“双减半、双一般”除了在审批时效上进行压缩以外，申请材料的数量则是另一项需要完成的主要任务。自 2018 年以来，申请机构申办项目所需要的材料份数也趋向于稳步下降中(图 4)，这与上海市卫生健康委在 2018 年着力打造“一网通办”以及电子证照材料在平台中的互通互享是密不可分的。

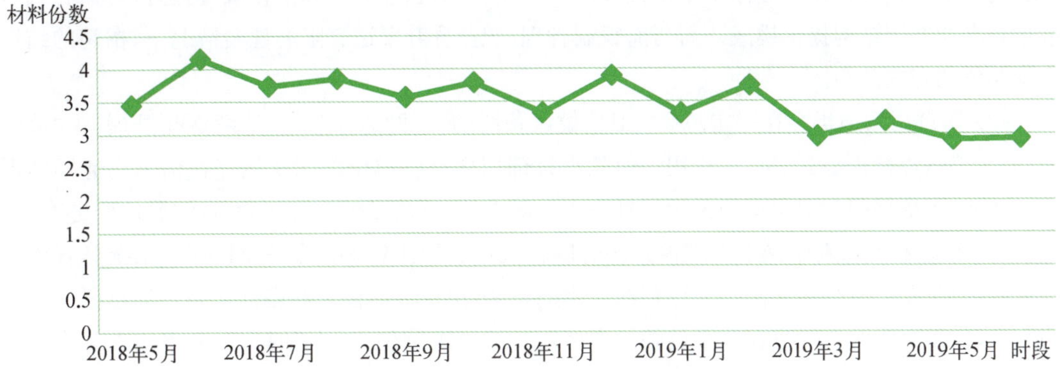

图 4　四类具体审批事项申请人的申请材料份数

四、总结和讨论

(一) 评估结果小结

1. “放管服”工作所取得的阶段性成果与经验

(1) 阶段性成果：政策文件更加完备。上海市卫生健康委对“一网通办”“双减半”“证照分离”“自由贸易试验区”“双随机、一公开”等具体实现路径以及具体审批事项均以文件的形式确定下来。进一步拓展“放管服”的边界。上海市卫生健康领域改革试点涌现出的典型和经验已在全市乃至全国复制推广，为健康服务业的其他项目提供充分的论证基础，提升改革的时效性。办理流程优化，办理材料精简。审批、监督的部门的系统性整合和办理流程的优化，使得办理材料基本实现了“减材料”的相关目标。行政服务的效能提升，行政相对人满意度增加。目前大部分事项实现了当天办结、申请人只跑一次的预期政策目标。通过内部数据共享精简部分事项的审批材料，压缩审批时限，提高企业和群众办事便捷度、满意度和获得感。

(2) 取得的主要经验：政策支持和领导重视。在本次改革试点工作实施中，上海市卫生健康委、区卫生健康委的领导对改革试点工作高度重视，成立上海市卫生健康委主任亲自领衔的领导小组，定期开展“放管服”专题推进会议，各区也针对改革试点事项分别成立了工作小组。整合服务机构，再造审批流程。以徐汇区为例，行政中心的一站式服务将涉及需要审批办理的委办局与相关业务科室统筹到行政服务中心，达到“两集中”的办理模式(办理区域的集中、办理内容的集中)，尽可能地减少申请人的跑动次数。结合区域特征，完善内部结构。以黄浦区机构改革方案为例，成立行政审批服务科，主要承担卫生系统行政审批工作职能的。此举措有效地将国家顶层政策设计、上海市政策框架与基层制度创新有效结合起来，以推动“放管服”改革的发展。以人为本，塑造“店小二”的服务理念。以松江区“十分制表单”模式为例，此举措是事中事后监管机制在地方的创新，通过打造“十分制表单”模式，全过程对申请机构进行指导、追踪、监督，降低申请机构因信息不对称而产生的人力、财力和时间成本。

2. 改革试点工作中存在的问题和困难

(1) 人力资源紧张，难以保障监管机制的运行：人力资源匮乏问题主要体现在事后监管上。“放管服”改革使得工作中心由事中审核转向事后监管，监管任务量和工作难度提升，对监管人员数量和专业知识结构提出挑战。而当前编制管理、职业晋升渠道有限的现实情况下，招聘的结果与预期依然存在差距。

(2) 跨部门沟通仍存在一定障碍：卫生健康条线的“一网通办”工作持续深化开展，为“放管服”的改革试点推进起到了促进作用。但是审批部门内部各单位之间依然存在信息沟通不畅现象。例如，工商部门和卫生部门关于审批事项的新办、变更情形中的机构命名、注册地变更等。

(3) 行政相对人对于网上办理模式接受度较低：尽管卫生系统的“一网通办”系统具有突破性进展，但是距行政相对人的接受还存在一定的距离，申请人前往现场咨询和办理的意愿依然较为强烈，这是因为服务对象在政策调整过程中需要一个接受和适应的阶段，部分申请人认为现场咨询和办理的便捷度要高于网上办理。

(4) 事中事后监管难度较大：目前社会诚信体系尚处于建设初期，对于不能履约企业约束力明显不足；法律法规滞后于“放管服”改革的步伐，执法过程中(撤销许可)遇到了诸多困难；缺乏一支专业、专职的监管队伍实行全过程、全范围的监管。

(二) 政策建议

1. 顶层设计与基层创新之间衔接

在本阶段的改革试点工作中，上海市卫生健康委制定的工作方案详细具体，为改革试点工作的顺利开展提供了良好的保障。在下一阶段工作中，顶层设计文件的完善和推广，需要根据现有工作进度、成果、经验、问题与困难以及相对人反馈意见，以指导区改革试点工作的进一步开展，以及模式经验的创新。

(1) 以人为本，优化窗口和网上办事流程，提升行政相对人的接受度和满意度。优化和规范化内部工作流程，简化审批手续，缩短审批时限。建立好部门之间的信息沟通、信息共享机制，以提升行政相对人在审批办理过程中的获得感和满意度；及时、定期收集相对人的反馈意见，为今后工作的改进提供依据。

(2) 有针对性、有步骤地推进各类审批事项在“一网通办”网络上的普及。因为“一网通办”中不同办理事项存在差异性特征，建议分项目实现审批事项网络办理的普及，对于网上办理接受度较高的群体，可优先试点网上办理收集反馈信息，待“一网通办”完善后再向所有事项推广。同时，加强信息公开的力度，提高行政审批信息对办事企业和人员的可及性，提高办事企业与人员对相关改革措施的知晓度和信息获取的便捷度。

2. 进一步健全事中事后监管机制

注重行政审批改革工作的“加”与“减”的问题，审批环节和内容的减少意味着事前告知工作和事后监管工作的增加，需要根据工作重心的转变及时调整方向。在准入门槛降低的同时，除了需要优化服务程序、简化审批环节、压缩审批材料以提高行政相对人的满意度和获得感，后续监管处罚依据、处罚力度，尤其是行政处罚中的退出机制也很重要。

3. 推进社会诚信体系和法制的完善

通过道德和法律的层面约束行政相对人在告知承诺和备案后的背德行为。目前各项监管措施的管理办法都已制定完成，如何落地这些管理办法，转化为科学可操作的实施细则是下一阶段工作的重中之重。充分发挥社会诚信体系的价值作用，将诚信档案与日常监管工作相结合，建立起系统、有效的事中事后监管实施细则；及时收集事中事后监管运行的反馈信息，为法律法规的完善提供依据。

4. 建立部门协同机制，推动信息资源共享

目前上海市卫生健康领域的信息化系统建设水平已经较为完善，下一步应着重推进信息化共享制度建设，进一步挖掘信息化的潜力。当前一个重要任务是完善卫生系统与其他职能部门的信息共享机制，以确保在事中审核、事后监管过程中，卫生部门对于信息的可获得性，以及对于现有信息的挖掘利用。

5. 加强人力资源的保障

承担监管职责的工作人员紧缺是一个亟待解决的问题，而目前的监管人员编制、发展平台、晋升渠道的有限，均是人员数量和专业程度不足的重要原因。人力资源是否充足是监管机制运行顺利的重要原因，人力资源管理部门应根据从编制、人员发展、人员晋升等多个角度考虑解决人手紧张问题的措施和方案，保障各项工作高质量开展。

参考文献

[1] 马亮. 如何理解和解释“最多跑一次”改革？——评《“最多跑一次”改革：浙江经验，中国方案》. 公共行政评论，2019，12(04)：180-186.

[2] 应松年. 行政审批制度改革：反思与创新. 人民论坛·学术前沿，2012，(03)：48-53，85.

[3] 艾琳，王刚，张卫清. 由集中审批到集成服务——行政审批制度改革的路径选择与政务服务中心的发展趋势. 中国行政管理，2013，(04)：5-19.

[4] 宋雄伟. 地方政府行政审批制度改革执行困境与推进策略——基于2012—2015年A省的调查研究. 理论探讨，2017，(01)：33-37.

[5] 沈岿. 解困行政审批改革的新路径. 法学研究，2014，36(02)：20-34.

[6] 金跃明. 上海市行政审批制度改革工作的探索. 中国机构改革与管理，2013，(12)：18-21.

[7] 张定安. 行政审批制度改革攻坚期的问题分析与突破策略. 中国行政管理，2012，(9)：14-18.

[8] 王克稳. 我国行政审批制度的改革及其法律规制. 法学研究，2014，(2)：3-19.

[9] 王一. 上海企业对行政审批制度改革评价的调查报告. 统计科学与实践，2014，(12)：16-18.

[10] 毕克新，施芳芳，温巧云. 基于FAHP的行政审批制度改革绩效评价研究. 科技与管理，2012，14(2)：20-23.

[11] Donabedian A. The quality of care. How can it be assessed. JAMA，1988，260(12)：1743-1748.

[12] 陈英耀，唐檬，王婧妍，等. 上海市住院医师规范化培训制度阶段性评估. 中国卫生资源，2012，14(6)：358-360.

[13] 李克强. 李克强在全国深化“放管服”改革转变政府职能电视电话会议上的讲话. http://www.gov.cn/xinwen/2018-07/12/content_5305966.htm[2019-12-26].

新时期卫生标准化支撑卫生事业高质量发展的策略研究

周少云　胡晓晴　吴凌放

【导读】 标准化建设正成为步入新时期高质量发展的重要战略任务和支撑手段。上海在推动医疗卫生事业，特别是追求精准医疗发展中，卫生标准的研制修订对医疗卫生事业高质量的助推作用，日益显现。文章全面回顾总结了上海卫生标准化建设的进展与成效，深入分析目前卫生标准化建设存在的问题与短板，并就进一步推动和提升卫生标准化建设提出了建议与设想。

标准助推高质量发展，标准引领时代进步，已成为标准化建设与工作的主基调，具有深刻的现实意义。标准化作为国民经济和社会发展的重要技术支撑，在便利贸易交往、助力产业高质量发展、促进科技进步、规范社会治理等方面的作用日益凸显。

一、标准化建设支撑新时期卫生高质量发展既是内需更是刚需

（一）追求高质量发展已成为新时期医疗卫生事业以“标”提质、以“准”强基的主旋律

质量提升，标准先行。习近平总书记指出，标准是人类文明进步的成果，是助推创新发展，引领时代进步的重要手段。标准决定质量，有什么样的标准就有什么样的质量，只有高标准才能有高质量。党的十九大首次提出“高质量发展”的新表述，表明中国经济和社会各方面的高速增长转向高质量发展阶段，高质量发展将成为新时代经济与社会发展的新常态，也为标准化建设开拓新空间，注入新动力。在加快转型、追求高质量发展的过程中，充分发挥和释放“标准化＋”叠加效应，对支撑高质量医疗卫生发展具有重要的助推作用。

（二）围绕上海“四大品牌”战略要求，抢占标准制定的制高点和话语权，是上海打造亚洲一流医学中心的重要标志

上海正在打响“上海服务”“上海制造”“上海购物”“上海文化”的四大品牌战略，不断增强创

第一作者：周少云，男，高级经济师，上海市法学会卫生法学研究会常务副会长。
作者单位：上海市法学会卫生法学研究会（周少云），上海市卫生健康委员会（胡晓晴、吴凌放）。

新力和竞争力，努力当好全国改革开放的排头兵和创新发展的先行者。要实现这样的战略要求，就必须通过对标国际标准，建立健全现代标准体系，瞄准、推动并达到国际先进水平效率。提升卫生标准化建设水平，就是着力放眼于实现"健康上海 2030"和突现亚洲一流医学中心的定位需要，要把卫生标准化建设看成是一项软实力的竞争。这不仅是我们追赶国际医学先进水平的需要，也是加快医疗科技成果转化的需要，同时更是推进国际交流与合作规则调整、完善和把握主动权的需要。

（三）致力卫生标准化先进体系的建设，是不断满足人们健康的需要，也是提升上海国际化大都市综合竞争力的本质要求

卫生标准化建设是卫生健康事业发展的一项基础性、技术性和战略性的工作。从宏观层面看，体现城市卫生管理和公共卫生安全的水平和能级；从微观领域看，则涉及医疗安全、医疗诊断、医疗服务的规范、标准和精细的需求。因此，从医疗诊治服务到公共卫生管理，无不需要多层次、多元化、高水平、高质量的标准供给体系来支撑。追求高质量的医疗服务，就必须要构造与国际先进标准对接的卫生标准体系。从发展趋势来看，卫生标准化建设是一项永远在路上的艰巨而又"刚需"性的前瞻工作。

二、上海卫生标准化建设的进程与成效

上海市卫生健康部门坚持创新、协同推进、科学发展、服务至上，深入广泛开展标准化建设，走在了全市标准化建设的前列，为医疗卫生事业的健康可持续的高质量发展，发挥了积极的作用。

（一）卫生专业标准化技术委员会的组织发展，在全市社会事业和公共服务领域走在前列

标准化建设需要政府行政部门的支持和推动，但其专业技术性和先进性则需依托行业专业委员会的组织和运作。目前全市各部门中，上海市农业农村委员会有 7 家标准化技术委员会（以下简称"标委会"），卫生健康部门有 6 家标委会。这些标委会密切组织、联系委员专家、标准起草研制单位，具有很强的专业性和权威性。在标准研制、宣传培训、试点建设方面做了很多卓有成效的工作，产生很大的影响力。尤其是中医药标委会，还承担了国际标准化组织/中医药技术委员会秘书处（ISO/TC249）的工作。国际标准化组织在上海设有 6 个秘书处[1]，TC249 就是其中之一。中医药标委会通过举办中医药国际标准化论坛、开展人才培训项目、主导制定发布国际标准等工作，对增强国际标准话语权、加快建设上海国际标准高地起了很好的推动作用。

（二）研究制定和发布的地方卫生标准，发挥了重要引领和促进作用

上海市卫生健康部门是市标准化工作联席会议的第一批成员单位之一。为更好推进卫生标准制修订、加强标准宣贯等工作，上海市卫生健康部门于 2006 年成立卫生标准管理领导小组，成立至今发挥了积极的组织协调和推动作用。在市卫生健康部门的指导下，各标委会主动对接医

疗卫生机构，促进医疗科研成果和临床医学行之有效的经验，向地方标准的研制转化，产出了一大批具有上海特色、国内领先、对接国际先进的地方卫生标准，至今已研制发布几十项技术与规范的地标，对医药科研和医疗行为规范起到了重要引领功能。在医疗、医药技术标准研发的基础上，逐步扩展到公共服务与医疗领域，如急救系列标准的制定等，体现了标准在技术、管理、服务方面多方位的应用，极大地提高了卫生标准化作用的影响力和渗透力。

（三）创新标准化建设的推进方式，率先实施标准化预研机制

卫生标准从专项研制到发布都要经过科学、严谨的调研、论证和审查过程，为了提高各方面的积极性及研制的科学性和先进性，从 2008 年起，本市卫生健康部门率先建立起卫生标准预研制项目制度，每年广泛征集卫生标准新研制项目专项申报，经各标委会选拔、需求评审、市卫生健康部门审定等程序，从中择优选出行业需要、社会关注的若干项目予以重点扶持和资金资助。这一制度的建设，对卫生健康系统标准项目向市标准化主管部门申报地方标准制修订项目，乃至向国际标准化组织申报国际标准项目提高中标率，起了积极的助推作用，也更加凸显上海卫生标准项目研制的科学性和先进性。

（四）标准化贯彻宣传有声有色，标准化成为自觉遵守的行为准则

标准的生命力在于应用。为了推进标准化实施落地，市卫生标准管理领导小组依托各技术标委会，每年结合重点和新出台的标准，在本市医疗机构、专业公共卫生机构和卫生执法人员中举办专题培训，及时解读新颁布的标准；同时还向社会公众发放宣传手册、举办科技讲座、开展宣传周等活动，每年宣传受众多达上千人次。通过开展多渠道宣传活动，标准知晓率和影响力得到较大提升，营造出标准实施与业务工作相结合、标准使用者自我约束与社会监督相结合的良好行业氛围。

三、标准化进一步促进医疗卫生事业高质量发展需要思考的若干问题

上海卫生标准化建设工作经过十几年的努力，取得了不少成就，也走在了全市各行各业的前列，但按照新时代新观念、新时代新标杆的要求，仍然需要不断积极进取，求新求变求新突破，进一步将标准化建设成为医疗卫生事业高质量发展的重要支撑。

（一）在整个卫生标准体系中，地方标准比重明显偏低，与上海国际化大都市的地位不相匹配

标准化在整个经济社会发展的大格局中，有着基本规律和特征，那就是在经济领域包括产业、产品和资源配置等，要以国家标准、行业标准为主，原则上是不主张地方标准的设置，目的是防止地方垄断和保护。但在服务领域特别是在不具有流动性的社会服务事业，应该在国家标准、行业标准的基础上创新更多的地方标准，体现标新立高的地方先进性。目前卫生健康领域的国家标准、行业标准近 2 000 项，而上海地方标准不足 100 项，占比 5%左右。上海这样先进发达的国际化大都市，医疗卫生事业理应成为最具特色、水平一流的服务业，但如果都以国家标准衡量的话，实质是已降低了高质量发展水平（国家标准是全国各地普遍运用的标准）。

（二）标准研制还偏重技术规范，轻医疗服务及卫生健康公共管理，标准化建设的视角有待扩宽

标准源于科学技术及产品制造加工等领域需要统一的技术要求，与标准相对应的是讲究技术质量和产品质量，这也是推动经济发展的重要支撑。但是随着经济社会高度融合的发展，可以说各行各业、各领域的活动都进入了一个高质量发展的新时代，就需要不断充实标准化建设的内涵和扩展适用的外延。反之，一味地重视技术标准的研制，忽视服务质量、管理质量的标准衡量，实质是阻碍了标准化功能的发挥。目前，上海卫生健康领域研制和发布的地方标准，医疗卫生技术类标准占绝对的高比重，而对医疗服务、医院管理以及公共领域涉及卫生管理的规范和质量要求，仍处于较低的状态，亟须从医疗卫生的技术、服务、质量“三足鼎立”的高度，来统筹卫生标准化项目的均衡发展。

（三）标准研制创新还缺乏一定的敏锐性，对新科技转化及规范适用处于滞后状态

医疗卫生领域技术含金量高、专业性强，对内主要涉及医疗机构的适用，对外涉及公共领域的卫生安全和全民健康的保障。目前，卫生标准建设主要还停留在临床经验的积累，并在此基础上开展标准项目的研制。但在日新月异的今天，新科技层出不穷，新业态不断产生，卫生标准化建设要助推高质量事业的发展，就一定要有前瞻性和敏锐性，真正起到引领和引航的作用，如生物基因科技的临床运用、疫苗流通配送的规范，以及保障城市公共安全和体现大城市先进性要求的新标准等，都要及时跟进。现在卫生标准化建设还比较局限于传统常规经验积累的模式，重要的原因是对标准化建设工作的重视还有待提高，对标准研制的地位和作用等方面认识还有待提升和完善。如果长时期将标准研制与科研、临床和监督一线的专家的科研评定、职称晋升及经费投入资助等相脱节，就很难调动和激发起专家的积极性和投入感，单凭责任感提高很难达到先进性和前瞻性的标准研制之效。

（四）标准化建设中，卫生标委会专家团队的组建和动态调整，既缺乏灵活遴选机制，更缺乏刚性约束机制

卫生标委会的组建和有效运转，是行业领域内标准化建设的一项重中之重的工作，也是推进标准研制和产出成果的关键。从实际情况看，各标委会专家团队组建和实际运行状况的反映看，还存在以下几个方面的缺陷，一是本行业本领域的专家多，相邻相关部门的专家少，特别是视野开阔、前瞻意识强的宏观综合部门的更少或几乎没有，在发展融合性日益强化的今天，一个专业技术的专家组团，如果只限于本领域的专家团队，对标准研制的局限性会很大；二是标委会专家成员组建后如何适应业态变化和形势要求，动态调整专家团队，不断优化专家团队结构，这方面做得仍然不够，有的标委会长时间队伍不变，甚至退休多年都不调整，呈僵化和老化态势；三是主管部门对各标委会组建的审核十分重视，但对标委会工作开展的指导及定期换届等工作显得比较薄弱乏力，致使不少标委会长期缺乏新鲜血液的充实和优化，其结果进一步导致标准化工作的边缘化和依附性。

四、立足高质量发展，对标国际先进经验，进一步推动上海卫生标准化建设的若干建议

党的十九大做出中国特色社会主义进入新时代这一重大政治论断，对各方面的发展都提了新的更高的要求。标准化工作为基础性、引领性、规范性和保障性的工作，必须与时俱进，特别是上海卫生标准化建设，要紧紧围绕市委提出的“四大品牌”战略和突显亚洲一流医学中心地位的要求，实现新的突破和新的发展。

（一）按照上海国际化大都市发展战略要求，不断健全完善卫生标准供给体系

医疗卫生是社会事业发展的重要组成部分，涉及人民群众健康福祉和城市公共安全，更是塑造国际化大都市的重要软实力和吸引力的重要标志。无论是诊断治疗、药物使用、医疗服务还是公共卫生，包括卫生行政权力的运用，都要树立标准意识，只有处处讲标准，才能保证行为规范、服务达标，实现卫生健康事业有质量的发展。鉴于医疗卫生内涵庞大、运用面广的业态特征，今后卫生标准化建设必须要从多层次、多元化、高水平、高质量的角度出发，按照分门别类要求，做好标准化建设的规划。政府卫生健康部门供给的标准要更加突出公益性、保基本、守底线的原则；市场供给的标准要不断释放动力，更加满足创新要求，从而形成适应新时代医疗卫生发展需要的新型标准供给体系，助力支撑高质量事业的发展。

（二）着力适应城市功能的提升，紧紧抓住卫生标准化建设的三个关键点

卫生标准研制和修订的目的是为了更好地保障群众的健康和生命安全，但要站在更高角度看待新标准研制和修订的作用，从围绕上海“五个中心”建设和“四大品牌”战略的建设与实施以提升城市功能方面来统筹思考和推进卫生标准化建设工作。当前应紧紧抓好三个关键点：一是抓重点，围绕高新科技的发展运用和扩大，及时跟进标准的研制，使高新技术能最快地进入市场使用，这对一系列如生物基因技术、新药普及推广等，意义十分重大。二是抓热点，围绕城市治理和长三角区域一体化发展趋势的要求，推进卫生标准的新创制，适应和支撑城市精细化管理，包括大型公共场所的清洁度、定时定点除害等标准；同时要在长三角区域一体化发展进程中，加快医疗资源的互联互通及卫生信息衔接等，及时研制相关区域性卫生标准规范。三是抓空白点，随着城市核心功能的增强，人民生活标准的极大提高，各种新的服务要求不断产生，尤其是对生活、环境及健康的要求日益提高，卫生标准的适时出台倡导，可以起到支撑高质量生活业态的作用，特别在疫苗管理、安宁疗护、环境卫生等方面，开展一系列的标准研制或试点探索，推进卫生标准化建设在实现健康城市当中不断发挥新的引领效应。

（三）注重卫生标准化研究地位的提升，形成鼓励医疗机构广泛开展标准研究的动力机制

标准正在从专业技术为主转向专业技术与国家治理需要相融合转变，在这一转变之中提升

了人们对标准化建设战略意义的认识，但要把这认识的提高再转化成专业领域专家和管理者自发自觉的投入标准的研制，还必须采取一系列行之有效的激励措施，否则“嘴上说说重要，实际落实不重要”的两张皮的现象还会持续存在。为此，一要把卫生标准的研制提升到重要科研范畴，并作为重要科研项目考核；二是要把标准研制修订项目产生的成果(即政府发布)，与主持和参与研制人员的职称评定晋升相挂钩，要作为重要科研成果的依据；三是要对标准的研制修订给予项目资金资助，并根据重点需要加大资助度，切实改变带过的边缘性倾向；四是要对承担承接标准的医疗机构进行考核，把卫生标准研制和出台多的医疗机构作为医院考核的重要指标。只有充分调动起医疗机构和专家多方面的积极性，才能把卫生标准化工作推上一个新台阶。

(四) 健全重点标准实施后的效用评估机制，始终保持标准的先进性和引领性

目前卫生健康领域标准供给体系已有一定的规模，今后标准增量的研制要紧紧围绕“重点、热点、空白点”展开。卫生标准化的日常管理工作，要以抓庞大的存量标准实施的评估为主，切实改变颁发后一出了事的现象，时间一长不少标准不仅不先进，反而变成了落伍的标准。我们要以国家和本市开展标准清理复审工作为契机，强化标准实施监督和评估，建立卫生标准实施评估机制[2]，重点评估地方标准，适时扩大到国家标准、行业标准甚至国际标准，全面了解标准实施现状，了解现有标准内容与定位是否与行业发展要求相匹配，是否与新情况、新变化相适应，切实让标准始终与时俱进，让标准成为行业、事业发展的引路坐标。

(五) 进一步加强政府领导，致力标委会专家团队建设，始终保持卫生标准化建设专业研究能力和活力，确保标准的权威性和贯彻实施

标准化建设是一项专业性强的定量、计量技术工作，要使各项卫生标准研制修订达到高水平、高质量，一支过得硬的专业团队是关键。只有对卫生行业有深度研究，又能了解和把握卫生行业最新发展与趋势，才能使专家团队的技术优势和专业特长，在标准化建设中得到充分展现，并转化为权威性、先进性的标准成果。加强政府领导，激发行业积极开展标准研制，督促行业自觉履行标准要求，是发挥标准支撑和引领高质量发展的重要一环，一方面要通过工作会议来进一步推动标准化工作的开展，重在造势、提高认识；另一方面对颁发的重点标准，可以通过规范性文件下发通知的形式，要求医疗机构参照执行，这种“柔中带刚”的变通方式，实质上是一种很好的工作思路。

参考文献

［1］陈向平，刘文涛. 构建高水平体系，引领产业高质量发展. 上海人大，2019(6)：22－23.
［2］上海市卫生和计划生育委员会，上海市质量技术监督局.《上海市卫生标准化三年行动计划(2017—2019年)》(沪卫计法规〔2017〕25号). 2017.

深化健康服务领域“放管服”改革策略研究

宋　捷　吴凌放　蔡岚岚　杨山石
何书芬　徐　鹤　金春林　陈珉惺

【导读】 深化“放管服”改革，优化卫生领域行政审批制度，是上海市发展健康服务业的重要保障。当前健康服务业审批领域仍然面临行政权力放不下、审批过程慢、数据信息共享难等问题，严重阻碍了社会资本进入健康服务领域。文章在全面梳理涉及上海市健康服务业的各类行政审批事项的基础上，比较分析沪、浙、苏、津、渝五省(市)在审批事项数量、审批时限、审批材料等方面的制度差异，深入分析上海市健康服务领域审批制度面临的问题和挑战，并提出相应的改进措施和政策建议。

深化“放管服”改革，优化卫生领域行政审批制度，是上海市发展健康服务业的重要保障。在健康服务领域深入推进“放管服”改革，对于满足人民群众多层次、多样化的健康服务需求，提升全民健康素质具有重要意义。《上海市“健康服务业 50 条”》明确要求放宽规划限制，转变审批方式，简化审批流程，旨在建立更高效、更精准、更便捷的政务服务体系，为上海市健康服务业高质量持续发展提供有力支撑。

一、上海市健康服务领域“放管服”基本现状

上海市行政审批制度改革起步于 2000 年，始终坚持“重在制度创新，重在政府职能转变”，聚焦“建成全国行政效率最高、行政透明度最高、行政收费最少的行政区之一”的目标要求[1]。

（一）主要内容

据不完全统计，2001～2019 年相关部门已制定下发了近 90 份卫生领域行政审批改革的文件、通知，主要围绕以下方面进行改革探索：一是审批事项的清理，上海市 7 次集中审批事项的清理工作共取消和调整卫生审批事项 100 余项；二是审批方式的转变，出台包括《上海市行政审

第一作者：宋捷，女，助理研究员。
作者单位：上海市卫生和健康发展研究中心(上海市医学科学技术情报研究所)(宋捷、杨山石、何书芬、金春林、陈珉惺)，上海市卫生健康委员会(吴凌放、蔡岚岚)，华东理工大学(徐鹤)。

批告知承诺管理办法》《浦东新区“证照分离”改革试点深化实施方案》等政策文件；三是机构和人员审批管理，出台文件包括《本市养老机构设置医疗机构的工作指南》等，推进部分机构审批的备案制管理与人员准入的“两证合一”；四是加强信息化建设，出台《关于开展医疗机构、医师、护士电子化注册工作的通知》（沪卫计医〔2017〕067 号）等文件通知，推动医疗机构人员的电子化注册进程。此外，上海市卫生行政部门还对审批事项办事指南进行定期更新和修订，并向社会公布。通过前期多年的政策研究和制度设计，上海市的卫生审批改革日益深化，卓有成效，尤其是近 3 年，根据国家“放管服”及本市“优化营商环境”等战略部署要求，卫生行政审批改革持续推进。

（二）改革亮点

1. 开展卫生领域“证照分离”改革试点

为进一步提高审批事项的透明度和可预期性，上海市卫生计生委根据《国务院关于上海市开展“证照分离”改革试点总体方案的批复》（国函〔2015〕222 号）和《上海市行政审批制度改革工作领导小组办公室关于印发本市贯彻实施〈上海市开展“证照分离”改革试点总体方案〉工作方案的通知》（沪审改办发〔2016〕11 号）等有关规定，于 2016 年 4 月 1 日起在浦东新区对消毒产品生产企业卫生许可审批事项、营利性医疗机构设置审批事项实施改革试点，建立健全了一次告知制度、限时办结制度、首问负责制度、AB 角工作制度等基本服务制度[2]。

2. 加速推进电子化注册进程

2017 年 11 月，上海市卫生计生委印发了《关于开展医疗机构、医师、护士电子化注册工作的通知》（沪卫计医〔2017〕067 号）[3]，对现有的注册联网管理系统进行优化整合和升级改造，实现了与国家注册系统、本市政务大厅的互联互通；推进线上线下并行审批，逐步实现了本市医疗机构、医师、护士注册业务的网上申请、网上受理、网上审核、网上公示；建立了电子化注册平台的信息查询和统计功能，优化行政相对人的服务体验，提高相关行政部门的决策科学性，着力构建与健康服务业发展相适应的信息化管理模式，全面提高管理效能和服务水平。

3. 积极开展“双减半”，全面推进“一网通办”

“一网通办”和“双减半”工作是近 2 年上海市委、市政府明确的年度重点工作。上海市卫生健康部门高度重视相关工作，严格按照市级层面的统一要求，完善政务服务事项各项要素内容，提升办事指南规范化、标准化水平，进一步细化审批办理情形，消除模糊条款、兜底条款；与市大数据中心等部门充分协调，推进电子证照的归集工作，重新优化内部环节、明确每个环节的办理时间，加大“减材料、减时间”力度。

二、比较视角下的上海市健康服务业审批的现存问题

（一）比较结果

1. 纵向比较

按照上海市政府办公厅《关于大力开展“双减半”进一步提升“一网通办”改革效能的通知》精神，上海市卫生健康委于 2019 年 3 月初启动了“双减半”工作，全面优化办事流程，主动提高信息共享水平，从政务服务标准化入手，大力推进“一网通办”工作。从审批项目看，“双减半”实施后，

市级层面审批事项由39项减到36项，审批材料总数由891项减到358项，平均每个项目申请材料数量从25项减到10项(图1)，减材料比例达到60%。从审批时间看，"双减半"实施前平均每个审批情形的承诺时限是21.3个工作日，实施后为10.5个工作日(图1)，"减时间"比例达到51%。此外，还实现了66个情形"零跑动"、53个情形"零材料"提交。

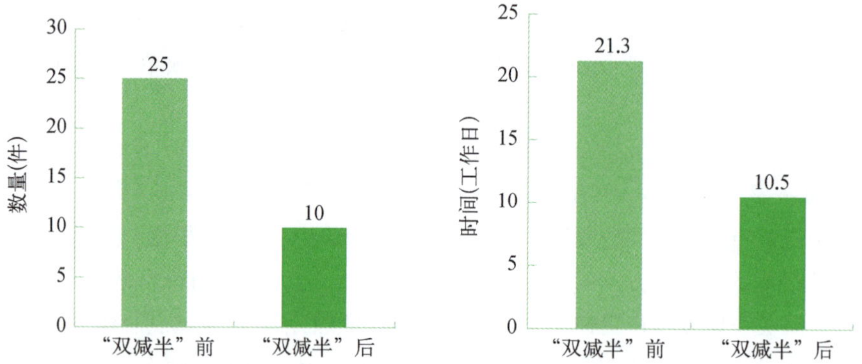

(a) 平均审批材料比较　　(b) 平均审批时间比较

图1　上海市"双减半"实施前后审批事项平均审批材料和时间比较

2. 横向比较

经前期调研比较，课题组选取了与上海市邻近的浙江省和江苏省，以及同为直辖市的天津市和重庆市，进行健康服务业审批事项的横向对比研究。四省(市)数据主要来源于省级政务服务网站(浙江政府服务网 http://www.zjzwfw.gov.cn、江苏政府服务网 http://www.jszwfw.gov.cn/、天津市人民政府网 http://www.tj.gov.cn/、重庆市网上办事大厅 http://zwfw.cq.gov.cn/icity/public/index)，数据查询时间为2019年3月。考虑到审批事项和审批情形的可比性，课题组选取了27个审批事项的新办情形进行了比较研究。

结果显示，上海市的27项审批事项，在浙江省、江苏省、天津市、重庆市可检索到的相应事项分别为23项、17项、22项、22项。从审批材料数量上看，上海市共涉及申请材料120份，浙江省162份，江苏省130份，天津市139份，重庆市161份，平均每项涉及申请材料数量分别为4份、7份、8份、6份、7份。可以看出，上海市平均受理材料数量显著低于其他四省(市)的平均水平(7份)，但上海市医疗机构设置人类精子库审批、高致病性或疑似高致病性病原微生物实验活动审批、涉及饮用水卫生安全产品卫生许可3个事项需提交的审批材料数量较其他四省(市)多。从审批时间上看，上海市、浙江省、江苏省、天津市、重庆市平均每个审批事项审批时限分别为12个工作日、9个工作日、27个工作日、18个工作日、23个工作日。上海市的平均审批时间也明显低于其他四省(市)的平均时间(19个工作日)，但与浙江省(9个工作日)相比仍有一定差距(图2)。

(二) 现存问题分析

1. 改革落地效果缺乏客观评估

随着"双减半"工作进一步深入开展，目前"放管服"改革实际的实施效果、社会群众的受益程度仍然缺乏客观评估。行政改革中的材料减半、时间减半是否真正惠及行政相对人，仍然值得重

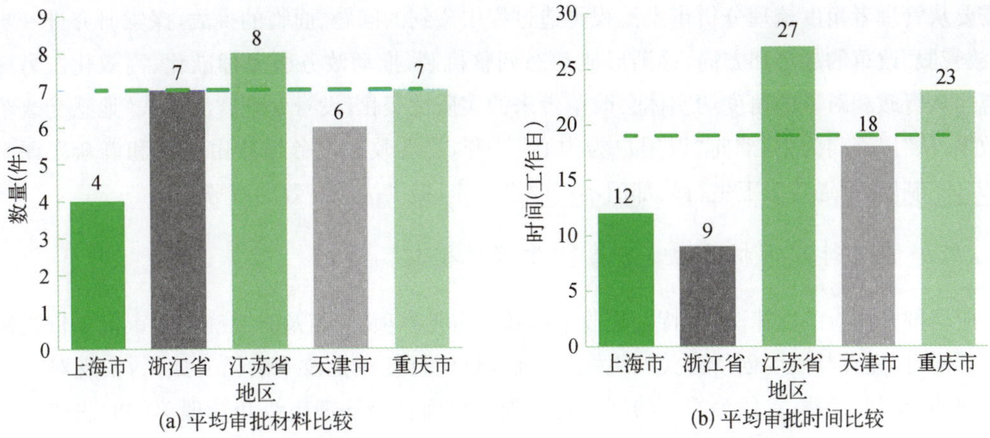

图 2　沪、浙、苏、津、渝五省(市)审批事项平均审批材料和时间比较

点关注。从最新的办事指南上看,许多审批事项的申请材料不再需要申请人提供,而是通过电子证照库调取、数据信息共享或是人工网络核验等渠道获得。如何确保这些"减掉"的材料真正能够通过"数据跑路""网络共享"落实到位,需要行政层面进一步落实和保障。否则,改革可能只停留于表面数字,而不能真正惠及百姓。

2. "证照分离"改革亟待进一步优化

实施"证照分离"改革是推进简政放权、放管结合、优化服务的重要探索,也是商事制度改革的重要内容。由于"证照分离"改革试点实施时间还比较短,仍然存在现有的法规、政策、工作机制不配套,市场主体自律机制不健全,部门间协调联动有待完善,监管合力仍需加强等问题,亟须在实践中不断调整完善。

3. 对社会办医机构设置缺乏科学的政策引导

《上海市"健康服务业 50 条"》提出,先行放开 100 张床位及以上的高水平社会办医疗机构、全科诊所和中医诊所的规划限制,对社会办医机构逐步降低准入门槛。随着政策的进一步放开,政府层面对社会资本进入健康服务业的限制愈加减少,社会办医疗机构可能出现井喷式增长。如何正确科学地引导其健康有序发展,避免因为无序扩张和恶意竞争导致的医疗资源浪费,将成为下一步落实"放管结合"工作的重要任务[4]。

4. 简政放权需进一步深化

目前健康服务业审批工作中,该放的权还没放到位、放彻底。一方面,政府一些部门管理理念没有改变,重审批轻监管,以批代管等问题还没得到有效解决。另一方面,本市卫生监督系统面临"市强区弱"的局面,随着健康服务业的快速发展,社会办医疗机构增多,基层卫生监督机构人、财、物相对缺乏,上级委托、下放行政权力对其承接能力仍然是一种考验。

三、优化上海市健康服务领域"放管服"改革政策建议

(一) 总结改革成果,落实改革成效

随着"双减半"工作的深入推进,大刀阔斧改革之后应当及时总结经验,落实改革成效。一方

面需要从管理者角度梳理分析审批流程再造过程中碰到的问题、面临的挑战，探索研究进一步深化“放管服”改革的趋势和方向，逐渐形成动态调整机制，推动政务服务标准化、高效化。另一方面应当从行政相对人的角度切实体会改革带来的实质性变化，设身处地、“沉浸式”地感受改革实际效果，从“以部门为中心”向“以用户为中心”转变，建立政务服务绩效由企业和群众来评判的“好差评”制度，倒逼各级卫生行政部门不断改进工作，提供优质高效的政务服务。

（二）健全行政审批立法，完善行政审批衔接

应当健全相应的法律法规，特别是改革涉及的审批事项，应当及时明确相关审批项目的权力归属。同时，完善与制度创新有关的组织性立法，巩固行政审批改革的已有成果，实现对参与主体在职能、编制、经费、责任等方面的制度化管理。明确各个管理层级和管理单位的法律职责与义务。健全配套制度，促进法律原则和制度的落实，缩小立法理念与改革实践之间的差距。

（三）增强服务意识，提升服务质量

从实际需求出发，根据办事主体多层次、多样化的需求，提供个性化服务。增强前期指导服务和预约上门服务，通过在材料准备、现场卫生条件等方面开展专业的指导，确保审批一次通过，提高办事效率。探索容缺办理服务，在核心关键性材料未缺失的情况下，允许材料补正和审批同步进行，进一步提高审批效率。开展延时办理服务，灵活推出快递送达服务和证件到期提醒服务。探索建立以行政相对人为中心的服务型审批制度[5]。

（四）坚持放管结合，加强事中事后监管

深化“放管服”改革，放权与监管、服务融合于改革之中，缺一不可。对影响市场主体作用发挥、干预微观经济的事项，必须坚决下放；对涉及公众健康和安全等不宜采取告知承诺方式的、不该放的审批事项，要坚决守住，不但不能放，还要从严审批。因此，对于健康服务领域新兴的、没有相关法律规定的医疗技术项目，在基层监管能力和水平有限的情况下，应当充分考虑社会安全风险和公民健康隐患，谨慎处置，区别对待，不能盲目地放权。与此同时，应当进一步建立和完善全行业、多元化长效监管机制，突出监管重点，高质量开展卫生综合监督的专项整治和重点监督检查。

（五）发挥创新“试验田”作用，探索长三角地区一体化改革

2019 年，上海市政府发布了《关于支持浦东新区改革开放再出发实现新时代高质量发展的若干意见》[6]，进一步赋予浦东新区改革发展的自主权。浦东新区应当充分利用自身的制度优势，在健康服务领域继续深化准入管理制度，在新技术、新项目上创新审批制度试点改革。相关部门在给予社会办医更多土地、税收、医保等资源倾斜的基础上，应当进一步督导落实社会办医政策，为社会办医投资主体提供更多的专业服务和政策指导[7]。与此同时，在长三角地区医疗一体化的背景下，建议加强统一的审批规划，统筹区域医疗资源、重点发展领域和重大医疗仪器设备的配备审批，以医疗机构的电子健康档案建设为突破口，制定统一的监管制度、交换制度和共享制度，建立长三角医疗卫生一体化发展协调平台。

参考文献

[1] 金跃明. 上海市行政审批制度改革工作的探索. 中国机构改革与管理,2013,(12): 18-21.

[2] 上海市卫生和计划生育委员会. 市卫生计生委关于在浦东新区对"消毒产品生产企业卫生许可"审批事项实施改革试点的通知. http: //www. shanghai. gov. cn/nw2/nw2314/nw2319/nw12344/u26aw47050. html[2019-10-28].

[3] 上海市卫生和计划生育委员会. 关于开展医疗机构、医师、护士电子化注册工作的通知. http: //wsjkw. sh. gov. cn/yzgl3/20180815/57940. html[2019-10-28].

[4] 张晓利. 上海社会办医的春天更近了. 中国医院院长,2018,(16): 32-33.

[5] 刘义胜. 江苏卫生行政审批改革相关问题研究. 南京: 南京中医药大学出版社,2017.

[6] 上海市人民政府. 关于支持浦东新区改革开放再出发实现新时代高质量发展的若干意见. http: //www. shanghai. gov. cn/nw2/nw2314/nw2315/nw43978/u21aw1389684. html[2019-10-28].

[7] 王月强,康琦,宋捷,等. 上海市社会办医营商环境的优化策略探析. 卫生软科学,2019,33(7): 18-22.

食品安全企业标准备案政策的时空演进与发展趋势研究

田晨曦　周艳琴

【导读】 在行政审批改革和标准化改革相叠加的政府治理现代化进程中，食品安全企业标准备案政策成了食品安全治理这一传统领域中政府向市场放权的一次尝试。自2015年《食品安全法》修订以来，食品安全企业标准备案制度发生了重大变化，这一政策在各省级卫生行政部门间不断扩散，且历时四年之久仍未停止。为挖掘这一现象背后的内在逻辑，给其他政策扩散提供理论支撑，文章开展了相关研究。

文章在政策扩散理论的视角下，结合国内外政策扩散研究结果梳理归纳提出了五个维度的12个影响因素。本文通过政府网站、各类统计年鉴、研究报告收集整理了相关数据，并以此为基础开展了基于log-rank和Cox模型生存分析的扩散影响因素检验。政策扩散描述性分析结果显示，2015年以来本次政策扩散在时间上呈"S"形，受上级压力影响由缓慢扩散期进入快速增长期；在空间上，总体呈现长三角和京津冀两个政策创新原发点，整体由东部地区向西部扩散，出现"中部塌陷"现象，在局部区域内邻近效应发挥一定作用。政策扩散实证分析结果显示，独立设置食品处这一组织会促进政策的扩散，省级地方公共财政收入、省级市场化指数、明确政策制定部门对政策扩散促进作用明显，法治指数则对政策扩散有阻碍可能。这一研究结果对构建政府与市场的边界清晰、中央与地方的财权事权平衡的现代化国家治理体系有一定启示，中央适时认可地方改革举措、以法治固化改革成果、加强对政策需求的重视、明确的改革创新机构都将对未来改革性政策的扩散起到重要作用。

政策扩散(Policy Diffusion)这一概念最早出现在1969年，由沃克(Walker, J.)提出，用以解释在美国一些公共规制政策或者公共福利政策被特定州政府提出后，该政策是如何在各州政府之间传播扩散的[1]。政策扩散理论在中国最早以政策试验的模式实践，政策试验是改革开放中最为典型和普遍的一种政策扩散形式[2]。"摸着石头过河""先试点，后推广"等政策试点逻辑深入人心，成为中国公共政策实践活动的普遍常见现象，并已内嵌于我国政府的政策过程和政策发展进程之中[3]。2015年进行的食品安全企业标准备案制度改革是政府治理现代化过程中重构

第一作者：田晨曦，男，副主任科员。
通讯作者：周艳琴，女，上海市卫生健康委员会食品安全标准与监测评估处处长。
作者单位：上海市卫生健康委员会(田晨曦、周艳琴)。

市场与政府关系的尝试之一，是行政审批改革和标准化供给侧改革成果的集中体现。企业标准是食品生产企业指导生产和过程管理的重要依据，是食品安全的重要保障。原有企业标准管理模式是政府部门对食品生产企业的一道前置监管审核程序，剥夺了企业对自身标准的自主决定权，已经不符合新形势下市场与政府的合理定位。2015年《食品安全法》实施后，食品安全企业标准备案顺应行政审批改革的总体方向，将实质审查变为形式备案，成了理清企业标准备案领域市场与政府关系的关键。但国务院卫生行政部门至今未发布相关指导意见，使得这一次备案政策创新、传播、扩散的过程中地方政府得到了充分放权，成了观察由地方政府主导的政策创新在全国范围内自由扩散情况的绝佳窗口。

一、文献回顾

（一）国内外政策扩散理论

国内外关于政策扩散理论研究较多，经历了概念化（又称单因素理论发展时期）、机制探索（又称综合理论发展时期）、科学研究（又称整合理论发展时期）等阶段后[4]发展相对成熟。早期，布朗和考克斯提出了基于时间维度、空间维度、组织维度上的政策扩散的基本现象，即时间上呈"S"形曲线、空间上存在邻近效应、组织上有"领导与跟随"的不同层级[5]，被用来说明政策扩散现象的出现。玛莎等人[6]依据不同的研究案例提出了扩散模型的背后是学习、竞争、模仿、强制、社会建构等本质理论机制[7]，王浦劬结合中国公共政策制定和扩散主体的特点、政策实际运行状况，提炼了中国公共政策扩散的四种基本模式。国内许多研究提及中国政策扩散的影响因素除资源禀赋、行政压力、政策需求之外，还受到科层制、行政主官个人特质等中国特有因素的影响。

（二）食品安全企业标准备案制度

标准自我声明公开制度实施以来，正式宣告了绝大多数类别企业标准备案制度的终结，由备案制到自我声明公开是政府减少对资源配置和市场干预的必然，是放权市场发挥资源配置决定性作用的必然。但《食品安全法》中食品安全企业标准备案制度成了企业标准自我声明公开制度的例外之一，沈岿在基于风险治理视野下的食品安全法治研究中提出当下的食品安全企业标准备案制是传统上"政府包干"到"适当放松加审查把关"的制度演变的残余保留[8]。由于该领域专业程度较高，现有大多数研究主要聚焦在标准技术性审查的探讨，对政策本身的研究较少。

二、理论框架与研究假设

本文采用了定性与定量多种研究方法对理论框架进行了提炼并验证相关假设，首先对既往国内政策扩散研究文献进行了梳理编码和权重量化，即与本文政策越相近政策的影响因素权重越高，在此基础上通过专家头脑风暴建立理论框架，提出研究假设。其次，建立量化研究模型，验证理论假设，探索食品安全企业标准备案省际政策扩散的影响因素。

（一）行政压力

根据我国科层制政府结构的特点，所有的政策议题都会受到上级政府部门的影响，食品安全企业标准备案政策也不例外，实施这一政策的省级卫生行政部门主要受到国务院卫生行政部门的政策影响。在这一政策扩散的过程中，国家卫生健康委员会共有两个公开文件涉及食品安全企业标准备案政策，分别是《国家卫生计生委办公厅关于进一步加强食品安全标准管理工作的通知》(国卫办食品函〔2016〕733 号)和《国家卫生计生委关于宣布失效第二批委文件的决定》(国卫办发〔2016〕59 号)。第一个文件明确了备案范围的收缩、实施备案前公示制度、禁止收取费用等内容；第二个文件正式废止了原卫生部《食品安全企业标准备案办法》(卫政法办〔2019〕54 号)。据此提出两项研究假设，H_1：上级明确了备案范围的收缩，加速了新备案政策在省级卫生行政部门的扩散；H_2：上级废止了原备案办法，加速了新备案政策在省级卫生行政部门的扩散。

(二) 资源禀赋

1. 经济发展水平

既往政策扩散研究证实，经济发展水平越高的地方越容易接纳新鲜事物，接受各领域政策创新的速度越快。此外食品安全企业标准备案政策创新中需要借助信息化手段完成线下向线上的电子政务转变，既往电子政务研究提出电子政务的发展与政府财政水平密切相关[9]。由于省级卫生行政部门的资源禀赋更多的受省级整体经济发展水平影响，故而选取了省级 GDP 和省级财政收入等指标(人均 GDP 和人均财政收入两项数据作为校正变量)。据此提出两项研究假设，H_3：省级 GDP 与省级卫生行政部门采纳新备案政策正相关；H_4：省级财政收入与省级卫生行政部门采纳新备案政策正相关。

2. 市场化程度

上文已经提出这一备案政策的本质是政府在食品生产管理过程中介入深度的一次收缩与调试，是现代食品安全治理体系下政府与市场关系的再定位。基于既往研究结论，结合本项政策的特点，市场化程度可能既影响了政府对管理收缩的接受程度，也影响了市场对政府放权的承接能力，据此提出研究假设，H_5：市场化程度与省级卫生行政部门采纳新备案政策正相关。

3. 法治政府程度

既往政策扩散研究中，曾多次将法治政府程度纳入政策扩散影响因素考量，最终证明具有明显促进作用的仅有社会组织管理政策改革[10]。但是省级卫生行政部门采纳新的食品安全企业标准备案政策是通过制定规范性文件，即发布地方食品安全企业标准备案管理办法，整个过程本身就是一种法制化的体现。此外制定规范性文件的基本原则是不得与上位法冲突，接受上位法的备案政策收缩和“上位法高于下位法”这一法学理念都与本政策扩散密不可分。综上提出一项研究假设，H_6：法治政府程度与省级卫生行政部门采纳新备案政策正相关。

(三) 政策需求

1. 食品生产企业数及规模

既往多项政策扩散研究中将各类政策需求纳入考量，食品生产企业是食品安全企业标准备案政策的主要调整对象，食品生产企业的数量与食品行业规模是影响食品安全企业标准备案政策需求的重要因素，也是监管部门事中事后监管的压力源头。食品生产企业越多行业规模越大，政策释放的企业自主权越多，积极性越高；但是企业在原有“政府包干”下的责任越小，企业总体投入越小，另一方面企业越多，食品监管部门的压力越大，阻力越大。因此相关的偏向性难以确定。据此提出两个研究假设，H_7：省内食品生产企业数与省级卫生行政部门采纳新备案政策有关；H_8：省内食品生产行业规模（以食品工业GDP产值计）与省级卫生行政部门采纳新备案政策有关。

2. 少数民族比例

我国幅员辽阔，历史悠久，气候复杂，民族众多，在特定区域内存在许多具有地域特性的食品或者饮食模式[11]，这些特色的食品或食品生产方式往往不能被食品安全国家标准涵盖，因此会导致通过企业标准备案进行管理（确认）的需求较高。民族区域自治制度是我国的基本政治制度之一，是在国家统一领导下，各少数民族聚居的地方实行区域自治，设立自治机关，行使自治权的制度，因此在新备案政策的采纳上，少数民族自治区和其他普通省制、直辖市的行政区划可能有所不同[12]，据此提出两个研究假设，H_9：省内少数民族占总人口的比例与省级卫生行政部门采纳新备案政策负相关；H_{10}：是否隶属于民族自治区与省级卫生行政部门采纳新备案政策的有一定影响。

（四）外部力量

政策扩散的早期研究中就证实了邻近效应这一空间上的扩散影响，更是基于这样空间扩散效应提出了区域内领导-跟随的扩散模型，在我国的政策扩散研究中也证明了这一现象的存在，并提出了地理距离不等同于实际交流距离的我国特色现象[13]，在我国会出现等级效应（行政级别或政治地位由高向低扩散）、轴向效应（沿铁路网交通网扩散）、集聚效应等不同于单纯地理空间维度上的邻近空间扩散现象[14]。据此提出研究假设，H_{11}：相邻地区或对标地区采纳情况与省级卫生行政部门采纳新备案政策正相关。

（五）组织特征

在我国独特的行政科层制[15]和行政发包制[16]体系下，省级卫生行政部门将这一管理职责分解到承担该工作的内设机构（处室），由处室完成这一政策的前期调研、学习、编制，随后提交省级卫生行政部门委务会议审议通过后报省级法治部门备案。在这一过程中，建议权属于内设处室，决定权属于省卫生计生委委务会议，否决权属于省法制办。在食品安全企业标准备案政策扩散的过程中，处这一层级发挥了主导性作用，据此提出研究假设，H_{12}：单设食品安全标准管理处室与省级卫生行政部门采纳新备案政策正相关。

三、研究设计

（一）数据来源

本文所涉及的一手资料数据，主要是各省食品安全企业标准备案政策、各省卫生行政部门“三定”方案等相关文本，并从中提取了原政策废止时间、新政策实施时间、是否具备独立主管处室等信息。从《中国统计年鉴（2016）》《中国分省份市场化指数报告（2016）》《中国法治政府评估报告2016》《中国食品工业年鉴（2016）》《中国2010年人口普查资料》等年鉴报告中编码了所需资料，此外还利用 Python3.0 获取了国家市场监督管理总局网站 2019 年 5 月 25 日 12:00 的各省许可的食品生产许可证(SC)数量(时点数据)等网站数据。

(二) 分析对象

本文选取了 31 个省级卫生行政部门作为研究对象，2015 年至今，陆续有 24 个省级卫生行政部门自行修订了原有省级《食品安全企业标准备案办法》，而且直到 2019 年仍有省份开始采纳这一政策，说明扩散历时四年之久仍未完全停止，为了正视政策扩散的动态性，不应将任何一个省份剔除。

(三) 变量测量

1. 因变量

将 2015 年 4 月 24 日《食品安全法(2015)》修订发布作为起点，把各省级卫生行政部门废止/修订的省级食品安全企业标准备案制度所耗费的天数作为因变量(以天计)，其中截至目前仍未修订实施的计作截尾数据。

2. 自变量

由于 log-rank 和 Cox 模型生存分析的扩散影响因素检验中，结果以自变量的每一个单位变化带来的政策扩散可能性表示，因此不在此处对自变量的量级进行调整，说明详见表 1。

表 1 自变量说明表

自变量		定义
行政压力	上级压力	0=政策模糊期内废止/修订；1=政策模糊期后废止/修订；2=至今仍未查询到
资源禀赋	地区生产总值	使用 2015 年地区生产总值(亿元)
	地方公共财政收入	使用 2015 年地方公共财政收入(亿元)
	市场化指数	使用 2015 年中国分省份市场化指数(0～10 分)
	法治指数	使用 2015 年中国法治政府评估报告的省会得分(0～300 分)
政策需求	地区食品生产企业数	使用截至 2019 年 5 月 25 日市场监管总局网站的数据
	食品工业销售产值	使用 2015 年地区食品制造业工业销售产值(亿元)
	少数民族比例	使用《2010 年人口普查资料》的少数民族比例(千分比)
外部力量	相邻效应	0=尚无；1=相邻省份中已有省份废止/修订；
	行政级别	0=省；1=直辖市；2=自治区
组织特征	独立机构	0=无独立处室；1=独立处室

3. 控制变量

社会学中各类总量指标的意义往往不如人均指标意义大，本文中把年末人口数(万人)作为控制变量计算人均值，例如人均地区生产总值等。

(四) 模型设定

为了研究动态扩散中的政策，充分利用截尾数据，把在医学统计的临床试验研究中常用的生存分析(Survival Analysis)引入本研究。临床试验及其随访资料中经常存在截尾数据，即随访期内一部分研究对象观察结束时仍存活，只知道其生存时间大于观察时间但不知道准确生存时间。在这样数据特点下，生存分析可以将事件发生的结果和随访时间两个因素结合在一起进行分析，充分利用截尾数据，从而更加准确的评价随访资料[17]。为此引入了 log-rank 单因素分析和多因素 Cox 模型研究自变量对政策扩散耗费时间的影响。

四、政策扩散实证分析

（一）描述性统计分析

1. 时间维度扩散特征

2015 年第三季度至 2016 年第四季度为缓慢扩散期（政策创新期），仅有天津市、上海市、青海市、重庆市 4 个省市对原有食品安全企业标准备案政策进行了修订。这一时期处于 2015 年食品安全法修订后的政策空档，原卫生部《食品安全企业标准备案办法》失效与否尚未有定论，在这样的上级政策导向模糊期内，仅有少数省（市）基于政策合法性对原有食品安全企业标准备案制度进行了政策创新（修订）。

2017 年第一季度至 2018 年第一季度为快速增长期，有 15 个省市相继修订了原有省级食品安全企业标准备案制度，这一快速增长期的开始与 2016 年第四季度原国家卫生计生委宣布《食品安全企业标准备案办法》（卫政法发〔2019〕54 号）失效相吻合，上级部门规章的明确废止与缓慢扩散期的政策试点经验两种因素叠加，导致了为期一年的快速增长期。但是仍有一部分省市处于观望等待中，这也充分证明了原有办法废止后并不代表政策扩散立即发生。

2018 年第二季度至 2019 年第二季度为平稳扩散期，进入 2019 年第二季度到目前，最后仍观察到山东、四川两省修订了原有的备案制度（图 1）。

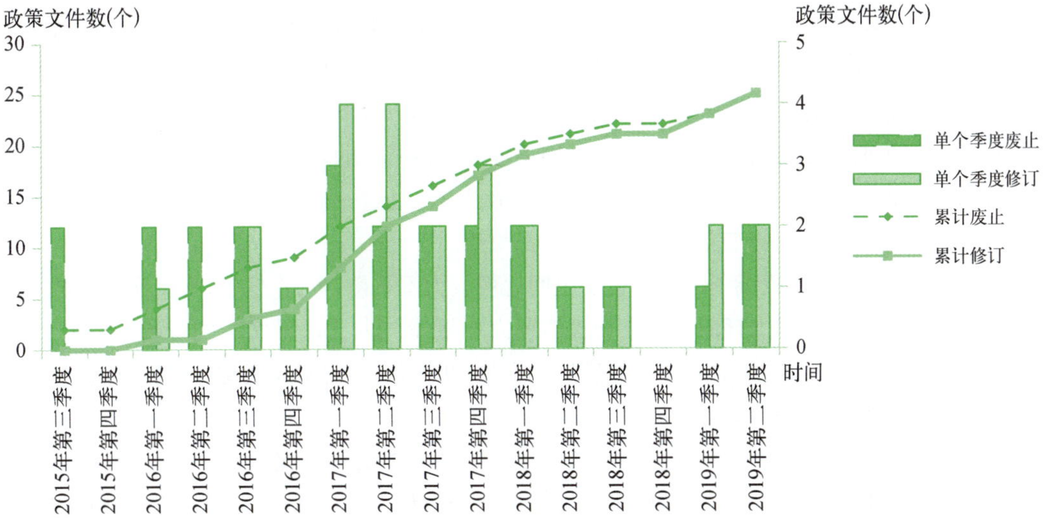

图 1　以季度为单位的食品安全企业标准备案政策时间维度政策扩散图

2. 空间维度扩散特征

为了发掘和验证各省份食品安全企业标准备案制度政策扩散过程中的地理空间维度特征，本文采用 Tableau 10.3 中热度地图的方式对食品安全企业标准备案政策扩散进行描述，对各省(市)废止和修订(原)食品安全企业标准备案办法的时间进行排序赋值，在热度地图上予以呈现。

2015 年以后省级卫生行政部门废止原有食品安全企业标准备案办法的政策扩散现象具备以下特点：① 总体扩散现象呈现长三角和京津冀两个政策创新原发点，整体由东部地区向西部扩散；② 长三角地区较早完成内部扩散，并向邻近的江西、湖北、河南等省份扩散；③ 京津冀地区完成内部扩散耗时较长，随后向内蒙古和东北地区扩散。

2015 年以后省级卫生行政部门修订原有食品安全企业标准备案办法的政策扩散现象具备以下特点：① 天津市、上海市、青海省、重庆市、广东省 5 省市较早完成政策创新，成为扩散原发点；② 上海-安徽-湖北-重庆的沿长江轴省市较早完成扩散，随后由轴向邻近两翼扩散(浙江省、江苏省、江西省、河南省)；③ 京津冀完成扩散后逐步向内蒙古自治区和东北地区扩散，其中东北地区由南向北依次扩散现象最为明显。

总体上，政策扩散时间曲线呈较为经典的"S"形，这在我国政策扩散研究中较为少见；政策缓慢扩散初期与政策扩散快速增长期的分界点恰好落在废止了原卫生部备案办法的时间节点，这充分说明了原备案办法的明确废止对新备案政策的扩散起到了明显的加速作用。空间上，由东部沿海省份向内陆省份扩散，西南西北地区的政策扩散仍未全部完成，且存在直辖市-省-自治区的等级扩散效应，并随之形成了长三角、京津冀两个主要的扩散区域，在区域内存在邻近扩散现象，尤其是京津地区向内蒙古自治区和东北地区的扩散中邻近效益十分明显。此外新地理经济学上的"中部塌陷"现象[18]也在该政策扩散过程中出现，即中部省份在食品安全企业标准备案政策扩散过程中的既慢于东部地区，也慢于西部地区。

(二) 生存分析

在检验时，发现地区生产总值、公共财政收入、市场化总指数、年末人口数四个变量的方差膨胀因子(VIF 值)较高，变量的多重共线性严重。按照 Cox 模型生存分析的独特处理逻辑，先做 log-rank 等单因素分析，再选择单因素分析中有统计学意义的变量多因素纳入 Cox 模型分析，最终使用单因素统计分析的结果与 Cox 模型分析的结果进行比较，以分析影响政策扩散时间的因素。

生存曲线中曲线之间的距离越大代表不同条件对观察结局的影响越大，图 2 中可以看出，单设食品处这一内设机构的省级卫生行政部门较未单设食品处这一机构的省级卫生行政部门废止和修订原有食品安全企业标准备案制度的速度都更快。

其他分组变量中，行政级别这一变量的组间比例较为不平衡，省、直辖市、自治区的个数相差悬殊，虽有统计学意义，但生存曲线存在交叉解释力不强(图 3)，无法证实不同行政区划类别(民族自治区域)对政策扩散的影响。邻近效应这一变量受时间影响而明显变化，同上级压力变量一样也不适用于生存分析的检验(图 4)。

表 2 中报告了基于单因素 Cox 模型检验连续变量和分类变量每改变一个单位，省级卫生行政部门废止/修订原有企业标准备案政策的可能性(记为 HR)：每千亿元省级地方公共财政收入增加，会导致废止 HR 为 1.238 倍($P<0.05$)；每 1 分省级市场化指数的增加，会导致废止 HR

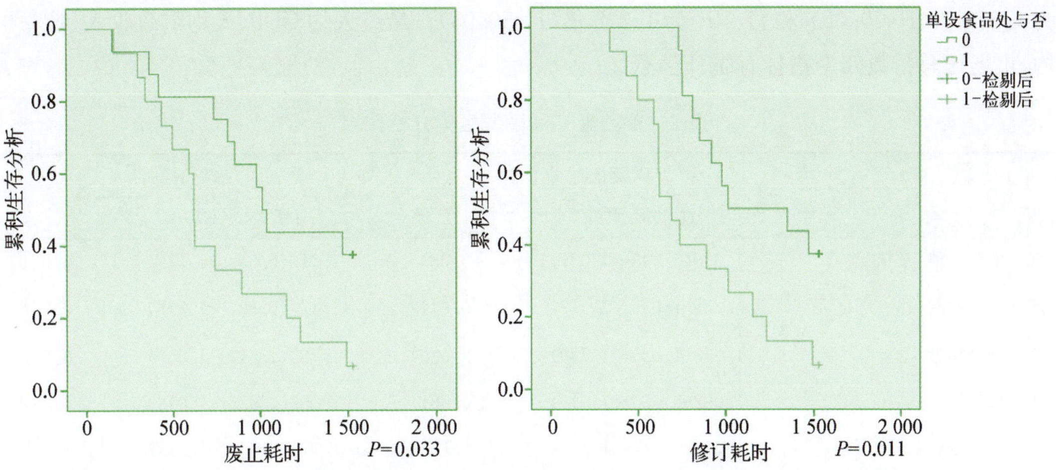

图 2　按照单设食品处与否的省级食品安全企业标准备案制度生存曲线

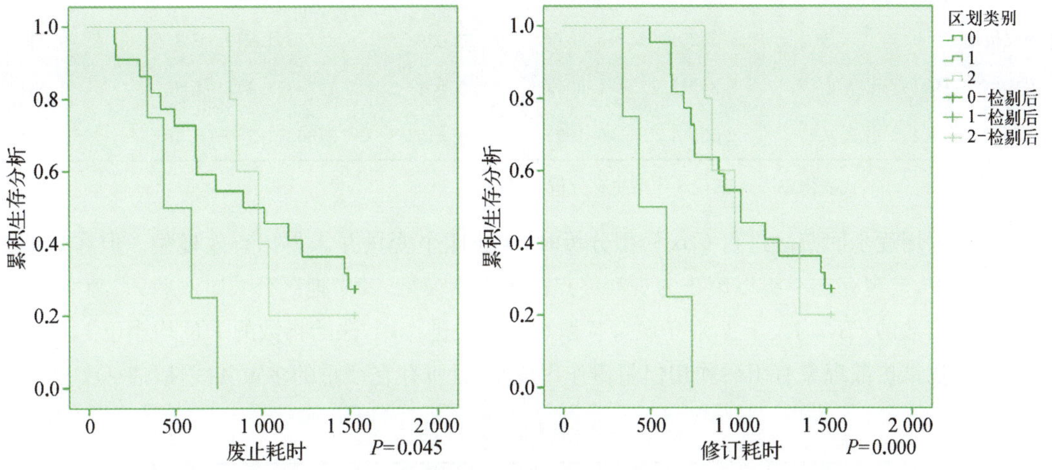

图 3　按照行政区划级别的省级食品安全企业标准备案制度生存曲线

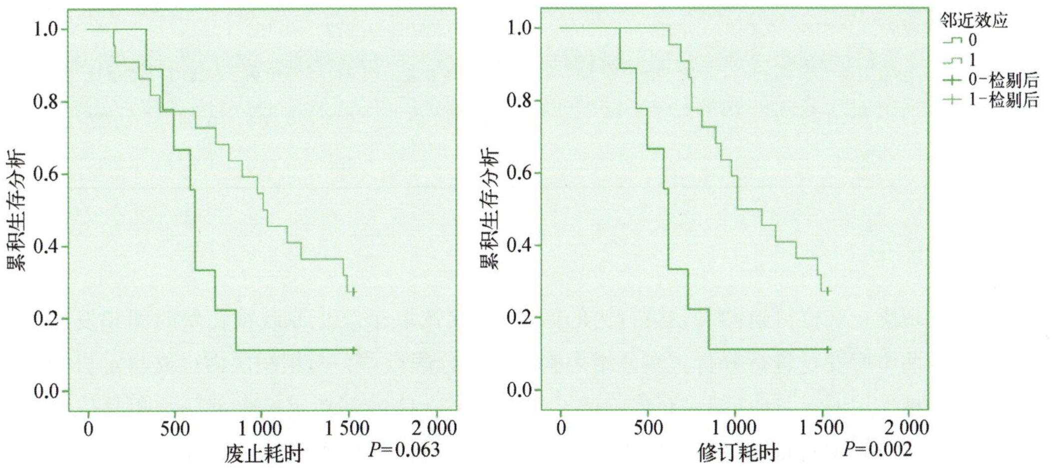

图 4　按照邻近效应的省级食品安全企业标准备案制度生存曲线

为 1.358 倍($P<0.05$),修订 HR 为 1.295 倍($P<0.05$)。最终人均 GDP、人均财政收入、独立机构、市场化总指数四个指标有统计学意义。

表 2　单因素 Cox 模型生存分析结果

	以废止时间计		以修订时间计	
	HR(95%CI)	P	HR(95%CI)	P
地区生产总值(千亿元)	1.018(0.998~1.039)	0.084	1.012(0.992~1.032)	0.231
地方公共财政收入(千亿元)	1.238(1.036~1.479)	0.019*	1.177(0.991~1.398)	0.064
市场化总指数	1.358(1.030~1.789)	0.030*	1.295(1.011~1.659)	0.041*
法治指数	1.002(0.985~1.019)	0.831	1.002(0.985~1.019)	0.811
食品生产企业数(千家)	1.015(0.916~1.123)	0.782	1.004(0.904~1.115)	0.939
食品工业销售产值(百亿元)	1.033(0.982~1.087)	0.208	1.030(0.980~1.082)	0.246
少数民族比例(千分比)	0.999(0.996~1.001)	0.274	0.999(0.997~1.001)	0.347
独立机构	2.382(1.045~5.431)	0.039*	2.773(1.219~6.306)	0.015*
人均生产总值(万元/人)	1.342(1.122~1.605)	0.001*	1.373(1.141~1.652)	0.001*
人均财政收入(万元/人)	2.533(1.254~5.199)	0.010*	3.863(1.760~8.481)	0.001*

* 表示 $P<0.05$,代表该单因素在 Cox 模型生存分析下显著。

随后采用逐步回归法进行 Cox 模型分析时,上述四个变量并未得出有效模型。但在其他变量的拟合中,发现存在一组以废止为观察终点的多因素模型,其中地区公共财政收入、独立机构、市场化总指数的 HR 均大于 1,对于政策扩散现象有促进作用,法治指数的 HR 均小于 1,证明该变量对于政策扩散现象有阻碍作用但阻碍作用较小,且不存在严重的多重共线性(表 3)。

表 3　多因素 Cox 模型拟合结果

	Model - 1		Model - 2		Model - 3		Model - 4		Model - 5		VIF
	HR	P	HR	P	HR	P	HR	P	HR	P	
地区公共财政收入	1.238	0.019	1.191	0.067	1.369	0.010	1.212	0.196			2.45
独立机构			2.029	0.106	2.733	0.034	2.811	0.028	2.707	0.031	1.26
法治指数					0.978	0.061	0.965	0.015	0.946	0.027	2.10
市场化总指数							1.464	0.070	1.657	0.008	3.03

(三)讨论

为了体现废止和修订这两种政策行为的区别,本文选取了废止原政策耗费时间和发布新政策耗时时间两个应变量进行分析。实证结果验证了部分假设,第一,组织层面设立特定机构对政策扩散的助推作用明显,这一结果充分验证了政策制定主体内部指定一个部门承担具体政策制定工作时对政策制定具备明显推动作用,也证实了在政府内部分工时明确责任部门可以避免相互推诿提高整体效率。第二,以地区公共财政收入与人均地区生产总值为代表的资源禀赋为政策扩散奠定了基础条件，经济发展程度越高的地方越容易接受政策扩散。第三，市场化总指数是资源禀赋之一，但食品安全企业标准备案制度是一种从政府主管到市场主导的政策导向，其更多地反映了地区对特定政策的接受程度。此外，法治指数在多因素 Cox 模型中的抑制作用值得关注，可以理解为本政策扩散中，面对政策模糊期的不确定性，法治指数较高的政府更有可能选择观望等待上级明确政策方向而不是自行决策接受政策创新。

五、结论与启示

时间维度上"S"形曲线与上级阻力消除时间节点的完美契合，证明上级压力在我国政策扩散中的巨大作用。地理纬度上经典邻近效应的衰退说明随着社会和科技发展融合，小区域内单纯的地理距离不再是阻碍政策扩散的影响因素，此外上海-重庆沿长江扩散并向南北两翼扩散的现象代表着一种新的区域交流合作网络正在建立。

以地区公共财政收入、地区人均生产总值、地区人均公共财政收入、市场化总指数为代表的资源禀赋类变量在食品安全企业标准备案政策扩散中的促进作用十分显著，这一点与经济发达地区接受政策创新可能性更高的理论相契合。在本文中，政策需求中的食品生产企业数、食品工业生产总值及其占比等变量对政策扩散的影响较小，这与大多数我国政府间政策扩散研究的结论基本相同，虽然存在市场需求被监管需求抵消的可能性，但我国政策扩散中政策主体对企业的政策需求仍存在一定忽视。政策主体内部组织架构对政策扩散作用最为明显，我国特色的科层制治理结构下，机构设置，是部门合理配备行政资源履行行政职能的重要依据。在本文中，具有独立食品安全管理处室这一内设机构的省级卫生行政部门更快地完成了食品安全企业标准备案政策的扩散，这诠释了组织行为学上机构设置对于业务工作开展的积极作用。本文首次发现了法治对创新性改革的促进和抑制作用并存，值得持续关注。

以中央政府态度为代表的上级压力是政策创新后能否扩散的关键，这与我国改革开放以来地方政府先部分试点中央政府后全面推广的政策逻辑密不可分，当下各类政府内部的改革都意味着对原有政策体系的突破，中央政府对这种突破的早期默许是地方政府政策创新的必要条件，中央政府对后期改革的推广是完成某一领域改革的重要标志，中央政府过早地否定对改革的抑制已经被广泛接受，过晚地肯定对改革的阻碍也应当得到足够的重视。调整政府组织架构对既往存在的社会问题进行归纳应对，这种现象是我国政府合理划分权力边界，实现国家治理体系现代化的必由之路。但是社会问题的解决不应完全依赖政府，界定政府与市场、社会的边界，培育一个健康的市场，让市场竞争部分代替政府管制，在发挥市场决定作用的同时也发挥"有为政府"的作用，将是我国更多社会顽疾解决的新方向。我国地方政府向上负责的行政观念和自上而下的决策与监督机制，使得政府难以直视客观政策需求，未来引入有效的自下而上的监督和评价机制，才能使得政府高效解决现实问题，迈出管制型政府向服务型政府转变的重要一步。

参 考 文 献

[1] Walker, J. The Diffusion of Innovations among the American States. American Political Science

Review, 1969, 63(03), 880 - 899.

[2] 周望. 连接理论与经验：政策扩散理论与中国的“政策试验”. 中国行政管理学会2011年论文集. 中国行政管理学会,2011：741 - 746.

[3] 王浦劬,赖先进. 中国公共政策扩散的模式与机制分析. 北京大学学报(哲学社会科学版),2013,50(06)：14 - 23.

[4] Meseguer C , Gilardi F . What is new in the study of policy diffusion?. Review of International Political Economy, 2009, 16(3)：527 - 543.

[5] Brown L A, Cox K R. Empirical Regularities in the Diffusion of Innovation. Annals of the Association of American Geographers, 1971, 61(3)：551 - 559.

[6] Marsh D, Sharman J C. Policy diffusion and policy transfer. Policy Studies, 2009, 30(3)：269 - 288.

[7] 朱旭峰,张友浪. 地方政府创新经验推广的难点何在——公共政策创新扩散理论的研究评述. 人民论坛·学术前沿,2014,(17)：63 - 77.

[8] 沈岿. 食品安全企业标准备案的定位与走向. 现代法学,2016,38(04)：49 - 59.

[9] Tolbert C J , Mossberger K , Mcneal R . Institutions, policy innovation, and e-government in the American States. Public Administration Review, 2010, 68(3)：549 - 563.

[10] 章高荣. 高风险弱激励型政策创新扩散机制研究——以省级政府社会组织双重管理体制改革为例. 公共管理学报,2017,14(04)：1 - 15,153.

[11] 李凌雁,田晨曦. 食品安全标准. 上海：上海交通大学出版社,2018：66。

[12] 宋月红. 行政区划与当代中国行政区域、区域行政类型分析. 北京大学学报(哲学社会科学版),1999,(04)：55 - 62.

[13] 王家庭. 国家综合配套改革试验区制度创新的空间扩散机理分析. 南京社会科学,2007,(07)：39 - 44.

[14] 王浦劬,赖先进. 中国公共政策扩散的模式与机制分析. 北京大学学报(哲学社会科学版),2013,50(06)：14 - 23.

[15] 渠敬东,周飞舟,应星. 从总体支配到技术治理——基于中国30年改革经验的社会学分析. 中国社会科学, 2009,(06)：104 - 127,207.

[16] 周黎安. 行政发包制. 社会,2014,34(06)：1 - 38.

[17] 孙振球. 医学统计学(第二版). 北京：人民卫生出版社. 2006：354.

[18] 安虎森,殷广卫. 中部塌陷：现象及其内在机制推测. 中南财经政法大学学报,2009,(01)：3 - 8,142.

关于《医疗纠纷预防和处理条例》实施的若干思考

吴凌放

【导读】 从卫生管理者的视角，对《医疗纠纷预防和处理条例》(以下简称《条例》)的特点以及如何实施好《条例》进行分析。《条例》进一步强调和明确了医方的责任、法律责任规定较严格、强调发挥调解的作用。卫生主管部门、医疗机构、医学会等均需加强对《条例》的落实。从《条例》内容上看，还需进一步明确与《医疗事故处理条例》在操作上衔接、明确属地管辖的具体操作要求。

《条例》[1]于2018年10月1日起正式施行。《条例》对医疗纠纷预防和处理过程中医患的权利义务作了进一步界定，对一旦发生纠纷后的救济途径和操作路径予以明确，是规范医患行为和医疗秩序的一部重要法规。从卫生管理者的视角，有以下几个方面需加以重点关注。

一、《条例》内容设定上的几个特点

(一) 进一步强调和明确了医疗机构和医生的责任

在医患关系中，患者处于相对弱势的位置，医方掌握的诊疗信息资源明显优于患者，对医疗行为有着主导优势，因此，在涉及医疗行为和医患关系的法律法规中，一般都对医方的行为做出明确约束。《条例》也遵循了这一理念，并在部分条文表述上更为严谨和可操作。

仅从条文数量上看，第二章关于医疗纠纷预防的规定有13条，其中就有10条是对医方预防责任的规定，包括：遵守医疗卫生法律法规和诊疗常规、建立医疗质量安全管理制度和机制、遵守医疗技术临床应用管理规定、执行药械和血液进货查验保管制度、履行纠纷处理程序的告知义务、制定高风险诊疗活动风险防范预案、填写并妥善保管病历资料、为患者提供查阅和复制病历资料服务、建立健全医患沟通机制、建立健全投诉接待制度等。

相较之前出台的法规规章，《条例》至少在以下四个方面作了细化和强调。

1. 通过对部门规章已有规定的强调，提升原规定的法律效力

例如，第十条规定，医疗机构应当制定并实施医疗质量安全管理制度，设置医疗服务质量监

第一作者：吴凌放，女，上海市卫生健康委员会法规处副处长。
作者单位：上海市卫生健康委员会(吴凌放)。

控部门或者配备专(兼)职人员；这在《医疗质量管理办法》[2]（卫计委令第10号）中亦有规定，但原为部门规章，在《条例》中重申后，法律效力提高了。又如，第十一条规定，医疗机构应当按照医疗技术临床应用管理规定，开展医疗技术服务。2018年8月国家卫生健康委员会公布了《医疗技术临床应用管理办法》（卫计委令第1号）[3]，通过引用，进一步提升了该管理办法相关规定的法律效力。

2. 进一步明确了患者对诊疗方案知情同意权的操作方法

《医疗机构管理条例》（1994年发布，2016年修订）第三十三条规定，医疗机构实施手术或特殊检查治疗，要取得患者家属或患者关系人的签字。这一规定与《民法通则》关于民事权利和行为能力的规定是有出入的，其焦点在于：应由患者签字还是由家属或关系人签字。《侵权责任法》[4]（2009年发布）对此进行了修正，第五十五条规定，实施手术、特殊检查或治疗的，原则上医务人员应取得患者书面同意，只有在不宜向直接患者说明的情况下，才向患者近亲属说明，取得近亲属书面同意。本次《条例》在《侵权责任法》基础上，对有关规定进一步具体化，使之更具操作性。《条例》第十三条规定，需要实施手术，或者开展临床试验等存在一定危险性、可能产生不良后果的特殊检查、特殊治疗的，医务人员应当及时向患者说明医疗风险、替代医疗方案等情况，并取得其书面同意；在患者处于昏迷等无法自主做出决定的状态或者病情不宜向患者说明等情形下，应当向患者的近亲属说明，并取得其书面同意。紧急情况下不能取得患者或者其近亲属意见的，经医疗机构负责人或者授权的负责人批准，可以立即实施相应的医疗措施。

3. 进一步明确了病历的管理和处置要求

一旦发生医疗纠纷，病历将成为重要的物证，也是医患双方关注的焦点之一。《条例》第十五条、第十六条、第二十三条、第二十四条、第四十五条、第四十七条对病历的处置和管理，表述得前所未有的具体[1]。明确患者除了复制外，可查阅病历资料，查阅和复制范围从以前的《医疗事故处理条例》中所采用的一一列举的方式，扩大为卫生主管部门规定的属于病历的全部资料。按照国家卫生健康委员会《病历书写基本规范》，病历是指医务人员在医疗活动过程中形成的文字、符号、图表、影像、切片等资料的总和。明确发生纠纷，医疗机构应当主动告知患者或其近亲属有关病历资料查阅、复制、封存和启封的规定，否则，将承担法律责任，按照《条例》四十七条，给予警告并处罚款，情节严重的，对直接主管人员和责任人给予行政处分，相关医生责令暂停执业活动。

4. 明确了医方对医疗纠纷处理途径的告知义务

《条例》的二十三条对此做出了规定。尽管《条例》的法律责任部分没有明确的违反这一义务的罚则，但四十七条含有“其他未履行条例规定义务情形”的兜底条例，理论上可据此进行相关处罚。

（二）关于法律责任的规定较严格且具操作性

第四十五条至第四十七条对医疗机构违反《条例》的行政法律责任作出规定，有三个特点。

1. 罚则相对较重

《条例》之前的有关对医疗机构、医务人员处罚的法律、法规和行政规章，设定罚款金额一般在3万以下（包括针对非法行医的情形，设定罚款也在3万以下），而《条例》对医方拒绝为患者提供查阅复制病历资料服务、未设置统一投诉管理部门或者配备专兼职人员、未按规定封存、保管、启封病历资料的,罚款限额达到5万元,与以往规定相比处罚较重。《医疗事故处理条例》[5],第五十六条对相应情况,只是做出了由卫生行政部门责令改正的规定。

2. 明确了对医务人员的处罚

第四十五到第四十七条规定,对有关医务人员责令暂停6个月以上1年以下执业活动;其中,四十五、四十六条规定造成严重后果或情节严重的,由原发证部门吊销执业证书。一些行为,其实最终是由医务人员做出,设定对医务人员的处罚,可从源头上增加威慑力。

3. 行政处罚和行政处分并举

行政法律责任包括行政处罚和行政处分。当前公立医疗机构是医疗服务体系的主体,2016年,在公立医疗机构工作的医师占我国所有医师的78%,公立医院诊疗人次占所有医院诊疗人次数的87%[6]。对公立医院的罚款,不排除最终财政支出的可能,对一些大型公立医院的管理者来说,形不成威慑,但一旦有行政处分,对公立机构负责人来说,威慑力较大,《条例》第四十五至第四十七条规定,对直接负责的主管人员和其他直接责任人员给予或者责令给予降低岗位等级或者撤职的处分;四十五、四十六条规定,造成严重后果或情节严重的,给予或者责令给予开除的处分。

《条例》法律责任的设定上,将对医疗机构的行政处罚与对医务人员的行政处罚、管理者的行政处分相结合,使有关条款更易落地。

(三)强调发挥调解的作用

医疗纠纷的本质是民事纠纷。解决民事纠纷的方法,有协商解决、调解解决、诉讼解决和仲裁解决方法。《条例》对协商、调解和诉讼三种方法的采用都进行了明确,而且,对调解规定了两种途径,一是由医疗纠纷人民调解委员会人民调解,遵循《人民调解法》规定,二是县级政府卫生主管部门开展行政调解。调解的特点是快捷、便利,执行效果好。凡当事人已经向人民法院提起诉讼并已被受理的,申请调解将不予受理,已经受理的,终止调解。在人民调解和行政调解两者中,只要已申请其中一者调解并被受理的,另一者将不受理,已受理的,将终止。按照《条例》民事诉讼将是医疗纠纷最后的法律救济途径,如要调解,必须置于诉讼之前。两种调解方式,在程序上是并列的,只可选其一,以避免调解资源的浪费,但从《条例》看,优先鼓励采用人民调解方式,其三十条第三款规定,当协商不成时,鼓励医患双方通过人民调解的途径解决。在属地管辖方面,人民调解委员会由于定性为群众性组织,因此只要双方自愿,即可接受其调解,《条例》未对属地管辖作出规定;行政调解,则由医疗纠纷发生地的县级人民政府卫生主管部门管辖。

二、贯彻实施《条例》的准备事项

(一)对卫生主管部门来说

《条例》总则第六条第一款明确,“卫生主管部门负责指导、监督医疗机构做好医疗纠纷的预防和处理工作,引导医患双方依法解决医疗纠纷”,因此卫生主管部门的责任,一是指导医疗机构,二是监督医疗机构,三是引导医患双方。在《条例》公布和实施之初,卫生主管部门要做好以下几项工作。

1. 加强《条例》在卫生系统内的宣传贯彻

使相关单位和各级各类医疗机构充分认识贯彻实施《条例》的重要性，落实《条例》提出的各项规定。

2. 落实行政调解制度

《条例》之前，行政调解这一职责从未出现在卫生行政主管部门的权责清单中，现行有效的卫生相关法律法规也没有行政调解的有关规定。行政调解对卫生行政主管部门来说，是一项新的工作，应有所准备，确保落实。包括：要明确部门、人员，明确申请、协议、笔录等文书范本，以及基本的工作流程。《医疗事故处理条例》对发生医疗事故争议，当事人可申请卫生行政部门处理。但两者行为性质和目的不一样，《条例》以调解为目的，《医疗事故处理条例》采取的处理方式，可以是交由医学会鉴定、按规定移送上级卫生行政部门处理、对鉴定进行审核、组织调查、对发生医疗事故的医疗机构和医务人员行政处理、医疗事故赔偿调解等。

3. 加强监督检查

包括督促医疗机构落实医疗质量安全管理制度、开展医疗质量安全评估；督促医疗机构建立健全医患沟通机制、投诉接待制度等；对医疗机构落实病历管理制度、患者知情告知制度、医疗技术管理制度等开展监督，对医疗机构、医务人员违反《条例》的行为予以处罚。

4. 落实医疗损害鉴定工作

设区的市级以上政府卫生行政部门要会同司法行政部门设立医疗损害鉴定专家库；配合推广医疗责任保险；指导医学会落实医疗损害鉴定；对医学会出具虚假医疗损害鉴定意见的，按规定给予行政处罚和行政处分。

5. 加强与其他部门的沟通协调

《条例》提到的人民调解、司法鉴定、医疗责任险推行、医疗秩序的维护等工作，需加强与司法、保险监督、公安的部门的沟通。

（二）对医疗机构来说

尽管医疗纠纷的当事人有医患双方，但《条例》对医方的责任和义务规定更为具体和明确，相关的处罚也更为落到实处。前文也分析了，《条例》对医疗机构和医务人员违法有关规定所需承担的法律责任，较之以往的卫生相关法律法规，设定相对较重。除了行政法律责任外，违反《条例》规定，医疗机构和医务人员还将增加民事法律责任的风险。因此，医方需加强重视：一是要组织医务人员对《条例》的学习和培训；二是要完善组织部门设置，包括设置医疗服务质量监控部门或配备专(兼)职人员、设置统一的投诉管理部门或者配备专(兼)职人员；三是要制定实施医疗质量安全管理系列制度，严格执行医疗技术临床应用管理、药品器械的进货查验保管等制度；四是要建立和完善医疗纠纷的处理流程，把《条例》的种种规定融入固化的流程之中。

（三）对医学会来说

《条例》实施之前，医学会主要依据《医疗事故处理条例》承担医疗事故的鉴定工作；也有部分地方医学会在《侵权责任法》实施后就探索开展了由法院委托的医疗损害鉴定。但是不排除部分地方医学会对医疗损害鉴定不具备经验，且《条例》对开展医疗损害鉴定的要求更为具体、更为专业。因此，贯彻实施《条例》，医学会重点是建立和完善医疗损害鉴定的程序和相关文书格式、建立专家抽取规则等。

三、尚待进一步明晰的事项

（一）与《医疗事故处理条例》的衔接问题

《条例》出台，《医疗事故处理条例》并未废止，理论上两者是并行的。然而，按照《条例》第二条对医疗纠纷的定义，“医疗纠纷是指医患双方因诊疗活动引发的争议”，医疗事故争议也应属于医疗纠纷；实际工作中，相当一部分医疗纠纷和医疗事故争议也很难区分开。问题是两部行政法规都有对争议处理、鉴定受理、鉴定报告出具等规定，那么对医疗事故争议究竟适用哪部法规呢？是做好两部法规适用的衔接，还是选其一适用？是依照新法优于旧法的原则，还是依照特别法优于普通法的原则？《条例》五十五条规定，对诊疗活动中医疗事故的行政调查处理，依照《医疗事故处理条例》的相关规定执行，是否意味着其他有关规定就依从《条例》呢？这些需作进一步深入探讨，建议主管部门对此予以明确，否则可能出现各地操作不一的情况。

（二）人民调解和损害鉴定的属地管辖问题

《医疗事故处理条例》对各级医学会开展医疗事故技术鉴定的职责分工规定很明确，设区的市级地方医学会和省级直接管辖的县市医学会负责首次鉴定，鉴定工作由医疗机构所在地的地方医学会开展；省级地方医学会负责再次鉴定。然而，本次《条例》对医疗损害鉴定由哪一级、哪一个医学会开展没有明确规定。同样，《条例》尽管对人民调解和司法鉴定提出要求，但没有明确管辖问题，考虑到人民调解委员会的群众性组织的性质，以及司法鉴定实施准入管理，那么是否可以认为只要医患双方一致同意，任何人民调解委员会、具备相应业务能力的司法鉴定机构都可受理调解申请、损害鉴定呢？对此，也需予以进一步明确。

参考文献

[1] 国务院. 医疗纠纷预防和处理条例（国令第701号）. 2018.
[2] 医疗卫生法律政策全书. 北京：中国法制出版社，2017：206－211.
[3] 国家卫生健康委员会. 医疗技术临床应用管理办法（国家卫生健康委员会令第1号）. 2018.
[4] 医疗卫生法律政策全书. 北京：中国法制出版社，2017：443－447.
[5] 医疗卫生法律政策全书. 北京：中国法制出版社，2017：449－456.
[6] 国家卫生和计划生育委员会，2017年中国卫生和计划生育统计年鉴. 北京：中国协和医科大学出版社，2017：30，43，133.

大健康产业交叉业态的政府治理路径研究

王广平

【导读】 大健康产业发展是《健康中国行动(2019—2030年)》重要内容,也是网络新业态、边缘产品相交叉融合的结果,呈现出产业、产品、治理、协调结构上的复杂性。基于大健康产业交叉业态发展制度演变和政府治理制度变迁的事实,文章采用霍尔方法论和"硬件""软件""斡件""三件合一"的工程方法,分析和研判大健康产业交叉业态发展中的关键性问题和政府治理路径,提出政府组织协调、信息化新技术、大数据决策技术和第三方、政府和社会资本合作、政府购买服务等路径,以推进大健康产业交叉业态治理体系和治理能力现代化进程。

2016年10月,《"健康中国2030"规划纲要》提出"统筹解决关系人民健康的重大和长远问题""基本形成内涵丰富、结构合理的健康产业体系"。基于国内营商环境优化、专业化分工和"互联网+"等制度因素,大健康产业发展呈现出交叉业态特征和边缘产品综合治理的复杂性,而当前监管资源、技术手段、监管思维仍滞后于大健康产业技术发展速度。2019年6月,《国务院关于实施健康中国行动的意见》(国发〔2019〕13号)提出"推动健康服务供给侧结构性改革";10月,党的十九届四中全会确立"推进国家治理体系和治理能力现代化"总体目标。大健康产业交叉业态政府治理路径选择,既要创建和优化营商环境,也要从边缘产品结构上强化质量和安全。因而,需要对大健康产业的组织、产品和治理结构等做深入研究,为政府组织结构调整和治理路径提供可借鉴、可示范的制度安排。

一、大健康产业交叉业态产生的制度背景

(一) 交叉业态与边缘产品的概念

《"健康中国2030"规划纲要》提出促进"健康新产业、新业态、新模式""发展基于互联网的健康服务"等增进大健康产业营商环境的政策和制度,大健康产业概念应运而生。贝恩德·埃贝勒[1]将健康产业划分为保健食品(天然食品、功能性食品)、保健药品、化妆品、休闲健身等7个领

第一作者:王广平,男,副研究员。
作者单位:上海市食品药品安全研究中心(王广平)。

域；从食品到医药、从美容到健身，健康产业几乎覆盖所有领域。宫洁丽等[2]认为健康产业是涵盖健康食品、医药产品、医疗器械、医疗保健等多个与人类健康紧密相关的生产和服务领域。健康业态方面的概念，王文桂[3]研究了超市与专业店两种业态的交叉购物行为问题；孙抱朴[4]提出了大健康产业的"森林康养"新业态、新模式。

与大健康产业交叉业态相关的孪生概念是边缘产品的治理问题，边缘产品演化集聚为大健康产业，大健康产业发展依赖于边缘产品的孕育和成长。药品作为健康产业中审批上市"最严谨的标准"产品，易成为其他健康用品争相仿制的目标产品。2008 年，《中国药店》最早提出"仿药类边缘产品"的概念，指一些消字号、食字号、妆字号、健字号、械用字号等非药品冒充药品。黄鹏[5-8]正式提出仿药类边缘产品的概念，指非药品而又在其包装或说明书上标注了对人体疾病治疗效果的产品。2019 年，国家市场监督管理总局（简称"国家市场监管总局"）提出了"特殊医学用途配方食品"概念，有别于保健食品和药品[9]。美国食品药品监督管理局发布的《膳食补充剂健康与教育法》（*Dietary Supplementary Health and Education Action*，DSHEA），规定膳食补充剂不能代替普通食品或作为膳食的唯一品种，包括服药品、胶囊、药片等形态。

（二）专业化分工的演进

我国大健康产业兴起，一是得益于良好的营商环境创建，二是来自专业化分工，三是来自信息化工业化融合政策。亚当·斯密在《国富论》中论证了分工和专业化的发展是经济增长的源泉，而分工和专业化又是一个经济组织的问题；杨小凯[10]提到"新产品新行业由于加工在迂回生产部门的加深而出现""由人们关于专业化和组织的决策内生决定的"。当前食品医药行业的新技术不断迭出和分工网络的复杂化，为大健康产业交叉业态出现奠定了基础条件。

医药专业化分工的演进和药品审评审批制度的变迁，一方面使药品研发成本上升、人用药品技术要求国际协调理事会（The International Council for Harmonisation of Technical Requirements for Pharmaceuticals for Human Use，ICH）审评标准严格等[11]，另一方面促使医药研发资源逐渐向交叉业态和边缘产品迁移；再者，食品医药行业和网络信息的技术外部性和技术扩散的结果，不断推进了大健康产业交叉业态的复杂性与边缘产品的出现。

（三）营商环境的完善

2001 年，世界银行（World Bank）提出"加快发展各国私营部门"新战略和"营商环境"概念。完善营商环境，是大健康产业发展的基础条件。2013 年党的十八届三中全会明确提出"建设法治化营商环境"的目标；2016 年 3 月，"十三五"规划提出"营造优良营商环境"；2019 年 10 月《优化营商环境条例》（国令第 722 号），对"新技术、新产业、新业态、新模式等实行包容审慎监管""持续推进产品、技术、商业模式、管理等创新"。

基于我国政府"放管服"改革、"一站式服务""一网通办"等营商环境持续优化。据 2019 年世界银行公布的《全球营商环境报告 2020》数据指标，我国的营商环境排名全球第 31 位，较 2018 年提升 15 位，显示了我国营商环境整体得到较大改善和提升。大健康产业交叉业态和边缘产品，说明"互联网＋"、大数据、信息化工业化融合等国家行动计划在健康行业得到了充分实践和验证；2019 年 7 月，国家成立健康中国行动推进委员会，并发布《健康中国行动》，大力推进了健康产业和事业的发展。

（四）互联网技术的发展

网络经济具有快捷性、高渗透性、边际效益递增、外部经济性等特征，“互联网＋”大健康产业的新业态作为网络经济的新生产物，在信息互动、便捷、价格搜寻等方面的优点更为突出。国家“互联网＋”和大数据行动的产业政策，加速了个体获得组织信息的演进，进而推进了新产品、新模式大规模的商业化试验进程[10]。《工业和信息化部关于印发〈信息化和工业化融合发展规划（2016—2020年）〉的通知》（国工信部规〔2016〕333号）、《国务院关于印发〈中国制造2025〉的通知》（国发〔2015〕28号）等政策促进了信息化和工业化的深度融合发展，尤其是《国务院关于积极推进“互联网＋”行动的指导意见》（国发〔2015〕40号），促进了大健康产业的新业态和新模式的出现。

依托互联网应用技术的智慧医药健康业得到深入的探索和应用，远程医疗、智慧药房、可穿戴设备等业态得到快速发展。谷歌、脸书（Facebook）和阿里巴巴等网络公司，将互联网、大数据与健康产品深入融合，跨界进入大健康领域。大健康交叉业态和网络新业态，增加了大健康产业交叉业态和边缘产品政府治理结构的复杂性。

二、大健康产业交叉业态与政府治理制度变迁

（一）交叉业态的复杂性问题

食品、药品、化妆品、消字号、医疗器械等健康产品所产生的交叉状态，其治理结构的复杂性表现为：一是交叉业态营商环境创建的协调难度大；二是仿药类边缘产品治理的检验检查协同性增强。大健康产业交叉业态复杂性的根源，一是我国食品丰富多样，包括各地饮食习惯和特色食品。二是医疗产品多样，包括药食两用药材、民族传统医药等；既有传统的、民族的、交叉的，也有网络的、手工的、工业化的，交叉业态、边缘产品和仿药类产品概念错综复杂。

大健康产业交叉业态的产品结构复杂性方面，呈现为食品、保健食品、特殊医学用途配方食品、中药、药品/医疗器械、化妆品、消字号产品等；在政府治理协调的复杂性方面，呈现为市场监管总局、卫生健康委、药品监督管理局、中医药管理局、工业与信息化部等部门；尤其是大数据、“互联网＋”所产生的新模式和新业态，融入大健康产业，增加了大健康产业交叉业态的治理结构的复杂性。与大健康产业相关的政府组织结构变迁，导致了内部业态的转变，例如食品监管中的流通与餐饮合并为食品监管，药品监管中的上市许可持有人制度使药品安全企业主体责任得到有效落实，使得大健康产业交叉业态呈现出产业、产品、治理结构上的复杂性。

（二）交叉健康产品的法律制度

与大健康产业交叉业态相关的治理体系是边缘产品的监管问题，尤其是仿药类边缘产品治理；健康产品政府治理的制度变迁过程，体现了大健康产业交叉业态治理体系和治理能力。最早在2009年11月，国家食品药品监督管理局和卫生计生委联合发布《关于开展非药品冒充药品整治行动的公告》（2009年第69号）规定“对未标示产品批准文号或标示虚假、无效批准文号的产品

冒充药品的，一律由食品药品监管部门按照假药依法查处；对标示为消毒产品冒充药品的，一律交由卫生行政部门依法处理；对标示为食品冒充药品的，一律交由质量监督管理部门依法处理；对标示为保健食品、化妆品冒充药品的，一律由食品药品监管部门统一处理；对标示为保健用品冒充药品的，一律由该产品审批部门处理”，即“谁许可、谁监管”和“谁标准、谁承办”的政府治理方式。同时，《卫生部公告 2009 年第 17 号》显示，消毒产品不是药品，没有治疗疾病的作用。2019 年 2 月《卫生健康委关于进一步加强消毒产品监管工作的通知》(国卫办监督函〔2019〕148 号)提出“加快推进政府职能转变，切实加强消毒产品监管”制度变迁要求。大健康产业边缘产品的概念及治理制度见表 1。

表 1　大健康产业边缘产品的概念及治理制度

序号	边缘产品	概　念	法律法规(规范性文件)归口监管部门
1	食品	各种供人食用或者饮用的成品和原料以及按照传统既是食品又是药品的物品，但是不包括以治疗为目的的物品(《食品安全法》)	《食品安全法》；市场监管部门
2	特殊医学用途配方食品	满足某些特殊人群的生理需要，或某些疾病患者的营养需要，按特殊配方而专门加工的食品；其成分或含量，与普通食品不同	《食品安全法》《预包装特殊膳食用食品标签通则》(GB 13432—2004)；《特殊医学用途配方食品通则》(GB 29922—2013)；市场监管部门
3	保健食品	声称具有特定保健功能或者以补充维生素、矿物质为目的的食品，即适宜于特定人群食用，具有调节机体功能，不以治疗疾病为目的	《食品安全法》《保健食品注册与备案管理办法》；市场监管部门
4	药品	用于预防、治疗、诊断人的疾病，有目的地调节人的生理机能并规定有适应证或者功能主治、用法和用量的物质，包括中药材、饮片	《药品管理法》；药品监管部门
5	化妆品	为了美化、保留或改变人的外表而用于人体的调剂(除肥皂)，或为了净、染、擦、矫正或保护皮肤、头发、指甲、眼睛或牙齿的调剂	《化妆品卫生监督条例》(1989 年)，《关于在更大范围试点实施进口非特殊用途化妆品备案管理有关事宜的公告》
6	医疗器械	用于人体的仪器设备、器具、体外诊断试剂及校准物、材料以及其他相关产品，也包括所需的软件	《药品管理法》《医疗器械监督管理条例》；药品监管部门
7	消字号产品	消毒剂、消毒器械、卫生用品和一次性使用医疗用品	《消毒产品卫生安全评价规定》《传染病防治法》《消毒管理办法》；卫生健康委员会/疾病预防控制中心

2014 年 6 月，《国家卫生计生委关于印发消毒产品卫生安全评价规定的通知》(国卫监督发〔2014〕36 号)提出“按照消毒产品用途、使用对象的风险程度实行分类管理”，并对第一类、第二类消毒产品进行采样检验；但是，消毒产品的分类，与医疗器械的一类、二类、三类的分类管理顺序正好相反。因而，边缘产品监管规则和标准的合规性和协调性，是交叉业态健康产品监管制度设计的关键性问题。

(三) 政府职能与交叉业态

大健康产业发展是世界各国政府健康战略规划的主要内容。何传启[12]认为科技创新和制度创新是健康创新的关键因素，将健康产品、健康产业、健康监管作为健康治理现代化关键要素。美国“健康国民 2020”(Health People 2020)重点关注 42 个领域 1 200 个具体目标，包括膳食指导、降低糖尿病比例;“健康日本21”战略由8方面组成,包括营养饮食、糖尿病等;“欧盟健康计划(2014—2020)”[EU Health Programme(2014—2020)]确立了23个优先领域,包括医疗器械、医药和信息管理等。《“健康中国2030”规划纲要》明确了食品药品安全、药品供应、新业态等重大领域。因而,从各国健康规划战略来看,大健康产业发展的政府职能中均涉及了生命健康领域的各种业态,即交叉业态。

2018年我国食品药品机构改革中,药品监管部门定义为健康产品监管(medical products administration);将药品上市许可、生产监管确定为国家和省级政府部门,食品药品流通和使用确立在市(县)基层,将卫生、计生合并为卫生健康部门,这是针对大健康产业各业态融合、交叉现象的最有效制度设计。2019年9月《国务院关于加强和规范事中事后监管的指导意见》(国发〔2019〕18号)提出“对新兴产业实施包容审慎监管”。上市销售的专业化监管与市场流通的综合监管的制度设计,是大健康领域宏观治理层面;仿药类边缘产品的上市与流通,一方面需要在“放管服”“包容审慎”制度框架下确立其分类分级管理的技术规范,另一方面要在“四个最严”“双随机一公开”政策背景下确保健康产品市场流通的合规性。

(四) 边缘产品的政府监管

大健康产业兴起的同时,亟须加快政府治理体系和治理能力现代化进程,解决政府监管技术支撑偏低和监管资源配置不足的突出问题。有文献[13]显示,当前我国监管人员缺口较大,监管力量相对薄弱、技术装备配置仍显不足的问题[13]。面对大健康产业呈现出的交叉和边缘产品问题,政府监管部门不适应或调整不够、监管思维跟不上的问题,是造成监管绩效不高、事件频发的主观原因。以往的政府治理实践多是从食品医药市场的“多、小、散、乱”现状和“不正常”假设入手,而未能从大健康产业和政府治理的复杂性挑战去思考和研判。

药品安全的“最严谨的标准、最严格的监管”,使得仿药类边缘产品(非药品冒充药品)“打擦边球”市场机会主义行为时有发生,一些非法企业将一些消字号、食字号、妆字号、健字号、械用字号等非药品冒充药品进行误导和侵害消费者;专项整治行动,就是针对国内仿药类边缘产品形势所进行的“运动式”“高压式”综合治理方式。2007年8月,《国务院办公厅关于印发全国产品质量和食品安全专项整治行动方案的通知》(国办发〔2007〕57号)提出重点产品、重点单位、重点区域的政府治理要求,重点产品是指食用农产品、食品、药品、涉及人身健康和安全的产品。2009年,根据《关于印发药品安全专项整治工作方案的通知(2009)》(国食药监办342号),全面检查以食品、保健食品、保健用品、化妆品、消毒产品、未标示文号产品冒充药品的违法行为。2019年10月,国家市场监管总局发布《药品、医疗器械、保健食品、特殊医学用途配方食品广告审查管理办法(征求意见稿)》,以维护市场秩序。因而,仿药类边缘产品问题频出,政府治理结构调整任重道远。

三、大健康交叉业态治理的政府治理组织设计

(一) 大健康产业交叉业态的系统性问题

大健康产业交叉业态与边缘产品的治理能力和水平提升,将有效提高公众健康产品的满意

度和监管工作绩效。非药品冒充药品的违法宣传销售现象屡禁不止的原因，一是边缘产品与网络业态相交叉形成灰色地带，二是健康产品安全法律制度宣传力度不够，三是边缘产品政府治理协调性（合力）不足。例如，目前欧莱雅集团正不断将含药品的化妆品品牌引入中国，同时也不断通过网络渠道进入中国市场，边缘产品与新业态相交叉。药品、化妆品与消字号产品的监管边界问题，涉及药品监管与卫生监督的职权划分问题，疾病预防控制中心与卫生监督的体制改革问题等。

大健康产业的治理体系和治理能力提升，依赖于边缘产品监管灰色问题的解决、监管规则标准合规和交叉业态监管协作等行动举措。大健康产业的交叉业态和边缘产品的治理实质，就是政府监管灰色地带的信息甄别和制度设计问题；采用“包容审慎监管”方式，即严守健康安全底线，只要不触碰健康安全底线，采取包容态度审视大健康交叉业态。大健康产业交叉业态的政府治理，是一个健康监管的系统性问题，采用霍尔方法论[14]，分为产业组织（结构）、产品结构和治理结构三维层次进行系统性分析（图 1）；确立政府治理结构，必须在边缘产品和产业组织间选择一个平衡点，即营商环境优化与产品安全“包容审慎监管”的均衡点，进而施行有效的政府治理方略。

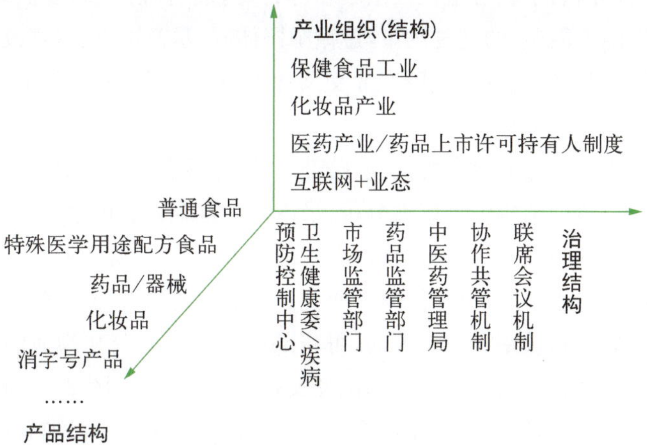

图 1　基于霍尔方法论的大健康产业交叉业态治理三维层次图

（二）监管系统边界与政府治理实践

大健康产业的业态融合和新业态产生，对政府监管部门之间和监管职能之间的协作和共享工作机制提出了新需求、新要求和新挑战。例如，植入式给药的医疗器械，属于两个产业交叉领域的监管边界，是采用传统的分环节、分领域监管，还是转变为融合、协作方式进行监管？监管边界模糊，易产生多头管理、协调性差的问题，再者，交叉边界易产生监管盲区，存在着监管系统边界弹性大的现象。机构改革和职能转变的进程中，有效的顶层设计和制度安排固然重要，但是交叉业态下的“协同”“共享”监管理念转变更为迫切。2019 年 4 月，国家药品监督管理局启动“中国药品监管科学行动计划”，提出“创新、质量、效率、体系、能力”“推动监管理念制度机制创新”。

国家和地方政府的相关制度安排和协作方案，为大健康产业政府治理提供了新思路和实践经验。2019 年 4 月，国家药品监督管理局组织开展化妆品“线上净网线下清源”风险排查处置工作；2019 年 5 月，《国家药监局关于印发〈国家药品监督管理局关于加快推进药品智慧监管的行动计划〉的通知》(国药监综〔2019〕26 号)提出“推进信息技术与监管工作深度融合”。2019 年 5 月，《长三角地区“九市一区”市场监督管理系统网络监管合作协议》提出，围绕网络监管一体化，构建联席会议、信息交流、数据交换、案件协查、权益保护和合作发展的联动合作“六大机制”，形成了地方性交叉业态和新业态监管实践。

(三) 大健康交叉业态治理的工程方法

针对大健康产业交叉业态和边缘产品治理中存在的监管灰色边界、营商环境创建协调难度大、部门检查协调力不足等复杂性和系统性问题，有必要采用系统工程方法认识和研判大健康产业交叉业态治理的相关性问题。1978 年 9 月，钱学森院士在《文汇报》发表了《组织管理的技术——系统工程》一文；党的十九届三中全会提出了“统筹党政军群机构改革”“机构编制法定化”等组织结构优化制度；党的十九届四中全会提出“优化政府职责体系，优化政府组织结构”的国家治理体系要求。大健康产业交叉业态治理中，大多健康用品以“仿药类产品”现象出现，因而政府治理结构中药品监管部门居于核心地位。基于新修订《药品管理法》制度框架、基层减负、“放管服”“双随机一公开”“四个最严”的制度约束，遵循举国体制、示范试点、双规改革体制的中国特色治理机制，采用系统工程方法设置大健康产业交叉业态治理结构，包括联席会议、基层责任考核和信息数据共享等组织管理方法。

基于大健康产业交叉业态的复杂性问题，跨部门、跨区域和分环节、分领域的协调复杂性，以及产业组织、产品结构、治理结构的系统性分析，采用复杂系统方法论中“硬件”“软件”“斡件”“三件合一”的工程方法，其核心是通过“斡件”(组织管理艺术)，即“斡旋”“调停周旋”之件，解决系统与环境之间的系统边界问题，即解决大健康产业交叉业态中的仿药类边缘产品问题，提高大健康产业交叉政府治理的质量和效率[15-17]。因而，可将部门之间的协调和沟通的工作机制或方案视为“斡件”，也要将基层责任考核、社会共治的制度安排看作“斡件”(图 2)。通过交叉业态政府治理“斡件”的制度设计和安排，解决大健康产业营商环境优化和边缘产品监管中的组织结构、信息结构和治理结构的系统协调性不足问题[18]。

- 硬件：检验机构、监测机构、检查部门
- 软件：《药品管理法》《食品安全法》《医疗器械监督管理条例》
- 斡件：联系会议、领导小组、属地责任考评；监管规则与标准

斡件集合＝{协调方，规则集，项目集合，项目权重，决策集，决策偏好，成本上限，协调效率}

斡件是事件 t 的函数，是动态循环迭代过程，形成一定的监管规则与标准

图 2 “硬件”“软件”“斡件”“三件合一”的政府治理系统工程方法

四、大健康交叉业态的政府治理组织结构调整路径

(一) 政府治理组织结构协调机制

大健康产业交叉业态和边缘产品安全的政府治理结构涉及了多领域、多部门、多学科，需要

构建和完善仿药类边缘产品专项整治的部际、省际联席会议协调机制。针对非药品冒充药品现象治理中政府治理协调性(合力)不足的问题,2015 年以来,在大健康产业交叉业态营商环境优化和边缘产品治理方面,国办、国发或中发制度文件悄然增多,以增加政府治理结构的协调性。继《"健康中国 2030"规划纲要》之后,2019 年成立健康中国行动推进委员会,并制定印发《健康中国行动》。2019 年 9 月,《国务院关于加强和规范事中事后监管的指导意见》(国发〔2019〕18 号)提出清理和修订"边界模糊、执行弹性大的监管规则和标准",即政府监管的合规性建设问题。通过健康产品政府监管合规性建设,加快药品审评审批制度改革,完善保健食品、化妆品、消毒产品等的立法和组织协调性,将有效推进大健康产业营商环境优化和强化健康产品质量安全。

(二) 采用信息化手段和新技术路径

2019 年 9 月,《国务院关于加强和规范事中事后监管的指导意见》提出"国家'互联网+监管'系统监管事项目录清单"政策要求。"互联网+监管"方式,将倒逼大健康产业治理方式在原先的社会治理结构的基础上进行线下与线上的融合,即"互联网+"倒逼"监管+",将人力干预转变为信息数据服务。2019 年 5 月,《国家药监局关于印发〈国家药品监督管理局关于加快推进药品智慧监管的行动计划〉的通知》(国药监综〔2019〕26 号)提出构建监管"大系统、大平台、大数据"政策目标。大健康产业网络新业态的信息追溯管理、第三方数据系统可以与政府许可数据系统相对接,建立政企食品药品安全信息数据共享机制;将企业信用体系、投诉举报体系与政府行政许可体系相整合,构建统一联动性的信息化监管平台,降低政府部门的监管成本和节约监管资源,实现属地化食品药品安全精准监管目标。

(三) 政府治理的大数据决策技术路径

"大数据"时代,通过数据分析创造价值,成为政府治理制度创新和企业经营方式转变的大势所趋。政府治理信息化建设一方面拆分为治理/监督和信息化两个方面(图 3),另一方面是大数据决策从信息化技术中分化独立的发展趋势,数据已成为大健康产业政府治理的技术支撑新资源。2016 年 12 月,美国国会通过《21 世纪治疗法案》,提出"真实世界数据(real world data, RWD)和真实世界证据(real world evidence, RWE)"概念,美国国家食品药品监督管理局于 2018 年 12 月发布《真实世界证据方案框架》,将大数据决策引入到审评审批和监管监督等环节。我国大健康产业政府治理大数据决策技术路径是,通过综合集成疾病预防控制中心消毒产品、特殊医学用途配方食品、保健食品、化妆品、药品和医疗器械的数据信息,形成大健康产业交叉业态和边缘产品监管规则和标准,明确监管边界,创建良好的大健康产业发展营商环境。

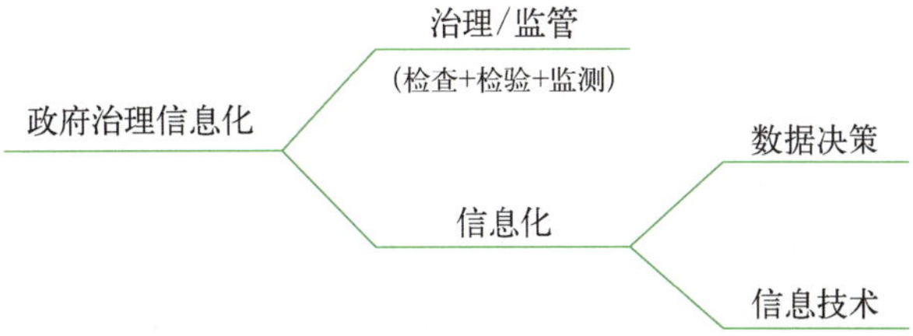

图 3　政府治理信息化建设中专业化拆分与数据决策技术路径

（四）第三方、政府和社会资本合作、政府购买服务路径

政府购买公共服务有利于提升政府的服务能力，降低治理成本，有助于促进大健康产业交叉业态政府治理能力的提升。2019 年 4 月，《重大行政决策程序暂行条例》（国务院令 713 号）提出“坚持从实际出发，运用科学技术和方法，尊重客观规律，适应经济社会发展的全面深化改革要求”。基于当前药品注册和生产的专业化监管和食品生产经营的综合监管模式，以及新修订《药品管理法》“设置或者指定的药品专业技术机构”的制度设计，有必要采用第三方、政府和社会资本合作、政府购买服务的大健康产业政府治理路径。例如，通过政府和社会资本合作模式，开展政府企业联合建重点实验室、联合打假等，扩大政府外包服务和购买服务范围，吸引更多的社会资源参与到大健康产业营商环境优化和边缘产品质量安全监管环节中。同时，国有企业也将在大健康产业交叉业态的治理体系中发挥市场信用体系模范引领作用，2019 年 7 月，《国务院关于实施健康中国行动的意见》（国发〔2019〕13 号），提出“鼓励企业研发生产符合健康需求的产品，增加健康产品供给，国有企业特别是中央企业要做出表率”。

五、结束语

大健康产业交叉业态营商环境和边缘产品政府治理能力的提升，是党的十九届四中全会“推进国家治理体系和治理能力现代化”的有效实践。大健康产业发展中包含着边缘产品、网络新业态、工业化信息化等相交叉和融合的情形，表现为产品结构、治理结构、组织协调的复杂性特征。对大健康产业交叉业态的产品结构、产业组织和治理结构的系统性分析和研判，采用有效的系统工程方法，转变政府治理思维、创新政府治理方法，将有效推进大健康产业交叉业态政府治理体系和治理能力现代化的进程。

参考文献

[1] 贝恩德·埃贝勒. 健康产业的商机. 王宇芳译. 北京：中国人民大学出版社，2011.

[2] 宫洁丽，王志红，翟俊霞，等. 国内外健康产业发展现状及趋势. 河北医药，2011，33(14)：2210－2211.

[3] 王文桂. 超市与专业店两种业态间的交叉购物行为研究. 企业导报，2012，(10)：92－93.

[4] 孙抱朴. “森林康养”是我国大健康产业的新业态、新模式. 商业文化，2015，(22)：82－83.

[5] 黄鹏. 仿药类边缘产品的概念界定. 中国医药报，2013－09－03(4).

[6] 黄鹏. 仿药类边缘产品监管法规分析. 中国医药报，2013－09－24(4).

[7] 黄鹏. 仿药类边缘产品的种类与特征. 中国医药报，2013－09－17(4).

[8] 黄鹏. 多头管理致仿药类边缘产品出现监管空白. 中国医药报，2013－10－22(4).

[9] 广告监管司. 市场监管总局关于《药品、医疗器械、保健食品、特殊医学用途配方食品广告审查管理办法（征求意见稿）》第三次公开征求意见的公告. http：//www. samr. gov. cn/hd/zjdc/201910/t20191025_307925. html [2019－10－25].

[10] 杨小凯. 发展经济学——超边际与边际分析. 张定胜,张永生译. 北京：社会科学文献出版社,2003：357－360.

[11] 王广平,石晟怡,王颖,等. 审评审批制度改革背景下医药产业组织结构调整路径研究. 中国药事,2019,33(1)：1－7.

[12] 何传启. 中国现代化报告2017——健康现代化研究. 北京：北京大学出版社,2017：100－105.

[13] 王广平,王颖. 我国食品药品安全精准监管实施路径研究. 中国药事,2019,33(4)：355－364.

[14] 孙东川,朱桂龙. 系统工程基本教程. 北京：科学出版社,2010.

[15] 严广乐,王浣尘. 边界沉思. 管理科学学报,2000,3(1)：79－86.

[16] 宋健. 提高科技工作的质量和效益. 科学学研究,1988,6(2)：3.

[17] 钱学森,吴义生. 社会主义现代化建设的科学和系统工程. 北京：中共中央党校出版社,1987.

[18] 张立涛,钱省三. 基于系统边界分析的信息安全管理斡件研究. 管理工程学报,2006,20(3)：57－61.

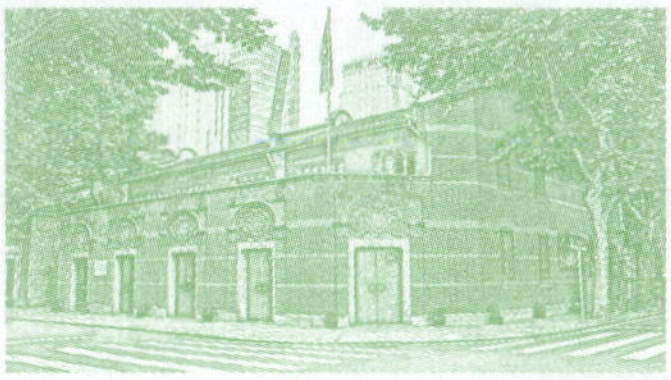

第十章

筹资与保障

卫生筹资涉及卫生资源的生产、分配和利用，医疗保障与老百姓的切身利益息息相关。筹资与保障，在医疗卫生系统中占有举足轻重的地位，是全国医疗卫生研究的热点领域之一。本章主要围绕卫生费用、老年照护评估、医疗服务价格调整、医疗卫生服务购买、经济学评价研究等重点专题开展研究。在卫生费用核算方面，本章介绍了2018年上海市卫生总费用核算研究；在老年照护评估方面，本章介绍了上海市老年照护统一需求评估标准(2.0)研制情况与建议；在医疗服务价格调整方面，本章介绍了建立动态调整机制的经验及启示；在医疗卫生服务购买方面，本章介绍了购买有价值的医疗卫生服务策略；在经济学评价方面，本章介绍了基于江浙沪地区的宫颈癌筛查策略经济学评价研究。

2018年上海市卫生总费用核算研究

金春林 朱碧帆 李 芬 顾淑玮 王力男 王常颖 马 强

【导读】 2018年上海市卫生总费用(来源法)总量为2 301.60亿元,占上海市生产总值(gross domestic product, GDP)的比例为7.04%,人均卫生总费用为9 495.89元。从筹资结构来看,仍旧以社会卫生支出为主,其中社会卫生支出、政府卫生支出及个人现金卫生支出(out-of-pocket, OOP)占卫生总费用比重分别为57.63%、22.07%及20.30%。同期卫生总费用(机构法)总量为2 425.40元,其中医院占比达69.15%,其次为基层医疗卫生机构,占比为13.19%,公共卫生机构费用占比为3.69%。总体来说,2018年上海市卫生总费用达到2 301.60亿元,占GDP比例突破7%。近年来卫生总费用增速放缓,个人现金卫生支出水平稳定下降,但费用机构分配欠合理,基层医疗卫生、公共卫生机构占比偏低。应建立公平、高效、可持续的卫生筹资体系,落实分级诊疗,加大对基层卫生和公共卫生机构的补助,同时优化医疗资源配置,促进医疗卫生服务可及性。

上海市连续多年开展卫生总费用常规核算,已积累了2001～2018年核算结果。卫生费用核算是一个国家、地区卫生筹资系统非常重要的监测和分析工具,它是国民经济核算的组成部分之一,因而国际上也把卫生费用核算结果称为是反映一个国家、地区整个卫生事业发展的重要的宏观经济信息。

一、卫生筹资来源

在卫生费用来源法核算中,基于对我国卫生系统特点的考虑,采用三分法进行划分,即分为社会卫生支出、政府卫生支出、个人现金卫生支出三类[1];而在国际上,通用的分类方法为二分法,即分为广义政府卫生支出、私人卫生支出两类。本文分别采用三分法和二分法来描述2001～2018年上海市卫生费用核算结果。

(一) 筹资总量和结构(国内口径)

从筹资总量来看,2018年上海市卫生总费用(Shanghai total expenditure of health, STEH)(来源法)总额为2 301.60亿元,占GDP的比重为7.04%(图1)。2001～2018年上海市卫生总费

第一作者:金春林,男,研究员。
作者单位:上海市卫生和健康发展研究中心(上海市医学科学技术情报研究所)(金春林、朱碧帆、李芬、王力男、王常颖),江西中医药大学(顾淑玮、马强)。

用年均增长率(以实际值计算,下同)达 10.19%,高于同期 GDP 年均增长率(6.60%)。人均卫生筹资 9 495.89 元,较上年增加 865.59 元(表 1)。比较 2002～2018 年同期上海市卫生总费用增速和 GDP 增速可以发现,前者普遍高于后者(图 2)。

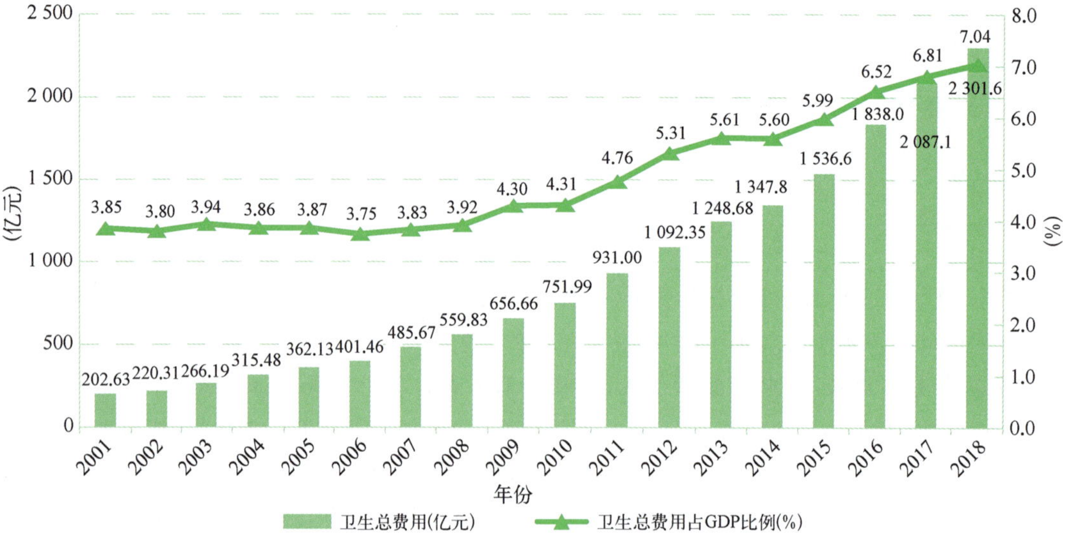

图 1　2001～2018 年上海市卫生总费用及其占 GDP 比例变化趋势

表 1　2001～2018 年上海市卫生总费用(来源法)

年　份	上海市国内生产总值(GDP)		上海市卫生总费用(STEH)		卫生总费用占 GDP 比例(%)	人均卫生总费用(元)	卫生消费弹性系数
	名义值(元)	增长速度(GDP 调整后)(%)	名义值(元)	增长速度(GDP 调整后)(%)			
2001	5 257.66	—	202.63	—	3.85	1 232.47	—
2002	5 795.02	11.40	220.31	9.89	3.80	1 356.01	0.9
2003	6 762.38	12.30	266.19	16.27	3.94	1 555.76	1.3
2004	8 165.38	14.30	315.48	12.19	3.86	1 810.87	0.9
2005	9 365.54	11.50	362.13	11.58	3.87	2 036.25	1.0
2006	10 718.04	12.80	401.46	9.27	3.75	2 211.80	0.7
2007	12 668.89	15.20	485.67	17.90	3.83	2 613.83	1.2
2008	14 276.79	9.70	559.83	12.21	3.92	2 964.48	1.3
2009	15 287.56	8.40	656.66	18.74	4.30	3 417.75	2.2
2010	17 436.85	10.20	751.99	10.64	4.31	3 265.74	1.0
2011	19 539.07	8.30	931.00	19.66	4.76	3 965.98	2.4
2012	20 558.98	7.50	1 092.35	19.87	5.31	4 588.86	2.7
2013	22 264.06	7.90	1 248.68	13.90	5.61	5 170.21	1.8
2014	24 068.20	7.10	1 347.80	6.94	5.60	5 556.40	1.0
2015	25 659.18	7.00	1 536.60	14.42	5.99	6 362.02	2.1
2016	28 183.51	6.80	1 838.00	16.30	6.52	7 595.98	2.4

续 表

年 份	上海市国内生产总值(GDP)		上海市卫生总费用(STEH)		卫生总费用占GDP比例(%)	人均卫生总费用(元)	卫生消费弹性系数
	名义值(元)	增长速度(GDP调整后)(%)	名义值(元)	增长速度(GDP调整后)(%)			
2017	30 632.99	6.90	2 087.09	11.68	6.81	8 630.30	1.7
2018	32 679.87	6.60	2 301.60	10.19	7.04	9 495.89	1.5

注：2018 年上海市统计局根据第三次全国农业普查结果对 GDP 历史数据进行了修订；卫生消费弹性系数反映卫生总费用增长速度与国内生产总值增长速度间的比例关系。

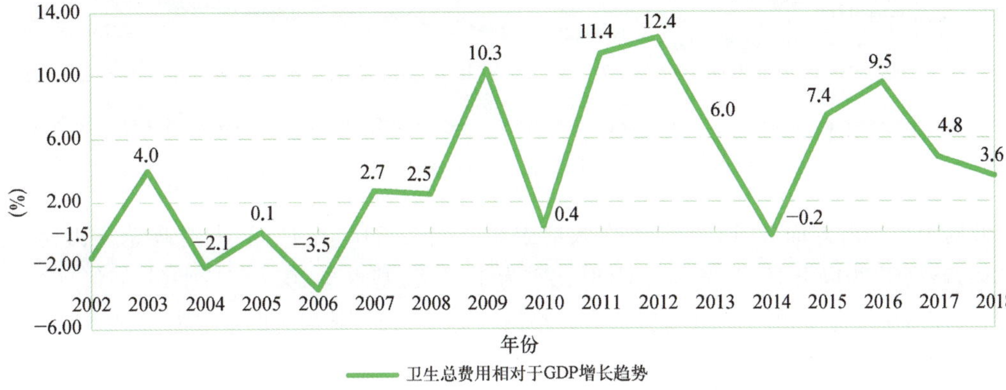

图 2　2002～2018 年上海市卫生总费用相对 GDP 增速

从筹资构成来看，社会卫生支出仍旧是上海市卫生费用最主要的筹资渠道。2018 年社会卫生支出占卫生费用的比重最高，达 57.63%，政府卫生支出、个人现金卫生支出分别占 22.07%、20.30%(图 3)。2001～2018 年，上海市卫生总费用及其各筹资渠道均保持持续增长趋势(图 4)。

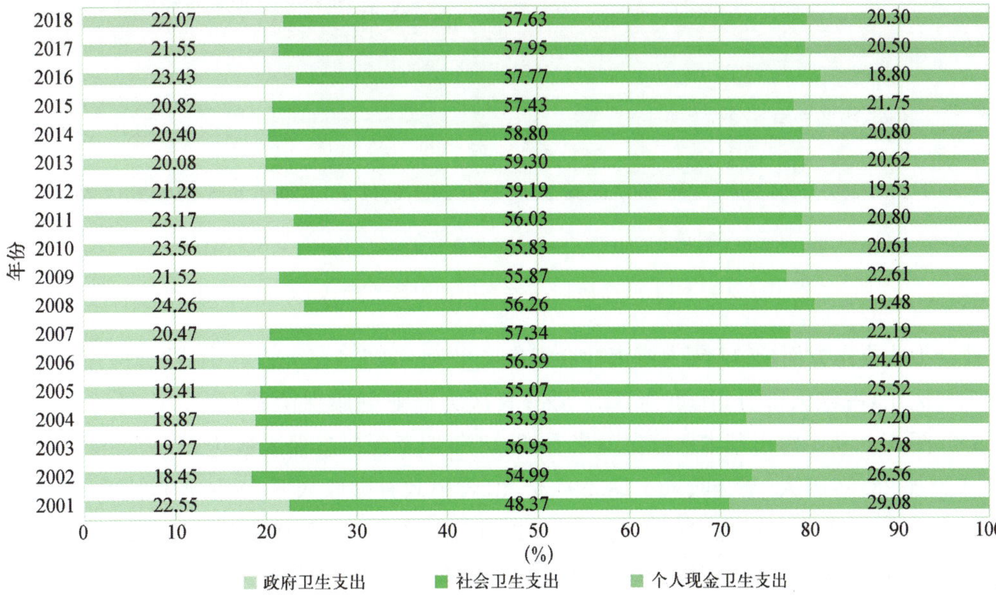

图 3　2001～2018 年上海市卫生总费用筹资构成(国内口径)

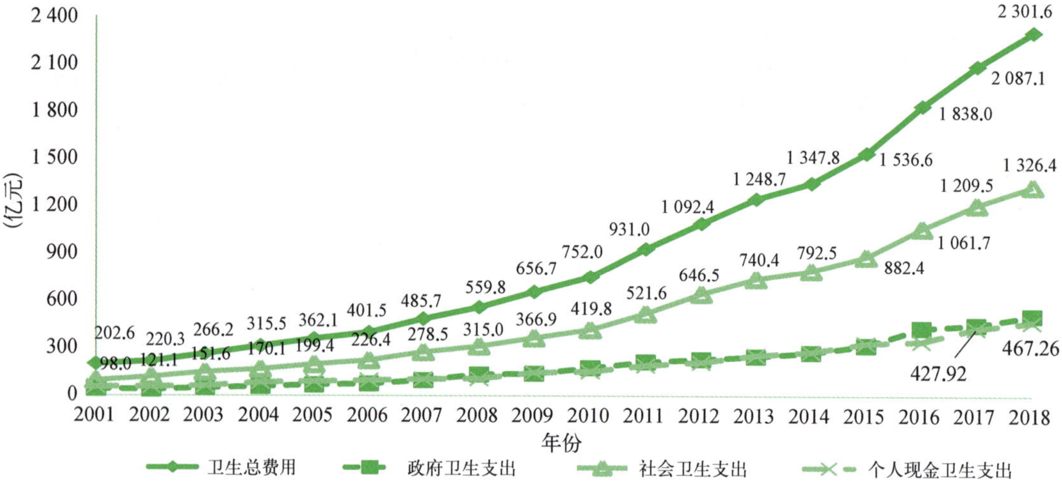

图 4　2001～2018 年上海市卫生总费用(来源法)增长趋势

政府卫生支出方面，2018 年上海市政府卫生支出为 507.92 亿元，占财政总支出比重为 6.08%，略高于 2017 年(5.96%)，占 GDP 比重为 1.55%，基本与 2017 年持平(1.47%)(图 5)。其中，医疗卫生服务支出(275.34 亿元)占比最高，达 54.21%；其次为医疗保障与保险补助支出(195.21 亿元)，占比为 38.43%。

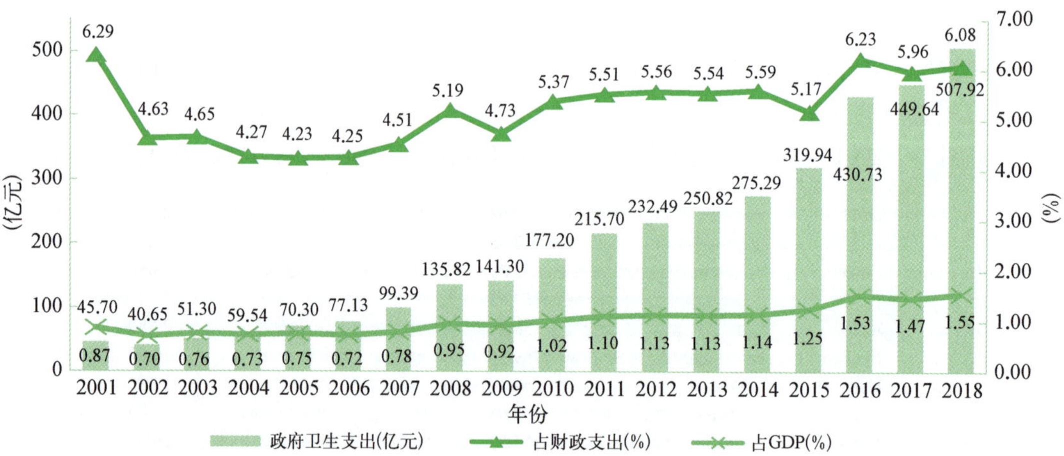

图 5　2001～2018 年上海市政府卫生支出占财政支出、GDP 比重变化趋势

社会卫生支出方面，2018 年上海市社会卫生支出为 1 326.4 亿元。其中，社会医疗保障支出(1 097.6 亿元)占绝大部分，比重为 82.75%；其次为商业健康保险费(215.61 亿元)，占比为 16.26%(图 6)。从上海市基本医疗保险来看，2018 年职工医保参保人数达到 1 524.82 万人，较 2017 年增加 28.04 万人，基金收入 1 133.94 亿元(含财政补贴收入 5.23 亿元)，比 2017 年减少 224.09 亿元[2]；城乡居民医保参保人数达到 342.76 万人(其中大学生参保人数 54.15 万人)，较 2017 年减少 1.87 万人，基金收入 80.22 亿元(含财政补贴收入 70.59 亿元)，比 2017 年增加 16.24 亿元[2]。

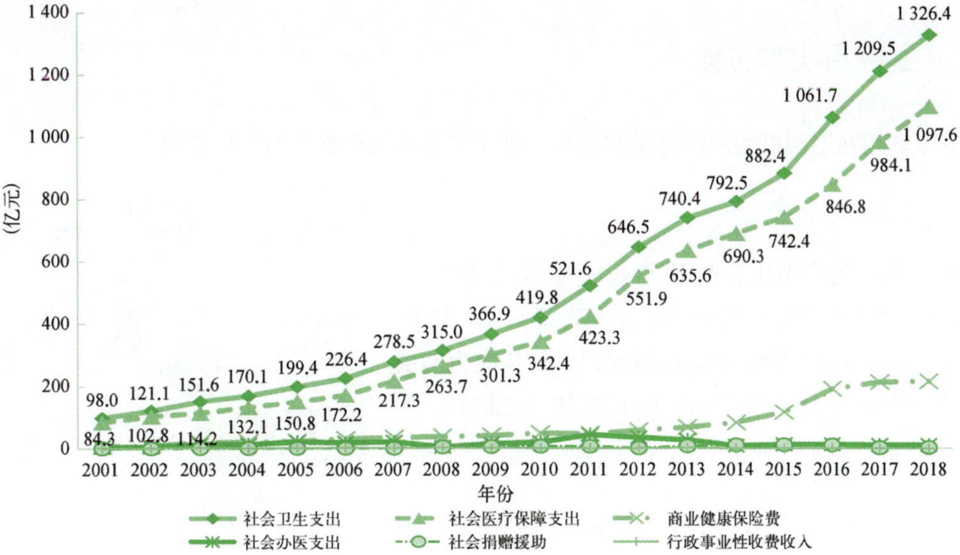

图 6　2001～2018 年社会卫生支出增长趋势

个人现金卫生支出方面，2018 年上海市居民 OOP 达 467.26 亿元，占卫生总费用比重为 20.30%，较 2017 年(20.50%)下降了 0.20 个百分点。2001～2018 年 OOP 占卫生总费用的比例呈总体下降、略有波动的趋势，2018 年较 2001 年(29.08%)减少 8.78 个百分点。

(二) 筹资结构(国际口径)

2018 年上海市广义政府卫生支出占卫生总费用的比例为 70.13%，私人卫生支出占比为 29.87%，较 2017 年(30.90%)减少了 1.03 个百分点。2001～2018 年，广义政府卫生支出在卫生总费用的占比总体呈现先升后降的趋势，在 2012 年后略有回落(图 7)。

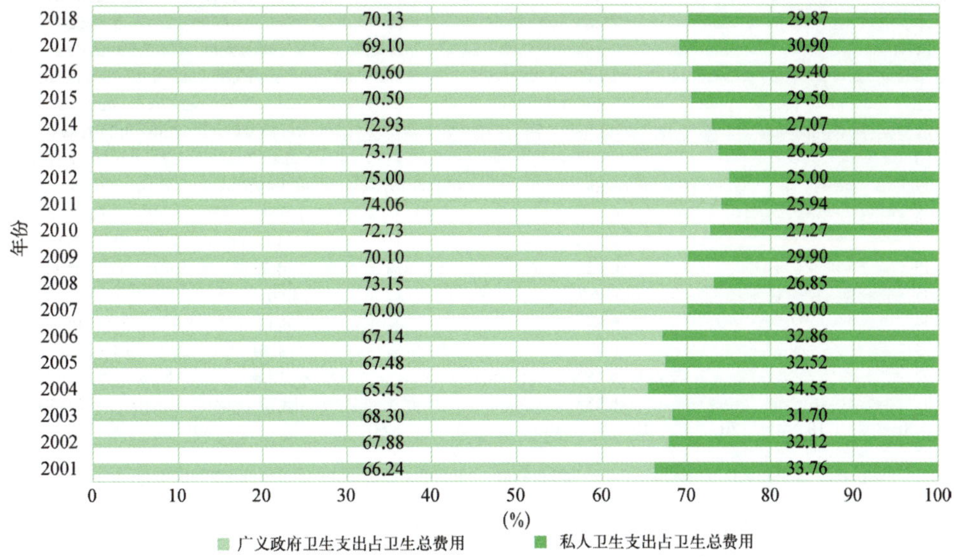

图 7　2001～2018 年上海市卫生总费用筹资构成(国际口径)

二、卫生费用机构分配

卫生费用在不同机构间的总量和结构反映了卫生系统中资金的分配情况。

（一）分配总量

2018 年，上海市卫生总费用（机构法）总额为 2 425.40 亿元，较 2017 年（2 218.08 亿元）增长了 207.32 亿元。其中，医院（1 677.24 亿元）占绝大部分，达 69.15%；其次为基层医疗卫生机构（319.84 亿元），占比为 13.19%（图 8）。

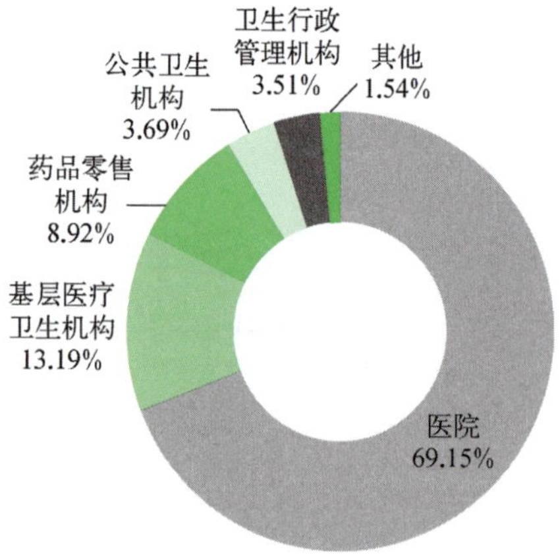

图 8　2018 年上海市卫生总费用（机构法）分配情况

（二）分配流向

2001～2018 年，上海市卫生总费用的分配流向呈现以医院为主的特点，医院费用占比始终保持在 62%以上，2015 年占比达到最高值 71.80%，近两年略有回落。2018 年，医院费用占卫生总费用比重（69.15%）较 2017 年（69.34%）下降 0.19 个百分点。与此同时，基层医疗机构费用占比（13.19%）较 2017 年（12.82%）略有升高，但较 2001 年（18.27%）减少了 5.08 个百分点。2018 年公共卫生机构费用占比（3.69%）较 2017 年（3.90%）略有下降（图 9）。

从医疗机构来看，费用绝大部分发生在医院。2016 年以来医院费用占比有所回落，从 85.10%下降至 2018 年的 83.98%，而同年基层医疗费用机构费用占比为 16.02%（图 10）。

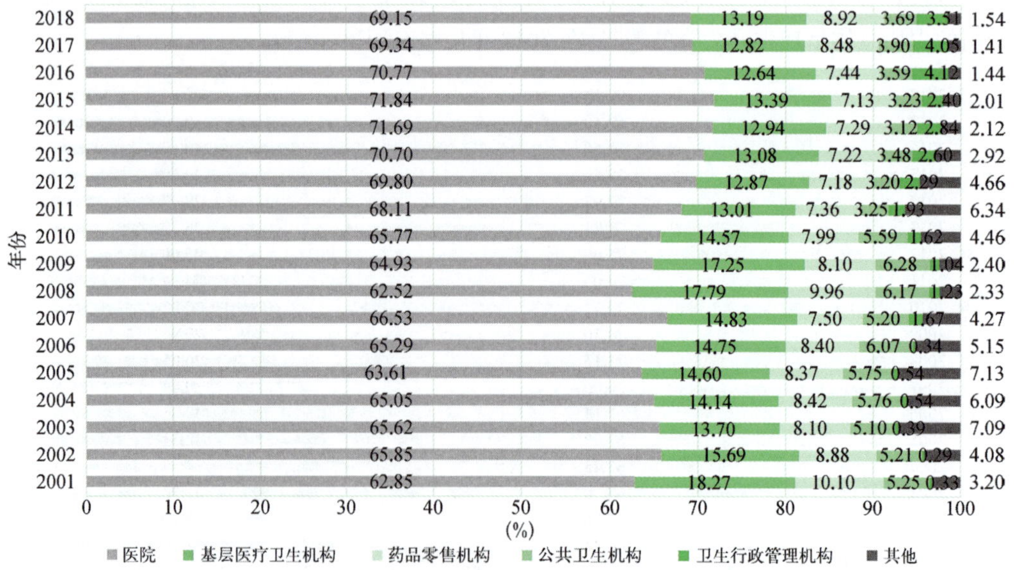

图 9　2001～2018 年上海市卫生总费用机构分配情况

2011 年起，部队医院数据纳入卫生总费用核算（机构法）

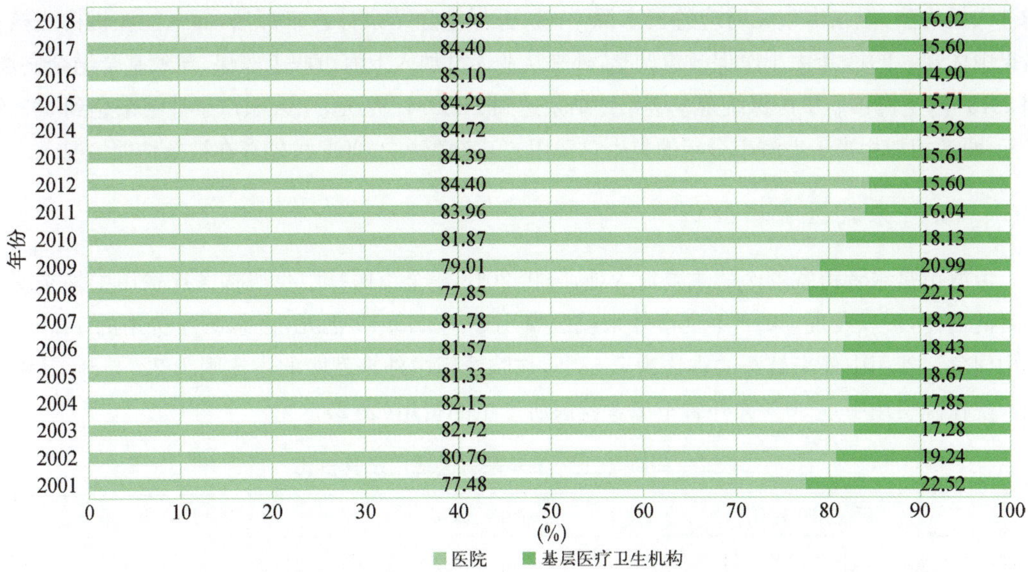

图 10　2001～2018 年上海市医疗机构卫生费用分配情况

三、比较分析

为了展现上海市卫生总费用筹资及分配的水平与特点，此处对本市卫生总费用来源法、机构法，以及与全国其他省市核算结果进行总结归纳。

（一）来源法与机构法差异

2001～2018 年，上海市卫生总费用来源法、机构法的差值总体呈上升趋势、略有起落，总体上流向医疗卫生机构的费用高于同期卫生筹资总额。2016 年以来，差值呈现下降趋势（图 11）。初步分析造成来源法与机构法差异的原因如下：① 外地来沪就医患者在医疗卫生机构发生的费

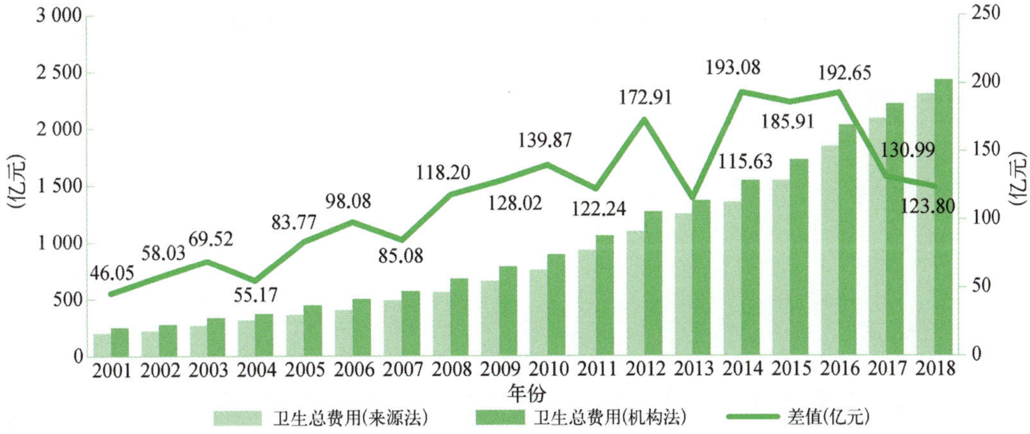

图 11　2001～2018 年卫生总费用来源法和机构法差值变化趋势

用计入机构法，但在本市无对应筹资来源[3]；② 医保基金结余计入来源法，而未能在机构法核算结果中体现。2011 年由于医保政策调整，外来从业人员加入上海市职工医保，导致基金结余剧增。到 2018 年，上海市职工医保统筹基金累计结余达到 1 485.47 亿元，个人账户累计结余达到 903.96 亿元，两者相加相当于上海市全年的卫生总费用；③ 来源法中 OOP 可能存在被低估的情况[4]。

（二）外来就医费用分析

上海市是患者跨省就医的主要流入地，分析 2018 年全市医疗卫生机构医疗费用中外来就诊患者的占比，可以发现，2018 年全市外来就医费用达到 252.19 亿元，占总医疗费用的 14.65%，其中门急诊费用中外来就医的占比为 7.53%，住院费用中外来就医的占比则为 22.44%，其中三级医院住院费用中近 30%为外省市患者就医所产生的费用（表 2）。

表 2　2018 年上海市外来就医费用及其占比

医疗机构	门急诊费用				住院费用				总费用			
	外来（亿元）	全市（亿元）	外来占比（%）	机构构成比（%）	外来（亿元）	全市（亿元）	外来占比（%）	机构构成比（%）	外来（亿元）	全市（亿元）	外来占比（%）	机构构成比（%）
医院	65.23	625.33	10.43	96.29	183.87	804.29	22.86	99.69	249.10	1 429.62	17.42	98.77
其中：												
三级	56.65	406.03	13.95	83.63	166.15	559.46	29.70	90.08	222.80	965.49	23.08	88.35
二级	6.47	153.07	4.23	9.55	15.34	175.71	8.73	8.32	21.81	328.78	6.63	8.65
社区	1.83	145.69	1.26	2.70	0.03	10.35	0.29	0.02	1.86	156.04	1.19	0.74
其他	0.68	128.22	0.53	1.01	0.55	7.34	7.49	0.29	1.23	135.56	0.91	0.49
合计	67.74	899.24	7.53	100.00	184.45	821.98	22.44	100.00	252.19	1 721.22	14.65	100.00

注：其他为门诊部、妇幼保健机构、专科疾病防治机构、疗养院之和。

分析住院服务中的外省市患者，长三角地区（江苏、浙江和安徽）的外来就医出院人数位列前三，累计占比 65.98%；这 3 个省的患者费用累计占 67.32%。其次是江西、河南和福建 3 省。上述 6 省住院患者人数和费用约占外来就医总住院费用的 80%（图 12）。

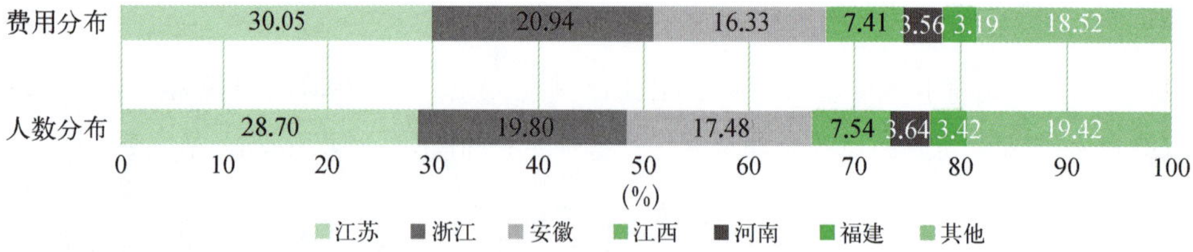

图 12　2018 年上海市住院服务中外来就医患者来源地及费用分布

四、主要特点

（一）卫生总费用增速放缓，个人现金卫生支出水平稳定下降

2018 年上海市卫生总费用总额首次超过 2 300 亿元，卫生总费用占 GDP 比例突破 7%。从

增速来看，总体而言卫生总费用的增长速度高于 GDP 的增长速度。近年来，我国及各地区经济增长速度出现了下降趋势，2016 年以来，上海市 GDP 增速持续放缓，2018 年降至 6.60%，为近 18 年来的最低点。同样，上海市卫生总费用总额增长的同时，其增速也逐渐放缓。经济下行压力下，持续高速增长的公共财政投入将难以为继，公立医疗资源大规模扩张的时期已经过去，控制医疗卫生费用不合理增长将成为未来 5 年，甚至“十四五”期间的重要任务。另外，OOP 占卫生总费用的比重是医改中最受到关注的指标之一。整体来看，上海市卫生总费用持续保持以社会卫生支出为主的格局，OOP 占比由 2001 年的 29.08%逐渐降至 2018 年的 20.30%。随着政府财政投入力度的增加，基本医疗保险的全面推进，反映在筹资结构上逐步优化，也是评价医改成效的关键循证依据。

（二）社会筹资占比高，政府对卫生事业投入力度持续增加

2018 年上海市社会卫生支出占卫生总费用比重最高，达到 57.63%。社会卫生支出中，社会医疗保障支出（1 097.6 亿元）占绝大部分，比重为 82.75%。这得益于上海市较高的人均收入水平及由此带来的较好的医保筹资水平。为进一步推进供给侧结构性改革和去产能、去库存、去杠杆、降成本、补短板五大重点任务，上海市近年来逐步推行减税降费，对职工基本医疗保险缴费比例进行下调，减轻用人单位负担。2016 年 1 月 1 日起，上海市职工医保缴费比例由原来的 13% 调整为 12%[5]，2017 年进一步降低至 11.5%，其中单位缴纳基本医疗保险费的比例由原来的 8%调整为 7.5%[6]。此外，为进一步完善上海市多层次医疗保障体系、更好地发挥职工医保个人账户医疗保障作用，2017 年 1 月 1 日起，上海市职工医保参保人员，可按照自愿原则，使用职工医保个人账户历年结余资金，为本人购买经中国保险监督管理委员会批准、市政府同意的商业医疗保险专属产品。两个因素叠加，导致医保基金收入增幅放缓，个人账户支出增加，进一步缓解医保基金资金沉淀的压力。近年来，商业健康保险费用呈现快速增长，2018 年总量达到 215.61 亿元。这与相关政策的鼓励引导有关，《国务院关于促进健康服务业发展的若干意见》（国发〔2013〕40 号）、《国务院办公厅转发卫生计生委等部门关于推进医疗卫生与养老服务相结合指导意见的通知》（国办发〔2015〕84 号）等文件中，均明确提出了要大力发展商业健康保险。商业健康保险的灵活性可以很好地发挥市场驱动作用，满足居民多样化的健康需求，促进多元化保险筹资模式日趋完善。

2010～2018 年政府卫生支出占财政支出的比例总体呈上升趋势，表明投入总量持续增加。同时，政府投入的结构和方向也在不断优化。一方面，重视需方，财政对医疗保障事业的投入逐年增长。2017 年，上海市在城乡居民基本医疗保险与城镇居民基本医疗保险并轨实施的基础上，整合小城镇医保与职工医保，在筹资标准、报销比例等方面逐渐消除差异，促进各项医保制度之间的保障公平性。另一方面，兼顾供方，对医疗卫生机构的支持力度加大。在实施郊区新建三级医院“5+3+1”工程的同时，加快部分二级医院功能转型，对康复、护理等短缺医疗资源进行扶持投入，不断提高人均基本公共卫生服务经费。

（三）费用机构分配欠合理，基层医疗卫生、公共卫生机构占比偏低

从上海市卫生总费用机构分配情况来看，2018 年医院仍旧占绝大部分，占比为 69.15%，基

层医疗卫生机构、公共卫生机构费用占比分别为13.19%、3.69%。其中,医院占比较2001年增长了6.3个百分点,而基层医疗卫生机构、公共卫生机构费用占比分别下降了5.45、1.35个百分点。上海市是区域性医疗中心,外地来沪看病就医人员较多。并且,由于外来就医人群多为疑难杂症和急重症,就医更加集聚在三级医院。在自由就诊的现实情况下,可以预见在未来一段时间内,医院将持续成为机构费用的最主要流向。在医改方针"保基本、强基层、建机制"的引导下,上海市通过一系列的惠民、便民措施,包括实施新一轮社区卫生服务综合改革,建立完善家庭医生制度,开展"1+1+1"医疗机构组合签约,全面实施国家基本和重大公共卫生服务项目,组建区域医疗联合体等,吸引居民下沉至基层就诊,推进社区卫生服务向社区综合健康管理模式转变。目前此类措施取得了部分成效,然而在卫生费用上的反映还不显著,基层医疗卫生、公共卫生机构的费用仍然存在提升的空间。

五、政策建议

(一) 建立公平、高效、可持续的卫生筹资体系

近年来,上海及全国各地经济增长速度出现下降趋势,在全民医保体系逐渐完善、医疗新技术取得突破、人口老龄化形势严峻等共同影响下,医疗费用不断攀升,而政府财力及社保基金在未来则面临着较大的下行压力。因而,建立一个公平、高效、可持续的卫生筹资体系至关重要。经济合作与发展组织(Organization for Economic Co-operation and Development, OECD)国家的实践证明,建立"早期预警系统"实时监测卫生花费,有助于识别可能节省的空间,及时推出修成措施。可采取的政策举措包括以下3个维度:① 供给侧改革,例如支付方式改革,引入供方竞争机制,鼓励仿制药替代产品,推动(药品/耗材)联合采购;② 需求侧改革,例如建立健康守门人制度,建立首选药物目录;③ 公共管理、协调和筹资政策,例如对药品价格/利润的直接控制,卫生技术评估、监测和评价[7]。

个人现金卫生支出占卫生总费用的比重能够反映卫生筹资的公平性。文献研究发现,卫生总费用中个人负担的适宜比例在30%左右[8],上海市个人现金卫生支出占比在2006年(24.40%)首次降至25%以下,之后不断下降,已经整体达到了《"健康中国2030"规划纲要》提出的要求[9]。但从居民看病就医负担来看,仍旧有因病致贫、因病返贫等情况的发生。因而,需要针对部分弱势人群、大病患者,实施"精确识别、精确帮扶"的减负方式。

从上海市卫生费用筹资的结构发展可以看出,未来的筹资越来越依赖于社会卫生支出。而在医保基金支付压力与日俱增的现实情况下,控费是节约资金使用、保持可持续发展的有效途径之一。应当针对看病就医过程中不合理的需求及因素进行精准控费,例如,通过精细化管理降低医疗机构运行成本,通过合理诊疗减轻患者负担,完善基于绩效考核的投入机制来提高管理效率。基于此,部分地区开始探索通过运用大数据分析手段,来提升医疗机构和医保基金的管理能力,使传统的管理方式从"经验决策"逐渐向"数据决策"转变[10]。

(二) 落实分级诊疗,加大对基层卫生和公共卫生的投入

习近平总书记明确提出,分级诊疗制度是五项基本医疗卫生制度之首,要大力推进[11]。构

建多种形式医疗联合体是推动分级诊疗制度落地的有效载体。2017 年,公立医院综合改革工作全面推开,以三级综合医院为核心建设医联体成为改革重点抓手之一。医联体利用三级医院优质资源集中的优势,通过技术帮扶、人才培养等手段,能够发挥对基层的技术辐射和带动作用,促进分级诊疗的落实。同时,基层卫生和公共卫生的发展离不开政府财政投入。公共卫生事业具有投入低,成本效益好的优点[8]。因而需要重视对基层卫生和公共卫生的倾斜投入,一方面,能够提升基层医疗卫生机构居民健康“守门人”的能力,吸引居民在基层就诊;另一方面,通过分流医院患者,公立医院扩张垄断、虹吸基层资源、挤占社会办医空间等现象有望得到一定遏制。

(三) 优化资源配置,促进医疗服务可及性

上海市作为区域性医疗中心,承担了大量本地居民和外地来沪患者看病就医工作,在一定程度上对当地居民医疗服务利用产生影响。因此卫生资源配置不仅要满足上海市居民,还要考虑到外来患者的卫生服务需求。首先,从优化医疗资源配置入手,需要在充分测算常住人口医疗需求的基础上,预留出一定资源给外来就医患者,保证医疗卫生服务可及性;其次,应综合考量人口总量变化、老龄化、城镇化、疾病谱变化和经济发展趋势等因素,结合医改重点目标任务的部署,科学、合理地制定区域卫生规划和医疗机构设置规划;最后,医疗资源中也包括了社会办医,应当加强社会办医疗机构与公立医疗卫生机构的协调发展,提高医疗卫生资源的整体效率。鼓励社会力量举办非营利性医疗机构,将资金向相对稀缺的康复、老年护理领域投入,促进医疗服务业健康发展。

参考文献

[1] 张毓辉,陶四海,赵郁馨.国内外政府卫生支出口径的异同及结果分析.中国卫生经济,2006,(3):10-12.

[2] 上海市人力资源和社会保障局.2018 年度本市社会保险基本情况.http://rsj.sh.gov.cn/201712333/xxgk/zdly/01/201906/t20190603_1297140.shtml[2019-05-20].

[3] 李芬,金春林,王力男,等.上海市外来就医现状及对医疗服务体系的影响分析.中国卫生经济,2012,31(12):42-45.

[4] 金春林,王力男,李芬.上海市卫生总费用来源法与机构法核算结果差异原因分析.中国卫生经济,2013,32(08):14-16.

[5] 上海市人力资源和社会保障局.2016 年度本市社会保险基本情况.http://rsj.sh.gov.cn/201712333/xxgk/zdly/01/201711/t20171103_1270735.shtml[2017-06-01].

[6] 上海市人力资源和社会保障局.2017 年度本市社会保险基本情况.http://rsj.sh.gov.cn/201712333/xxgk/zdly/01/201806/t20180621_1283369.shtml[2018-06-08].

[7] OECD. Fiscal Sustainability of Health Systems: Bridging Health and Finance Perspectives. Paris: OECD Publishing.

[8] 崔晴川,蒋炜.国际视角剖析中国卫生总费用筹资结构的“适宜性”.重庆大学学报(社会科学版),2016,22(6):62-69.

[9] 中华人民共和国中央人民政府.中共中央国务院印发《“健康中国 2030”规划纲要》.http://

www.gov.cn/zhengce/2016-10/25/content_5124174.htm[2016-10-25].

[10] 杨圣贤.天津市卫生总费用筹资现状分析与对策研究.天津医科大学,2013.

[11] 中华人民共和国国家卫生健康委员会.专家解读：打破政策壁垒,以医联体为引领构建分级诊疗新格局.http：//www. http：//www.nhc.gov.cn/yzygj/s3594q/201705/a813ffd1b1a64f65b5cf3cde792a25c8.shtml [2017-05-11].

上海市老年照护统一需求评估标准(2.0)研制情况与建议

丁汉升 王常颖 曹宜璠 万铃珊 薛 佳 程文迪

【导读】 自2016年7月国家启动长护险制度试点以来,上海市作为首批15个试点城市之一,于2017年1月起在全市三个区先行试点,2018年在全市全面推开试点,2019年持续深化试点工作。《上海市老年照护统一需求评估调查表》(以下简称《评估调查表》)作为长护险评估的唯一标准,自2017年以来历经了1.0和1.5两个版本。2019年,随着长护险试点工作的推进,为进一步做好全市老年照护统一需求评估相关工作,上海市卫生和健康发展研究中心(上海市医学科学技术情报研究所)对评估标准进行了2.0版的研制。文章介绍了《评估调查表》2.0版本的研制目的、验证方法和结果。

一、背景

上海市作为全国首批长护险制度试点城市之一,于2018年1月在上海市全面开展长护险试点工作。《评估调查表》作为上海市长护险评估的唯一标准,自2017年1月起,上海市在部分区试点长护险,上海市卫生和健康发展研究中心(上海市医学科学技术情报研究所)[以下简称"本中心(所)"]应委托,研制了《评估调查表》1.0版作为试点评估的工具,包括失能状况、认知状况和疾病状况三个维度。2018年,随着长护险试点扩大到全市范围,本中心(所)对《评估调查表》进行了修改,增加了老人的一般症状、体征,扩充了认知能力评估项目,增加了治疗强度需求等疾病信息,形成了《评估调查表》1.5版,并在上海市长护险评估中应用。

随着长护险试点工作的推进,为进一步做好本市老年照护统一需求评估相关工作,应上海市卫生健康委委托,本中心(所)于2019年按照"不降门槛、科学合理、稳中求进、平稳有序"的原则对《评估调查表》再次进行了修订。

基金项目:2019年度财政专项"老年照护服务与管理决策支持研究专项"(项目编号:19Y03004)。
第一作者:丁汉升,男,研究员,上海市卫生和健康发展研究中心(上海市医学科学技术情报研究所)副书记、副主任。
作者单位:上海市卫生和健康发展研究中心(上海市医学科学技术情报研究所)(丁汉升、王常颖、曹宜璠、万铃珊、薛佳、程文迪)。

二、目的

为确保《评估调查表》2.0 版的有效运行，课题组对《评估调查表》2.0 版与现行 1.5 版的评估结果进行比较验证。具体内容包括：①《评估调查表》2.0 版和《评估调查表》1.5 版的评估结果一致性如何；②《评估调查表》2.0 版与“不降门槛”原则的符合程度如何；③《评估调查表》2.0 版的疾病评估部分调整如何；④《评估调查表》2.0 版的评估质量如何；⑤《评估调查表》2.0 版评估员的可操作性如何；⑥《评估调查表》2.0 版被评估对象的反响如何等。

三、方法

（一）评估人群

评估人群分为社区居家老人和居住在相关医疗机构中的老人，分别来自本市 19 家老年护理机构和 18 家养老机构，总计 15 704 人。

（二）数据录入及比较分析

所有评估数据由本中心（所）进行录入及整理，并根据被评估老人原本所存档的数据，进行《评估调查表》2.0 版和《评估调查表》1.5 版的数据统计和对比分析，从而验证两版《评估调查表》的一致性、“不降门槛”原则的符合程度等情况。

四、结果

（一）2.0 版与 1.5 版的评估结果一致性情况

采用《评估调查表》2.0 版与 1.5 版共同评估老人 15 704 人。采用《评估调查表》2.0 版评估，照护等级均不超过照护六级，其中正常人数最多，为 10 146 人，占比 64.6%，与 1.5 版评估正常级别结果吻合（表 1）；照护一至三级人数为 1 605 人，占比 10.2%；照护四至六级人数为 3 873 人，占比 24.7%。整体来看，《评估调查表》2.0 版和《评估调查表》1.5 版评估等级分布一致性较高（图 1）。

表 1 《评估调查表》2.0 版和《评估调查表》1.5 版评估照护等级分布比较

1.5 版 \ 2.0 版	正常(人)	一至三级(人)	四至六级(人)	总计(人)	占比(%)
正常(人)	10 032	119	0	10 151	64.6
一至三级(人)	113	1 454	38	1 605	10.2
四至六级(人)	1	228	3 644	3 873	24.7
建议至相关医疗机构就诊(人)	0	0	75	75	0.5
总计	10 146	1 801	3 757	15 704	100.0
占比(%)	64.6	11.5	23.9	100.0	

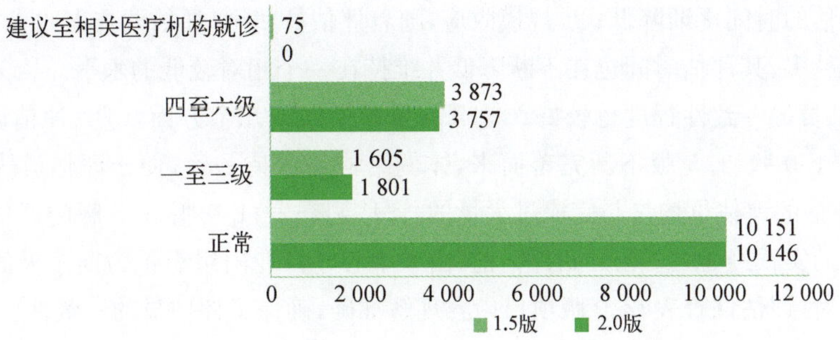

图 1 《评估调查表》2.0 版和《评估调查表》1.5 版评估照护等级分布情况

(二)《评估调查表》2.0 版与"不降门槛"原则的符合情况

《评估调查表》2.0 版评估结果中，部分等级人数略少，评估等级人数、分布呈现与《评估调查表》1.5 版基本一致。即 2.0 版评估下，符合"不降门槛"原则。

(三) 2.0 版的疾病评估部分调整情况

《评估调查表》2.0 版对疾病评估部分做了调整。首先，在原有 11 种常见疾病种类的基础上，新增至 42 种疾病种类，在《评估调查表》中增加自选疾病种类填写的项目，评估员可从 42 种疾病中根据评估对象实际情况选择填写。每种疾病分成局部症状、全身症状、体征、辅助检查、并发症/合并症、疾病的治疗强度需求和 6 个月内病情稳定性 7 个分项，能够更全面、整体地反映评估对象的健康状况。

其次，由于疾病不同阶段对于老人失能影响较大，比如疾病急性期的卧床不等于失能和认知障碍，因此，《评估调查表》2.0 版中还对疾病权重进行了调整，适当降低疾病权重，以更精准地反映评估对象的实际状况。

(四) 2.0 版的评估质量情况

通过对《评估调查表》2.0 版的评估结果进行各项交叉验证，得出该 15 704 名老人的评估质量全部合格，无一例未达到规定标准，由此反映《评估调查表》2.0 版评估可信度好、质量较高。

(五) 2.0 版评估员的可操作性情况

在对《评估调查表》2.0 版评估员进行培训时发现，通过接受一天的集中授课，评估员能够较为熟练地掌握项目内容。实际评估过程中，所用时间较短，一般能够控制在 30 分钟以内。但是，部分老人由于自身认知方面存在一定问题，需要依靠家属或者是照护人员辅助回答，评估时间可能会比现行评估时间增加 5～10 分钟。随着评估员评估数量的增加，熟练程度有所提升，评估时间也有所下降。由此可见，《评估调查表》2.0 版可操作性较强。

评估员对于《评估调查表》2.0 版评估内容掌握良好，对于项目内容熟悉程度较高，评估时间也在合理可控范围内：① 熟能生巧，评估员的评估工作遵循学习曲线效法则，随着评估员对于《评估调查表》2.0 版接触的时间增加，其对于评估项目内容的熟悉程度也随之增加，学习成本的节省体现在评估的时间逐渐降低；② 规模效应，随着评估员使用《评估调查表》2.0 版进行评估的老人数量越来越多，其评估时间也在不断降低并维持在一个相对较低的水平。

此外，评估员的一致性程度也较好。这可能得益于以下几个方面：①《评估调查表》2.0 版项目内容是从 1.0 版、1.5 版不断完善而来，体例结构等保持一致，便于评估员快速熟悉内容；② 参与试点评估的评估员均参与完成过大量的《评估调查表》1.0 版、1.5 版的评估，已具备较好的资质和丰富的实践经验；③ 在开始评估前，由本中心（所）专门组织了为期一天的集中授课，确保每位评估员对《评估调查表》2.0 版项目内容理解准确，确保了评估员的一致性。

（六）2.0 版被评估对象的反响情况

在使用《评估调查表》2.0 版进行评估时发现，被评估人对于 2.0 版项目内容理解较快，评估过程中对于评估员的配合度较高。有待进一步将评估等级反馈给被评估老人后，验证其对于《评估调查表》2.0 版的评估结果等级的认同程度。

五、研究建议

（一）加强评估员培训工作

通过《评估调查表》2.0 版培训过程中发现，虽然大部分评估员认为 2.0 版内容更加清晰，能够更加准确地反映评估对象的真实情况，但是也存在部分评估员对于新标准学习较慢，需要花费更多时间去理解消化和掌握新标准。

此外，前期参与试评估的均是积累有多年评估工作经验、资历较深的评估员，而对于开展评估工作较少、资历较浅的部分评估员来说，仍需要加强培训；同时，资历较浅的评估员可以通过跟随资深评估员进行实地培训工作，评估员以老带新、实地带教，确保所有评估员能够熟练掌握《评估调查表》2.0 版。

最后，由于部分老人存在认知问题，无法回答评估员的问题，需要询问老人家属或者照护人员，其准确程度依赖于家属或者照护人员的回答，此时更加考验评估员的业务能力和综合素质。评估员不能仅仅从家属或者照护人员的回答获取所需信息，还应结合自己的观察和判断来辅助确认信息的真实性及有效性。

（二）加强评估质控

为保证《评估调查表》2.0 版评估质量，建议建设质量控制专家库，综合考虑多个维度，通过德尔菲法、层次分析法等，建立质量评价的指标体系。

除了在开展评估之前对评估员的一致性进行评价外，还必须对评估过程进行质量评价。在评估过程中，采用三级质控的方式。一级质控：由评估员自查；二级质控：由机构专业质控负责人进行，主要检查是否存在缺项漏项、简单逻辑问题等情况，并将不合格的《评估调查表》退回，请评估员复查或者补充相关信息；三级质控：由本中心（所）老年护理需求评估研究组成员对《评估调查表》进行抽样检查及回访，力求最大限度地保证评估工作质量。

同时，还必须对评估结果的质量进行评价，基于本中心（所）老年护理需求评估研究组成员对于评估结果质量控制的算法，计算每份《评估调查表》得分情况，分数为 0～100 分，得分越高，评估质量越高，反之，得分越低，评估质量越低。对于评估质量报告总体得分较低的评估机构，可以采用行政机构约谈等手段加以规范，情节较为严重者，可考虑取消该评估机构的资质。

最后，建立全市统一的评估结果信息系统，每位评估人员完成一次评估时，实时上传至信息系统，利用后台大数据的运算，对每份评估报告进行打分，对于分数低于一定标准的评估报告，系统应给出警告，并提醒相对应的评估员。例如，若收到两次警告，则需要责令评估员进行继续教育、学习和培训，并进行相应的考核，考核通过后方可进行后续的评估工作；若收到三次警告，则需考虑取消评估员的评估资格等。

（三）加快信息化平台建设

目前，开展评估时，评估员拿到的《评估调查表》仍不包含老人的基本信息，需要重新调查，较耗费时间。一般来说，被评估老人的基本信息较为固定，可以通过信息化平台的建设，可以在对老人初次评估之后，为每位老人建立个人评估档案，以便于进行复评和超出评估有效期之后再评估。对评估员而言，获取包含相对固定的老人个人基本信息，上门评估时仅需要重点评估会随时间变化的评估项目内容，可以节省评估时间、节约人力资源、提高评估工作效率。

上海市医疗服务价格动态调整经验及启示

彭 颖 王海银 龚 莉 晏 嵘 贺渊峰 金春林

【导读】 文章对上海市医疗服务价格调整历程进行全面回顾和梳理,采用“结构—过程—结果”绩效评价框架,从医疗服务价格调整的制度保障和外部支撑、具体过程和实施步骤、客观结果和长远影响3个方面对上海市医疗服务价格动态调整的做法和经验进行分析,为进一步推进医疗服务价格改革、建立医疗服务价格动态调整机制提供借鉴和参考。

推进医疗服务价格改革是价格机制改革和深化医药卫生体制改革的重要任务,对推动医疗机构建立科学合理补偿机制,促进医药卫生事业健康发展具有重要作用。《关于印发推进医疗服务价格改革意见的通知》(发改价格〔2016〕1431号)明确提出“到2020年,逐步建立以成本和收入结构变化为基础的价格动态调整机制,基本理顺医疗服务比价关系”是医疗服务价格改革的主要目标之一[1]。近年来,各地医疗服务价格调整的力度进一步加大,具体表现在覆盖范围广、调整项目数量多、以结构性调整为主、调价形式更加灵活等,取得了积极成效。但总体来看,服务项目之间的比价关系尚未完全理顺,价格调整合理水平有待进一步提升,以成本为基础的价格调整机制尚未健全[2]。本文在对上海市医疗服务价格调整历程进行全面回顾的基础上,采用“结构—过程—结果”绩效评价框架对上海市医疗服务价格动态调整的做法和经验进行分析,为进一步推进医疗服务价格改革、建立医疗服务价格动态调整机制提供借鉴和参考。

一、上海市医疗服务价格调整历程和概况

根据国家医改和价改精神,上海市医疗服务价格调整总体上可以分为3个阶段。

(一)《上海市医疗机构医疗服务项目和价格汇编版》出台(2002～2014年)

1997～2010年,上海市医疗机构使用的是《上海市各级医疗卫生机构收费标准(汇编)》(以下简称“黄本”)。2001年11月国家发展改革委、卫生部(现国家卫生健康委)、国家中医药管理局

第一作者:彭颖,女,助理研究员。
作者单位:上海市卫生和健康发展研究中心(上海市医学科学技术情报研究所)(彭颖、王海银、金春林),上海市卫生健康委员会(龚莉、贺渊峰),上海市医疗保障局(晏嵘)。

制定下发了《全国医疗服务价格项目规范》(以下简称《国家 2001 规范》)并在 2007 年 6 月份进行修订,作为我国首部全国性医疗服务价格项目的规范,明确在全国范围内可收费的医疗服务价格项目共计 4 170 项[3],并要求全国各地按照《国家 2001 规范》要求制定相应的医疗服务项目和收费标准。根据我国医疗服务价格项目的管理权限[4],上海市从 2002 年开始,经过"听取意见(2002 年 1～12 月)—项目对接(2003 年 1～7 月)—全面校审(2003 年 8～12 月)—梳理《一次性医疗器械和医用材料收费管理目录》(2004 年 1 月～2005 年 2 月)—拟定调价方案(2005 年 3～7 月)—影响评估(2005 年 8 月～2006 年 4 月)"等流程后,按照"有升有降、先降后升、分批调整、分步到位、分类指导"的原则,以《国家 2001 规范》为基础,对项目规范(包括项目名称、内涵和编码等)进行全面梳理调整,分 5 批次对"黄本"中医疗服务项目价格全部进行调整,缓解大部分突出的价格矛盾,最终于 2010 年 4 月出台《上海市医疗机构医疗服务项目和价格汇编(2010 版)》(以下简称"《2010 版价格汇编》"),包括 4 600 余项医疗服务价格项目。此后几年,每年都调整 1～2 批次医疗服务项目价格,共计约 300 项。

这一阶段上海市医疗服务价格调整主要有 4 个特点:① 重在规范项目和结构调整,医疗服务的总体价格水平保持基本稳定。② 分步调整医疗技术劳务项目收费标准,对技术含量高、强度大、应用范围较小的手术项目(如器官移植手术等)调价幅度相对较大;对应用范围广的常规性诊疗项目调价幅度较小,有的诊疗项目收费还略作下调。③ 降低大型设备检查项目和常规化验项目的收费标准,促进规范诊疗,减少"诱导消费"。④ 对于手术治疗项目实行分级定价(三级非营利性医疗机构可以在所列价格标准的基础上最多上浮 15%计收),适当拉开不同级别医院的收费差距,引导患者合理就医。

(二) 推进医药分开改革,实行医疗服务价格调整三年行动计划(2015～2017 年)

根据《国务院办公厅关于全面推开县级公立医院综合改革的实施意见》(国办发〔2015〕33 号)和《国务院办公厅关于城市公立医院综合改革试点的指导意见》(国办发〔2015〕38 号)文件要求,上海从 2015 年开始启动医药分开改革方案,采用分步到位的方法,分 3 批次取消药品加成,同步实行医疗服务价格调整三年行动计划和财政资金过渡性支持政策(表 1)。

表 1　上海市分批次取消药品加成、调整医疗服务价格情况

批次	文件名	文　号	发文日期	执行日期	加　成　率	价格调整
第 1 批次	关于降低本市公立医疗机构销售药品加价率的通知	沪价费〔2015〕17 号	2015 年 11 月 20 日	2015 年 12 月 10 日	顺加不超过 10%的加价率销售(实际购进价 500 元以上的顺加不超过 50 元的加价额)	提高 88 项医疗服务项目价格(42+46 项)
第 2 批次	关于进一步降低本市公立医疗机构销售药品加价率的通知	沪价费〔2016〕9 号	2016 年 9 月 27 日	2016 年 9 月 30 日	顺加不超过 5%的加价率销售(实际购进价 500 元以上的顺加不超过 25 元的加价额)	提高 572 项医疗服务项目价格
第 3 批次	关于本市公立医疗机构药品加价率有关问题的通知	沪价费〔2017〕6 号	2017 年 1 月 23 日	2017 年 2 月 1 日	除中药饮片以外的所有药品(含疫苗)实行零差率,应按照医疗机构的购进价出售,不得加价出售	提高 732 项医疗服务项目价格

这一阶段上海市医疗服务价格调整主要有 5 个特点:① 坚持价格调整"321"目标模式,即 1

个发展方向——上海市医疗服务价格调整以服务国际化大都市建设，打造亚洲一流医学中心城市，支持高端医疗发展，放开非公立医院价格管制，形成多层次的医疗服务供给和价格体系为发展方向；2 个平衡角度——医疗服务价格调整要兼顾医保总额控制和社会承受能力；3 个比价关系——上海医疗服务价格总水平与国内同类型城市相衔接，大型复杂手术等体现上海医疗水平的服务价格与技术水平相衔接，一般手术、大型医用设备检查治疗价格、常规化验价格与周边省市相衔接。② 改进医疗服务价格定价方法，同步开展医疗服务比价关系研究和医疗机构成本核算，在综合考虑目标价格体系、标准成本体系和卫生经济学评价结果的基础上，筛选调价项目并确定调价幅度，形成合理的医疗服务价格体系，凸显医务人员的技术和劳务价值。③ 充分发挥价格政策和财政政策的双重作用，由于价格调整具有一致性和刚性等特征，在发挥价格补偿的基础性作用时，很难完全兼顾不同类型医院的补偿需求，针对价格补偿洼地（取消药品加成、调整医疗服务价格后，经充分挖掘自身潜力降低运行成本后仍然存在阶段性经济运行困难的部分医院）实施过渡性财政支持政策，实行点对点的精准补偿，从而保证医院正常运行。④ 按照四结合原则，将医疗服务价格调整与逐步取消药品加成、完善公立医院补偿机制相结合，与完善药品采购供应机制、挤出药价虚高水分相结合，与体现医务人员劳务价值、规范医疗服务行为相结合，与促进公立医院控制医疗费用、调整运行结构相结合[5]。

（三）推进医疗服务价格改革，建立医疗服务价格动态调整机制（2018～2020 年）

为进一步理顺医疗服务价格，建立以成本和收入结构变化为基础的价格动态调整机制，完善科学合理的公立医院补偿机制，在第二阶段价格调整的基础上，上海又制定了医疗服务价格改革三年计划，重点任务包括：实行医疗服务政府指导价、市场调节价差别化管理，按照医院级别、医师级别构建多层次价格体系，开展按病种收费试点、扩大按病种支付范围，控制医药费用、明确控费指标、建立定期通报制度等。按照“总量控制、结构调整、有升有降、逐步到位”的原则，上海于 2018 年 7 月对 497 项医疗服务项目价格进行调整（表 2）。

表 2　上海市医疗服务价格调整概览

3个阶段	序号	文件名	文号	发文日期	执行日期	项目数量	项目类别				
							综合医疗	医技诊疗	临床诊疗	中医及民族医	其他
第一阶段	1	关于规范和调整本市部分大型医用设备检查治疗价格的通知	沪价费（2008）015 号	2008 年 10 月 16 日	2008 年 11 月 20 日	13		13			
	2	关于规范和调整本市中医服务价格的通知	沪价费（2008）016 号	2008 年 10 月 31 日	2008 年 12 月 1 日	135				135	
	3	关于规范和调整本市综合类医疗服务价格的通知	沪价费（2009）002 号	2009 年 2 月 24 日	2009 年 4 月 1 日	106	106				
	4	关于规范和调整本市医技诊疗类医疗服务价格的通知	沪价费（2009）005 号	2009 年 5 月 25 日	2009 年 8 月 1 日	1 358		1 358			

续 表

3个阶段	序号	文件名	文号	发文日期	执行日期	项目数量	项目类别				
							综合医疗	医技诊疗	临床诊疗	中医及民族医	其他
第一阶段	5	关于规范和调整本市临床诊疗类医疗服务价格的通知	沪价费(2010)002号	2010年3月5日	2010年4月10日	3 014			2 963		51
	6	关于规范数字化影像数据介质费和糖化血红蛋白测定项目及价格问题的通知	沪价费(2011)001号	2011年2月17日	2011年4月1日	4		4			
	7	关于规范和调整本市院前急救等部分医疗服务项目和价格的通知	沪价费(2012)001号	2012年2月24日	2012年4月1日	57	13	17	3	22	2
	8	关于规范和调整本市换药等部分医疗服务项目和价格的通知	沪价费〔2014〕6号	2014年1月7日	2014年2月15日	187	14	89	74	9	1
	9	关于调整本市急诊监护费等部分医疗服务价格的通知	沪价费〔2014〕30号	2014年9月16日	2014年10月15日	43	43				
第二阶段	10	关于调整本市护理费等部分医疗服务价格的通知	沪价费〔2015〕19号	2015年12月8日	2015年12月25日	42	18		24		
	11	关于调整本市诊查费等部分医疗服务价格的通知	沪价费〔2016〕2号	2016年2月18日	2016年2月23日	46	30			16	
	12	关于调整本市静脉输液等部分医疗服务价格的通知	沪价费〔2016〕11号	2016年9月30日	2016年10月12日	572	10	32	511	19	
	13	关于调整本市部分医疗服务价格的通知	沪价费〔2017〕5号	2017年2月9日	2017年2月15日	732	19	28	663	22	
第三阶段	14	关于调整本市部分医疗服务价格的通知	沪价费〔2018〕5号	2018年7月24日	2018年7月28日	497	35	64	335	63	

二、基于"结构—过程—结果"绩效评价框架的上海市医疗服务价格动态调整经验

"结构—过程—结果"(structure-process-outcome)评价框架由美国学者 Avedis Donabedian 于1966年首次提出,并建立了各国沿用至今的医疗质量绩效评价范式。其中"结构"指各类资源的静态配置关系与效率,"过程"指动态运行的质量与效率,"结果"指结构与运行最终质量和效果的测度[6]。作为卫生领域绩效评价的经典框架,"结构—过程—结果"绩效评价框架在国内外都有广泛的应用[7]。本文采用"结构—过程—结果"框架,从医疗服务调整的制度保障和外部支撑、具体过程和实施步骤、客观结果和长远影响等维度对上海市医疗服务价格动态调整经验进行梳理和分析。

(一)结构:医疗服务价格调整的制度保障和外部支撑

1. 管理体制:领导重视,多部门共同努力协调推进

医疗服务价格直接关系人民群众切身利益,上海市委、市政府领导十分重视。特别是推行医

药分开改革以来，市政府多次召开医疗服务价格改革专题会议，分管市领导亲自协调、布置调价工作，从实施步骤、价格水平、新闻宣传等各个环节都做出详尽安排。上海市卫生、医改、物价、医保、财政等部门密切配合，共同研究制订方案，协同推进各项工作，广泛听取人大、政协、消保委等部门意见，以及区县政府和各级医院意见。

2. 技术力量：成立价格调整工作小组，多学科分工协作助力价格改革

一是由上海市物价、卫生和医保部门牵头成立医疗服务价格联合工作小组，成员主要来自申康医院发展中心、上海市卫生和健康发展研究中心(上海市医学科学科术情报研究所)、上海市卫生和计划生育委员会信息中心、上海市医学会及医疗机构中具有丰富经验的物价工作人员。工作小组主要开展项目对接、比价研究、成本测算等具体工作。二是依托上海市医学会，分学科、分专业听取临床医学专家的意见和建议。

3. 数据基础：强有力的大数据平台为价格调整评估提供坚实基础和强大支撑

通过上海市"1+17"架构的市区两级平台(1个市级平台+1个医联平台+16个区级平台)，上海市已经建立了覆盖全市各级各类公立医疗卫生机构的卫生网络平台和一整套完善的数据采集、质控、应用的机制。上海市近500家公立医疗机构每天凌晨，按照统一的标准逐级上传过去一天的业务数据，形成上海市卫生市级数据中心[8]。强有力的大数据平台为上海市医疗服务价格调整事前、事中和事后评估提供了坚实基础和强大支撑。

(二) 过程：医疗服务价格调整具体过程和实施步骤

1. 形成机制：科学测算、系统决策，形成医疗服务价格调整方案

(1) 根据目标价格和标准价格，提出调价项目和建议价格。围绕3个比价关系，以医疗服务价格调整SPEED模型[9]为指导，同步开展医疗服务比价研究[10-13]和医疗机构成本核算试点[14]工作，比较分析上海与国际同等条件国家、国内大中型城市的医疗服务价格水平及项目内部价格结构，形成目标价格体系；同时结合医疗服务项目实际成本核算结果，提出调价项目和建议价格。

(2) 通过专题调研、模拟测算、征求意见等，最终确定调价项目及幅度。按照问题导向、需求导向、效果导向的原则，上海市卫生、医改、物价、医保、财政、民政等部门在形成调价方案前，都会进行专题调研，听取医疗机构和基层意见，组织专家充分论证，以充分发挥价格杠杆对就医行为的引导和调控作用，促进医疗机构功能落实。同时，就老百姓的费用负担、医保基金的支出情况，以及特殊患者负担增加等社会关注的风险进行了论证和评估；再先后征求上海市人大、市政协及市消保委的意见和建议后，最终确定调价项目及幅度[15]。

(3) 分析居民消费价格指数变化情况，科学确定价格调整实施时点。医疗服务价格调整对居民消费价格指数(consumer price index，CPI)产生较大影响，容易引发社会问题，因此合理确定价格调整实施时点至关重要。以上海市2018年7月价格调整为例，通过分析本市CPI变化情况，准确掌握医疗服务调价窗口期，最终将调价时间定在7月28日0时。而根据国家统计局近日公布的全国31个省(区、市)6月份居民消费价格指数，上海市CPI增幅低于全国平均水平，确实为价格调整的有利窗口期。

(4) 注重配套政策，确保价格调整平衡过渡。医疗服务价格调整与人民群众切身利益息息相关，在制订价格调整方案时，需要系统决策，同步出台相关配套政策(如医保报销政策、特殊人

群费用减免政策、医疗服务质量改进等)，以确保价格调整平衡过渡。以上海市2018年7月份价格调整为例，市物价局、市卫生健康委、市医保办等有关部门同步出台《关于本市部分医疗服务项目价格调整的通知》《关于门急诊诊查费等本市基本医疗保险支付范围及标准的通知》《关于进一步加强本市医疗服务管理有关工作的通知》《关于2018年本市调整部分医疗服务项目价格有关事项的通知》4个文件，同时暂停执行公立医院自主定价项目的价格调整及备案制度，现行特需医疗服务价格及医院自主定价的A等病房项目原则上不得上浮。

2. 调价机制：分工协作、相互配合，确保医疗服务价格调整平衡有序

(1) 成立医疗服务价格调整协调工作组，做好各部门之间的协调配合。各级主管部门和医疗机构都成立了医疗服务价格调整协调工作组，由主要负责人负责，做好统筹督查、舆情应对、业务操作、信访应急、医疗服务规范等工作。

(2) 开展专题培训，确保相关主体对政策充分了解。培训对象包括各办医主体医管处(医疗事业部)负责人，市级医院门(急)诊、医务(医管)、医保、财务、宣传等部门负责人，各区卫生健康委医政医管、财务、信访、宣传等部门负责人，以及区属三级医院、二级医院分管副院长，各区医保办、医保中心负责人及工作人员，各区市场监管局负责人，市卫监所、"12320"热线负责人及部分按医疗机构执业的委属单位。培训内容包括价格调整情况介绍，具体事项讲解，医保政策及操作讲解，加强医疗服务管理要求，政策解释和辅导等。

(3) 做好舆论宣传和舆情应对，引导媒体开展正面报道。为确保医疗服务价格调整工作稳妥实施，市政府召开专题会议研究，按照适度管控与正面宣传相结合的原则，精心策划舆论宣传主题，加强与媒体沟通，引导媒体开展持续研究和全面报道。

(4) 做好信息系统调试准备，确保方案实施前后新老患者的收费衔接。以上海市2018年7月份价格调整为例，按照价格政策调整的执行时间(7月28日0时)，门(急)诊患者就诊时，按新价格标准执行，对已预约并付费的门(急)诊患者，不得因价格调整强行要求患者补缴差额。住院患者入院时，执行时间前已办理入院手续的患者，其住院诊查费、床位费、护理费等3类项目的收费标准按就低原则计费，即执行原价格标准给予出院结算，其他项目按调整后新价格标准执行。

(5) 严格执行价格管理制度，确保价格调整公开透明。要求各医院严格执行好价格公示制度、费用清单制度、价格自查制度、价格投诉管理制度及价格管理奖惩制度。特别是对明码标价的医疗服务项目价格要及时维护更新，避免发生实际收费价格与公示价格不一致的情况，不得私自立项收费、超标准收费、分解收费、重复收费、搭车涨价、强制收费。同时，医院要加强价格管理信息化制度，强化对数据处理过程中修改权限与修改痕迹的控制。

3. 评估机制：开展事前、事中和事后评估，持续深入推进医疗服务价格改革

(1) 严格按照国家要求，对医疗卫生服务价格调整方案开展事前风险评估。在风险调查、风险识别和分析、风险等级评判的基础上，制订风险处置措施和应对预案。以《关于调整本市部分医疗服务价格的通知》(沪价费〔2018〕5号)为例，上海市卫生健康委作为风险评估的责任主体和技术主体，负责风险评估的组织实施工作，自行组织开展社会稳定风险评估工作、编制形成评估报告，并对评估结论负责；上海市物价局作为风险评估的监督主体，组织相关部门和机构对评估报告进行全面审查评价。

(2) 在医疗服务价格调整启动之后，做好信息报送和现场督查工作。以上海市2018年7月份价格调整为例，为加强调价实施过程中的信息报送工作，各单位均要确定专职联络员1名，在调价实施后的前两周每日11时、16时前报送本系统当日情况(零报告制度)，若有突发重大情况，要求随时报送。同时，汇总各督查小组督查信息，形成情况专报，报送市政府。此外，为督促各医疗机构在本次调价实施过程中加强管理，要求各有关主管部门组织现场督查，深入医院现场巡查，靠前指挥，及时发现问题，指导、督促医院积极稳妥做好各项工作。

(3) 委托第三方开展上海市医疗服务价格调整效果评估。从患者负担变化、医保基金运行、医院经济运行、项目比价关系、医疗服务行为5个维度，建立效果评估关键指标体系，评价2015～2017年医疗服务价格调整综合影响，总结经验发现问题，为后续医疗服务价格改革提供参考。

(三) 结果：医疗服务价格调整实施后的客观结果和长远影响

1. 以结构性调整为主，合计调整医疗服务项目价格6 800余项

2002年至今，上海市持续推进医疗服务价格调整工作。从调价数量来看，合计调整医疗服务项目数量6 800余项，其中2018年一次性调整近500项项目价格；从项目类别来看，调价项目涉及综合医疗服务类、医技诊疗类、临床诊疗类、中医及民族医及其他各个版块(表3)；从调价方式来看，以结构性调整为主，重点上调体现技术劳务性的服务项目价格，同时下调了大型设备、检查、检验类项目价格。

表3 上海市医疗服务价格调整数量与类别分布情况

阶 段	项目数量	综合医疗	医技诊疗	临床诊疗	中医及民族医	其 他
第一阶段	4 917	176	1 481	3 040	166	54
第二阶段	1 392	77	60	1 198	57	0
第三阶段	497	35	64	335	63	—
合 计	6 806	288	1 605	4 573	286	54

2. 项目间比价关系趋于合理，更好地体现技术劳务价值和项目成本

以诊查费相关项目(包括二级医院普通门诊诊查费、三级医院普通门诊诊查费、二级医院副主任医师门诊诊查费、二级医院主任医师门诊诊查费、三级医院副主任医师门诊诊查费、三级医院主任医师门诊诊查费、二级医院急诊诊查费、三级医院急诊诊查费8个项目)价格调整情况为例(图1)，虽然距离项目标化价值仍存在一定差距，但在2批次调价文件中，价格逐步提升，不断向标化价值靠近，更好地体现项目技术劳务价值和人力成本。同时，按照医疗服务项目比价研究思路[10]，将手术类、综合类、中医类等类别相对应的医疗服务项目调价前后的构成比比值指标分布变化情况进行对比分析，通过概率拟合变化情况可以看出，价格调整后比价关系趋于合理；手术类和病理类比价关系得到明显优化，各项目构成比比值明显向1集中，离散度变小，比价关系结构得到调整；综合类和中医类比价关系得到改善，综合类和中医类构成比比值分布趋于向1集中，离散度降低(图2～图5)。

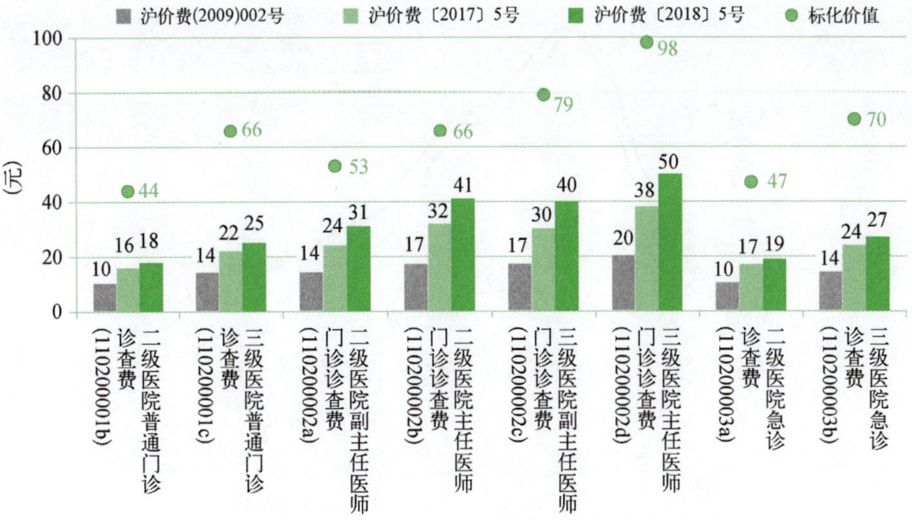

图 1 诊查费相关项目价格调整情况

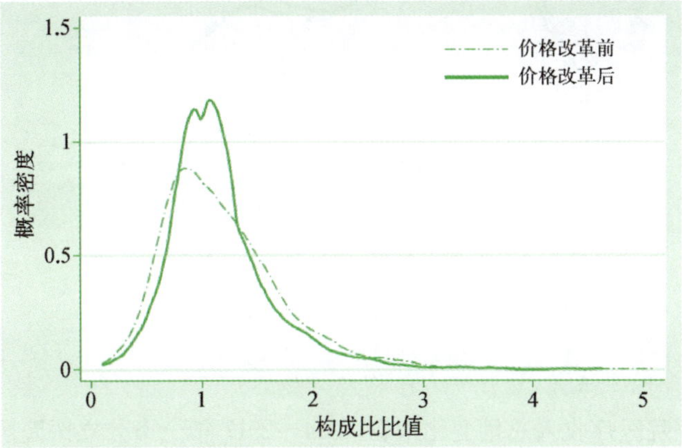

图 2 手术类改革前后比价关系分布变化

改革前四分位间距 0.67;改革后四分位间距 0.48

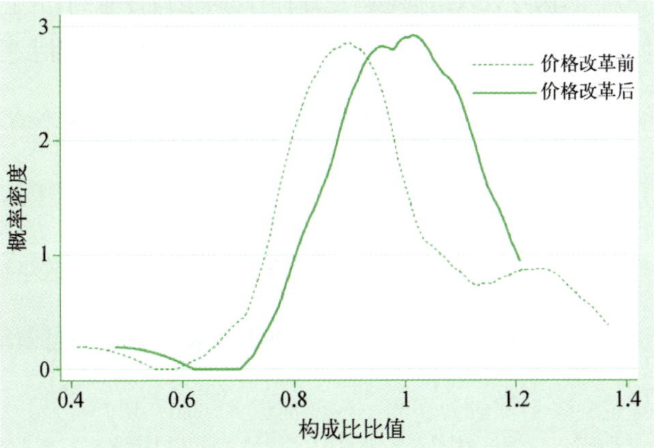

图 3 病理类改革前后比价关系分布变化

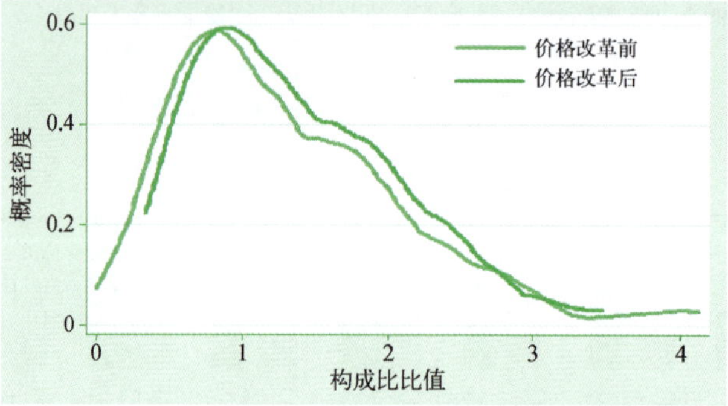

图 4　综合类项目改革前后比价关系分布变化

改革前四分位间距 0.96；改革后四分位间距 0.95

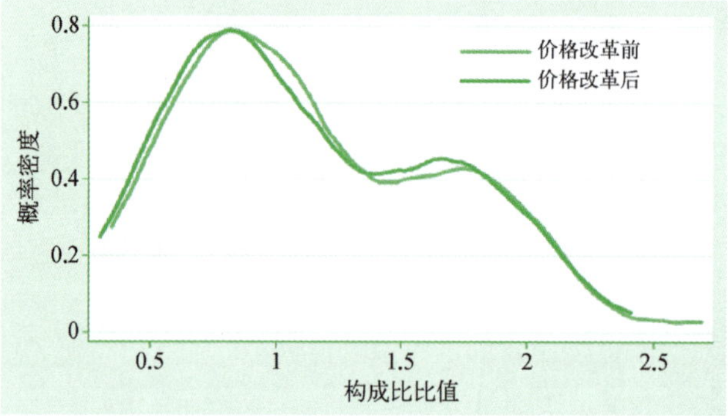

图 5　中医类项目改革前后比价关系分布变化

改革前四分位间距 0.93；改革后四分位间距 0.89

3. 医疗费用控制初见成效，医疗收入结构总体趋好

从上海市公立医院医疗收入总量变化来看，2014～2017 年全市公立医院医疗收入年均增幅为 11.6%，2017 年医疗收入 921.3 亿元，较 2016 年增长 9.8%，医疗费用控制初见成效。从医疗收入构成变化来看，药品收入占医疗收入的比例逐年降低，2017 年已经降至 37.8%；医务性收入呈现逐年上升趋势，年均增幅为 20.48%[16]，医疗收入结构总体趋好；但同时也应注意到，卫生材料收入和检查化验收入构成占比逐年增加(图 6)。需进一步提高技术劳务价格、降低物耗费用水平，优化医疗收入结构。

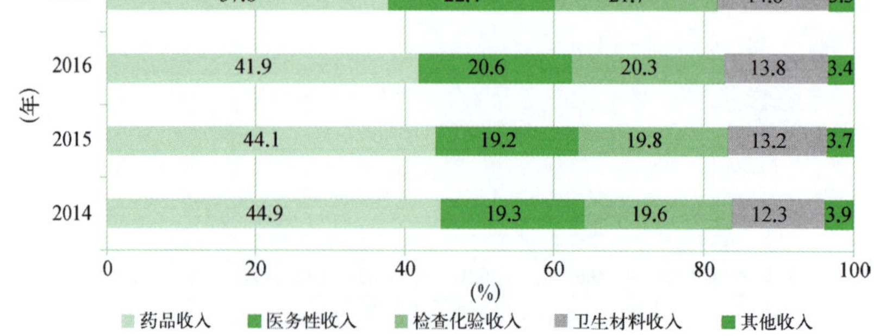

图 6　2014～2017 年上海市公立医院医疗收入构成变化情况

三、小结与建议

（一）坚持“腾笼换鸟”基本思路，持续推进医疗服务价格调整

上海市医疗服务价格调整始终坚持“腾笼换鸟”基本思路。一是通过“总量控制和政策联动”解决“笼子有多大”：确定医疗服务价格调整总体水平时，综合考虑各项改革政策的影响，对医疗服务价格调整总量和空间进行科学合理的测算，确保医疗机构良性运行、医保基金可承受、群众负担总体不增加。二是通过“构建标化价值模型和开展比价研究”解决“鸟儿有多少”：综合分析医疗服务现行价格与标化价值、实际成本的比价关系，初步测算出价格和价值偏离程度大的项目和价格调整的理论幅度。三是通过“分步实施和稳步推进”解决“先换哪些鸟”：将现行价格与标化价值偏离程度较大、比价关系最不合理项目作为调价切入点，结合价格调整总体水平，兼顾版块与总体的关系，分次、分批逐步调整项目价格。

（二）合理调整医疗服务项目价格，正确发挥价格导向作用

由医疗服务价格比较敏感，各地在推进医疗服务价格调整工作中普遍存在医疗服务价格提升引起医疗费用上涨的考虑和担心。医疗服务价格并非直接作用于医疗服务费用，医疗服务价格直接影响医疗服务行为，间接作用于医疗服务数量，最后才传导至医疗服务费用。以上海为例，从 2002 年开始逐年对医疗服务价格进行调整，但无论从 2017 年医院门诊次均费用（上海市 361.0 元，北京市 516.8 元）和住院次均费用（上海市 18 185.2 元，北京市 21 737.2 元）还是从 2010～2017 年医院次均费用年均增长率（上海市医院门诊和住院次均费用年均增长率分别为 5.5%和 5.8%，北京市医院门诊和住院次均费用年均增长率分别为 6.8%和 5.2%）来看，上海市基本上都低于北京。因此，科学合理的调整医疗服务价格，正确发挥价格的导向作用，可以引导医务人员的行为向预期的方向转变，“开正门，关偏门”从而控制费用上升幅度，提升医疗服务价值。

（三）构建医疗服务价格调整绩效评估指标，推动建立健全医疗服务价格动态调整机制

医疗服务价格动态调整机制指对政府定价的基本医疗服务项目建立流程清晰、管理规范、协调有序的价格调整方法，使医疗服务价格调整同社会经济发展、公立医院综合改革相适应，促进医疗服务价格管理灵活、科学及规范化[15]。从上海市 10 余年医疗服务价格调整经验来看，完善的制度、管理及资源投入是推进医疗服务价格调整的重要支撑，科学有序的改革过程是保障医疗服务价格调整平衡过渡的关键，为理顺医疗服务比价关系、构建科学合理公立医院补偿机制结果提供保障。建议从“结构—过程—结果”3 个方面构建医疗服务价格调整绩效评估指标，在评估各地改革成效的基础上，推动建立健全医疗服务价格动态调整机制。

参考文献

[1] 国家发展改革委，国家卫生计生委，人力资源和社会保障部，财政部. 关于印发推进医疗服务价格

改革意见的通知. http：//www. ndrc. gov. cn/zcfb/zcfbtz/201607/t20160706_810593. html [2019-05-10].

[2] 国家卫生健康委财务司. 2018年全国医疗服务价格改革进展情况报告. 2019年全国卫生健康财务工作会议，北京，2019.

[3] 彭颖，贺渊峰，晏嵘，等. 上海医疗服务价格项目规范总体思路. 中国卫生经济，2014，33(12)：59-62.

[4] 国家计委，卫生部. 关于改革医疗服务价格管理的意见. 卫生经济研究，2000，(09)：56.

[5] 金春林，彭颖，王海银. 上海价格改革为什么稳. 中国卫生，2016，(08)：100-101.

[6] Donabedian A. Explorations in quality assessment and monitoring. Ann Arbor：Health Administration Press，1980.

[7] 李享，张璐莹，叶露，等. 常用卫生领域绩效评价框架的发展和比较研究. 中国卫生资源，2012，15(3)：251-254.

[8] 谢桦. 上海市筑牢医疗数据质量基础，创建基于大数据的评价体系. https：//www. hit180. com/28629. html[2019-04-22].

[9] 金春林，王惟，龚莉，等. 我国医疗服务项目价格调整进展及改革策略. 中国卫生资源，2016，19(02)：83-86.

[10] 金春林，王海银，彭颖，等. 上海市综合类医疗服务项目比价研究. 中国卫生资源，2017，20(06)：449-454.

[11] 王海银，龚莉，付晨，等. 上海市手术类医疗服务项目比价研究. 中国卫生质量管理，2017，24(06)：82-85.

[12] 冯泽昀，王海银，金春林，等. 上海市精神心理卫生类医疗服务价格比价分析. 中国卫生资源，2016，19(04)：294-297.

[13] 王海银，苏锦英，金春林. 上海市中医类医疗服务价格水平研究——基于上海与五个城市的比较分析[J]. 中国卫生政策研究，2014，7(07)：63-67.

[14] 彭颖，李潇骁，王海银，等. 上海市5家试点医院医疗服务项目成本核算结果分析. 中国医院管理，2017，37(02)：5-8.

[15] 王海银，金春林，姜庆五. 医疗服务价格动态调整机制构建及发展建议. 中国卫生资源，2018，21(06)：482-486.

[16] 王美凤，王海银，王力男，等. 上海市医疗服务价格调整后公立医院医疗收支构成变动分析. 中国卫生经济，2019，38(03)：23-26.

医疗卫生服务购买策略研究

胡善联

【导读】 政府财政和医疗保险部门是医疗卫生服务的战略购买者。文章重点探讨应购买什么样的医疗卫生服务、什么是有价值的医疗卫生服务以及如何衡量价值。随着高特创新技术的广泛引用，应提高原有质量调整生命年(quality-adjusted life years, QALYs)的阈值，以适应全生命周期评价的理念。当前面临的挑战是尽早实现全民健康覆盖，实现整合型和多团队合作的服务模式；在服务价格上实现价值与公正并重的定价、获得质量与可承受性的平衡；并控制诱导需求，将健康目标融入各项联动政策。

一、谁来购买医疗卫生服务？

"购买医疗卫生服务"是近年来比较流行的词。大众经常可以从财政部门或医疗保险部门听到，政府用财政预算拨款支持卫生事业，包括对医院和卫生机构的基本建设投入、提供编制范围内卫生人员的薪酬工资和福利待遇等，与此同时，直接为百姓提供公共卫生服务。在健康保险覆盖的国家，医疗保险机构将参保者的保险金集中起来，通过健康保险制度为居民提供医疗、预防、康复、临终关怀、健康促进、健康信息等服务，通过互助共济，使患者降低因患病造成的财务风险，防止因病致贫。这样，政府或医疗保险部门就成了医疗卫生服务的购买方(purchaser)，此外，在医疗卫生服务三方关系中，还有需求方和供给方，前者是指患者和其他消费者(consumer)，后者是指医院和医生(provider)。从药品系统来讲，药品企业和经销商也可以认为是供给方，这时医生作为患者的代理人，与患者共同成为需求方。

二、购买什么样的医疗卫生服务？

国家财政购买公共产品，首先是公共卫生服务、预防保健和应急任务，包括计划免疫、疾病流行后的应急接种、主要传染病的免费治疗、重症精神性疾病、疾病筛检、计划生育和常见慢性病的防治；其次是各类健康管理工作，包括儿童保健、孕产妇保健、老年保健、中医药健康管理；最后是

第一作者：胡善联，男，教授。
作者单位：复旦大学公共卫生学院(胡善联)。
本文已发表于《卫生经济研究》2019 年 2 月第 36 卷第 2 期。

医疗保险部门购买的医疗服务，包括基本医疗的门诊、急诊、住院服务、康复、护理、急救、处方药品、医用耗材、诊断、影像检查、手术等。不同产品的财政事权和支出责任不同(表1)[1-3]。

表1 中央和地方财政对不同医疗卫生服务的支出责任

性 质	产 品 内 容	支 出 责 任
公共产品	国家常规免疫规划和应急免疫、主要传染病的防治(艾滋病、结核病、血吸虫病等)、精神卫生、重大慢性病管理	中央财政
个人产品	中医药健康管理、妇幼卫生管理、儿童健康管理、老年健康管理、其他免疫接种	中央和地方按比例分担，个人也要支出一定费用
医疗保障	基本医疗的门诊、急诊、住院服务、康复、护理、急救、处方药品、医用耗材、诊断、影像检查、手术等	职工医保由用人单位和职工个人共同分担，城乡居民医保由政府和个人共同负担，中央实行转移支付

(一) 什么是有价值的医疗卫生服务?

“价值”是指在医疗卫生服务过程中投入的成本与获得的健康结果的比值。对患者而言，短期治疗费用的投入可以立即看到治疗的效果，例如，症状改善、病情好转、痊愈、生活质量改善抑或死亡。有的疾病或健康可能需要全生命周期的投入。价值的公式如下：

$$\text{价值}=\frac{\text{与患者情况有关的一组结果(outcomes)}}{\text{与整个保健周期有关结果的成本(costs)}}$$

以价值为基础的卫生保健(value-based health care)是根据患者总的支付成本获得一组健康的结果，即通过全生命周期的保健，实现对患者的价值。价值在卫生系统中的体现是以人为中心(people-centered)提供质量、安全、有效、及时、公平、效率的服务。

2017年美国提出了广义价值框架(broad value framework)的理念[4,5]，即成本和临床结果的关系，这是核心的价值指标。成本应包括直接成本、间接成本、节约的成本(saving cost)、净成本。而临床结果包括健康产出、治疗效果、与其他治疗方法的比较效果。最常用的指标是增量成本效果的比值(incremental cost effectiveness ratio，ICER)。用QALYs的阈值表示。英国国家卫生与临床优化研究所(National Institute for Health and Clinical Excellence，NICE)提出，一个QALYs值在2万～3万英镑是可取的；美国则认为，通常一个QALYs值在5万美元以内是合适的。这些QALYs的价值代表着社会的支付意愿，是健康的机会成本或净健康的效益。

除了成本和结果核心价值指标外，还有其他很多要素指标可以参考。这些要素指标有：① 公平性(equity)，包括不同群体、不同患者对基本药物、创新药物和罕见病孤儿药的可及性和可负担性；② 希望价值(value of hope)，指新技术、创新药物的出现给患者治疗带来了新的希望，患者对新技术、创新药物的支付意愿会提高；③ 知识价值(value of knowledge)，指创新药物的出现降低了治疗的不确定性，提高了精准医疗的水平；④ 保险价值(value of insurance)，新技术或创新药如果能被医疗保险报销或补偿，就可提供疾病和财务风险的保护；⑤ 科学溢价(scientific spillovers)，指新技术不仅能提高患者的健康，而且能促进未来科技的发展；⑥ 依从性(adherence)，与剂量和疗法有关，口服抑或注射制剂均能直接影响患者的依从性，降低成本和提高疗效；⑦ 选项价值（real option value），通过提高生存概率和生活质量来影响 QALYs，有利于发展未来的新技术；⑧ 效用价值（QALYs），指购买高性价比的医疗卫生服务。此外，还有选择性、疾病的严重程度、对社会生产力的影响等，均可认为是影响价值的因素。

卫生技术评估（health technology assessment，HTA）在评价干预措施时，还要考虑不同技术的特征、安全性、成本、经济性、对患者个人的影响、社会价值、伦理、立法等。

（二）价值如何衡量？

当前测定价值的 QALYs 标准已不能满足创新技术发展的需要，例如，很多新的抗肿瘤药物、治疗罕见病的孤儿药、免疫治疗等，价格昂贵，有的甚至需要终生治疗，因此有必要提高 QALYs 的阈值标准。

美国临床与经济评论研究所（Institute for Clinical and Economic Review，ICER）将 QALYs 的经济学评价标准分为 5 类，美国心脏病学会（American College of Cardiology，ACC）和美国医院协会（American Hospital Association，AHA）则将其分为高价值、中等价值、低价值三类；英国 NICE 也修改了原来的标准，增加了对高特技术的标准，将一个 QALYs 值提高到 10 万英镑，如果全生命周期需要使用一个新技术或创新药，QALYs 的阈值可以提高到按 10 个 QALYs 值来计算（表 2）。

表 2　不同行业组织对卫生技术价值的分类

ICER（美国临床与经济评论研究所）	ACC/AHA（美国心脏病学会/美国医院协会）	ASCO（美国临床肿瘤学会）	BS/BC（商业保险公司蓝盾/蓝十字）	NICE（英国国家卫生与临床优化研究所）
节省成本	高价值<5 万美元/QALYs	临床效益	<1 万美元/QALYs	一般新技术 2 万～3 万英镑/QALYs
<2 万美元/QALYs	中等价值 5 万～15 万美元/QALYs	毒性	<5 万美元/QALYs	高特技术（HST）10 万英镑/QALYs
<5 万美元/QALYs	低价值≥15 万美元/QALYs	舒缓治疗	<15 万美元/QALYs	全生命周期＞10 个 QALYs
<15 万美元/QALYs	价值不确定性	生存曲线	>15 万美元/QALYs	—
<50 万美元/QALYs	没有进行过评价	生活质量	—	—

资料来源：Peter Neuman，2018。

三、如何购买医疗卫生服务？

政府和医疗保险部门不仅要扮演购买者的角色，还要确保购买的医疗卫生服务物有所值。要实现用最小的成本购买最具效果的医疗卫生服务，就要从战略的高度来优先购买高性价比的医疗卫生服务，使有限的医疗卫生资源发挥最大的健康效果。例如通过药品招标采购、批量采购、价格谈判、调整医疗服务价格，利用市场机制有选择地购买，这就是通常所讲的战略购买（strategic purchasing）的意义。政府可利用中央与地方财政事权，医疗保险部门可利用筹集的保险基金发挥购买者的作用。利用不同的支付方式，例如，按项目支付（fee-for-service，FFS），或以总额预算、病例组合(diagnosis related groups, DRGs)和按服务人数的前瞻性支付,或按治疗疾病的性质打包支付,购买高质量、以价值为基础(value-based)的医疗卫生服务。

四、购买医疗卫生服务面临的挑战

医疗保险的购买受到覆盖面和筹资的影响。全民健康覆盖,首先需要全民医保覆盖。目前个人账户的门诊制度已显现出大量医保资金沉淀、缺乏互助共济的弊端,建立门诊统筹和以家庭为单位的全民医疗保险制度是未来的改革方向。通过商业医疗保险、建立多渠道的保险筹资是缓解医保资金负担和可持续性发展的重要途径。另外,需要做好新项目新技术的评估、立项工作,完善医疗服务和药品的定价、采购和供应机制。

优化卫生系统绩效具有“三重目标”: ① 减少人均医疗费用;② 改善患者就诊体验;③ 改善人群健康[6]。在建立分级诊疗基础上,“以人为本”的一体化(整合型)医疗卫生服务模式(people-centred and integrated health care model)已得到我国各级政府和人民群众的重视。其定义是“让病患、家属和所在社区共同参与诊疗服务,他们是卫生服务的受益人,同时也是参与者,服务体系要以人性化、一体化的方式,根据他们的需要和偏好提供服务”。一体化医疗卫生服务是“包括健康促进、疾病预防、治疗和临终关怀等在内的各种医疗卫生服务的管理和服务提供整合在一起,根据健康需要,协调各级各类医疗卫生机构为病患提供终生连贯的服务”[7]。

与此同时,还要提倡以患者为中心的多学科团队合作服务模式。例如,以色列丙肝治疗的模式就是采用多学科团队合作,以病患为中心,社区家庭医生和地区护士协调员为第一层,临床药师指导为第二层,胃肠道专家为第三层,最外围的第四层则是药品供应,包括药企代表、地区药师和药品批准中心[8]。

近年来抗肿瘤药品的价格呈对数级数上涨。从美国食品药品监督管理局(Food and Drug Administration, FDA)批准的每月治疗肿瘤药物的中位价格来看,从 20 世纪 70 年代到 2010 年后每隔 5～10 年呈一个对数(10 倍)级数的增长(图 1)。

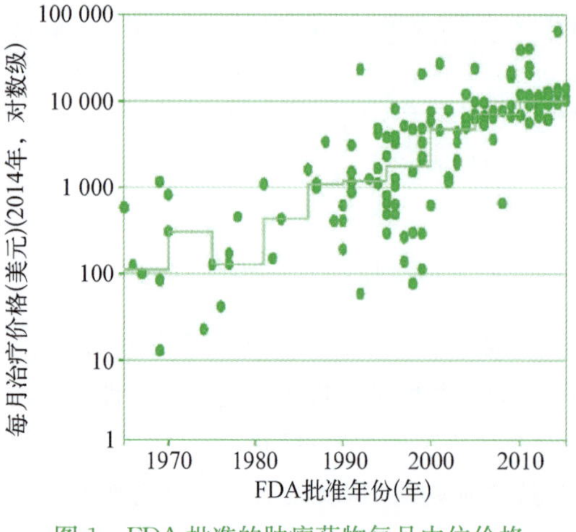

图 1　FDA 批准的肿瘤药物每月中位价格

资料来源:Peter B. Bach,2018

WHO 从 2017 年开始提倡公正定价(fair pricing)。Sarah Garner(2018)提出了公正定价的含义:卫生系统和患者个人均可承受的价格(affordability)。目前很多药企提倡“价值定价”,但价值定价在很多国家是不适用的,因为这里的“价值”不是指生命的货币价值,而是与已有药品相比的附加价值(added value)。WHO 认为,多方利益相关者的讨论是药物公正定价的第一步,重申“公正”定价并不意味着“低价”或“破产”价格,而是指可使药企有足够市场、激励药物研发和创新技术的普遍应用,政府可以发挥采购、量价合同和价格谈判的作用,病患在医疗保险补偿后有能力支付药费个人负担部分[9]。

当前我国卫生改革面临的问题是供方诱导的服务需求急剧膨胀，卫生资源浪费严重；医疗技术创新、高价值药物处方对有限社会保险资源带来巨大的冲击；一体化(整合型)医疗卫生服务模式和捆绑式支付方式尚未引起重视。取消药品和医用耗材加成后，缺乏从公共资源中引入新的补偿报销机制。随着医疗需求增加、成本上升、支出增长和公共融资有限，财政约束明显增加，政府补贴的可持续性问题值得重视。此外，如何更好地"三医联动"和将"健康融入各项政策"，也是需要不断探索的。

习近平总书记提出的以人民为中心的思想，就是强调医疗卫生服务必须以公平、质量、健康结果为基础。价值与可承受性是矛盾的两个方面，也是贯彻新时代"三医联动"的重要机制和纽带。财政方面要开展以结果为基础的卫生筹资，购买公共产品和预防保健服务[10]；医疗保障部门要以价值为基础公正定价；卫生健康部门要以价值为基础提供医疗卫生服务；医药工业部门则应以价值为基础进行研究和开发。

参考文献

[1] 国务院办公厅.《国务院办公厅关于印发基本公共服务领域中央与地方共同财政事权和支出责任划分改革方案的通知》(国办发〔2018〕6 号). 2018.

[2] 国务院办公厅.《国务院办公厅关于印发医疗卫生领域中央与地方财政事权和支出责任划分改革方案的通知》(国办发〔2018〕67 号). 2018.

[3] 胡善联. 医疗卫生领域财政事权和支出责任划分研究——基于卫生经济学理论. 卫生经济研究, 2018,(10): 3 - 5.

[4] Neumann P J, Willke R J, Garrison L P. A Health Economics Approach to US Value Assessment Frameworks-Introduction: An ISPOR Special Task Force Report. Value in Health, 2018, 21(2): 119 - 123.

[5] Lakdawalla D N, Doshi J A, Garrison L P, et al. Defining Elements of Value in Health Care — A Health Economics Approach: An ISPOR Special Task Force Report. Value in Health, 2018, 21 (2): 131 - 139.

[6] Christopher M, Vineet A, Neel S. 以价值为导向的医疗服务. 杨莉译. 北京: 北京大学医学出版社, 2018.

[7] 世界银行集团, 世界卫生组织. 深化中国医药卫生体制改革: 建设基于价值的优质服务提供体系. 北京: 中国财政经济出版社, 2016.

[8] Nitzan A, Yael H, Clara W, et al. Multi-disciplinary patient-centered model for the expedited provision of costly therapies in community setting the case of new medication for hepatitis C. Israel Journal of Health Policy, 201, 6(1): 46.

[9] WHO. Fair Pricing Forum: 2017 Meeting Report. Amsterdam: WHO, 2017.

[10] World Bank. Results-based Financing (RBF) for Health. E-course. 2015.

宫颈癌筛查策略经济学评价研究

——基于江浙沪地区

周　萍　揭俊钦　金龙妹　陈丹妮
肖丽萍　蒋重阳　徐　颖

【导读】 目的：评价我国江浙沪地区宫颈癌筛查策略的成本效果，为公共卫生相关决策者制定宫颈癌组织性筛查计划提供数据支撑。方法：运用 TreeAge Pro 2019 软件构建宫颈癌自然进程模型，并验证其拟合优度；构建宫颈癌筛查—诊断—治疗的 Markov 模型，模拟 10 万名初始年龄为 15 岁的健康妇女人群 50 年内的人乳头瘤病毒(human papilloma virus，HPV)感染、癌前病变到宫颈癌的病程，并对模拟的各筛查策略进行成本效果评价。结果：模型拟合优度适宜；以预防宫颈癌发病为效果，与无任何筛查相比，液基细胞学联合 HPV 高危分型每 5 年一次筛查具有最优效果(减少 364 例宫颈癌发病)，HPV 高危分型每 5 年 1 次筛查具有最优成本效果(18.6 万元/例)，筛查、诊断和治疗费用，巴氏细胞学检测(pap cytologic test，PAP)和液基细胞学检测(thinprep cytologic test，TCT)及 HPV 检测的灵敏度等指标在一定范围内变化时，将影响评价结果的排序；成本效果可接受曲线显示，支付意愿选为目标地区 3 倍人均 GDP 时，TCT 联合 HPV 高危分型每 5 年 1 次筛查具有优势成本效果的可能性最高。结论：基于社会视角，可优先考虑选择 HPV 高危分型每 5 年 1 次筛查。建议在经济条件允许的情况下，可以选择 TCT 联合 HPV 高危分型每 5 年 1 次筛查。

宫颈癌是最常见的女性生殖道恶性肿瘤，约有 85%的新发和死亡病例均发生在卫生资源缺乏的发展中国家[1]。最新流行病学研究发现，1987～2015 年，我国城市女性(25～54 岁)宫颈癌死亡率呈显著上升趋势，同期农村妇女则呈下降趋势[2]。2010 年以来，城市年轻女性的宫颈癌死亡率、HPV 感染率较年长者均有明显增长[3]。城市女性，尤其是年轻城市女性成为宫颈癌新的易感人群，应引起关注。由于病因明确，病程较长，宫颈癌预防成为有效降低其发病与死亡风险的重要手段[4]。而 HPV 疫苗在我国上市晚，价格昂贵、短期接种率仍存在不稳定性、长期防御功效仍有待验证，以及人们对疫苗的认知度和接受度不高等原因，我国目前的 HPV 疫苗接种率

基金项目：上海市第四轮公共卫生三年行动计划重点学科建设项目(循证公共卫生与卫生经济学)(项目编号：15GWZK0901)，闵行区医学特色专科项目“妇女保健”(项目编号：2017MWTZ19)。
第一作者：周萍，女，副教授。
作者单位：复旦大学公共卫生学院(周萍、揭俊钦、陈丹妮、蒋重阳、徐颖)，上海市闵行区妇幼保健院(金龙妹、肖丽萍)。
本文已发表于《中国卫生资源》2019 年第 3 期第 22 卷。

仍较低[5-7]。因此，大规模、有组织的筛查仍是我国预防宫颈癌的主要方法。由于筛查技术、技术组合方式与筛查频率不同，所形成的筛查策略种类繁多，未能形成统一的跨地域的最优成本效果策略，因此，仍需要结合目标地区的实际情况与研究视角，选择适宜的研究指标，构建经济学评价模型，对备择策略进行本土化的成本效果评价。

一、对象与方法

（一）宫颈癌自然进程模型构建与状态设定

本研究的宫颈癌自然进程模型是在无任何组织性预防干预措施的情况下，由目标人群宫颈癌各健康状态的自然转归概率所决定的。基于相关研究[8-10]，宫颈癌的疾病进程依次经历 HPV 感染、低度鳞状上皮内病变、高度鳞状上皮内病变、浸润性癌症等健康状态。因此，本研究 Markov 模型设置了 6 个状态：健康、HPV 感染、低度鳞状上皮内病变、高度鳞状上皮内病变、浸润性癌症、死亡（死于其他疾病），并将浸润性癌症与死亡均设定为模型的终止状态，即一旦为浸润性癌症状态就退出队列，故不存在死于宫颈癌的情况。模型运行以 1 年为 1 个周期，共运行 50 年。各状态归转情况见图 1。

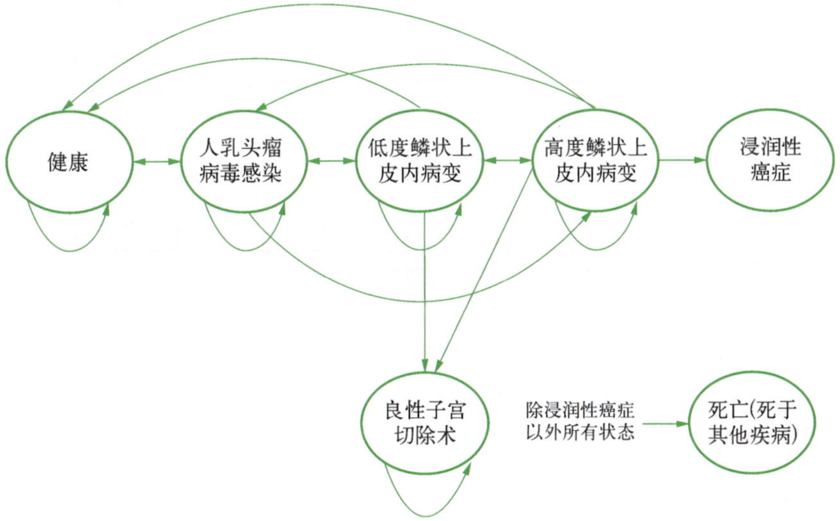

图 1　宫颈癌各健康状态自然转归情况

（二）专家咨询

分别在江浙沪地区选择 5 名三级甲等医院临床妇产科医师、3 名省/直辖市级妇幼保健中心妇幼分管专家和 19 名市/区级妇幼保健中心妇幼分管专家，进行专家咨询，所选专家均为中级及以上职称，具有丰富的相关领域工作经验。咨询内容主要包括所在地区的宫颈癌组织筛查策略，相关筛查—诊断—癌前病变治疗的成本费用信息、技术信息，以及人们的接受度等相关依从性指标信息。

（三）宫颈癌筛查—诊断—治疗模型构建

根据宫颈癌的疾病自然进程史，结合 2013 年美国阴道镜和宫颈病理学会（American Society for Colposcopy and Cervical Pathology，ASCCP）宫颈癌筛查指南，确定不同宫颈癌筛查策略下筛查—诊断—癌前病变治疗流程图（图 2）。并以江浙沪地区的宫颈癌组织筛查策略，相关筛查—诊断—癌前病变治疗的技术信息、成本费用信息和人们的接受度指标信息等为基础，结合前期课题组构建的宫颈癌自然进程模型，构建包含筛查—诊断—癌前病变治疗的 Markov 模型。

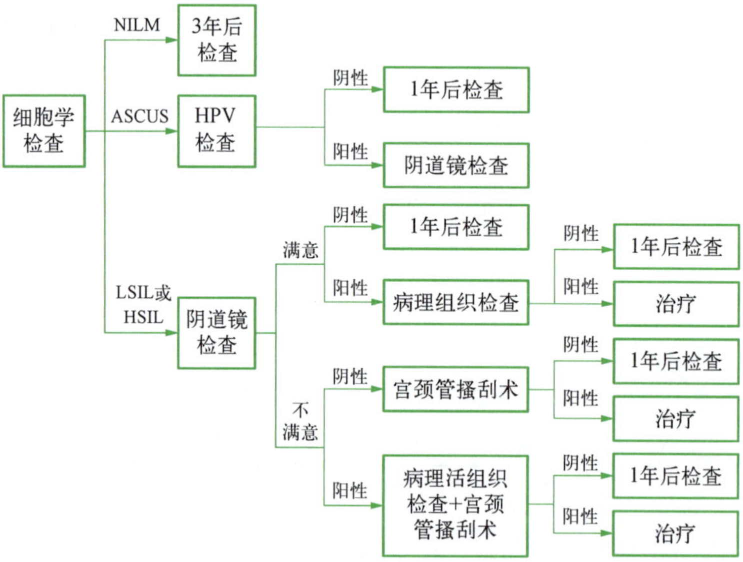

(a) 细胞学筛查流程

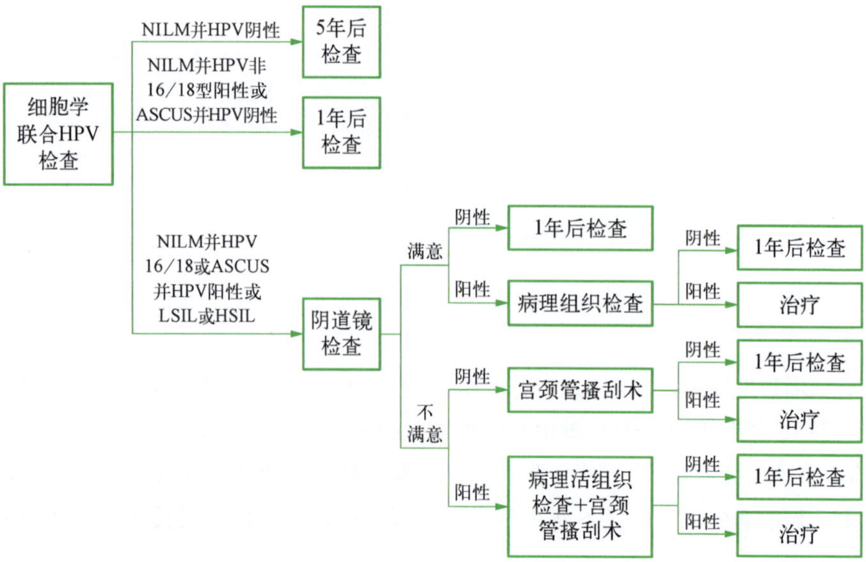

(b) 细胞学联合HPV筛查流程

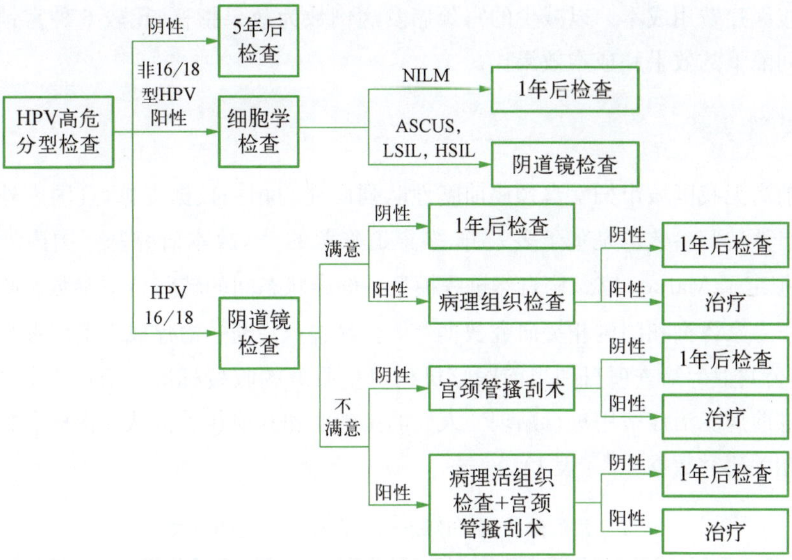

(c) HPV高危分型筛查流程

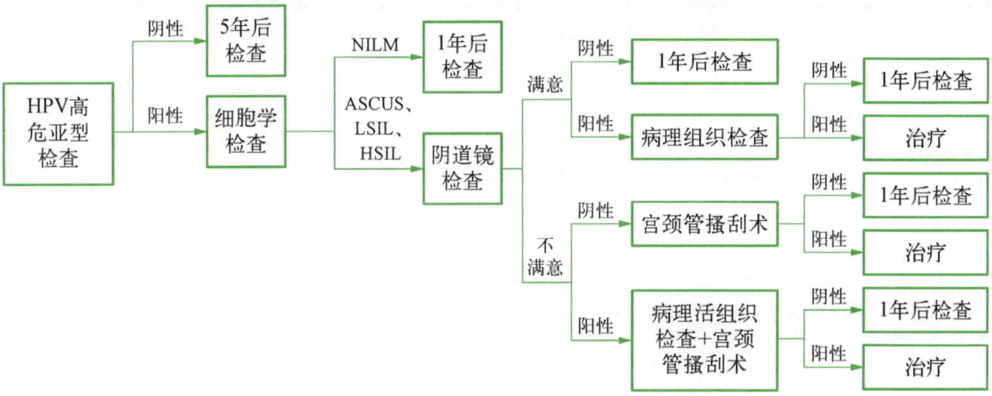

(d) HPV高危亚型筛查流程

图 2　各宫颈癌筛查策略的筛查流程

NILM 为未见上皮内细胞病变(negative for intraepithelial lesion or malignancy)；ASCUS 为不典型鳞状上皮细胞病变(atypical squamous cells of undetermined significance)；LSIL 为低度鳞状上皮内病变(low-grade squamous intraepithelial lesion)；HSIL 为高度鳞状上皮内病变(high-grade squamous intraepithelial lesion)

(四) 筛查策略与评价指标

结合国内外最新宫颈癌筛查指南和江浙沪地区的实际情况，本研究确定的 6 种备选筛查策略分别为：PAP 筛查、TCT 筛查、TCT 联合 HPV 高危分型筛查、PAP 联合 HPV 高危分型筛查、HPV 高危亚型筛查、HPV 高危分型筛查。将各备选策略的筛查间隔分别设置为每 2 年、每 3 年和每 5 年筛查 1 次。

运用 Markov 模型模拟 6 种宫颈癌筛查策略在不同筛查间隔下 50 年内的累计宫颈癌发病例数，并计算与无任何组织筛查相比减少的宫颈癌发病例数及各筛查策略的筛查—诊断—癌前病变治疗的直接医疗费用成本。以减少的宫颈癌发病例数为效果指标，比较 6 种宫颈癌筛查策略在不同筛查间隔下的效果和成本效果比。

（五）模型参数

由于目前尚无我国城市妇女宫颈癌前瞻性队列研究的相关数据支撑，且国内外有关宫颈癌模型研究的自然转归参数也是基于多人群、多渠道来源的[11]，故本研究基于国内外宫颈癌的相关研究[8-16]，拟定了 Markov 宫颈癌自然进程模型各健康状态间的转归概率参数。筛查技术的价值参数来源于专家咨询和国内相关研究数据[17-19]。筛查—诊断—治疗成本费用参数来源于目标地区 2016 年公共卫生筛查项目和当前医疗机构卫生服务的收费标准。采用 3%的贴现率对筛查—诊断—癌前病变治疗费用进行贴现。人们的接受度和其他相关依从性指标参数来源于专家咨询与国内相关研究数据[20-22]（表 1）。

表 1　宫颈癌筛查—诊断—治疗 Markov 模型参数表

筛查/诊断/治疗项目	费用（元）	范围（元）	筛查技术价值参数	值	范围（元）	筛查接受度参数	值	范围（元）
组织动员管理	10	10～20	HPV 灵敏度	0.955	0.80～0.98	HPV 分型接受率	0.45	0.20～0.90
PAP(公共卫生项目）	25	20～60	HPV 特异度	0.85	0.75～0.90	HPV 亚型接受率	0.45	0.20～0.90
TCT（公共卫生项目）	60	50～100	TCT 灵敏度	0.7	0.30～0.90	PAP 接受率	0.34	0.20～0.90
HPV 高危亚型筛查（公共卫生项目）	65	50～100	TCT 特异度	0.92	0.80～0.98	TCT 接受率	0.34	0.20～0.90
HPV 高危分型筛查（公共卫生项目）	68	50～100	PAP 灵敏度	0.35	0.20～0.60	PAP ＋ HPV 接受率	0.49	0.20～0.90
阴道镜检查	100	50～120	PAP 特异度	0.81	0.80～0.95	TCT ＋ HPV 接受率	0.49	0.20～0.90
组织病理学检查	260	125～300	阴道镜检查灵敏度	0.9	0.70～0.95	HPV 分型阴道镜转诊率	0.9	0.50～0.90
宫颈管搔刮术检查	410	350～500	阴道镜检查特异度	0.8	0.75～1.00	HPV 亚型阴道镜转诊率	0.9	0.50～0.90
利普刀治疗	3 270	2 500～3 500				PAP 阴道镜转诊率	0.89	0.50～0.90
良性子宫切除术治疗	11 500	11 000～13 000				TCT 阴道镜转诊率	0.89	0.50～0.90
HPV(医疗机构)	300	250～350				PAP＋HPV 阴道镜转诊率	0.9	0.50～0.90
TCT(医疗机构)	150	100～200				TCT＋HPV 阴道镜转诊率	0.9	0.50～0.90

（六）模型拟合优度检验

本研究的目标人群为我国城市妇女，且模型模拟的是无任何组织性预防措施干预的情况下，宫颈癌各健康状态的转化进程情况。故本文利用我国癌症中心所报告的 2009 年城市妇女各年龄别宫颈癌发病率[23]（实际组）与本模型预测的同年龄段发病率（预测组）作比较分析，以此来检验模型的拟合优度。选择 2009 年是由于 2009 年以后不同地区城市开始进行宫颈癌组织性筛查[24]。本研究依据相关文献[25]，采用两独立样本发病率的 Log-rank 检验进行模型拟合优度检验。零假设 H_0：两组年龄别发病率曲线没有差别；备择假设 H_1：两组年龄别发病率曲线有差别。检验水准 $\alpha=0.05$。

$$LR=(\sum d_{jA}-\sum e_{jA})^2/\sum e_{jA}+(\sum d_{jB}-\sum e_{jB})^2/\sum e_{jB}$$

$$e_{jA}=d_j\times n_{jA}/n_j,\ e_{jB}=d_j\times n_{jB}/n_j,\ d_j=d_{jA}+d_{jB},\ n_j=n_{jA}+n_{jB}$$

其中，e_{jA}、e_{jB} 分别是实际组和预测组在年龄为 j 时的宫颈癌发病率期望值，d_{jA}、d_{jB} 分别是年龄为 j 时实际组和预测组的宫颈癌发病率，n_{jA}、n_{jB} 分别表示年龄为 j 时实际组和预测组的存活人数。

（七）统计学分析

采用 TreeAge Pro 2019 软件建立 Markov 模型，并进行效果与成本效果分析，运用 Excel 2013 软件进行数据录入和整理。

二、结果

（一）模型拟合优度检验结果分析

根据模型预测的年龄别发病率与我国癌症中心所报告的 2009 年城市妇女宫颈癌年龄别发病率，绘制曲线图（图 3）。实际组与预测组的宫颈癌年龄别发病率变化趋势大致相同。对两组

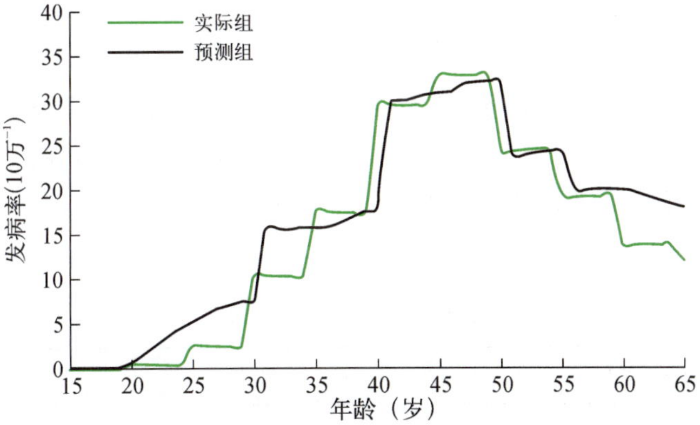

图 3　模型预测的年龄别发病率与 2009 年我国城市妇女宫颈癌年龄别发病率曲线比较

年龄别发病率曲线进行拟合优度检验，LR=3.678，$P=0.055$，差异无统计学意义。可认为本模型的拟合优度适宜。

（二）效果与成本效果

与无组织性筛查相比，结果显示：① 无论筛查间隔为每2年1次，还是每3年或者每5年1次，6种策略的成本效果排序（从好到差）均依次为HPV高危分型筛查、TCT联合HPV高危分型筛查、HPV高危亚型筛查、PAP联合HPV高危分型筛查、TCT筛查、PAP筛查。可见，HPV高危分型筛查在6种策略中的成本效果最优；② 总体来看，HPV高危分型筛查每5年1次具有最优的成本效果；③ 不同筛查间隔比较显示，筛查效果最优的均为TCT联合HPV高危分型筛查（表2）。

表2 不同筛查间隔下6种宫颈癌筛查策略的成本效果分析

筛查间隔	筛查方案	PAP	TCT	TCT联合HPV高危分型	PAP联合HPV高危分型	HPV高危亚型	HPV高危分型
2年1次	成本（万元）	2 969.50	4 163.76	10 184.34	8 046.04	6 526.42	7 209.63
	减少发病效果（例）	71	143	412	305	262	308
	成本/减少发病效果（万元/例）	41.82	29.12	24.72	26.38	24.91	23.41
3年1次	成本（万元）	2 491.11	3 520.80	8 812.51	7 003.24	5 644.12	6 246.21
	减少发病效果（例）	64	131	401	296	253	298
	成本/减少发病效果（万元/例）	38.92	26.88	21.98	23.66	22.31	20.96
5年1次	成本（万元）	1 914.38	2 732.02	7 053.00	5 643.52	4 512.71	5 002.14
	减少发病效果（例）	57	113	364	269	228	268
	成本/减少发病效果（万元/例）	33.59	24.18	19.38	20.98	19.79	18.66

（三）敏感性分析

将目前国内外宫颈癌筛查常见的：PAP（3年1次）、TCT（3年1次）、TCT联合HPV高危分型（5年1次）、PAP联合HPV高危分型（5年1次）、HPV高危亚型（5年1次）、HPV高危分型（5年1次）6种方案进行敏感性分析。

1. 单因素敏感性分析

结果显示，HPV、PAP和TCT的灵敏度及PAP的特异度在相应范围内增减时，会影响6种方案效果的排序；HPV、PAP和TCT的灵敏度及PAP和TCT的特异度在相应范围内增减时，会影响6种方案成本效果比的排序；阴道镜检查特异度在相应范围内增减时，6种备择方案的效果和成本效果比基本不变（表3）。

表3 宫颈癌筛查技术有效性指标敏感性分析汇总

筛查/诊断有效性指标	效　果	成本效果比
HPV筛查灵敏度	*	*
HPV筛查特异度	+	+

续 表

筛查/诊断有效性指标	效　果	成本效果比
PAP 灵敏度	*	*
PAP 特异度	*	*
TCT 灵敏度	*	*
TCT 特异度	+	*
阴道镜检查灵敏度	+	+
阴道镜检查特异度	−	−

注：− 为无影响；+ 为有影响；* 为有影响且影响 6 种方案的效果或成本效果比的优先排序。

结果显示，在 3% 和 5% 贴现率下，细胞学检测为无明确诊断意义的鳞状上皮细胞病变(atypical squamous cells of undetermined significance, ASCUS)的 HPV 转诊、阴道镜检查、组织病理学检查、宫颈管搔刮术检查和良性子宫切除术治疗费用在相应范围内增减时，6 种方案的总成本效果比随之增减，但不影响 6 种方案成本效果比排序(表 4)。

表 4　宫颈癌筛查费用参数敏感性分析汇总

费 用 参 数	贴现率 3% 的成本效果比	贴现率 5% 的成本效果比
PAP(公共卫生项目)	+	+
TCT(公共卫生项目)	*	*
HPV 高危亚型筛查(公共卫生项目)	*	*
HPV 高危分型筛查(公共卫生项目)	*	*
TCT 机构检测费用	*	*
HPV 机构检测费用	+	+
阴道镜检查	+	+
组织病理学检查	+	+
宫颈管搔刮术检查	+	+
利普刀治疗	+	+
良性子宫切除术治疗	+	+

注：+ 为有影响；* 为有影响且影响 6 种方案的效果或成本效果比的优先排序。

2. 概率敏感性分析

本研究采用三角形分布来近似模拟各随机参数的概率分布，并运用蒙特卡洛随机模拟法随机抽样 1 000 次来评估各参数变化对筛查方案成本效果的影响。

结果显示，当支付意愿在 0～13.15 万元范围内变化时，PAP 具有优势成本效果的概率(即蒙特卡洛随机模拟结果中 PAP 具有优势成本效果的占比)最高；当支付意愿在 13.15 万元～23.05 万元范围内变化时，HPV 高危分型筛查具有优势成本效果的概率最高；当支付意愿＞23.05 万元时，TCT 联合 HPV 高危分型筛查具有优势成本效果的概率最高(图 4)。

根据 WHO 关于卫生经济学评价的推荐意见[26]：增量成本效果比(incremental cost-

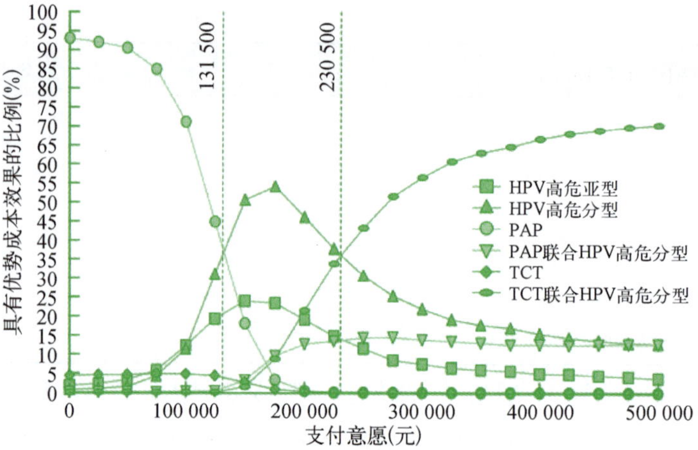

图 4 宫颈癌筛查方案成本效果可接受曲线

effectiveness ratio, ICER)小于人均 GDP,增加的成本完全值得;ICER 在 1～3 倍人均 GDP 之间,增加的成本可以接受;ICER 大于 3 倍人均 GDP,增加的成本不值得。本研究选取 2018 年江苏省、浙江省和上海市人均 GDP 的平均值(11.7 万元)作为参考值。

由图 5 可以看出:当社会支付意愿为 35.1 万元时,6 种宫颈癌筛查方案中 TCT 联合 HPV 高危分型筛查具有优势成本效果的概率最高,为 63.2%;PAP 联合 HPV 高危分型筛查、HPV 高危亚型筛查、HPV 高危分型筛查具有成本效果的概率分别为 13.2%、5.9%、17.7%;而 PAP 筛查和 TCT 筛查基本不具有成本效果。

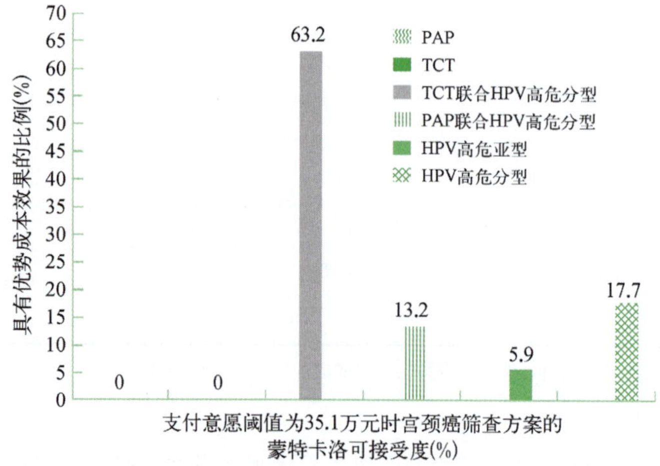

图 5 一定支付意愿下宫颈癌筛查方案成本效果的蒙特卡洛可接受度

三、讨论

(一) 模型拟合的对照人群

2009 年我国开始实施农村妇女宫颈癌筛查项目,计划在 3 年内对 1 000 万农村妇女开展宫颈癌筛查，以降低农村地区宫颈癌的发病率[27]。而城市妇女的宫颈癌筛查未被纳入该项目范畴。例如，作为全国首批宫颈癌防治城市示范基地的深圳市在2009年才开始将宫颈癌防治纳入政府妇幼安康工程项目[28]。可见，2009年我国城市地区宫颈癌防治工程在全国范围内仍处于初始阶段。同时，本模型是在无任何组织性干预的情况下，模拟队列人群各健康状态的相互转归。故选取我国2009年城市妇女作为拟合的对照人群具有较好的参考价值。

（二）宫颈癌组织筛查的优势策略分析

目前，江苏省无锡市于2013年在市区内将HPV检测代替宫颈刮片作为初筛方法[29]，同时原上海市闵行区卫生计生委2016年9号文件关于"两癌"早发现工作方案中也已将HPV高危分型检测纳入初筛，然而江浙沪部分地区仍存在将单独细胞学筛查作为初筛手段[30]，且本研究结果显示，单独细胞学筛查相较于HPV检测和联合检测不具有优势。因此，基于江浙沪地区的社会经济条件来选择适宜的宫颈癌组织筛查策略尤为重要。

本研究结果显示，从社会角度考虑，各筛查间隔下的HPV高危分型筛查均具有最优的成本效果，并且从总体来看，HPV高危分型筛查每5年1次具有最优的成本效果。因此，每5年开展1次HPV高危分型筛查是最具有经济性的。我国2015年已将宫颈癌HPV筛查试点项目纳入农村妇女"两癌"检查项目，同时，国际卫生组织、美国妇产科医师学会和香港妇产科学院最新版的宫颈癌筛查指南中也都推荐每5年1次的HPV高危分型筛查[31-33]。

此外，以预防宫颈癌(减少宫颈癌发病例数)为效果指标时，各筛查间隔下的TCT联合HPV高危分型筛查均具有最优的效果，且当支付意愿为一定阈值(35.1万元)时，TCT联合HPV高危分型筛查(5年1次)具有优势成本效果的可能性最高。2012年美国癌症学会、美国阴道镜与宫颈病理学会及美国临床病理学会联合发布的宫颈癌筛查指南中明确提出，对于30～65岁的女性，优先推荐每5年1次细胞学联合HPV高危分型检测[34]。

（三）与国内相关经济学评价研究结果比较

桂月娥等[35]对2014年3～9月广州市1 148例妇女宫颈癌筛查(非公共卫生项目)结果进行成本效果分析，结果显示：在筛查效果上，TCT联合HPV筛查最优，单独HPV筛查次之，单独TCT位列3种策略最后；在成本效果上，则是单独HPV筛查最优。分析该研究与本研究的差异，主要原因依然是两者在成本费用核算上的不同，桂月娥等的研究以医疗服务项目收费价格来核算成本。且采用短期内的横断面数据(2年内)，而对于不同筛查策略，除筛查技术外，在核算长期成本效果时，还应考虑筛查间隔的影响。范小芳等[36]的研究指出，TCT联合HPV筛查相对于TCT灵敏度更高，筛查间隔更长，能有效发现患者且单例成本更低。因此，在进行成本效果分析时，更应注重长期的筛查效果与成本投入。

莫秀婷[37]通过构建Markov模型，比较了TCT联合HPV筛查与PAP联合HPV筛查的成本效果，结果显示，PAP联合HPV筛查具有更优的成本效果。这与本研究的结论有所差异，可能是成本参数、筛查技术价值、人群筛查接受率的不同所致。尤其在筛查技术价值方面，由于PAP的采样、涂片制作等操作步骤上受卫生技术人员人为影响较大，故其灵敏度、特异度在不同地区、不同类型级别医疗机构间呈现出不小的差异。而组织筛查的采样与制片大多在基层医疗机构内完成，其量管控的难度也会更大[38]。本研究则是在广泛的文献评阅、目标地区实证调查与专家咨询的基础上，从组织筛查的实际出发，设定相关筛查技术价值指标参数的阈值。

四、局限性

首先，由于缺乏我国城市妇女宫颈癌疾病自然史和人群宫颈癌组织筛查的实证队列研究数据，故本研究中不同年龄别城市妇女宫颈癌自然转归参数、人群接受度与依从性参数大多来源于国内外相关文献和专家咨询结果，建议在有条件的情况下，采用目标人群队列研究数据更优。

其次，本研究各随机参数的估计，课题组已尽量优先使用目标地区的实证资料，但由于模型所涉及参数指标较多，目标地区的实证数据难以全部满足，因而，部分指标则依据专家咨询与文献资料进行估计，故部分参数估计值/阈值与目标地区实际情况可能存在偏差。在进行蒙特卡洛随机模拟时，基于可获得的数据，课题组采用三角形分布来近似拟合各随机参数的概率分布，概率分布的精度可能有所偏差。

最后，本研究的效果评价指标可进一步使用诸如减少的宫颈癌病死人数和因宫颈癌筛查预防而增加的生命年等，以综合评估宫颈癌组织筛查的长期有效性和经济性。

参考文献

[1] Ferlay J, Soerjomataram I, Erivik M, et al. Estimated incidence, mortality and prevalence worldwide in 2012 (population fact sheet in more developed countries). http://globocan.iarc.fr [2019-03-19].

[2] Wei M, Zhou W, Bi Y, et al. Rising mortality rate of cervical cancer in younger women in urban China. J Gen Intern Med, 2018, 34(2): 281-284.

[3] 丁贤彬，吕晓燕，毛德强，等. 2010～2015年重庆市肿瘤登记地区宫颈癌发病与死亡趋势分析. 中国肿瘤，2018，27(11)：824-829.

[4] Schutzbank T E, Jarvis C, Kahmann N, et al. Detection of high-risk papillomavirus DNA with commercial invader-technology-based analyte-specific reagents following automated extraction of DNA from cervical brushings in ThinPrep media. Journal Clinical Microbiology, 2007, 45(12): 4067-4069.

[5] Zou H C, Meng X J, Jia T J, et al. Awareness and acceptance of human papillomavirus (HPV) vaccination among males attending a major sexual health clinic in Wuxi, China: a cross-sectional study. Hum Vacc Immunother, 2016, 12(6): 1551-1559.

[6] Wang Z X, Wang J J, Fang Y, et al. Parental acceptability of HPV vaccination for boys and girls aged 9-13 years in China: a population-based study. Vaccine, 2018, 36(19): 2657-2665.

[7] 张蓉蓉，徐燕，唐文静，等. HPV疫苗研制和推广的研究进展. 护理研究，2018，32(22)：3502-3505.

[8] Andresgamboa O, Chicaiza L, Garciamolina M, et al. Cost-effectiveness of conventional cytology and HPV DNA testing for cervical cancer screening in Colombia. Salud Pública De Mexico,

2008，50(4)：276 - 285.

[9] Sanders G D，Taira A V. Cost-effectiveness of a potential vaccine for human papillomavirus. Emerging Infectious Diseases，2003，9(1)：37 - 48.

[10] Myers E R，Mccrory D C，Nanda K，et al. Mathematical model for the natural history of human papillomavirus infection and cervical carcinogenesis. American Journal of Epidemiology，2006，151(12)：1158 - 1171.

[11] 石菊芳.我国农村地区子宫颈癌筛查方案的卫生经济学评价研究.中国协和医科大学,2009.

[12] 莫秀婷.我国宫颈癌预防策略的经济学评价.山东大学,2015.

[13] Muñoz N，Méndez F，Posso H，et al. Incidence，duration，and determinants of cervical human papillomavirus infection in a cohort of Colombian women with normal cytological results[J]. Journal of Infectious Diseases，2004，190(12)：2077 - 2087.

[14] Molano M，Adriaan V D B，Plummer M，et al. Determinants of clearance of human papillomavirus infections in Colombian women with normal cytology：a population-based，5 - year follow-up study. American Journal of Epidemiology，2003，158(5)：486.

[15] Moscicki A B，Schiffman M，Burchell A，et al. Updating the natural history of human papillomavirus and anogenital cancers. Vaccine，2012，30(161)：F24 - F33.

[16] Muñoz N，Bosch F X，De S S，et al. Epidemiologic classification of human papillomavirus types associated with cervical cancer. New England Journal of Medicine，2003，348(6)：518 - 527.

[17] 钱翠凤.电子阴道镜宫颈照相技术用于社区妇女宫颈癌筛查的价值.复旦大学,2010.

[18] 王惠敏.电子阴道镜网上阅片技术在社区妇女宫颈癌筛查中的价值.复旦大学,2012.

[19] 赵方辉.子宫颈癌筛查方法及策略的研究.北京协和医学院,2010.

[20] 鲍志敏,申太峰.子宫颈癌筛查方案的研究.医药论坛杂志,2009,30(1)：40 - 41.

[21] 张永贞,王国平,马俊飞,等.宫颈癌早诊早治农村示范基地研究报告.中国肿瘤,2009,18(9)：719 - 722.

[22] 宋波,吴久玲,宋莉,等.2012 年我国农村妇女宫颈癌检查状况分析.中国妇幼卫生杂志,2015,6(1)：1 - 4.

[23] 应倩,夏庆民,郑荣寿,等.中国 2009 年宫颈癌发病与死亡分析.中国肿瘤,2013,22(8)：612 - 616.

[24] 薛晓玲,党蓉芳,张飞鸣.巴氏细胞学在宫颈机会性筛查与组织性筛查中的应用对比.中国医药指南,2014,12(27)：118 - 119.

[25] Zhou H J，Dan Y Y，Naidoo N，et al. A cost-effectiveness analysis evaluating endoscopic surveillance for gastric cancer for populations with low to intermediate risk. PLOS ONE，2013，8(12)：e83959.

[26] World Health Organization. Making choices in health：WHO guide to cost effectiveness analysis. Geneva：World Health Organization，2003.

[27] Lancet T. Women's health in rural China. Lancet，2009，374(9687)：358.

[28] 李纪宾,乔友林.城市宫颈癌防治经验探索：深圳宫颈癌防治 10 年.中国肿瘤,2015,24(12)：971 - 972.

[29] 蔡静芬,杨幼易.无锡市 113 207 名妇女宫颈人乳头瘤病毒感染状况分析.中国医药导报,2014,11

(7)：104－107.

[30] 周小红，赵如燕，康正琴. 2013 年 3～12 月南京市浦口区宫颈癌筛查情况分析. 社区医学杂志，2017，15(16)：27－29，42.

[31] WHO. WHO guidelines for screening and treatment of precancerous lesions for cervical cancer prevention. Geneva：World Health Organization，2013.

[32] Lawson H W. Practice Bulletin No. 157：cervical cancer screening and prevention. Obstetrics & Gynecology，2016，127(1)：e1－e20.

[33] The Hong Kong College of obstetricians and gynecologists. Guidelines for cervical cancer prevention and screening. http：//www. hkcog. org. hk/hkcog/Download/Cervical_Cancer_Prevention_an d_Screening_revised_November_2016. pdf [2018－02－03].

[34] 王轶英，王悦，乔友林，等. 中国宫颈癌筛查未来之路：细胞学初筛的弃或守. 中国实用妇科与产科杂志，2017，33(3)：324－326.

[35] 桂月娥，李雅文，林佩萱，等. 3 种宫颈癌筛查方案的成本效果分析. 中国妇幼保健，2016，31(12)：2443－2445.

[36] 范小芳，刘艳莉，孙勇，等. 低保人群宫颈疾病筛查成本效果比较. 卫生经济研究，2012，(1)：42－43.

[37] 莫秀婷. 我国宫颈癌预防策略的经济学评价. 山东大学，2015.

[38] 卢伟春. 基层医院开展农村妇女宫颈癌筛查病理质量控制的体会. 中医药管理杂志，2017，25(7)：140－142.

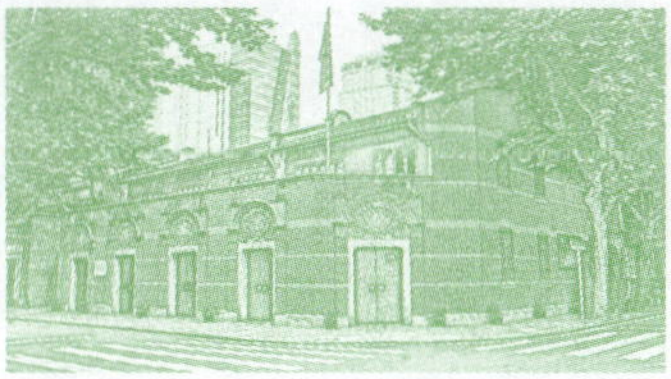

第十一章

他山之石

《世界卫生组织基本药物目录(2019)》的创新及特点

胡善联

【导读】 通过对《世界卫生组织基本药物目录(2019)》的分析,重新认识基本药物的性质,在总结基本药物遴选原则和目录制定特点的基础上,提出对我国动态调整基本药物目录的启示:发挥药物经济学评价的作用、重视循证医学的证据、确保基本药物目录和医疗保险药品报销目录的衔接。

2019年7月9日,WHO发布了《世界卫生组织基本药物目录(2019)》,增加了28种成人用药和23种儿童药物(表1),并规定了已列入清单的26种产品的新用途[1-3]。从《世界卫生组织基本药物目录(2017)》开始,已有不少创新药物(包括抗肿瘤、抗丙型肝炎病毒药物)被列入其中。WHO遴选和调整基本药物的过程,对未来制订我国基本药物目录和医疗保险报销目录,以及研究探讨如何保持两者的衔接问题,具有一定的启示意义。

表1 新增的基本药物目录及儿童基本药物目录

新增的基本药物目录			新增的儿童基本药物目录		
	药物名称	适应证		药物名称	适应证
1	阿比拉特龙 abiraterone	前列腺癌	1	阿达木单抗 adalimumab	慢性系统性炎症
2	阿达木单抗 adalimumab	慢性系统性炎症	2	全反式维甲酸 all-trans retinoid acid (ATRA)	急性早幼粒细胞白血病
3	阿替普酶 alteplase	溶栓	3	阿瑞匹坦 aprepitant	恶心呕吐
4	阿瑞匹坦 aprepitant	恶心呕吐	4	三氧化砷 arsenic trioxide	急性早幼粒细胞白血病
5	三氧化砷 arsenic trioxide	急性早幼粒细胞白血病	5	贝恩酮 bedaquiline	结核
6	硼替佐米 bortezomib	多发性骨髓瘤	6	头孢他啶阿维巴坦钠复方制剂 ceftazidime+avibactam	储备性抗生素

第一作者:胡善联,男,教授。
作者单位:复旦大学公共卫生学院(胡善联)。
本文已发表于《卫生经济研究》2019年9月第36卷第9期。

续 表

新增的基本药物目录			新增的儿童基本药物目录		
	药物名称	适应证		药物名称	适应证
7	卡比托辛 carbetocin	产后出血	7	头孢呋辛 cefuroxime	外科手术预防
8	头孢他啶阿维巴坦钠复方制剂 ceftazidime + avibactam	储备性抗生素	8	达沙替尼 dasatinib	伊马替尼耐药慢性髓细胞性白血病
9	头孢呋辛 cefuroxime	外科手术预防	9	氯甲苯噻嗪 diazoxide	低血糖症
10	达比加群 dabigatran	抗凝剂	10	度鲁特韦 dolutegravir	人类免疫缺陷病毒
11	多洛地尔＋拉米夫定＋替诺福韦 dolutegravir + lamivudine + tenofovir	人类免疫缺陷病毒	11	依诺肝素 enoxaparin	抗凝剂
12	厄洛替尼 erlotinib	肺癌	12	非昔硝唑 fexinidazole	非洲锥虫病
13	非昔硝唑 fexinidazole	非洲锥虫病	13	氟尿嘧啶 fluorouracil	鼻咽癌、转移性结直肠癌、早期结肠癌、早期直肠癌
14	格卡瑞韦＋哌仑他韦 glecaprevir + pibrentasvir	丙型肝炎	14	伊马替尼 imatinib	慢性髓性白血病、胃肠道间质瘤
15	利那度胺 lenalidomide	多发性骨髓瘤	15	伊立替康 irinotecan	转移性结肠癌
16	赖诺普利＋氨氯地平 lisinopril + amlodipine	高血压	16	甲巯咪唑 methimazole	甲状腺机能亢进
17	赖诺普利＋氢氯噻嗪 lisinopril + hydrochlorothiazide	高血压	17	多种微营养粉剂 multiple micronutrient powders	多种微营养粉剂
18	美法仑 melphalan	多发性骨髓瘤	18	尼洛替尼 nilotinib	伊马替尼耐药慢性髓细胞性白血病
19	美罗培南＋法硼巴坦 meropenem + vaborbactam	储备性抗生素	19	奥沙利铂 oxaliplatin	转移性结直肠癌，早期结肠癌
20	甲巯咪唑 thiamazole	甲状腺机能亢进	20	聚乙二醇天门冬氨酸 pegaspargase	急性淋巴细胞白血病
21	纳武单抗 nivolumab	转移性黑色素瘤	21	甲基苄肼 procarbazine	霍奇金淋巴瘤
22	聚乙二醇天门冬氨酸 pegaspargase	急性淋巴细胞白血病	22	由雄黄、青黛、丹参组成口服砷制剂 RIF oral arsenic formulation	急性早幼粒细胞白血病
23	西梭霉素 plazomicin	储备性抗生素	23	利妥昔单抗 rituximab	弥漫性大 B 细胞淋巴瘤
24	由雄黄、青黛、丹参组成口服砷制剂 RIF oral arsenic formulation	急性早幼粒细胞白血病			

续 表

	新增的基本药物目录		新增的儿童基本药物目录	
	药物名称	适应证	药物名称	适应证
25	替米沙坦＋氨氯地平 telmisartan ＋ amlodipine	高血压		
26	替米沙坦＋氢氯噻嗪 telmisartan ＋ hydrochlorothiazide	高血压		
27	沙利度胺 thalidomide	多发性骨髓瘤		
28	噻托溴铵 tiotropium	慢性阻塞性肺病		

一、基本药物的性质

1977 年 WHO 提出第一版基本药物目录以后，2002 年 WHO 对“什么是基本药物”作出了全面的定义[2]：基本药物是指一类具有临床疗效、安全、比较具有成本效果、能在任何时期均可足量获得、具有质量的药物，其价格是个人和社会能够承受的、由国家负责遴选的优先重点的药物。从这个定义可以看出，基本药物具有三大特征：首先，具有临床效果、安全和质量保证；其次，在经济学评价方面是具有成本效果的；最后，在价格和成本上是患者、社会和医疗保险都可以承受的。可见，基本药物是与公共卫生有关的药物，基本药物制度的作用是指导公共部门对药品进行采购、供应和补偿，并有利于国际机构开展药品捐赠。因此，基本药物的遴选要适应不同国家和地区的情况，其遴选的过程由国家负责。

1999 年以来，156 个国家制定了基本药物目录，其中 127 个国家经过了不断的修订，从而不断完善基本药物目录。随着疾病谱的转变，出现了大量创新药物和高价药物。比如针对多种结核耐药菌株，高价的新型抗结核药物问世；又如疟疾耐药虫株的出现，需要多种复方药物联合治疗。在已有的卫生筹资条件下，如何争取更好的健康结果，这就需要及时调整基本药物目录。

基本药物的可及性既是健康权的核心，也是健康权的基础[4]。每个人都有健康生活的权利，都有预防和治疗疾病的需求，并且不能因不同种族、信仰、政治信念、经济和社会条件而出现差异；政府和国际社会有义务实现健康权，为预防、治疗和控制疾病创造条件，保证医疗卫生服务的可及性。

二、基本药物的遴选原则

WHO 提出了基本药物遴选的五项原则：① 安全和有效；② 在同一类药物中具有相对的成本效果优势；③ 药物生产和储存要有一定的条件；④ 具有药代动力学的优势，药品的质量和生物利用度好，具有稳定性；⑤ 基本药物应该是单体的化合物，如果是复方制剂，要有临床效果和安全性的证明，药物的依从性好，对治疗疟疾、结核和艾滋病的药物应减少耐药性的发生[3]。

三、《世界卫生组织基本药物目录(2019)》的调整

2019年4月1日至5日，WHO在日内瓦召开第22届遴选和利用基本药物专家委员会议，主要是针对基本药品目录和第6版儿童基本药物目录进行修订。根据比较效果、安全性和成本效果的证据，对65个新申请文件，53个新药和已有19个药物新剂型进行评审，增加了28种成人用药(其中12个为核心目录、16个为补充目录)和23种儿童药物(6个为核心目录、17个为补充目录)，并规定了已列入清单的26种产品的新用途，对已有的34个基本药物扩大适应证，删除了10个原有的基本药物，排除了21份新申请的文件。

所谓核心目录(core list)，是指最低药物需求目录，代表最有效、最安全和成本效果最好的药物。补充目录(complementary list)是指治疗优先重点疾病的基本药物，要有专门的诊断或监测设施、专科服务或医师经培训后使用，具有较高费用或较低成本效果的药物也可被列入。

在这次目录调整中，专家委员会还讨论了如何改进高价基本药物(如胰岛素、免疫调节剂和新的抗肿瘤药物)的可及性问题，以及患者和卫生系统的可负担性问题；增加了三种治疗多重耐药感染的重要新型抗生素——头孢他啶阿维巴坦钠复方制剂(ceftazidime＋avibactam)、新一代氨基糖苷类抗生素西梭霉素(plazomicin)、新型抗菌药美罗培南＋法硼巴坦(meropenem＋vaborbactam)。

四、《世界卫生组织基本药物目录(2019)》的特点

(一) 生物仿制药广泛采用

生物仿制药已列入《世界卫生组织基本药物目录(2019)》，这将会对卫生系统的费用带来重大的预算影响。几种治疗等效的生物仿制品同时列入，可能导致更大的市场竞争、提高患者利用率和降低治疗成本，包括一些新的抗癌治疗和免疫调节剂治疗慢性炎性疾病如类风湿性关节炎。

(二) 扩大了药品专利库的权限

药物专利库在促进获得艾滋病毒、丙型肝炎、结核领域的基本药物方面发挥了重要作用。《世界卫生组织基本药物目录(2019)》中，已有14种药物取得自愿专利许可证(voluntary licensing agreements)，使其在中低收入国家可以负担得起。

(三) 发挥了集中采购和招标的作用

在《世界卫生组织基本药物目录(2019)》中，可以见到有些药品前有方形方框符号(以下简称"方盒概念")，具有多种意义。表示这些药物价格最低，或具有药理学治疗等效的临床表现(如质子泵抑制剂、血管紧张素转换酶抑制剂和促红细胞生成素类药物)；或者所列药物有效性和安全性是最佳的；在某些情况下，也可能是第一种获得销售许可的药物。运用"方盒概念"可以改善国家或次国家一级联合招标采购的效果，并具有改善透明治理的优势。

（四）使用《与贸易有关的知识产权协议》规定的灵活性条款

知识产权在公共卫生领域的应用和管理，符合 WHO 关于公共卫生、创新和知识产权的全球战略和行动计划，会员国可以利用《与贸易有关的知识产权协议》规定的公共卫生灵活性（public health flexibilities）的条款，包括多哈部长级《TRIPS 与公共健康多哈宣言》承认的公共卫生灵活性，以促进基本药物的获得。

（五）使用了其他现有的政策工具

药品价格是在国家层面采取的一系列措施、行动和背景因素影响下（如市场规模和成本结构）的最终结果，牵涉不同的利益相关者，包括监管者、医保第三方支付者、各竞争主体等，市场竞争、价格谈判等政策工具在解决公共卫生问题中发挥着重要作用，确保基本药物的获得并促进制药行业的创新。

（六）发挥药物经济学评价在基本药物遴选中的作用

以丙型肝炎药物为例，《世界卫生组织基本药物目录（2019）》对抗丙肝病毒药物进行了较大的修订，专家委员会根据泛基因型（基因型 1～6 型）的有效性和可接受的安全性证据，建议在基本药物目录中加入格卡瑞韦和哌仑他韦的固定剂量组合，以治疗慢性丙型肝炎病毒感染的成年患者，并得到 WHO 现行指南的支持。《世界卫生组织基本药物目录（2019）》包含多种抗丙型肝炎泛基因型治疗方案，并建议在治疗上视为具有等效性，促进国家一级的选择和采购；在非泛基因型药物组合中，也包含了多种方案并建议将司美匹韦从基本药物目录中删除，因为它在治疗中的地位已被泛型选择所取代，其他非泛型的治疗方案在未来也可能会考虑删除。

再以抗肿瘤和辅助药物为例，其新药申请通过癌症药物工作组与利益攸关方进行接触，以确定最有效的癌症药物，并建议在基本药物补充目录中列出新的高价癌症药物的具体适应症。例如，黑色素瘤治疗方面，纳武单抗（nivolumab）与帕博利珠单抗（pembrolizumab）是治疗等效的替代品，用于患者的一线单药治疗，可有效提高转移性黑色素瘤的生存率，是治疗转移性黑色素瘤的第一批药物。多发性骨髓瘤方面，可用硼替佐米、利那度胺、沙利度胺和美法仑治疗，这些药物在安全性可接受的情况下对生存率有很大的改善，也是治疗多发性骨髓瘤的第一批药物。在肺癌治疗方面，视厄洛替尼（erlotinib）与阿法替尼（afatinib）和吉非替尼（gefitinib）为治疗等效的替代品，用于一线治疗 EGFR 突变阳性的晚期非小细胞肺癌。这些药物显示了相关的生存效益（类似于细胞毒性化学疗法），与化学疗法相比具有更好的毒性特征和生活质量改善。在前列腺癌方面，阿比拉特龙（abiraterone）治疗转移性去势抵抗前列腺癌，显示了患者的相关生存效益和可接受的安全性。在白血病治疗方面，砷的口服和静脉注射制剂治疗急性早幼粒细胞白血病，与标准方案相比，毒性小、反应率高、存活率高。

（七）在基本药物遴选中重视循证医学的证据

第一个例子是不建议列入基本药物目录的癌症药物有：纳武单抗、帕博利珠单抗和阿特珠单抗（atezolizumab），这些药物用于治疗非小细胞肺癌。专家委员会认为，这些药物的治疗地位仍在不断发展，需要更长时间的随访，用更多的数据来更好地证明其实际生存率的估计值。

第二个例子是由于没有循证证据显示在早期疾病中有临床意义的生存效益，帕妥珠单抗(pertuzumab)治疗HER-2阳性乳腺癌没有被批准。尽管在一项转移性疾病的单次试验中已经证明了总体生存效益很大，但在其他试验中没有发现类似的结果。所以，专家委员会建议对现有和正在进行的试验数据进行进一步的独立分析，以便为将来审议其进入基本药物目录提供更多信息。

第三个例子是曲妥珠单抗-美坦新偶联物(trastuzumab-emtansine)治疗HER-2阳性乳腺癌，尽管显示了相关的生存效益，但在乳腺癌治疗的背景下，其作为转移性疾病的二线治疗被认为不是一个优先考虑的方案，可选择基本药物目录中的其他方案。

另外，WHO专家委员会接受了癌症药物工作组的建议，今后将采用至少延长4～6个月生存期受益的阈值，作为抗肿瘤药物入选基本药物目录的标准。专家委员会还承认欧洲肿瘤内科协会临床效益量表(ESMO-MCBs)作为一种筛选工具，以确定具有潜在治疗价值的抗肿瘤药物。

五、思考：确保国家基本药物目录和医疗保险药品报销目录的衔接

在以往的认识中，医疗保险药品报销目录的药品数量和品种远远多于基本药物目录，于是有一种观点认为，没有必要制定两种药品目录，应该合二为一。特别是在我国现有的行政体制下，基本药物目录由国家卫生健康委负责，基本医疗保险目录由医疗保险部门负责，因此在两个目录制定过程中更需统一认识并建立工作协调机制。

其实，两类目录的性质完全不同，基本药物目录是国家对人民健康权益的保护，是具有临床疗效和安全、质量保证、大量贮备、可以随时提供给人民群众的优先药物清单，是代表国家向人民提供健康权的责任和承诺。因此，一个国家不可能没有基本药物制度和基本药物目录。过去基本药物在我国医疗保险药品报销目录中被列为甲类药品，不需要或很少需要投保者个人自负。但随着疾病谱的变化和高新技术的发展，基本药物目录已不再是包含最基本的治疗性或预防性药物，而是包含了更多的创新药物和临床疗效等同的药物，是代表国家给予人民的药品可及性的权利。在我国目前的医疗保险财政情况下，《世界卫生组织基本药物目录》中的有些创新药物在目前或更长一段时间内，还不可能全部纳入我国医疗保险药品报销目录，甚至纳入我国基本药物目录，但《世界卫生组织基本药物目录》是我国今后动态调整医疗保险药品报销目录和基本药物目录的方向。

参考文献

[1] WHO. World Health Organization Model List of Essential Medicines. 21st. 2019.

[2] WHO. WHO Policy Perspectives on Medicines. 4th The Selection of Essential Medicines, 2002.

[3] WHO. The Selection and Use of Essential Medicines. Report of the 22nd WHO Expert Committee, 2019.

[4] Seuba X. A Human Rights Approach to the WHO Model List of Essential Medicines. Bull WHO. 2006, 84(5): 405-406.

附　录

附录一　2019 年度上海市主要卫生健康统计数据

一、健康三大指标情况

2019 年，上海市户籍人口期望寿命 83.66 岁，其中：男性 81.27 岁，女性 86.14 岁。上海地区婴儿死亡率为 3.06‰。上海地区孕产妇死亡率为 3.51/10 万，详见表 1。

表 1　健康三大指标情况

指　　标	2019 年
上海市户籍人口期望寿命(岁)	
男性	81.27
女性	86.14
合计	83.66
上海地区婴儿死亡率(‰)	3.06
户籍人口 1～4 岁儿童死亡率	0.11
户籍人口 5 岁以下儿童死亡率	2.28
上海地区孕产妇死亡率(/10 万)	
户籍	2.25
非户籍	4.61
合计	3.51

二、人口变动情况

人口数，2019 年末全市户籍人口 1 470.54 万人，较上年增加 6.92 万人，同比增长 0.47%。

死亡数，2019 年户籍人口死亡 12.86 万人，死亡率 8.77/千，同比增长 0.22‰。

自然增长，2019 年人口自然增长率－2.37/千。

三、妇幼卫生情况

婚前保健，2019 年全市接受婚前保健检查人数为 3.19 万人，婚检率 18.24%。

妇女保健，2019 年妇女病普查受检人数为 71.31 万人，患病率为 33.95%，治疗率为 87.53%。

儿童保健，2019 年全市 0～6 岁儿童保健管理率为 99.44%，同比增长 0.05%。

四、防病工作情况

预防接种，2019 年全市免疫规划疫苗常规免疫接种率为 99.82%，乙肝疫苗全程接种率为 99.79%，乙肝疫苗首剂及时接种率为 97.73%。

牙病防治，2019 年学生牙病防治受检人数为 72.01 万人，龋齿患病率为 31.55%。

眼病防治，2018～2019 学年中小学生视力受检人数为 84.71 万人，视力不良率为 57.00%。

五、卫生监督

卫生监督户次数，2019 年全市卫生健康行政部门共监督检查 12.64 万户次(监督对象包括饮水卫生、职业卫生、放射卫生、传染病防治、消毒产品、场所卫生、医疗执业等单位)。

行政处罚案件数，2019 年全市卫生健康行政部门行政处罚案件数 6 452 件，其中警告案件 3 848 件，罚款案件 5 642 件，没收违法所得案件 238 件，责令停产停业或(暂)停止执业案件 5 件，吊销证件案件 17 件。

许可及备案项目数，2019 年全市卫生健康行政部门共完成许可及备案、内部征询意见项目 145 657 件，其中完成公共卫生许可项目 24 169 件(其中包括公共场所、集中式供水单位、消毒产品生产企业、建设项目预防性卫生审查、涉及饮水卫生安全产品卫生许可、上海市现制现售水经营单位、放射卫生技术服务机构审批、放射诊疗许可、职业病诊断医师资格审批等许可证和许可批件)，完成医疗执业许可项目 113 857 件(其中包括母婴保健技术从业人员、医疗广告、母婴保健技术、大型医用设备、医师资格证书、医师执业证书、护士执业证书、医疗机构冠名、医疗机构设置、医疗机构执业等许可证和许可批件)，完成备案等其他卫生审核项目 2 106 件(包括食品安全企业标准备案、消毒产品卫生安全评价报告备案、二次供水设施清洗单位卫生备案、1～2 级病原微生物实验室备案、义诊备案、内部医疗机构设置等)，完成政务服务事项 5 525 件(包括职业病危害项目申报、职业健康检查机构备案)。

投诉举报受理数，2019 年全市卫生监督机构共受理投诉举报 6 165 件，其中医疗执业 1 674 件，公共卫生 4 464 件，公共卫生与医疗执业兼有的 27 件。

六、院前急救情况

2019 年，全市院前急救完成急救公里 1 789.43 万千米；急救车次 89.44 万车次，同比增长

9.4%，急救人次79.71万人次，同比增长7.8%。

七、公民无偿献血、用血情况

2019年，公民无偿献血36.04万人次。血液入库54.15万人份，其中全血以及红细胞类48.20万人份，单采血小板5.95万人份；血液出库54.13万人份，其中全血及红细胞类48.59万人份，单采血小板5.54万人份。

八、计划生育

计划生育行政事务办理情况，2019年计划生育行政事务办理23.6万件；再生育审批办理2 378件；生育保险计划生育审核17.8万件；来沪人员生育情况证明出具2.4万件；生育登记证明出具453件；独生子女父母光荣证办理31 384件。

计划生育服务情况，2019年生育（一、二孩）登记15.3万人次。医疗机构母婴设施点392个，使用面积13 399.33平方米。农村计划生育奖励扶助金发放29.95万人，发放金额4.7亿元。计划生育家庭特别扶助金伤残家庭发放4.90万人，发放金额3.0亿元；死亡家庭发放2.85万人，发放金额4.2亿元。独生子女伤残补助230人，发放金额69.0万元；独生子女死亡补助98人，发放49.0万元。年老退休一次性计划生育奖励参加社保对象发放16.8万人，发放8.7亿元；未参加社保对象2.2万人，发放1.1亿元。

九、医疗卫生资源

（一）医疗卫生机构数

2019年，全市各级各类医疗卫生机构总数达5 610所（含部队医院），比上年同期新增312所。其中：医院387所，新增23所；基层医疗卫生机构5 021所，新增292所；专业公共卫生机构106所，减少2所；其他卫生机构96所，减少1所。

医院中，公立医院181所，民营医院206所。三级医院50所，其中：市属38所、区属12所；二级医院106所，一级医院及未评级医院231所。

基层医疗卫生机构中，社区卫生服务中心（分中心）321所，增加7所。其中：独立社区卫生服务中心246所。社区卫生服务站745所，门诊部1 067所，诊所、卫生所、医务室和护理站1 709所，村卫生室1 179所。

专业公共卫生机构中，疾病预防控制中心19所，卫生监督机构17所，妇幼保健机构19所，专科疾病防治机构15所，急救中心（站）11所，采供血机构8所，健康教育机构1所，计划生育服务指导中心16所。

（二）床位数

2019年，全市医疗卫生机构实有床位15.46万张，其中：医院13.67万张（占88.42%），基层医疗卫生机构 1.58 万张(占 10.22%),专业公共卫生机构及其他机构 0.21 万张(占 1.36%)。

医院中,公立医院 10.70 万张,民营医院 2.97 万张。三级医院 5.64 万张,其中:市属 4.53 万张、区属 1.11 万张;二级医院 4.65 万张,其他医院 3.38 万张。公立医院床位占全市总床位的 69.21%,同比减少 2.53%。详见表 2。

表 2　医疗卫生机构及床位数

	机构数(所)		床位数(万张)	
	2019 年	2018 年	2019 年	2018 年
总计	5 610	5 298	15.46	14.72
医院	387	364	13.67	12.90
公立医院	181	183	10.70	10.56
民营医院	206	181	2.97	2.34
医院中:三级医院	50	50	5.64	5.47
二级医院	106	108	4.65	4.69
其他医院①	231	206	3.38	2.74
基层医疗卫生机构	5 021	4 729	1.58	1.60
社区卫生服务中心(站)	1 066	1 038	1.58	1.60
其中:独立社区卫生服务中心	246	246	1.58	1.60
门诊部	1 067	917	—	—
诊所、卫生所、医务室、护理站	1 709	1 612	—	—
村卫生室	1 179	1 162	—	—
专业公共卫生机构	106	108	0.12	0.13
疾病预防控制中心	19	19	—	—
卫生监督所(中心)	17	17	—	—
妇幼保健机构	19	20	0.12	0.13
专科疾病防治机构	15	16	0.003	0.003
急救中心(站)	11	11	—	—
采供血机构	8	8	—	—
健康教育机构	1	1	—	—
计划生育服务指导中心	16	16	—	—
其他卫生机构②	96	97	0.09	0.09

注:① 其他医院指级别为一级和未评级的医院;② 其他卫生机构指疗养院、临床检验中心、卫生监督检验所(站)、医学科学研究机构、医学教育机构、临床检验中心、其他卫生事业机构等。下同。

按 2019 年末全市户籍人口 1 470.54 万人计算,每千人口医疗卫生机构床位 10.52 张。

(三) 卫生人员

2019 年末全市卫生人员总数达 25.91 万人,比上年增加 0.77 万人。

卫生人员中,卫生技术人员 21.33 万人,占卫生人员总数的 82.32%;管理人员 1.41 万人,其他技术人员 1.23 万人，工勤技能人员 1.94 万人，分别占卫生人员总数的 5.44%、4.75%、7.49%。

卫生技术人员中，执业（助理）医师 7.77 万人（含全科医生 1.00 万人），其中：中医类执业（助理）医师 0.97 万人，公共卫生类执业（助理）医师 0.36 万人。注册护士 9.71 万人。详见表 3。

按户籍人口统计：每千人口执业（助理）医师 5.29 人，每千人口注册护士 6.60 人，详见表 3。

表 3　卫生人员情况

	2019 年	2018 年
卫生人员总数（万人）	25.91	25.14
卫生技术人员	21.33	20.65
其中：执业（助理）医师	7.77	7.49
全科医生	1.00	0.87
注册护士	9.71	9.35
药师	1.08	1.07
技师	1.26	1.24
管理人员	1.41	1.38
其他技术人员	1.23	1.24
工勤技能人员	1.94	1.87
每千人口执业（助理）医师数（人）	5.29	5.12
每千人口注册护士数（人）	6.60	6.39

注：卫生人员总数含 496 名乡村医生、103 名卫生员。

从卫生人员机构分布看，医院 17.53 万人（占卫生人员总数的 67.66%），基层医疗卫生机构 6.73 万人（占 25.97%），专业公共卫生机构 1.29 万人（占 4.98%）。

卫生人员机构分布情况详见表 4。

表 4　各医疗卫生机构卫生人员情况

	卫生人员数（万人）	
	2019 年	2018 年
总计	25.91	25.14
医院	17.53	17.28
公立医院	15.22	14.97
民营医院	2.31	2.31
医院中：三级医院	9.44	9.35
二级医院	5.58	5.46
其他医院	2.51	2.47
基层医疗卫生机构	6.73	6.23
社区卫生服务中心（站）	3.68	3.61
门诊部	1.83	1.69

续 表

	卫生人员数(万人)	
	2019年	2018年
诊所、卫生所、医务室、护理站	1.05	0.74
村卫生室	0.17	0.19
专业公共卫生机构	1.29	1.26
疾病预防控制中心	0.30	0.31
卫生监督所(中心)	0.12	0.12
妇幼保健机构	0.30	0.32
专科疾病防治机构	0.13	0.12
急救中心	0.33	0.29
采供血机构	0.08	0.07
健康教育	0.01	0.01
计划生育服务指导中心	0.02	0.02
其他机构	0.36	0.37

十、医疗服务

(一) 医疗服务量

1. 门急诊服务

本年度门急诊人次达2.66亿人次,同比增长2.14%,其中急诊患者1 924.14万人次,占门急诊总量的7.22%。

医院中,公立医院门急诊服务量为15 836.97万人次,同比增长3.71%;民营医院门急诊服务量为1 225.32万人次,同比增长5.12%。按级别分,三级医院同比增长4.87%,二级医院同比增长0.38%。

社区卫生服务中心门急诊服务量为8 407.78万人次,同比增长0.27%,占全市门急诊总量的31.56%。详见表5。

表5 门急诊服务

	2019年(万人次)	构成比(%)	2018年(万人次)	构成比(%)	同比增长(%)
总计	26 639.93	100.00	26 082.20	100.00	2.14
医院	17 062.29	64.05	16 435.90	63.02	3.81
公立医院	15 836.97	59.45	15 270.25	58.55	3.71
民营医院	1 225.32	4.60	1 165.65	4.47	5.12
医院中:					
三级医院	10 536.06	39.55	10 047.02	38.52	4.87
市属三级	8 581.26	32.21	8 134.03	31.19	5.50

续 表

	2019年(万人次)	构成比(%)	2018年(万人次)	构成比(%)	同比增长(%)
区属三级	1 954.80	7.34	1 912.99	7.33	2.19
二级医院	5 243.03	19.68	5 222.95	20.02	0.38
其他医院	1 283.20	4.82	1 165.93	4.47	10.06
社区	8 407.78	31.56	8 384.84	32.15	0.27
门诊部	747.99	2.81	842.70	3.23	−11.24
妇幼保健机构	220.45	0.83	228.60	0.88	−3.57
专科疾病防治机构	192.89	0.72	179.75	0.69	7.31
其他	8.53	0.03	10.41	0.04	−18.06

2. 出院人数

2019年，全市医疗卫生机构出院人数达482.98万人，比上年同期增长7.97%。

出院总人数中，医院459.97万人(占95.24%)，社区卫生服务中心6.62万人(占1.37%)，妇幼保健机构7.62万人(占1.58%)，专科疾病防治机构0.002万人，其他医疗机构8.77万人。

医院中，公立医院出院人数为434.33万人，同比增长7.89%，占出院总人数的89.93%；民营医院出院25.64万人，同比增长14.11%，占出院总人数的5.31%。不同级别医院中，三级医院、二级医院、其他医院出院人数分别占出院总人数的65.62%、24.12%、5.50%。详见表6。

表6 出院服务

	2019年(万人)	构成比(%)	2018年(万人)	构成比(%)	同比增长(%)
总计	482.98	100.00	447.33	100.00	7.97
医院	459.97	95.24	425.03	95.01	8.22
公立医院	434.33	89.93	402.56	89.99	7.89
民营医院	25.64	5.31	22.47	5.02	14.11
医院中：					
三级医院	316.92	65.62	290.51	64.94	9.09
市属三级	265.95	55.07	243.11	54.35	9.39
区属三级	50.97	10.55	47.40	10.60	7.53
二级医院	116.51	24.12	111.76	24.98	4.25
其他医院	26.54	5.50	22.76	5.09	16.61
社区	6.62	1.37	6.90	1.54	−4.06
妇幼保健机构	7.62	1.58	7.63	1.65	−0.13
专科疾病防治机构	0.002	0.000 4	0.004	0.001	−50.00
其他	8.77	1.82	8.04	1.80	9.08

3. 手术人次数

2019年，全市医疗卫生机构手术人次数305.29万人次，同比增长19.12%。

医院手术人次296.02万人次，妇幼保健机构9.22万人次，分别占总手术人次数的96.96%、3.02%。

医院中，公立医院手术人次数284.56万人次，民营医院11.46万人次，分别占手术总人次数的93.21%、3.75%。三级医院手术人次数占手术总人次数的74.17%。详见表7。

表7 手术服务

	2019年(万人次)	构成比(%)	2018年(万人次)	构成比(%)	同比增长(%)
总计	305.29	100.00	256.28	100.00	19.12
医院	296.02	96.96	249.02	97.17	18.87
公立医院	284.56	93.21	239.36	93.40	18.88
民营医院	11.46	3.75	9.66	3.77	18.63
医院中：					
三级医院	226.42	74.17	189.37	73.89	19.56
市属三级	195.63	64.08	163.56	63.82	19.61
区属三级	30.79	10.09	25.81	10.07	19.29
二级医院	58.04	19.01	50.25	19.61	15.50
其他医院	11.56	3.79	9.40	3.67	22.98
妇幼保健机构	9.22	3.02	7.26	2.83	27.00

本市16个区中，各区域内的门急诊人次数与上年同期比较有增有减，仅有闵行区同比增长超5%。出院人数同比增长10%以上的区有徐汇区、杨浦区等。

各区医疗服务情况详见表8。

表8 各区域内医疗卫生机构医疗服务情况

行政区划	门急诊人次			出院人数		
	2019年(万人次)	2018年(万人次)	同比增长(%)	2019年(万人次)	2018年(万人次)	同比增长(%)
黄浦区	2 933.62	2 987.97	−1.82	69.36	65.32	6.18
徐汇区	3 029.03	2 923.46	3.61	81.16	72.25	12.33
长宁区	952.30	962.16	−1.02	20.96	19.28	8.71
静安区	2 532.22	2 451.53	3.29	58.17	52.95	9.86
普陀区	1 570.81	1 545.33	1.65	25.63	24.23	5.78
虹口区	1 651.31	1 633.30	1.10	28.42	26.83	5.93
杨浦区	1 972.91	1 912.23	3.17	51.61	46.57	10.82
闵行区	1 944.49	1 847.10	5.27	22.79	20.94	8.83
宝山区	1 377.23	1 317.11	4.56	17.10	15.64	9.34
嘉定区	1 167.46	1 126.50	3.64	12.03	13.57	−11.35
浦东新区	4 065.71	4 023.07	1.06	49.10	45.55	7.79
金山区	763.57	749.56	1.87	12.33	11.43	7.87

续 表

行政区划	门急诊人次			出院人数		
	2019 年（万人次）	2018 年（万人次）	同比增长（%）	2019 年（万人次）	2018 年（万人次）	同比增长（%）
松江区	867.21	834.33	3.94	10.13	9.51	6.52
青浦区	620.35	603.84	2.73	6.06	5.66	7.07
奉贤区	661.53	632.23	4.63	9.83	9.51	3.36
崇明区	530.18	532.48	−0.43	8.30	8.10	2.47

（二）医师工作负荷

2019 年，全市医疗卫生机构医师日均担负诊疗 14.45 人次，日均担负住院床日 1.81 天；社区卫生服务中心(站)医师日均担负诊疗 25.66 人次、住院床日 0.99 天。

各级医院医师日均担负诊疗人次及住院床日情况详见表 9。

表 9　医师日均担负工作量

	日均担负诊疗（人次）		日均担负住院（床日）	
	2019 年	2018 年	2019 年	2018 年
总计	14.45	14.69	1.81	1.80
医院	14.02	13.97	2.58	2.53
公立医院	14.52	14.49	2.38	2.41
民营医院	9.76	9.52	4.27	3.58
医院中：				
三级医院	15.30	15.05	2.06	2.04
二级医院	13.36	13.77	2.76	2.86
其他医院	9.53	9.05	4.66	4.12
社区	25.66	26.48	0.99	1.07

（三）病床使用情况

1. 病床使用率

2019 年，全市医疗卫生机构病床使用率为 93.55%，比上年略有下降。其中，三级医院病床使用率 102.28%，同比增加 0.77%；社区卫生服务中心病床使用率为 85.20%，同比减少 2.79%。

2. 病床周转次数

2019 年，全市医疗卫生机构病床平均周转次数为 32.20 次/床。其中，三级医院病床周转次数达到 57.13 次/床；社区卫生服务中心周转次数为 4.29 次/床。

3. 出院者平均住院日

2019 年，全市医疗机构出院者平均住院日 10.47 天，同比减少 0.42 天。其中：三级医院平均住院日为6.79天，同比减少0.11天；社区卫生服务中心出院者平均住院日为70.42天，同比减少6.63天。详见表10。

表10 病床使用效率

	病床使用率(%)		病床周转次数(次/床)		出院者平均住院日(天)	
	2019年	2018年	2019年	2018年	2019年	2018年
总计	93.55	93.58	32.20	31.10	10.47	10.89
医院	94.95	94.78	34.70	33.73	9.87	10.09
公立医院	98.54	97.75	41.20	38.76	8.94	9.22
民营医院	80.98	80.83	9.45	10.15	25.61	25.64
医院中：						
三级医院	102.28	101.51	57.13	54.38	6.79	6.90
二级医院	94.41	93.51	25.32	24.02	13.55	14.13
其他医院	82.66	83.23	8.54	8.74	30.46	30.96
社区	85.20	87.99	4.29	4.38	70.42	77.05

二、三级综合医院、中医(中西医)医院和三级专科医院等各医院病床使用情况详见表11～表15。

表11 三级综合医院病床使用情况

顺位	单位名称	病床使用率(%)	周转次数(次/床)	出院者平均住院日(天)
1	上海市第一人民医院	122.91	71.22	6.26
2	复旦大学附属华山医院	120.73	46.00	7.26
3	上海市第十人民医院	117.31	74.00	5.88
4	复旦大学附属华东医院	111.86	46.68	8.02
5	上海市第六人民医院	109.89	61.75	6.50
6	上海市奉贤区中心医院	109.21	53.17	7.51
7	复旦大学附属金山医院	108.01	48.87	7.57
8	上海交通大学医学院附属新华医院崇明分院	107.21	45.99	8.52
9	上海市第六人民医院东院	106.95	56.70	6.97
10	上海交通大学医学院附属瑞金医院	106.76	61.40	6.30
11	上海市普陀区中心医院	105.64	44.94	8.63
12	复旦大学附属中山医院	105.52	73.76	5.29
13	上海市同济医院	104.19	55.44	6.85
14	同济大学附属杨浦医院	102.79	43.03	8.88
15	复旦大学附属中山医院青浦分院	102.55	45.92	8.17
16	上海交通大学医学院附属第九人民医院	102.03	64.45	5.80

续 表

顺位	单 位 名 称	病床使用率(%)	周转次数(次/床)	出院者平均住院日(天)
17	上海交通大学医学院附属仁济医院南院	100.96	67.81	5.63
18	上海交通大学医学院附属仁济医院	99.39	68.67	5.48
19	上海交通大学医学院附属新华医院	94.59	54.20	6.47
20	复旦大学附属上海市第五人民医院	92.67	43.47	7.80
21	上海市东方医院	90.78	47.09	7.04
22	海军军医大学第二附属医院	90.64	56.95	5.73
23	海军军医大学第一附属医院	90.32	55.24	5.98
24	上海交通大学医学院附属瑞金医院北院	89.48	50.61	6.29
25	复旦大学附属华山医院北院	81.21	48.96	6.73

表 12　三级中医(中西医)医院病床使用情况

顺位	单 位 名 称	病床使用率(%)	周转次数(次/床)	出院者平均住院日(天)
1	上海市中医医院	120.92	49.41	9.01
2	上海中医药大学附属龙华医院	110.61	49.71	8.13
3	上海中医药大学附属岳阳中西医结合医院	104.81	46.32	8.22
4	上海市宝山区中西医结合医院	100.42	60.35	6.07
5	上海中医药大学附属曙光医院	98.47	65.84	5.57
6	上海市中西医结合医院	93.17	35.33	9.68
7	上海市第七人民医院	92.68	41.61	8.23
8	上海市光华中西医结合医院	92.38	43.58	8.01

表 13　三级专科医院病床使用情况

顺位	单 位 名 称	病床使用率(%)	周转次数(次/床)	出院者平均住院日(天)
1	上海市公共卫生临床中心	133.63	55.99	8.69
2	上海交通大学医学院附属上海儿童医学中心	125.90	65.21	6.11
3	复旦大学附属儿科医院	123.56	72.13	6.47
4	上海市精神卫生中心	113.21	3.96	213.69
5	上海市肺科医院	109.82	110.48	3.94
6	中国福利会国际和平妇幼保健院	109.28	101.93	3.91
7	上海市胸科医院	108.99	92.81	4.48
8	上海市第一妇婴保健院	97.30	84.98	4.18
9	复旦大学附属妇产科医院	95.11	96.55	3.78
10	上海市儿童医院	89.77	65.41	5.17

表 15　二级中医(中西医)医院病床使用情况

顺位	单位名称	病床使用率(%)	周转次数(次/床)	出院者平均住院日(天)
1	上海市松江区方塔中医医院	103.30	44.13	8.50
2	上海市长宁区天山中医医院	99.20	25.45	14.25
3	上海市杨浦区中医医院	94.87	28.88	12.06
4	上海市闵行区中医医院	94.54	24.76	13.80
5	上海市嘉定区中医医院	94.47	40.63	8.35
6	上海市闵行区中西医结合医院	93.69	33.91	10.01
7	上海市浦东新区中医医院	90.79	26.43	12.62
8	上海市静安区中医医院	89.59	23.66	13.91
9	上海市黄浦区中西医结合医院	87.04	15.17	21.08
10	上海市普陀区中医医院	86.43	17.52	18.01
11	上海市黄浦区香山中医医院	85.25	35.48	8.76
12	上海市奉贤区中医医院	83.92	31.06	9.87
13	上海市金山区中西医结合医院	81.05	28.27	10.47
14	上海市青浦区中医医院	78.05	26.19	11.04

十一、医药费用

(一) 医药总费用

2019 年，全市医疗卫生机构门诊医药总费用 947.88 亿元，同比增长 10.69%。其中：医院 694.00 亿元、社区 156.98 亿元，较去年同期分别增长 10.65%、7.86%。

住院患者医药总费用达 913.62 亿元，同比增长 11.32%。其中：医院为 906.46 亿元，同比增长 12.85%；社区为 11.31 亿元，同比增长 6.90%。

各级别医院门诊患者医药总费用及住院患者医药总费用情况详见表 16。

表 16　医药总费用情况

	门诊医药总费用			住院医药总费用		
	2019 年(亿元)	2018 年(亿元)	同比增长(%)	2019 年(亿元)	2018 年(亿元)	同比增长(%)
总计	947.88	856.31	10.69	913.62	820.70	11.32
医院	694.00	627.20	10.65	906.46	803.25	12.85
公立医院	619.39	561.81	10.25	830.59	739.77	12.28
民营医院	74.61	65.39	14.10	75.87	63.48	19.52
医院中：						
三级医院	454.41	408.42	11.26	636.94	559.37	13.87
二级医院	163.48	153.67	6.38	187.72	175.39	7.03
其他医院	75.59	65.11	16.10	81.80	68.49	19.43
社区	156.98	145.54	7.86	11.31	10.58	6.90

（二）门急诊患者医药费用

2019年医疗卫生机构门急诊患者次均医药费用355.81元，同比增长8.38%；药占比为46.11%，基本与上年同期持平。

医院中，公立医院门急诊均次费用为391.10元，明显低于民营医院608.94元。公立医院门急诊均次费用较上年同期增长6.30%，比民营医院同比增幅低2.25个百分点。不同级别医院中，三级医院门急诊患者次均医药费用为431.29元，二级医院为311.81元，同比分别上涨6.10%、5.98%。

社区卫生服务中心(站)门急诊患者次均医药费用186.70元，同比增长7.56%。详见表17。

表17　门急诊患者医药费用情况

	门急诊患者次均医药费用(元)				
	2019年(元)	药占比(%)	2018年(元)	药占比(%)	同比增长(%)
总计	355.81	46.11	328.31	46.17	8.38
医院	406.74	43.13	381.60	44.27	6.59
公立医院	391.10	44.43	367.91	45.64	6.30
民营医院	608.94	32.32	560.97	32.42	8.55
医院中：					
三级医院	431.29	43.44	406.51	44.61	6.10
二级医院	311.81	47.10	294.22	48.19	5.98
其他医院	593.11	32.72	558.46	32.84	6.20
社区	186.70	77.32	173.58	75.77	7.56

各区属医疗机构门急诊次均医药费用高低不等，最高达318.52元，最低为207.57元；门急诊费用同比增长最高的达11.76%，最低的同比增长2.21%。

各区社区卫生服务中心(站)门急诊患者次均医药费用最高为229.72元，最低为134.68元；门急诊费用同比增长最高达23.59%，最低的同比降低2.84%。详见表18。

表18　各区属医疗机构门急诊患者次均费用情况

行政区划	各区属医疗机构			其中：社区		
	2019年(元)	2018年(元)	同比增长(%)	2019年(元)	2018年(元)	同比增长(%)
黄浦区	284.46	263.31	8.03	214.25	200.15	7.04
徐汇区	272.56	256.68	6.19	212.39	193.76	9.61
长宁区	318.52	311.62	2.21	229.72	236.44	−2.84
静安区	240.26	225.00	6.78	176.19	163.78	7.58
普陀区	267.82	244.90	9.36	188.72	170.36	10.78
虹口区	232.50	217.76	6.77	190.91	179.33	6.46
杨浦区	261.71	247.12	5.90	216.83	210.65	2.93
闵行区	243.29	226.59	7.37	208.13	189.41	9.88

续 表

行政区划	各区属医疗机构			其中：社区		
	2019 年(元)	2018 年(元)	同比增长(%)	2019 年(元)	2018 年(元)	同比增长(%)
宝山区	207.57	195.45	6.20	152.20	142.37	6.90
嘉定区	246.93	225.93	9.29	202.55	177.87	13.88
浦东新区	247.86	232.65	6.54	178.94	172.01	4.03
金山区	212.57	201.01	5.75	134.68	124.71	7.99
松江区	214.83	194.20	10.62	161.04	140.64	14.51
青浦区	246.79	236.72	4.25	169.49	161.85	4.72
奉贤区	265.44	241.85	9.75	206.73	167.27	23.59
崇明区	229.35	205.21	11.76	170.70	153.55	11.17

三级综合医院中，门急诊患者次均医药费用高低不等，最高达 596.55 元，最低为 254.79 元。门急诊药占比最高达 56.55%，最低为 23.67%。详见表 19。

表 19 三级综合医院门急诊患者次均费用情况

顺位	单 位 名 称	费用(元)	药占比(%)
1	上海交通大学医学院附属第九人民医院	596.55	23.67
2	复旦大学附属中山医院	589.44	39.85
3	上海交通大学医学院附属仁济医院	536.86	31.73
4	上海交通大学医学院附属瑞金医院	523.32	38.59
5	上海市第一人民医院	435.93	41.90
6	复旦大学附属华东医院	428.10	42.28
7	上海市第六人民医院	424.97	45.27
8	海军军医大学第二附属医院	420.11	56.55
9	上海市东方医院	417.54	43.64
10	海军军医大学第一附属医院	416.16	55.60
11	上海交通大学医学院附属新华医院	399.79	41.90
12	上海市普陀区中心医院	390.62	55.80
13	上海市第十人民医院	388.21	42.80
14	复旦大学附属华山医院	374.94	43.19
15	上海市同济医院	363.32	48.61
16	上海交通大学医学院附属新华医院崇明分院	359.68	41.75
17	上海市第六人民医院东院	357.15	41.54
18	上海交通大学医学院附属瑞金医院北院	347.32	41.53
19	上海交通大学医学院附属仁济医院南院	345.82	37.75
20	复旦大学附属中山医院青浦分院	318.34	41.58

续 表

顺位	单 位 名 称	费用(元)	药占比(%)
21	复旦大学附属华山医院北院	314.98	41.85
22	同济大学附属杨浦医院	311.16	48.19
23	上海市奉贤区中心医院	301.32	37.76
24	复旦大学附属金山医院	292.29	40.36
25	复旦大学附属上海市第五人民医院	254.79	37.44

三级中医(中西医)医院中,门急诊患者次均医药费用最高为 442.86 元;最低为 323.01 元;门急诊药占比最高达 43.13%,最低为 19.83%,详见表 20。

表 20 三级中医(中西医)医院门急诊患者次均费用情况

顺位	单 位 名 称	费用(元)	药占比(%)
1	上海中医药大学附属曙光医院	442.86	28.51
2	上海市光华中西医结合医院	431.26	43.13
3	上海市中医医院	405.12	20.54
4	上海中医药大学附属龙华医院	392.14	19.83
5	上海市中西医结合医院	367.34	34.91
6	上海中医药大学附属岳阳中西医结合医院	352.26	23.08
7	上海市宝山区中西医结合医院	332.66	38.49
8	上海市第七人民医院	323.01	34.37

注:药占比不含中草药费。

三级专科医院门急诊患者次均医药费用情况详见表 21。

表 21 三级专科医院门急诊患者次均费用情况

顺位	单 位 名 称	费用(元)	药占比(%)
1	复旦大学附属肿瘤医院	1 308.70	54.79
2	上海市公共卫生临床中心	722.44	57.18
3	上海市肺科医院	602.95	56.39
4	同济大学附属口腔医院	563.66	0.78
5	上海市胸科医院	548.04	55.89
6	复旦大学附属眼耳鼻喉科医院	519.21	29.24
7	中国福利会国际和平妇幼保健院	447.10	18.82
8	上海市口腔病防治院	437.88	1.25
9	复旦大学附属妇产科医院	420.54	19.93
10	海军军医大学第三附属医院	412.58	30.32

续 表

顺位	单 位 名 称	费用(元)	药占比(%)
11	上海市第一妇婴保健院	405.24	14.60
12	上海市精神卫生中心	405.05	74.77
13	上海交通大学医学院附属上海儿童医学中心	345.95	40.78
14	复旦大学附属儿科医院	341.02	42.29
15	上海市儿童医院	285.55	40.62
16	上海市眼病防治中心	283.29	32.69
17	上海市皮肤病医院	272.91	38.71

二级综合性医院中，门急诊患者次均医药费用最高达470.77元，最低为193.51元。药占比最高的为75.48%，最低为21.80%。详见表22。

表22 二级综合性医院门急诊患者次均费用情况

顺位	单 位 名 称	费用(元)	药占比(%)
1	上海交通大学医学院附属第九人民医院黄浦分院	470.77	67.27
2	上海长航医院	469.54	32.14
3	民航上海医院	466.60	42.63
4	中国人民解放军第四五五医院	442.90	41.91
5	上海沪东医院	399.67	37.73
6	上海市青浦区朱家角人民医院	398.72	33.15
7	上海市静安区北站医院	378.83	44.20
8	上海市奉贤区奉城医院	373.72	44.80
9	上海交通大学医学院附属同仁医院	370.31	42.09
10	上海中冶医院	366.46	36.15
11	上海市徐汇区中心医院	365.18	39.27
12	上海交通大学医学院附属瑞金医院卢湾分院	347.05	52.54
13	上海江南造船集团职工医院	344.38	75.48
14	上海市第一人民医院宝山分院	336.09	39.36
15	上海市静安区市北医院	329.58	42.77
16	上海市杨浦区市东医院	327.88	50.96
17	上海市普陀区人民医院	327.70	56.56
18	上海建工医院	327.60	55.20
19	上海市静安区中心医院	323.88	45.91
20	中国人民解放军第四一一医院	323.63	41.22
21	上海市静安区闸北中心医院	322.60	49.80
22	上海邮电医院	321.22	61.25

续 表

顺位	单 位 名 称	费用(元)	药占比(%)
23	上海市浦东医院	318.73	41.19
24	上海市第八人民医院	316.53	46.00
25	上海市普陀区利群医院	315.96	50.42
26	上海市瑞金康复医院	308.86	67.06
27	上海市浦东新区人民医院	307.16	45.23
28	上海市嘉定区中心医院	302.85	36.78
29	上海市第六人民医院金山分院	301.04	34.78
30	上海市浦东新区浦南医院	300.60	48.08
31	上海市杨浦区控江医院	298.68	53.61
32	上海市松江区中心医院	297.48	37.05
33	上海市闵行区中心医院	295.44	36.24
34	上海市浦东新区公利医院	293.13	44.45
35	上海市徐汇区大华医院	290.32	43.83
36	上海市第十人民医院崇明分院	287.67	44.11
37	上海电力医院	284.89	57.22
38	上海市公惠医院	284.77	60.99
39	上海市第四人民医院	284.24	54.64
40	上海市浦东新区周浦医院	282.09	41.97
41	中国人民解放军第八五医院	280.91	46.02
42	上海市金山区亭林医院	277.69	45.15
43	上海市虹口区江湾医院	264.58	48.76
44	上海市监狱总医院	261.10	21.80
45	上海市嘉定区安亭医院	258.57	39.27
46	中国人民武装警察部队上海市总队医院	255.52	42.39
47	上海市崇明区第三人民医院	255.10	65.59
48	上海市宝山区大场医院	253.90	40.62
49	上海市嘉定区南翔医院	246.21	37.85
50	上海市宝山区罗店医院	243.43	42.79
51	上海市宝山区仁和医院	234.77	44.13
52	上海市松江区泗泾医院	227.49	35.92
53	上海航道医院	216.12	49.11
54	上海市松江区九亭医院	211.35	48.89
55	上海市浦东新区老年医院	193.51	74.90

二级中医、中西医结合医院中，门急诊患者次均医药费用最高为544.53元，最低为242.55元。药占比(不含中草药费)最高为49.49%，最低为19.65%。详见表23。

表23　二级中医(中西医)医院门急诊患者次均费用情况

顺位	单 位 名 称	费用(元)	药占比(%)
1	上海市黄浦区香山中医医院	544.53	35.64
2	上海市闵行区中医医院	428.03	28.81
3	上海市静安区中医医院	426.48	19.65
4	上海市长宁区天山中医医院	331.55	25.44
5	上海市杨浦区中医医院	322.85	24.72
6	上海市奉贤区中医医院	318.37	39.10
7	上海市青浦区中医医院	307.01	36.76
8	上海市普陀区中医医院	298.30	41.38
9	上海市黄浦区中西医结合医院	291.26	49.49
10	上海市金山区中西医结合医院	283.60	30.45
11	上海市嘉定区中医医院	282.13	26.46
12	上海市浦东新区中医医院	281.03	23.02
13	上海市浦东新区光明中医医院	276.44	34.15
14	上海市闵行区中西医结合医院	253.20	32.01
15	上海市松江区方塔中医医院	242.55	35.79

注：药占比不含中草药费。

社区门急诊患者次均医药费用最高达355.14元，最低为95.92元，顺位前十和后十社区门急诊患者费用情况见表24，表25。

表24　社区门急诊患者次均费用情况(顺位前十)

顺位前十	单 位 名 称	费用(元)	药占比(%)
1	上海市浦东新区唐镇社区卫生服务中心	355.14	41.83
2	上海市奉贤区柘林镇新寺社区卫生服务中心	307.20	62.56
3	上海市奉贤区金汇镇泰日社区卫生服务中心	286.38	82.61
4	上海市奉贤区海湾镇五四社区卫生服务中心	277.28	65.30
5	上海市杨浦区大桥社区卫生服务中心	275.60	79.34
6	上海市奉贤区海湾旅游区社区卫生服务中心	262.66	72.79
7	上海市静安区北站街道社区卫生服务中心	261.07	80.61
8	上海市长宁区北新泾街道社区卫生服务中心	256.95	72.66
9	上海市杨浦区控江社区卫生服务中心	256.83	72.44
10	上海市奉贤区奉城镇头桥社区卫生服务中心	256.58	78.42

表 25 社区门急诊患者次均费用情况(顺位后十)

顺位后十	单 位 名 称	费用(元)	药占比(%)
1	上海市松江区新浜镇社区卫生服务中心	120.91	78.27
2	上海市金山区亭林镇社区卫生服务中心	120.57	87.01
3	上海市松江区叶榭镇社区卫生服务中心	119.30	81.02
4	上海市金山区枫泾镇社区卫生服务中心	117.74	93.09
5	上海市金山区张堰镇社区卫生服务中心	112.93	85.16
6	上海市浦东新区川沙社区卫生服务中心	112.55	88.30
7	上海市浦东新区老港社区卫生服务中心	112.21	75.02
8	上海市松江区永丰街道社区卫生服务中心	111.63	81.92
9	上海市金山区吕巷镇社区卫生服务中心	110.25	85.37
10	上海市浦东新区惠南社区卫生服务中心	95.92	84.44

(三) 出院患者医药费用

2019 年,出院患者人均医药费用 18 793.38 元,较上年同期增长 4.63%。出院患者日均医药费用 1 795.11 元,较上年同期上涨 8.80%。出院药占比为 24.01%,同比减少 0.22%。

医院中,公立医院出院患者人均医药费用较上年同期上涨 4.30%,日均医药费用上涨 7.55%;民营医院出院患者人均医药费用上涨 5.75%,日均医药费用上涨 5.85%。

不同级别医院中三级医院出院患者人均、日均医药费用同比分别上涨 4.68%、6.26%。二级医院出院患者人均、日均医药费用同比分别上涨 2.20%、6.60%。

社区卫生服务中心出院患者人均医药费同比上涨 7.13%,日均医药费用同比上涨 17.23%,药占比为 34.05%。详见表 26。

表 26 出院患者医药费用情况

	出院患者人均费用(元)		出院患者日均费用(元)		药占比(%)
	2019 年	2018 年	2019 年	2018 年	
总计	18 793.38	17 961.02	1 795.11	1 649.99	24.01
医院	19 362.00	18 517.38	1 961.68	1 835.80	23.99
公立医院	18 824.10	18 048.28	2 105.42	1 957.69	24.16
民营医院	28 473.96	26 924.54	1 111.69	1 050.24	22.07
医院中:					
三级医院	19 883.60	18 993.86	2 926.92	2 754.46	23.31
二级医院	15 562.71	15 228.22	1 148.60	1 077.44	27.18
其他医院	29 812.84	28 590.07	978.82	923.59	22.10
社区	15 778.40	14 727.64	224.07	191.14	34.05

1. 各区属医疗机构出院患者医药费用

各区属医疗机构中，出院患者人均医药费用最高为 18 368.03 元，最低为 12 387.81 元；日均费用最高为 1 357.08 元，最低为 774.50 元；药占比最高为 36.22%，最低为 22.58%。

各区社区卫生服务中心(站)出院患者人均医药费用最高为 56 134.75 元，最低为 6 142.86 元；日均费用最高为 462.44 元，最低为 118.22 元；药占比最高为 60.74%，最低为 11.84%。

详见表 27 和表 28。

表 27　各区属医疗机构出院患者费用情况

行政区划	出院患者人均费用			出院患者日均费用			药占比(%)
	2019 年(元)	2018 年(元)	同比增长(%)	2019 年(元)	2018 年(元)	同比增长(%)	
黄浦区	18 368.03	17 779.26	3.31	1 059.43	827.05	28.10	35.81
徐汇区	17 911.97	18 948.45	−5.47	1 309.63	1 307.59	0.16	33.34
长宁区	17 432.78	16 989.88	2.61	1 207.24	1 431.83	−15.69	23.26
静安区	17 817.24	16 493.18	8.03	1 122.52	1 040.31	7.90	25.18
普陀区	15 848.76	17 045.34	−7.02	1 200.46	794.94	51.01	26.60
虹口区	15 792.58	16 199.23	−2.51	1 153.10	1 117.88	3.15	27.32
杨浦区	17 717.81	15 878.63	11.58	1 065.05	1 080.58	−1.44	24.96
闵行区	15 611.62	15 326.40	1.86	1 184.32	883.03	34.12	28.62
宝山区	14 752.45	13 316.91	10.78	962.14	1 007.27	−4.48	27.16
嘉定区	10 459.56	9 797.41	6.76	790.41	685.37	15.33	23.46
浦东新区	16 550.87	15 224.72	8.71	1 357.08	1 257.60	7.91	25.91
金山区	12 917.27	12 344.43	4.64	1 273.67	1 138.89	11.83	25.33
松江区	11 000.19	10 411.17	5.66	774.50	668.90	15.79	22.58
青浦区	14 057.55	13 189.39	6.58	1 231.67	1 118.45	10.12	25.66
奉贤区	13 680.93	13 388.53	2.18	1 028.29	883.56	16.38	30.55
崇明区	12 387.81	11 295.02	9.67	1 109.29	884.88	25.36	36.22

表 28　各社区卫生服务中心(站)出院患者费用情况

行政区划	出院患者人均费用			出院患者日均费用			药占比(%)
	2019 年(元)	2018 年(元)	同比增长(%)	2019 年(元)	2018 年(元)	同比增长(%)	
黄浦区	24 120.93	23 742.52	1.59	318.52	232.48	37.01	42.98
徐汇区	33 011.34	28 410.61	16.19	244.55	242.84	0.70	38.28
长宁区	24 068.06	19 399.89	24.06	443.72	382.48	16.01	23.73
静安区	55 715.74	37 819.45	47.32	323.77	265.49	21.95	21.12
普陀区	35 670.58	33 422.09	6.73	277.97	244.06	13.89	28.88
虹口区	27 704.45	23 984.82	15.51	462.44	433.05	6.79	11.90

续　表

行政区划	出院患者人均费用			出院患者日均费用			药占比(%)
	2019年(元)	2018年(元)	同比增长(%)	2019年(元)	2018年(元)	同比增长(%)	
杨浦区	21 949.33	18 605.95	17.97	428.24	373.49	14.66	33.37
闵行区	27 513.50	49 105.68	−43.97	118.22	128.17	−7.76	20.96
宝山区	23 905.35	21 454.83	11.42	176.21	150.10	17.40	35.35
嘉定区	56 134.75	49 932.28	12.42	152.62	137.79	10.76	29.14
浦东新区	10 887.82	8 909.61	22.20	190.34	165.81	14.79	37.90
金山区	6 142.86	5 353.77	14.74	247.23	223.14	10.80	41.55
松江区	10 529.73	11 319.65	−6.98	182.56	155.31	17.55	31.13
青浦区	7 752.07	6 497.46	19.31	148.49	147.33	0.79	41.09
奉贤区	11 504.30	13 886.02	−17.15	152.55	121.96	25.08	36.94
崇明区	6 596.07	6 309.75	4.54	289.12	264.58	9.28	60.77

2. 各医疗机构出院患者费用情况

三级综合医院出院患者人均费用最高为 29 037.95 元，最低为 13 870.71 元；日均费用最高为 5 175.86 元，药占比最高为 33.13%。详见表 29。

表 29　三级综合医院出院患者费用情况

顺位	单　位　名　称	人均费用(元)	日均费用(元)	药占比(%)
1	海军军医大学第二附属医院	29 037.95	5 064.52	24.96
2	海军军医大学第一附属医院	27 506.99	4 603.20	20.74
3	复旦大学附属中山医院	27 376.45	5 175.86	23.05
4	上海市第六人民医院	26 651.59	4 098.34	14.07
5	复旦大学附属华山医院	25 487.84	3 512.48	24.56
6	上海交通大学医学院附属瑞金医院	22 930.39	3 638.74	23.94
7	上海交通大学医学院附属第九人民医院	22 191.68	3 827.04	22.45
8	上海交通大学医学院附属新华医院	21 694.92	3 354.14	19.96
9	上海市第六人民医院东院	20 872.65	2 995.91	20.02
10	上海市第一人民医院	20 750.39	3 312.45	18.09
11	上海市东方医院	20 580.95	2 922.59	23.27
12	上海市第十人民医院	20 448.03	3 477.48	23.41
13	上海交通大学医学院附属仁济医院	20 240.82	3 696.36	22.06
14	华东医院	19 586.12	2 441.12	28.16
15	上海市同济医院	18 578.66	2 713.88	28.11
16	复旦大学附属华山医院北院	18 213.15	2 704.54	28.04

续 表

顺位	单 位 名 称	人均费用(元)	日均费用(元)	药占比(%)
17	上海交通大学医学院附属瑞金医院北院	17 799.94	2 830.63	22.76
18	上海市普陀区中心医院	17 324.83	2 007.84	30.12
19	上海市杨浦区中心医院	16 672.98	1 877.78	25.85
20	上海市第五人民医院	16 438.43	2 106.57	25.28
21	上海交通大学医学院附属仁济医院南院	15 864.21	2 817.46	26.45
22	复旦大学附属金山医院	15 508.33	2 049.26	25.02
23	复旦大学附属中山医院青浦分院	15 482.27	1 894.00	24.42
24	上海交通大学医学院附属新华医院崇明分院	14 598.00	1 712.94	33.13
25	上海市奉贤区中心医院	13 870.71	1 847.18	28.56

三级中医(中西医)医院出院患者人均费用最高为 16 707.53 元,最低为 13 170.61 元;日均费用最高为 2 743.88 元,最低为 1 462.34 元。药占比(不含中草药费)最高为 32.63%,最低为 26.04%。详见表 30。

表 30 三级中医(中西医)医院出院患者费用情况

顺位	单 位 名 称	人均费用(元)	日均费用(元)	药占比(%)
1	上海市光华中西医结合医院	16 707.53	2 086.10	29.14
2	上海市中西医结合医院	16 299.99	1 683.92	30.81
3	上海市第七人民医院	16 239.75	1 973.94	26.61
4	上海中医药大学附属岳阳中西医结合医院	16 100.53	1 957.96	29.89
5	上海中医药大学附属曙光医院	15 285.54	2 743.88	27.16
6	上海中医药大学附属龙华医院	14 222.04	1 748.31	32.08
7	上海市宝山区中西医结合医院	13 978.13	2 304.67	26.04
8	上海市中医医院	13 170.61	1 462.34	32.63

注:药占比不含中草药费。

各三级专科医院出院患者人均、日均费用情况详见表 31。

表 31 三级专科医院出院患者费用情况

顺位	单 位 名 称	人均费用(元)	日均费用(元)	药占比(%)
1	上海市精神卫生中心	88 388.51	413.64	8.08
2	海军军医大学第三附属医院	25 444.05	2 587.61	28.62
3	上海市胸科医院	24 001.73	5 360.30	23.80
4	上海交通大学医学院附属上海儿童医学中心	21 393.08	3 503.84	19.81

续 表

顺位	单 位 名 称	人均费用(元)	日均费用(元)	药占比(%)
5	上海市公共卫生临床中心	20 567.51	2 365.52	41.30
6	复旦大学附属肿瘤医院	19 461.90	3 973.12	25.85
7	上海市肺科医院	17 143.27	4 356.08	27.37
8	复旦大学附属儿科医院	16 585.49	2 565.04	18.44
9	同济大学附属口腔医院	13 223.65	2 277.48	14.42
10	复旦大学附属眼耳鼻喉科医院	12 880.05	3 438.58	9.74
11	上海市儿童医院	12 220.28	2 362.27	14.03
12	复旦大学附属妇产科医院	9 882.84	2 617.45	17.83
13	中国福利会国际和平妇幼保健院	8 073.85	2 063.40	14.27
14	上海市皮肤病医院	8 065.87	987.00	23.95
15	上海市第一妇婴保健院	7 734.85	1 849.30	17.35
16	上海市眼病防治中心	7 306.63	7 304.43	3.28

二级综合性医院中，出院患者次均医药费用最高为 29 645.93 元，日均费用最高为 2 664.73 元，详见表 32。

表 32 二级综合医院出院患者费用情况

顺位	单 位 名 称	人均费用(元)	日均费用(元)	药占比(%)
1	上海市浦东新区老年医院	29 645.93	489.88	37.71
2	中国人民解放军第四五五医院	24 243.34	2 053.36	29.60
3	上海市徐汇区中心医院	20 496.21	2 664.73	37.31
4	上海交通大学医学院附属第九人民医院黄浦分院	20 389.64	1 494.66	47.09
5	上海航道医院	20 097.48	713.32	18.21
6	上海市公惠医院	19 743.18	885.48	13.66
7	中国人民解放军第四一一医院	18 939.89	1 544.14	35.89
8	上海市静安区闸北中心医院	18 220.79	1 846.73	27.92
9	上海市同仁医院	17 838.11	2 388.59	25.75
10	民航上海医院	17 168.87	1 700.75	26.84
11	上海建工医院	17 027.74	1 508.49	21.69
12	上海市瑞金康复医院	16 675.19	1 376.93	22.41
13	中国人民武装警察部队上海市总队医院	16 416.49	1 284.90	30.45
14	上海市静安区市北医院	16 409.23	1 757.88	27.22
15	上海市静安区中心医院	16 280.04	1 702.38	28.18
16	上海市浦东医院	16 107.40	1 971.14	28.38

续　表

顺位	单位名称	人均费用(元)	日均费用(元)	药占比(%)
17	上海交通大学医学院附属瑞金医院卢湾分院	15 916.15	2 170.71	27.51
18	上海市杨浦区市东医院	15 686.64	1 760.09	26.79
19	上海市浦东新区公利医院	15 639.98	1 993.82	27.11
20	上海市第一人民医院宝山分院	15 555.07	1 732.14	28.60
21	上海市第四人民医院	15 142.12	1 772.03	28.10
22	上海中冶医院	15 118.32	1 054.68	25.96
23	上海市浦东新区周浦医院	15 114.04	1 962.44	23.87
24	上海市第八人民医院	15 043.74	1 911.09	28.77
25	上海市普陀区人民医院	14 984.91	1 599.88	23.39
26	上海市闵行区中心医院	14 971.36	2 135.02	26.24
27	上海市松江区中心医院	14 735.74	1 820.34	20.93
28	上海市浦东新区浦南医院	14 613.03	1 612.25	26.57
29	上海邮电医院	14 560.23	998.83	18.31
30	上海电力医院	14 508.03	1 265.22	26.45
31	上海市杨浦区控江医院	14 233.56	1 291.90	26.39
32	上海长航医院	14 209.47	1 123.10	29.62
33	上海市浦东新区人民医院	14 174.31	1 638.07	27.03
34	上海市第六人民医院金山分院	13 814.73	1 524.09	26.79
35	上海沪东医院	13 414.23	1 107.46	20.69
36	上海市奉贤区奉城医院	13 181.61	1 536.52	35.26
37	上海市嘉定区中心医院	13 085.07	1 658.25	25.17
38	上海市普陀区利群医院	12 560.64	1 364.67	24.48
39	上海市松江区九亭医院	11 984.41	1 218.19	33.68
40	上海市第十人民医院崇明分院	11 796.84	1 366.10	34.88
41	上海市徐汇区大华医院	11 794.52	1 166.16	27.97
42	上海市宝山区仁和医院	11 636.09	1 272.36	26.53
43	上海市宝山区大场医院	11 396.91	1 014.46	31.11
44	上海市静安区北站医院	10 697.23	893.55	32.15
45	上海市虹口区江湾医院	10 458.53	807.50	22.93
46	中国人民解放军第八五医院	9 213.02	573.75	43.65
47	上海市金山区亭林医院	9 103.35	1 222.28	20.13
48	上海市青浦区朱家角人民医院	8 965.02	860.92	30.89
49	上海市嘉定区安亭医院	8 696.22	1 164.61	23.39
50	上海市崇明区第三人民医院	8 550.39	822.55	42.79

续 表

顺位	单 位 名 称	人均费用(元)	日均费用(元)	药占比(%)
51	上海市松江区泗泾医院	8 212.37	1 101.01	23.56
52	上海市监狱总医院	8 002.33	199.60	10.12
53	上海市宝山区罗店医院	7 682.67	808.81	29.47
54	上海市嘉定区南翔医院	7 172.81	821.30	24.82

二级中医、中西医结合医院中，出院患者次均医药费用最高达 16 071.24 元，最低为 7 762.05 元；日均费用最高为 1 358.07 元，最低为 707.52 元。详见表 33。

表 33　二级中医(中西医)医院出院患者费用情况

顺位	单 位 名 称	人均费用(元)	日均费用(元)	药占比(%)
1	上海市闵行区中医医院	16 071.24	1 164.55	30.36
2	上海市黄浦区中西医结合医院	14 946.23	709.09	45.78
3	上海市普陀区中医医院	14 624.65	812.00	25.55
4	上海市杨浦区中医医院	13 085.56	1 085.09	25.52
5	上海市长宁区天山中医医院	12 882.64	903.94	18.95
6	上海市黄浦区香山中医医院	11 891.71	1 358.07	12.30
7	上海市闵行区中西医结合医院	10 407.50	1 039.43	18.87
8	上海市奉贤区中医医院	10 359.44	1 049.64	33.81
9	上海市金山区中西医结合医院	10 094.92	963.73	26.72
10	上海市浦东新区中医医院	9 922.66	786.45	27.03
11	上海市静安区中医医院	9 843.12	707.52	37.60
12	上海市青浦区中医医院	9 781.21	885.82	31.58
13	上海市松江区方塔中医医院	8 820.63	1 037.26	29.65
14	上海市嘉定区中医医院	7 762.05	929.66	26.89

注：药占比不含中草药费。

附录二　2019 年度国家主要卫生健康政策文件一览表

序号	文件名称	文件文号	发文单位	发文日期
1	国务院办公厅关于印发国家组织药品集中采购和使用试点方案的通知	国办发〔2019〕2 号	国务院办公厅	2019 年 1 月
2	国务院办公厅关于加强三级公立医院绩效考核工作的意见	国办发〔2019〕4 号	国务院办公厅	2019 年 1 月
3	国务院办公厅关于印发深化医药卫生体制改革 2019 年重点工作任务的通知	国办发〔2019〕28 号	国务院办公厅	2019 年 5 月
4	国务院办公厅关于印发治理高值医用耗材改革方案的通知	国办发〔2019〕37 号	国务院办公厅	2019 年 7 月
5	国务院办公厅关于进一步做好短缺药品保供稳价工作的意见	国办发〔2019〕47 号	国务院办公厅	2019 年 9 月
6	国务院深化医药卫生体制改革领导小组关于进一步推广福建省和三明市深化医药卫生体制改革经验的通知	国医改发〔2019〕2 号	国务院深化医药卫生体制改革领导小组	2019 年 11 月
7	国务院深化医药卫生体制改革领导小组印发关于以药品集中采购和使用为突破口进一步深化医药卫生体制改革若干政策措施的通知	国医改发〔2019〕3 号	国务院深化医药卫生体制改革领导小组	2019 年 11 月
8	关于进一步加强公立医疗机构基本药物配备使用管理的通知	国卫药政发〔2019〕1 号	国家卫生健康委员会、国家中医药局	2019 年 1 月
9	关于加强二级公立医院绩效考核工作的通知	国卫办医发〔2019〕23 号	国家卫生健康委员会办公厅、国家中医药管理局办公室	2019 年 11 月
10	关于印发《区域医疗中心建设试点工作方案》的通知	发改社会〔2019〕1670 号	国家发展改革委、国家卫生健康委员会、国家中医药局、国务院医改领导小组秘书处	2019 年 10 月
11	国家医疗保障局关于国家组织药品集中采购和使用试点医保配套措施的意见	医保发〔2019〕18 号	国家医疗保障局	2019 年 2 月
12	国家医保局 财政部关于切实做好 2019 年跨省异地就医住院费用直接结算工作的通知	医保发〔2019〕33 号	国家医保局、财政部	2019 年 5 月
13	国家医保局 财政部 国家卫生健康委 国家中医药局关于印发按疾病诊断相关分组付费国家试点城市名单的通知	医保发〔2019〕34 号	国家医保局、财政部、国家卫生健康委员会、国家中医药局	2019 年 5 月

续 表

序号	文件名称	文件文号	发文单位	发文日期
14	国家医保局 人力资源社会保障部关于印发《国家基本医疗保险、工伤保险和生育保险药品目录》的通知	医保发〔2019〕46 号	国家医保局、人力资源社会保障部	2019 年 8 月
15	国家医疗保障局关于完善“互联网+”医疗服务价格和医保支付政策的指导意见	医保发〔2019〕47 号	国家医疗保障局	2019 年 8 月
16	国家医保局 财政部 国家卫生健康委 国家药监局关于完善城乡居民高血压糖尿病门诊用药保障机制的指导意见	医保发〔2019〕54 号	国家医疗保障局、财政部、国家卫生健康委员会、国家药监局	2019 年 9 月
17	国家医疗保障局等九部门关于国家组织药品集中采购和使用试点扩大区域范围实施意见	医保发〔2019〕56 号	国家医保局、工业和信息化部、财政部、人力资源社会保障部、商务部、国家卫生健康委员会、市场监管总局、国家药监局、中央军委后勤保障部	2019 年 9 月
18	国家医保局 人力资源社会保障部关于将 2019 年谈判药品纳入《国家基本医疗保险、工伤保险和生育保险药品目录》乙类范围的通知	医保发〔2019〕65 号	国家医保局、人力资源社会保障部	2019 年 11 月
19	国家医疗保障局关于印发《关于做好当前药品价格管理工作的意见》的通知	医保发〔2019〕67 号	国家医疗保障局	2019 年 11 月
20	国家医保局 国家卫生健康委关于做好 2019 年国家医保谈判药品落地工作的通知	医保发〔2019〕73 号	国家医保局、国家卫生健康委员会	2019 年 12 月

附录三 2019年上海市主要卫生健康政策文件一览表

序号	文件名称	文件文号	发文机关	发文日期
1	上海市人民政府关于加强本市疾病预防控制体系建设的指导意见	沪府发〔2019〕14号	上海市人民政府	2019年3月
2	上海市人民政府印发《关于推进健康上海行动的实施意见》的通知	沪府发〔2019〕16号	上海市人民政府	2019年8月
3	上海市人民政府办公厅转发市卫生健康委等十四部门《关于加强本市社区健康服务促进健康城市发展的意见》的通知	沪府办发〔2019〕2号	上海市人民政府办公厅	2019年1月
4	上海市人民政府办公厅关于本市进一步做好落实国家基本药物制度工作的实施意见	沪府办规〔2019〕13号	上海市人民政府办公厅	2019年8月
5	关于印发《上海市建设亚洲医学中心城市专项行动实施方案》的通知	沪卫计医〔2019〕001号	上海市卫生健康委员会	2019年1月
6	上海市卫生健康委员会关于印发《上海市健康促进扶贫工作方案》的通知	沪卫计健康〔2019〕1号	上海市卫生健康委员会	2019年1月
7	关于印发《上海市医师不良执业行为记分管理办法(试行)》的通知	沪卫计规〔2019〕1号	上海市卫生健康委员会	2019年1月
8	上海市卫生健康委员会关于印发《关于优化本市社会办医疗机构设置管理的意见》的通知	沪卫计规〔2019〕2号	上海市卫生健康委员会	2019年1月
9	上海市卫生健康委员关于进一步加强医疗机构临床药事管理规范自费药品采购和使用管理的通知	沪卫计药政〔2019〕1号	上海市卫生健康委员会	2019年1月
10	上海市卫生健康委员会关于进一步加强药品、医疗器械采购使用管理有关工作的通知	沪卫计药政〔2019〕3号	上海市卫生健康委员会	2019年2月
11	上海市卫生健康委员会关于进一步加强本市医疗机构药品和医用耗材临床应用管理的通知	沪卫计药政〔2019〕4号	上海市卫生健康委员会	2019年3月
12	上海市卫生健康委员会关于印发《上海市医疗纠纷行政调解实施办法(试行)》的通知	沪卫规〔2019〕1号	上海市卫生健康委员会	2019年3月
13	上海市卫生健康委员会关于印发2019年上海市卫生健康工作要点的通知	沪卫发〔2019〕1号	上海市卫生健康委员会	2019年3月
14	上海市卫生健康委员会关于印发《上海市公立医疗机构门诊医师出诊管理办法(试行)》的通知	沪卫规〔2019〕2号	上海市卫生健康委员会	2019年4月

续 表

序号	文件名称	文件文号	发文机关	发文日期
15	关于推进本市智慧健康小屋建设的通知	沪卫基层〔2019〕2 号	上海市卫生健康委员会、上海市体育局、上海市财政局	2019 年 4 月
16	关于印发《上海市社区健康服务项目清单(2019 版)》的通知	沪卫基层〔2019〕005 号	上海市卫生健康委员会、上海市教育委员会、上海市民政局、上海市财政局、上海市住房和城乡建设管理委员会、上海市市场监督管理局、上海市体育局、上海市爱国卫生运动委员会办公室、上海市妇女儿童工作委员会办公室、上海市总工会,上海市残疾人联合会	2019 年 5 月
17	关于印发《上海市"互联网＋护理服务"试点工作实施方案》的通知	沪卫医〔2019〕029 号	上海市卫生健康委员会、上海市医疗保障局	2019 年 6 月
18	关于贯彻落实《上海市人民政府关于加强本市疾病预防控制体系建设的指导意见》的通知	沪卫发〔2019〕7 号	上海市卫生健康委员会、上海市发展和改革委员会、上海市经济和信息化委员会、上海市教育委员会、上海市科学技术委员会、上海市财政局、上海市人力资源和社会保障局、上海市规划和自然资源局	2019 年 6 月
19	关于印发《上海市〈医疗技术临床应用管理办法〉实施细则》的通知	沪卫规〔2019〕003 号	上海市卫生健康委员会、上海市中医药管理局	2019 年 7 月
20	关于印发《上海市互联网医院管理办法》的通知	沪卫规〔2019〕004 号	上海市卫生健康委员会	2019 年 7 月
21	关于进一步加强本市医疗机构麻醉药品和精神药品管理的通知	沪卫药政〔2019〕5 号	上海市卫生健康委员会	2019 年 8 月
22	关于全面推进本市医疗机构间医学影像检查资料和医学检验结果互联互通互认工作的实施意见	沪卫医〔2019〕027 号	上海市卫生健康委员会	2019 年 7 月
23	关于印发《本市三级公立医院绩效考核工作实施方案》的通知	沪卫医〔2019〕57 号	上海市卫生健康委员会、上海市发展和改革委员会、上海市教育委员会、上海市财政局、上海市人力资源和社会保障局、上海市中医药管理局、上海市医疗保障局	2019 年 10 月
24	关于印发《上海市区域性医疗中心服务能力标准》的通知	沪卫医〔2019〕058 号	上海市卫生健康委员会	2019 年 10 月
25	关于印发《关于提升区域医疗服务能级 完善分级诊疗制度的实施意见》的通知	沪卫医〔2019〕060 号	上海市卫生健康委员会、上海市发展和改革委员会、上海市财政局、上海市人力资源和社会保障局、上海市医疗保障局	2019 年 10 月
26	关于开展建立健全现代医院管理制度市级试点的通知	沪卫医改〔2019〕9 号	上海市卫生健康委员会、上海市发展和改革委员会、上海市财政局、上海市人力资源和社会保障局、上海市医疗保障局、上海市中医药管理局	2019 年 11 月

续 表

序号	文件名称	文件文号	发文机关	发文日期
27	关于贯彻落实《医疗机构医用耗材管理办法(试行)》的通知	沪卫医〔2019〕065 号	上海市卫生健康委员会	2019 年 11 月
28	关于印发《上海市医疗机构麻醉药品、第一类精神药品管理规定》的通知	沪卫规〔2019〕008 号	上海市卫生健康委员会	2019 年 11 月
29	关于印发《上海市国民营养计划(2019—2030 年)实施方案》的通知	沪卫食品〔2019〕12 号	上海市卫生健康委员会、中共上海市委宣传部、上海市发展和改革委员会、上海市经济和信息化委员会、上海市商务委员会、上海市教育委员会、上海市科学技术委员会、上海市民政局、上海市司法局、上海市财政局、上海市人力资源和社会保障局、上海市农业农村委员会、上海市生态环境局、上海市文化和旅游局、上海市市场监督管理局、上海市统计局、上海市体育局、上海市医疗保障局	2019 年 11 月
30	上海市卫生健康委员会等关于印发《上海市开展促进诊所发展试点工作实施方案》的通知	沪卫医〔2019〕66 号	上海市卫生健康委员会、上海市发展和改革委员会、上海市财政局、上海市人力资源和社会保障局、上海市医疗保障局	2019 年 11 月
31	关于印发《关于加强本市医疗卫生机构临床研究支持生物医药产业发展的实施方案》的通知	沪卫规划〔2019〕5 号	上海市卫生健康委员会、上海市发展和改革委员会、上海市科学技术委员会、上海市经济和信息化委员会、上海市人力资源和社会保障局、上海市财政局、上海市医疗保障局、上海市中医药管理局、上海市药品监督管理局	2019 年 12 月
32	关于印发《上海市家庭病床服务办法》的通知	沪卫规〔2019〕009 号	上海市卫生健康委员会	2019 年 12 月
33	关于进一步做好本市家庭医生签约服务工作的通知	沪卫办基层〔2019〕2 号	上海市卫生健康委员会办公室	2019 年 7 月
34	关于本市做好国家组织药品集中采购和使用试点有关工作的通知	沪医保价采〔2019〕3 号	上海市医疗保障局、上海市卫生健康委员会、上海市药品监督管理局	2019 年 1 月
35	关于继续做好本市新增医疗服务项目价格管理的通知	沪医保价采〔2019〕35 号	上海市医疗保障局、上海市卫生健康委员会	2019 年 4 月
36	上海市医疗保障局、上海市财政局关于印发《上海市欺诈骗取医疗保障基金行为举报奖励实施细则(试行)》的通知	沪医保规〔2019〕5 号	上海市医疗保障局、上海市财政局	2019 年 7 月
37	关于公布本市医疗机构《可另收费的一次性使用医疗器械目录》的通知	沪医保价采〔2019〕84 号	上海市医疗保障局、上海市卫生健康委员会	2019 年 9 月
38	关于继续做好本市医保药品带量采购有关工作的通知	沪医保价采〔2019〕93 号	上海市医疗保障局、上海市卫生健康委员会、上海市药品监督管理局	2019 年 11 月

续 表

序号	文件名称	文件文号	发文机关	发文日期
39	关于做好本市城乡居民高血压糖尿病门诊用药保障工作的通知	沪医保待〔2019〕94 号	上海市医疗保障局、上海市财政局、上海市卫生健康委员会、上海市药品监督管理局	2019 年 11 月
40	关于本市落实生育保险和职工基本医疗保险合并实施有关事项的通知	沪医保规〔2019〕8 号	上海市医疗保障局、上海市人力资源和社会保障局、上海市财政局、上海市卫生健康委员会	2019 年 11 月
41	关于本市公立医疗机构医疗器械零差率销售有关事项的通知	沪医保价采〔2019〕105 号	上海市医疗保障局、上海市卫生健康委员会	2019 年 12 月